Benjamin Meder (Hrsg.)
Genetische Kardiomyopathien

Benjamin Meder (Hrsg.)

Genetische Kardiomyopathien

Leitfaden für den klinischen Alltag

DE GRUYTER

Herausgeber
Priv.-Doz. Dr. med. Benjamin Meder
Institut für Cardiomyopathien Heidelberg (ICH.)
Abteilung für Kardiologie, Angiologie und Pneumologie
Universitätsklinikum Heidelberg
Deutsches Zentrum für Herz-Kreislauf-Forschung (DZHK) e.V.
Im Neuenheimer Feld 669
69120 Heidelberg
E-Mail: Benjamin.Meder@med.uni-heidelberg.de

ISBN 978-3-11-047382-7
e-ISBN (PDF) 978-3-11-047442-8
e-ISBN (EPUB) 978-3-11-047389-6

Library of Congress Cataloging-in-Publication Data
A CIP catalog record for this book has been applied for at the Library of Congress.

Bibliografische Information der Deutschen Nationalbibliothek
Die Deutsche Nationalbibliothek verzeichnet diese Publikation in der Deutschen
Nationalbibliografie; detaillierte bibliografische Daten sind im Internet über
http://dnb.dnb.de abrufbar.

© 2017 Walter de Gruyter GmbH, Berlin/Boston
Einbandabbildung: palau83/iStock/thinkstock
Satz: PTP-Berlin, Protago-TEX-Production GmbH, Berlin
Druck und Bindung: CPI books GmbH, Leck
♾ Gedruckt auf säurefreiem Papier
Printed in Germany

www.degruyter.com

Inhalt

Zu den Autoren (in alphabetischer Reihenfolge)

Dr. Ali Amr
Institut für Cardiomyopathien Heidelberg (ICH.)
Abteilung für Kardiologie, Angiologie und
Pneumologie
Universitätsklinikum Heidelberg
Deutsches Zentrum für Herz-Kreislauf-Forschung
(DZHK) e.V.
Im Neuenheimer Feld 669, 69120 Heidelberg
ali.amr@med.uni-heidelberg.de

Dr. Eloisa Arbustini
Laboratorio di Diagnostica Molecolare,
Patologia Cardiovascolare e dei Trapianti
Centro Malattie Genetiche Cardiovascolari
Fondazione IRCCS Policlinico San Matteo
Il Policlinico si trova in Viale Camillo Golgi 19,
27100 Pavia
e.arbustini@smatteo.pv.it

Prof. Dr. Johannes Backs
Abteilung für Molekulare Kardiologie und
Epigenetik
Universitätsklinikum Heidelberg
Im Neuenheimer Feld 669, 69120 Heidelberg
johannes.backs@med.uni-heidelberg.de

Dr. Philipp Ehlermann
Institut für Cardiomyopathien Heidelberg (ICH.)
Abteilung für Kardiologie, Angiologie und
Pneumologie
Universitätsklinikum Heidelberg
Deutsches Zentrum für Herz-Kreislauf-Forschung
(DZHK) e.V.
Im Neuenheimer Feld 669, 69120 Heidelberg
philipp.ehlermann@med.uni-heidelberg.de

Dr. Karen Frese
Labor für Molekulargenetik
Institut für Cardiomyopathien Heidelberg (ICH.)
Abteilung für Kardiologie, Angiologie und
Pneumologie
Medizinische Universitätsklinik Heidelberg
Im Neuenheimer Feld 669, 69120 Heidelberg
karen.frese@med.uni-heidelberg.de

Prof. Dr. Norbert Frey
Klinik für Innere Medizin III, Kardiologie und
Angiologie
Universitätsklinikum Schleswig-Holstein
Arnold-Heller-Straße 3, 24105 Kiel
norbert.frey@uksh.de

Prof. Dr. Brenda Gerull
Medizinische Klinik und Poliklinik I
Deutsches Zentrum für Herzinsuffizienz
Würzburg (DZHI)
Universitätsklinikum Würzburg
Am Schwarzenberg 15
Haus A15, 5.301
97078 Würzburg
gerull_b@ukw.de

Dr. Matthias Gröger
Klinik für Innere Medizin III, Kardiologie und
Angiologie
Universitätsklinikum Schleswig-Holstein
Arnold-Heller-Straße 3, 24105 Kiel
matthias.groeger@uksh.de

Dr. Jan Haas
Institut für Cardiomyopathien Heidelberg (ICH.)
Abteilung für Kardiologie, Angiologie und
Pneumologie, Deutsches Zentrum für
Herz-Kreislauf-Forschung (DZHK) e.V.
Universitätsklinikum Heidelberg
Im Neuenheimer Feld 669, 69120 Heidelberg
jan.haas@med.uni-heidelberg.de

Dr. Marco Hagenmüller
Abteilung für Molekulare Kardiologie und
Epigenetik
Universitätsklinikum Heidelberg
Im Neuenheimer Feld 669, 69120 Heidelberg
marco.hagenmueller@med.uni-heidelberg.de

Prof. Dr. Wolfram Henn
Institut für Humangenetik
Universität des Saarlandes
Gebäude 60, 66421 Homburg
wolfram.henn@uks.eu

Prof. Dr. Hugo A. Katus
Institut für Cardiomyopathien Heidelberg (ICH.)
Abteilung für Kardiologie, Angiologie und
Pneumologie
Universitätsklinikum Heidelberg
Deutsches Zentrum für Herz-Kreislauf-Forschung
(DZHK) e.V.
Im Neuenheimer Feld 669, 69120 Heidelberg
sekretariat.katus@med.uni-heidelberg.de

Dr. Elham Kayvanpour
Institut für Cardiomyopathien Heidelberg (ICH.)
Abteilung für Kardiologie, Angiologie und
Pneumologie
Universitätsklinikum Heidelberg
Im Neuenheimer Feld 669, 69120 Heidelberg
elham.kayvanpour@med.uni-heidelberg.de

Prof. Dr. Andreas Keller
Klinische Bioinformatik
Zentrum für Bioinformatik
Universität Saarland
Gebäude E2.1, 66123 Saarbrücken
andreas.keller@ccb.uni-saarland.de

Dr. Thorsten Kessler
Deutsches Herzzentrum München
Klinik für Herz- und Kreislauferkrankungen
Lazarettstraße 36, 80636 München
kessler.thorsten@dhm.mhn.de

PD Dr. Sabine Klaassen
Experimental and Clinical Research Center
A joint cooperation of the Charite Medical
Faculty and the Max-Delbrück-Center for
Molecular Medicine (MDC)
Deutsches Zentrum für Herz-Kreislauf-Forschung
(DZHK) e.V.
Lindenberger Weg 80, 13125 Berlin
sabine.klaassen@charite.de

Dr. Constantin Kühl
Klinik für Innere Medizin III, Kardiologie und
Angiologie
Universitätsklinikum Schleswig-Holstein
Arnold-Heller-Straße 3, 24105 Kiel
constantin.kuehl@uksh.de

Dr. Alexander May
Ophtalmologe
Le Nymphea 124 Allee Albert Sylvestre, 73000
Chambéry, Frankreich

PD Dr. Benjamin Meder
Institut für Cardiomyopathien Heidelberg (ICH.)
Abteilung für Kardiologie, Angiologie und
Pneumologie
Universitätsklinikum Heidelberg
Deutsches Zentrum für Herz-Kreislauf-Forschung
(DZHK) e.V.
Im Neuenheimer Feld 669, 69120 Heidelberg
benjamin.meder@med.uni-heidelberg.de

Prof. Dr. Eckart Meese
Institut für Humangenetik
Universität des Saarlandes
Gebäude 60, 66421 Homburg
eckart.meese@uks.eu

Prof. Dr. Dr. Ute Moog
Institut für Humangenetik und
Universitätsklinikum Heidelberg
Genetische Poliklinik
Im Neuenheimer Feld 440, 69120 Heidelberg
ute.moog@med.uni-heidelberg.de

Dr. Daniel Oehler
Klinik für Kardiologie, Pneumologie und
Angiologie
Universitätsklinikum Düsseldorf
Moorenstr. 5, 40225 Düsseldorf
daniel.oehler@med.uni-duesseldorf.de

Dr. Regina Pripe-Wolferts
Institut für Cardiomyopathien Heidelberg (ICH.)
Abteilung für Kardiologie, Angiologie und
Pneumologie
Universitätsklinikum Heidelberg
Deutsches Zentrum für Herz-Kreislauf-Forschung
(DZHK) e.V.
Im Neuenheimer Feld 669, 69120 Heidelberg
regina.pribe@med.uni-heidelberg.de

Dr. Frank Rühle
Institut für Humangenetik, Genetische
Epidemiologie
Westfälische Wilhelms-Universität
Albert-Schweitzer-Campus 1, D3
Domagkstrasse 3, 48149 Münster
ruehle@uni-muenster.de

PD Dr. med. Thomas Scheffold
MediClin Herzzentrum Lahr/Baden
Hohbergweg 2, 77933 Lahr
thomas.scheffold@mediclin.de

Dr. Farbod Sedaghat-Hamedani
Institut für Cardiomyopathien Heidelberg (ICH.)
Abteilung für Kardiologie, Angiologie und
Pneumologie
Universitätsklinikum Heidelberg
Deutsches Zentrum für Herz-Kreislauf-Forschung
(DZHK) e.V.
Im Neuenheimer Feld 669, 69120 Heidelberg
farbod.sedaghat@med.uni-heidelberg.de

Prof. Dr. Eric Schulze-Bahr
Institut für Genetik von Herzerkrankungen (IfGH)
Abteilung für Kardiologie und Angiologie
Universitätsklinikum Münster
Albert-Schweitzer-Campus 1, Gebäude D3,
48129 Münster
eric.schulze-bahr@ukmuenster.de

Prof. Dr. Heribert Schunkert
Deutsches Herzzentrum München
Klinik für Herz- und Kreislauferkrankungen
Lazarettstraße 36, 80636 München
schunkert@dhm.mhn.de

Dominik Siede
Abteilung Molekulare Kardiologie und
Epigenetik
Universitätsklinikum Heidelberg
Im Neuenheimer Feld 669, 69120 Heidelberg
fabian.siepen@med.uni-heidelberg.de

Dr. Fabian aus dem Siepen
Institut für Cardiomyopathien Heidelberg (ICH.)
Abteilung für Kardiologie, Angiologie und
Pneumologie
Universitätsklinikum Heidelberg
Im Neuenheimer Feld 410, 69120 Heidelberg
fabian.siepen@med.uni-heidelberg.de

PD Dr. Patrick Schweizer
Institut für Cardiomyopathien Heidelberg (ICH.)
Abteilung für Kardiologie, Angiologie und
Pneumologie
Medizinische Universitätsklinik Heidelberg
Im Neuenheimer Feld 669, 69120 Heidelberg
patrick.schweizer@med.uni-heidelberg.de

Prof. Dr. Monika Stoll
Institut für Humangenetik, WWU Münster
Abteilung Genetische Epidemiologie
Albert-Schweitzer-Campus 1, D3
Domagkstraße 3, 48149 Münster
Cardiovascular Research Institute Maastricht
Department of Biochemistry, Maastricht
University, The Netherlands
mstoll@uni-muenster.de

1 Einleitung

„Unsere Familie, unser Risiko" ließe sich die Tatsache resümieren, dass uns so manche spätere Erkrankung bereits in die Wiege gelegt wurde. Aber ist dieser Schluss wirklich zulässig? Definiert eine geerbte Anlage in unserer DNA wirklich die sich in der Zukunft eines Einzelnen manifestierenden Leiden?

Die Fortschritte in der Molekularbiologie haben uns in den letzten Jahren gänzlich neue Einblicke in die Ätiologie und Pathogenese von Kardiomyopathien geliefert. Das neue Zeitalter der Genetik von Herzmuskelerkrankungen begann 1990 mit der Entdeckung der ersten kausalen Genmutation – eine einzelne mutierte Base g.G10162A (p.Arg403Gln) im Gen der ‚ß Myosin-schweren Kette' konnte als Ursache einer familiären Hypertrophischen Kardiomyopathie identifiziert werden. Zwei Jahrzehnte später sehen die Leitlinien kardiologischer Fachgesellschaften eine Klasse-I-Indikation für die Familiendiagnostik und genetischen Analysen bei dieser Kardiomyopathie vor.

Doch zurück zu der grundsätzlichen Frage, ob sich durch die Analyse der DNA-Sequenz eines Individuums auf das Vorliegen oder den späteren Ausbruch einer Kardiomyopathie schließen lässt oder ob es gar möglich ist, den klinischen Verlauf und besondere Risiken vorherzusagen und die Therapie eines Patienten gezielt an den Genotyp anzupassen, um so seine Prognose zu verbessern.

Im vorliegenden Werk stellen namhafte Experten auf dem Gebiet der genetischen Kardiomyopathien den aktuellen Wissensstand zu diesem sich rasant entwickelnden Gebiet dar und erläutern in praxisnahen Ausführungen die Möglichkeiten, aber auch Limitationen einer Gentestung. Da eine genetische Untersuchung niemals isoliert außerhalb des klinischen Kontexts stattfinden sollte, werden kurz auch die allgemeinen klinischen Charakteristika und diagnostischen Schritte bei der jeweiligen Kardiomyopathie-Form erläutert. Dieses Buch richtet sich damit sowohl an Klinikärzte als auch an niedergelassene Kollegen verschiedener Fachbereiche, die Patienten mit Kardiomyopathien (mit)betreuen. Durch die fokussierte Darstellung der wirklich relevanten Sachverhalte stellt dieses Buch auch für Studenten der Medizin und den interessierten Laien eine umfangreiche und dennoch verständliche Informationsquelle dar. In jedem Kapitel finden sich zusätzlich praxisnahe Tipps in Form von Infoboxen und prägnante Zusammenfassungen der wichtigsten Fakten in Merke-Boxen.

Die Erstellung und Editierung dieses Buches erforderten ein großes Engagement aller beteiligten Autoren, für das ich mich sehr herzlich bedanken möchte. Ich wünsche dem Leser viel Freude und hoffe, dass das vermittelte Wissen dabei hilft, die Behandlung von Patienten mit Kardiomyopathien weiter zu verbessern.

Heidelberg, März 2017   Benjamin Meder

https://doi.org/10.1515/9783110474428-001

Thorsten Kessler, Heribert Schunkert

2 Aktueller Stellenwert der genetischen Diagnostik in der Kardiologie

Die Mehrzahl kardiovaskulärer Erkrankungen zeigt eine mehr oder weniger ausgeprägte genetische Grundlage. Dies gilt insbesondere für Erkrankungen des Herzmuskels, den so genannten Kardiomyopathien. Der technische und molekulargenetische Fortschritt hat eine klinische Nutzung dieser genetischen Faktoren in greifbare Nähe gebracht.

Bei monogenen Erkrankungen weist die Identifikation einer genetischen Ursache schon heute diagnostische, prognostische und teilweise therapeutische Relevanz auf. Hoch prävalente kardiovaskuläre Erkrankungen, wie z. B. die koronare Herzerkrankung, werden dagegen in der Regel durch einen Summationseffekt häufiger Allele mit relativ geringen biologischen Effekten verursacht, was die klinische Nutzung der genetischen Information in diesen Fällen erschwert.

Wir möchten hier einen Überblick über den aktuellen Stand der Forschung bei kardiovaskulären Erkrankungen geben. Außerdem möchten wir exemplarisch den Einfluss einer Genotypisierung auf die Risikoprädiktion, Prognose und Therapie diskutieren und eine Reflexion der Leitlinien zur genetischen Diagnostik bei kardiovaskulären Erkrankungen vermitteln. Zuletzt diskutieren wir Gründe, die den Einsatz der genetischen Diagnostik in der kardiovaskulären Medizin aktuell limitieren, und Möglichkeiten, dies in der Zukunft zu verbessern.

2.1 Die Rolle genetischer Faktoren in der Kardiologie

Die genetische Diagnostik hat die Detektion krankheitsverursachender oder krankheitsbegünstigender Variationen bzw. Mutationen zum Ziel. Gerade in der Kardiologie gibt es eine Vielzahl von Erkrankungen, die eine genetische Ursache aufweisen. So stellt sich die Frage, welchen klinischen Stellenwert die molekulargenetische Diagnostik in diesem Fach aktuell einnimmt.

Zunächst müssen monogene von komplexen kardiovaskulären Erkrankungen unterschieden werden. Monogene kardiovaskuläre Erkrankungen (Mendel'sche Erkrankungen) sind relativ selten, können aber nicht nur in syndromalen Fällen meist einer spezifischen genetischen Ursache zugeschrieben werden. Komplexe kardiovaskuläre Erkrankungen treten dagegen zumeist häufig auf (Volkskrankheiten), zeigen aber eine multifaktorielle Ätiologie, die auch von exogenen Faktoren moduliert wird, wobei zahlreiche genetische Varianten über die Disposition eines Individuums entscheiden. Aus kardiologischer Sicht stellt sich insbesondere bei kardiovaskulären Erkrankungen mit hoher bis sehr hoher genetischer Disposition, d. h. bei hoher Wahr-

https://doi.org/10.1515/9783110474428-002

scheinlichkeit des Vorliegens ursächlicher Varianten, die Frage nach einer gezielten genetischen Diagnostik.

2.1.1 Besonderheiten einer genetischen Diagnostik

Die Initiierung einer genetischen Diagnostik unterscheidet sich auf mehreren Ebenen von anderen ärztlich angeordneten Untersuchungen. So sind technische, juristische und nicht zuletzt ethische Aspekte zu berücksichtigen.

Die Weiterentwicklung zell- und molekularbiologischer Methoden hat neben den seit längerer Zeit etablierten Untersuchungsmethoden, wie z. B. der Untersuchung von Chromosomenzahl und -struktur im Rahmen zytogenetischer Analysen, eine Vielzahl neuer Methoden hervorgebracht. Techniken, die gemeinhin unter dem Begriff *next generation sequencing* (bzw. *second generation sequencing*) subsummiert werden, erlauben eine detaillierte Untersuchung der Nukleinsäuresequenz sowohl von Desoxyribonukleinsäure- als auch Ribonukleinsäure-Molekülen. So können z. B. gezielt bestimmte Gene im Rahmen von so genannten Multi-Gen-Panel-Analysen untersucht oder das gesamte kodierende Genom (Exom; *whole exome sequencing*) bzw. das gesamte Genom unter Einschluss der nicht kodierenden Bereiche (*whole genome sequencing*) analysiert werden. Für die dilatative Kardiomyopathie (DCM) beispielsweise konnte in einer ausgedehnten Analyse am Titin-Gen (*TTN*) gezeigt werden, welche Möglichkeiten auf der einen Seite und welche Herausforderungen auf der anderen Seite die Nutzung von *exome sequencing* mit sich bringen kann [1]. Einen genaueren Einblick in die zahlreichen Methoden und Anwendungen genetischer Nachweisverfahren gibt Kapitel 3.2.

Die juristischen Voraussetzungen zur Durchführung einer genetischen Diagnostik sind im Wesentlichen im Gesetz über genetische Untersuchungen beim Menschen (kurz: Gendiagnostikgesetz, GenDG; Weblink: www.gesetze-im-internet.de/gendg/) formuliert, mit der Absicht „[...] Achtung und [...] Schutz der Würde des Menschen und des Rechts auf informationelle Selbstbestimmung [...]" (§ 1 GenDG) zu gewährleisten, die das Recht auf Wissen, d. h. das Wissen um genetische Befunde, sowie das Recht auf Nichtwissen dieser Befunde beinhaltet. Genetische Analysen dürfen entsprechend nur nach Einholung einer Einwilligung in schriftlicher Form durchgeführt werden, vor denen der/die zu Untersuchende ausreichend über die durchzuführende Analyse aufzuklären ist. Dies beinhaltet neben der Art der Untersuchung insbesondere die Bedeutung möglicher Ergebnisse für den Einzelnen und ggf. für weitere Familienmitglieder sowie die Tragweite, die die Kenntnis entsprechender genetischer Befunde mit sich bringt. Während die Indikation zur Durchführung diagnostischer genetischer Untersuchungen prinzipiell durch jeden Arzt gestellt werden kann (Arztvorbehalt), ist für die Durchführung einer prädiktiven genetischen Diagnostik eine fachübergreifende oder fachgebundene genetische Beratung durch entsprechend qualifizierte Ärzte erforderlich (§ 7, Abs. 1 GenDG). Die juristischen Voraussetzungen sind genauer in Kapitel 3.3 und 3.4 erläutert.

Ein weiterer wesentlicher Aspekt betrifft den ethischen Rahmen, in den die Durchführung genetischer Diagnostik eingebettet ist. Die Kenntnis, aber auch die Unkenntnis genetischer Befunde hat eine entscheidende Bedeutung nicht nur für den sich vorstellenden Indexpatienten, sondern auch für (genetisch) Verwandte. Ferner ist zu berücksichtigen, dass es Personen gibt, die aufgrund geistiger Beeinträchtigung oder Minderjährigkeit nicht einwilligungsfähig sind. Hier sind nicht nur die Beratung und Aufklärung des gesetzlichen Vertreters erforderlich. Die nicht einwilligungsfähige Person soll ebenfalls – so weit kognitiv möglich – beraten und aufgeklärt und so am Prozess beteiligt werden. Auch die ethischen Rahmenbedingungen sind Inhalt von Kapitel 3.3 und werden dort weiter ausgeführt.

Es wird deutlich, dass alleine die Kenntnis und Berücksichtigung der technischen Möglichkeiten und der juristischen sowie ethischen Rahmenbedingungen eine Herausforderung für den initiierenden Arzt darstellen kann. Zusätzlich können ökonomische Sorgen – wie die oft befürchtete Belastung des Praxisbudgets niedergelassener Ärzte – einen Hinderungsgrund ergeben. Hierzu ist anzumerken, dass weder die Kosten einer genetischen Beratung noch die Durchführung indizierter genetischer Untersuchungen das Praxisbudget belasten. Eine Kostenübernahme durch die gesetzlichen Krankenkassen ist bei entsprechender Indikation, die durch einen Arzt gestellt wurde, in der Regel in Deutschland problemlos möglich. Bei privaten Krankenversicherungen ist vor Durchführung der Untersuchung meist eine Kostenübernahmeerklärung notwendig.

Der derzeit wohl größte Hinderungsgrund zur Initiierung einer genetischen Diagnostik besteht jedoch in der oftmals eingeschränkten Kenntnis über den möglichen Nutzen sowie die aktuellen Empfehlungen zur Gendiagnostik. Während Fachärzte für Humangenetik möglicherweise nicht im Detail über die klinisch-diagnostischen Methoden und die möglichen Therapieverfahren genetisch bedingter kardiovaskulärer Erkrankungen informiert sind, fehlt Kardiologen oftmals die Kenntnis der genetischen Grundlagen. Der Erwerb fachspezifischer Kenntnisse als Zusatzqualifikation für die humangenetische Beratung, z. B. durch den Erwerb der Qualifikation zur fachgebundenen genetischen Beratung, stellt hier sicherlich eine ausgezeichnete Möglichkeit dar, diese Lücke zumindest teilweise zu schließen.

Entsprechend ist bei begründetem Verdacht (**Durchführung einer Familienanamnese und Stammbaumerstellung für jeden Kardiomyopathie-Patienten!**) die Überweisung an einen Kardiologen mit entsprechender Expertise (Fachkunde, s. u.), einen Facharzt für Humangenetik oder spezialisierte Zentren sinnvoll. Letztlich macht die Bildung von Spezialambulanzen für genetisch bedingte kardiovaskuläre Erkrankungen, wie sie bereits an mehreren Universitätskliniken existieren, Sinn, um in enger interdisziplinärer Kooperation mit Fachärzten verschiedener Disziplinen (Kardiologie, Neurologie, Innere Medizin, Pädiatrie, Humangenetik) eine optimale diagnostische und therapeutische Versorgung zu gewährleisten.

2.1.2 Ziele und Indikationen einer genetischen Diagnostik

Die Durchführung einer genetischen Diagnostik hat bei kardiovaskulären Erkrankungen im Wesentlichen drei Ziele, die sich in Abhängigkeit von der jeweiligen Erkrankung in ihrer Gewichtung unterscheiden können:

1. Diagnosesicherung: Durch den Nachweis einer pathogenen Variante kann das Vorliegen einer erblichen Erkrankung verifiziert und die Erkrankung diagnostisch besser zugeordnet werden. Dies kann auch die Abgrenzung phänotypisch ähnlicher Erkrankungen unterstützen.
2. Prognostische/präventive Information: Das Vorliegen bestimmter Varianten kann, in Zusammenschau mit klinischen Parametern, eine bessere Abschätzung der Prognose ermöglichen. Zudem können bei verwandten Trägern bestimmter Varianten präventive Maßnahmen ergriffen werden, um das Erkrankungsrisiko zu verringern.
3. Therapeutische Implikationen: Das Vorliegen bestimmter Varianten und die damit verbundene genauere diagnostische Zuordnung können Zusatzinformationen hinsichtlich der Wirksamkeit bzw. Unwirksamkeit bestimmter Therapien bereitstellen.

In den folgenden Abschnitten möchten wir diskutieren, durch welche Faktoren diese drei Ziele beeinflusst werden, und Beispiele aufzeigen, bei denen die Durchführung einer genetischen Diagnostik diese Ziele bereits ermöglicht.

2.1.3 Empfehlungsgrade für eine genetische Diagnostik

Ob die Durchführung einer genetischen Diagnostik sinnvoll ist, wird maßgeblich dadurch bestimmt, inwiefern die o. g. Ziele erreicht werden können. Hierbei ist von Bedeutung, ob bzw. in welchem Anteil der Fälle die Diagnose genetisch gesichert werden kann. Außerdem spielen die Prognose bzw. der Schweregrad der Erkrankung sowie die Möglichkeiten, in Kenntnis bestimmter Varianten therapeutische oder präventive Maßnahme zu ergreifen, eine maßgebliche Rolle. Kürzlich wurden entsprechend in einem Positionspapier der Deutschen Gesellschaft für Kardiologie (DGK) und der Deutschen Gesellschaft für Pädiatrische Kardiologie (DGPK) Empfehlungen zur Durchführung einer genetischen Diagnostik erarbeitet [2]. Hierbei werden vier Empfehlungsgrade unterschieden:

1 Maßnahme empfohlen, sollte durchgeführt werden,
2A Maßnahme sinnvoll/nützlich – kann durchgeführt werden,
2B Maßnahme kann erwogen werden,
3 Maßnahme nicht nützlich – Durchführung nicht empfohlen.

Während diese Einteilung analog zu den Empfehlungen der Europäischen Gesellschaft für Kardiologie (ESC) übernommen wurde, ist anzumerken, dass der Evidenzgrad im Unterschied zu anderen Leitlinien meist auf Expertenkonsens und weniger auf den Ergebnissen großer klinischer Studien beruht. Tab. 2.1.1 gibt einen Überblick über die kardiovaskulären Erkrankungskomplexe, bei denen derzeit eine genetische Testung empfohlen wird. Der Fokus dieser Monographie liegt insbesondere auf Kardiomyopathien und arrhythmogenen Erkrankungen, die in den entsprechenden Kapiteln dieses Buchs ausführlicher behandelt werden.

Tab. 2.1.1: Beispiele für kardiovaskuläre Erkrankungskomplexe, enthaltene Erkrankungen und möglicherweise betroffene Gene.

Erkrankungskomplex	Spezifischer Phänotyp	Gen
Kardiomyopathien	Arrhythmogene, rechtsventrikuläre Kardiomyopathie	PKP2
	Hypertrophische Kardiomyopahtie	MYH7, MYBPC3, TNNT2
	Restriktive Kardiomyopahtien	...
	Dilatative Kardiomyopahtie	
	Non-Compaction Kardiomyopahtie	
	Ionenkanalerkrankungen	
	Mitochondriale Kardiomyopahtien	
Arrhythmien	Long QT-Syndrom	KCNQ1
		...
		...
Angeborene Herz-/Gefäßvitien	Loeys-Dietz-Syndrom	TGFBR1/TGFBR2
		...
		...
Unklare Todesfälle	Plötzlicher Kindstod	RYR2
		...
		...
Koronare Herzerkrankung	Familiäre Hypercholesterinämie	LDLR
		...
		...

Für die in Tab. 2.1.1 genannten Kardiomyopathien findet sich eine ausführliche Tabelle der relevanten Krankheitsgene als Referenz im Anhang 1. Tab. 2.1.2 stellt exemplarisch Erkrankungen aus dem gleichen Krankheitskomplex mit verschiedenen Empfehlungsgraden gegenüber. Aufgrund der hohen Dynamik der genetischen Forschung ist anzunehmen, dass bei vielen dieser Erkrankungen in Zukunft ebenfalls eine Klasse-I-Empfehlung abzusehen ist.

Durch den technischen Fortschritt und die Entwicklung entsprechender Auswerteprotokolle ist es heute prinzipiell möglich, eine kausale Variante in kurzer Zeit und

Tab. 2.1.2: Beispielhafte Gegenüberstellung von Erkrankungen der verschiedenen kardiovaskulären Erkrankungskomplexe unter Berücksichtigung des Empfehlungsgrades zur Durchführung einer genetischen Diagnostik [2]. Beim SHD werden eine intensive retrospektive Evaluation, die Asservierung von DNA sowie eine kardiologische Untersuchung, Beratung und ggf. Heterozygotendiagnostik von erstgradigen Verwandten empfohlen. Abkürzungen: *ARVC*, arrhythmogene rechtsventrikuläre Kardiomyopathie; *ASD2*, Atriumseptumdefekt II; *AK*, Aortenklappe; *BrS*, Brugada-Syndrom; *DCM*, dilatative Kardiomyopathie; *FH*, familiäre Hypercholesterinämie; KHK, koronare Herzerkrankung; RCM, restriktive Kardiomyopathie; *LDS*, Loeys-Dietz-Syndrom; *LQTS*, Long QT-Syndrom; *SCD*, plötzlicher Herztod; *SQTS*, Short QT-Syndrom; *TAAD*, thorakales Aortenaneurysma mit Dissektion in jungem Alter (< 50 Jahre) oder familiär gehäuft; *TTC*, Tako Tsubo Kardiomyopathie).

Erkrankungskomplex	Empfehlungsgrad			
	1	2A	2B	3
Kardiomyopathien	ARVC	DCM familiär	RCM	TTC
Arrhythmien	LQTS	BrS	SQTS	Vorhofflimmern
Angeborene Herz-/Gefäßvitien	LDS	TAAD	ASD2	Bikuspide AK
Unklare Todesfälle	SCD	–	postmortale Autopsie	SCD ≥ 50 Jahre
Koronare Herzerkrankung	FH	Verwandte 1. Grades bei Frühform der KHK	–	sporadischer Herzinfarkt

zu überschaubaren Kosten zu identifizieren. Bei bestehendem Verdacht auf das Vorliegen eines Long QT-Syndroms der Indexperson, etwa nach einer Synkope mit Vorliegen eines verlängerten frequenzkorrigierten QT-Intervalls, beträgt die Dauer bis zur Kenntnis des genetischen Befundes weniger als sechs Wochen: Nach Information und Einwilligung des Patienten werden eine Blutprobe (ca. 5 ml EDTA-Blut) zusammen mit der Einwilligung und ggf. weiteren klinischen Informationen an das untersuchende Labor versandt. Dort erfolgt üblicherweise eine zweistufige Untersuchung. Zunächst werden die Gene *SCN5A*, *KCNQ1*, *KCNH2*, *KCNE1* und *KCNE2* sequenziert. In der zweiten Stufe erfolgt eine Untersuchung hinsichtlich Deletionen oder Duplikationen an den vier letztgenannten Genorten. Anschließend wird der Befund an den Einsender versandt. Nach Vorliegen des Befundes sollte der untersuchten Person dann eine genetische Beratung angeboten werden. Kapitel 3.4 gibt nähere Informationen zur praktischen Umsetzung.

Die technischen Voraussetzungen für eine zeitnahe Identifikation kausaler Varianten sind somit gegeben. Eine Einschränkung stellt jedoch die nur bedingt vorhandene Überlappung von relativ häufigen Erkrankungen mit Erkrankungen, die mit hoher Wahrscheinlichkeit den Nachweis einer kausalen Variante erwarten lassen, dar. Abb. 2.1.1 stellt exemplarisch die Inzidenz von kardiovaskulären Erkrankungen der Sensitivität einer genetischen Testung gegenüber [2]. Wie ersichtlich wird, weisen nur wenige Erkrankungen/Syndrome mit kardiovaskulärer Beteiligung eine hohe Sensitivität (*Diagnostic Yield*) für die Detektion kausaler genetischer Varianten auf. Erkrankungen, bei denen mit aktuellem Wissensstand eine kausale Genvariante mit einer Sensitivität von > 90 % detektiert werden kann, sind vergleichsweise selten. Am häufigsten ist in dieser Gruppe das Marfan-Syndrom mit einer Inzidenz von 1 : 10.000 zu nennen. Das Williams-Beuren-Syndrom (1 : 20.000) und das Loeys-Dietz-Syndrom (1 : 1.000.000) treten noch wesentlich seltener auf. Bei der familiären Hypercholesterinämie, die hingegen mit einer Inzidenz von 1 : 500 häufig ist, beträgt die Sensitivität der Detektion einer kausalen genetischen Variante etwa 50–60 %. Je häufiger die Erkrankung ist, desto kleiner sind die zu erwartenden Effekte von einzelnen genetischen Varianten (Abb. 2.1.2).

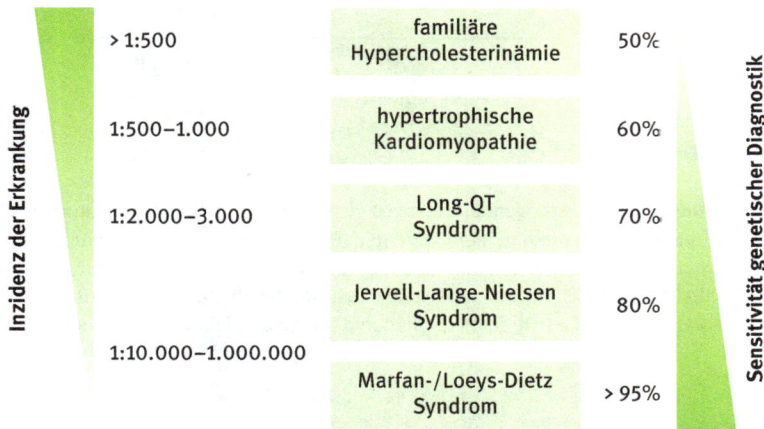

Inzidenz der Erkrankung		Sensitivität genetischer Diagnostik
> 1:500	familiäre Hypercholesterinämie	50%
1:500–1.000	hypertrophische Kardiomyopathie	60%
1:2.000–3.000	Long-QT Syndrom	70%
	Jervell-Lange-Nielsen Syndrom	80%
1:10.000–1.000.000	Marfan-/Loeys-Dietz Syndrom	> 95%

Abb. 2.1.1: Gegenüberstellung der Inzidenz einer Auswahl von kardiovaskulären Erkrankungen und der Sensitivität genetischer Diagnostik. [a] Beim Jervell-und-Lange-Nielsen-Syndrom steht aus kardialer Sicht eine Unterform des Long QT-Syndroms im Vordergrund, nach Schulze-Bahr *et al.* [2].

In den letzten Jahren konnten für eine Vielzahl hochprävalenter Erkrankungen Einzelnukleotidpolymorphismen (*single nucleotide polymorphisms*, SNPs) identifiziert werden, die mit hoher statistischer Signifikanz mit dem entsprechenden Phänotyp assoziiert sind. So wurden beispielsweise über 100 Loci mit Lipidparametern assoziiert identifiziert. Hiervon waren alleine mehr als 25 Loci hauptsächlich mit Gesamtcholesterin und mehr als 15 Loci hauptsächlich mit Low-density Lipoprotein-Cholesterin assoziiert [3, 4]. Mehrere der detektierten Loci zeigten zudem eine Assoziation mit der koronaren Herzerkrankung (KHK). Insgesamt konnten bisher 56 chromosomale Loci als hochsignifikant mit der KHK assoziiert identifiziert werden [5–8] (zur Übersicht siehe [9]). Es wird jedoch angenommen, dass die bislang bekannten Risikoallele nur 10–20 % des genetisch determinierten KHK-Risikos erklären.

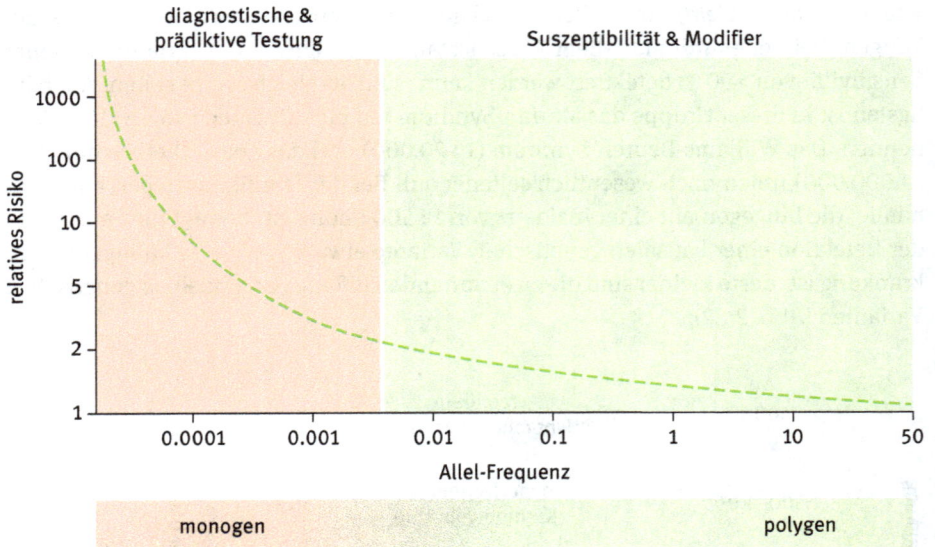

Abb. 2.1.2: Zusammenhang zwischen Pathogenität (relatives Risiko) und Häufigkeit einer Variante (Allel-Frequenz) in Populationen. Während häufigere Varianten (Polymorphismen) einzeln nur einen kleinen biologischen Effekt auf einen Krankheitsphänotyp zeigen, sind seltene Varianten potenziell alleinig krankheitsauslösend. Die diagnostische und prädiktive Testung ist derzeit auf Gene/Varianten mit starkem Effekt auf den Krankheitsphänotyp begrenzt (Bildquelle: Benjamin Meder).

Seltene Erkrankung = Seltene Variante; Häufige Erkrankung = Häufige Varianten.

Zusammenfassend lässt sich feststellen, dass die Identifikation kausaler genetischer Varianten bei selteneren Erkrankungen mit ausgeprägten Phänotypen und bei familiärem Auftreten am vielversprechendsten ist. Kardiomyopathien inklusive der genetischen Kanalerkrankungen sind hier stellvertretend zu nennen.

2.2 Einflüsse auf die Risikostratifizierung und prognostisch relevante Konsequenzen

Bei der genetischen Diagnostik können prinzipiell zwei Ansätze unterschieden werden, die einen unterschiedlichen Einfluss auf die Risikostratifizierung ausüben können. Zum einen kann beim Indexpatienten eine genetische Diagnostik durchgeführt werden, um eine kausale Variante als Beweis der hereditären Komponente zu identifizieren.

Zum anderen kann in bisher nicht erkrankten Individuen eine genetische Diagnostik initiiert werden, um im Sinne der Früherkennung prädiktiv ein erhöhtes Risiko zu erkennen. Ist also bei einem Mendel'schen Erbgang ein Familienmitglied als Krankheitsfall und Mutationsträger bekannt (Indexpatient), kann ein Kaskadenscreening erfolgen. Ist eine Variante bei einem Indexpatienten identifiziert worden, können zunächst Verwandte 1. Grades gezielt auf diese Variante untersucht werden, um ihre Trägerschaft nachzuweisen oder auszuschließen. Die aktuellen Leitlinien empfehlen diese so genannte Heterozygotendiagnostik in aller Regel nur, wenn daraus eine klinische Konsequenz resultiert (Empfehlungsgrad I [2]). Die Durchführung einer Heterozygotendiagnostik bei asymptomatischen Verwandten 1. Grades zur alleinigen Klärung einer Trägerschaft kann jedoch bei klinischen Implikationen (z. B. Intensität der cholesterinsenkenden Therapie bei familiärer Hypercholesterinämie, frühe Erkennung und Therapie einer Kardiomyopathie mit Risiko für einen plötzlichen Herztod) angezeigt sein [10, 11] (Empfehlungsgrad IIA [2]). Demgegenüber wird die Untersuchung minderjähriger, asymptomatischer Patienten nicht empfohlen (Empfehlungsgrad III [2]). Bei dieser Betrachtung ist zu berücksichtigen, dass die Empfehlungen aktuellen Entwicklungen unterliegen und nicht notwendigerweise international einheitlich sind. So wird für die „Heterozygotendiagnostik mit unmittelbarer diagnostischer Konsequenz" sowohl in nationalen Empfehlungen als auch in den Empfehlungen der *European Heart Rhythm Association* der höchste Empfehlungsgrad angesetzt (Empfehlungsgrad I –Maßnahme empfohlen und sollte durchgeführt werden) [2]. Umgekehrt ist es beispielsweise bei der familiären Hypercholesterinämie, die in der europäischen sowie der daraus resultierenden nationalen Empfehlung wiederum den höchsten Empfehlungsgrad erhält (I) [12], in der Leitlinie der *National Lipid Association* jedoch nur mit Empfehlungsgrad IIB (Maßnahme kann im Einzelfall erwogen werden) belegt wird [13]. Einheitlich nicht empfohlen wird derzeit die Genotypisierung von Polymorphismen ohne klinische Relevanz [2].

Wir möchten hier am Beispiel des Long QT-Syndroms (LQTS) den möglichen Einfluss einer genetischen Diagnostik auf die Risikostratifizierung verdeutlichen: Das angeborene LQTS ist durch eine Verlängerung des frequenzkorrigierten QT-Intervalls auf Werte über 450–460 ms charakterisiert. Die klinische Symptomatik reicht von lebenslanger Symptomfreiheit bis hin zu Synkopen oder plötzlichem Herztod. Eine große Observationsstudie in amerikanischen Geburtskliniken hat eine Prävalenz des angeborenen LQTS von 1 : 2.534 ergeben. In 43 % der in dieser Studie genetisch untersuchten Kinder mit einem QT-Intervall ≥ 470 ms konnte eine ursächliche Variante identifiziert werden [14]. Generell können beim LQTS 70–80 % der Fälle durch die genetische Testung dreier ursächlicher Gene – *KCNQ1*, *KCNH2* und *SCN5A* – sowie die Untersuchung von Kopienzahlvariationen (*copy number variants*) und strukturellen Varianten in den *KCNQ1*- bzw. *KCNH2*-Genen detektieren [15]. Die Testung weiterer LQTS-Gene, insgesamt sind bisher 14 bekannt, führt lediglich zu einer Zunahme der Sensitivität um wenige Prozent. Hinsichtlich der Risikostratifizierung wurden interessanterweise Genotyp-spezifische Phänotypen sowie Langzeitrisiken beobachtet [16]. Außerdem konnte gezeigt werden, dass Synkopen, Herzstillstand und plötzlicher Herztod bei LQTS1-Patienten wesentlich häufiger unter körperlicher Aktivität auftreten als bei Patienten mit LQTS2 oder LQTS3, bei denen dies eher in Ruhephasen oder während des Schlafes bzw. durch audiovisuelle Stimuli der Fall ist [17]. Diese Beispiele veranschaulichen die Bedeutung einer genauen genetischen und kardiologischen Charakterisierung, um individuelle Risiken frühzeitig erkennen zu können. Zusätzlich hat die genaue Kenntnis des LQTS-Typs einen Einfluss auf die Therapie. So ist eine β-Blocker-Therapie bei Patienten mit LQTS1 sehr wirksam, während der Nutzen bei Patienten mit LQTS2 eher mäßig ausfällt [18]. Patienten mit LQTS3 können wiederum von einer Natriumkanal-Blockade, z. B. mit Mexiletin [19, 20], besonders profitieren. Hieraus ergibt sich auch die klinische Empfehlung, dass bei Patienten mit LQTS3 bei positivem Ansprechen in einer Substanztestung eine entsprechende Therapie initiiert werden kann (Empfehlungsgrad IIA) [21].

Eine Therapie kann jedoch nicht ausschließlich auf bestimmten Genotypen beruhen, sondern muss stets die Klinik und andere diagnostische Parameter einschließen. Dies gilt insbesondere auch für die Implantation von Schrittmacheraggregaten und automatischen Defibrillatoren, hier ist ein allzu unkritischer Einsatz schädlich. Allerdings können neue genspezifische Therapien in der Zukunft eine zunehmende Rolle spielen. Diese werden durch Fortschritte in der Molekularbiologie, der Generierung von patientenspezifischen kardialen Zellen [22] und deren Charakterisierung anhand elektrophysiologischer Parameter mittels Hochdurchsatzmethoden [23] und gezieltem *gene editing* möglich. Einen detaillierteren Einblick in genetische Ionenkanalerkrankungen gibt Kapitel 4.6, ein Ausblick auf mutationsspezifische Therapien findet sich in Kapitel 5.3.

Am gezeigten Beispiel wird deutlich, dass die genetische Diagnostik einen wertvollen Beitrag leisten kann. Allerdings ist zu berücksichtigen, dass sowohl Ausprägungsgrad als auch Penetranz bei identischen Genotypen variieren können. Dies gilt insbesondere für neu entdeckte (*singleton* oder *private mutations*) Varianten, bei denen *per definitionem* keine Informationen aus der Literatur vorliegen. Die Verbreitung der Hochdurchsatz-Sequenziermethoden mit Abdeckung großer genomischer Abschnitte hat bereits dazu geführt, dass viele Varianten mit unklarer Signifikanz (VUS) identifiziert werden. Deren sorgfältige Aufarbeitung wird in Zukunft eine bedeutende Rolle einnehmen. Vor diesem Hintergrund gibt Tab. 2.2.3 einen Überblick der wichtigsten Erkrankungen, bei denen im gemeinsamen Positionspapier der DGK und der DGPK [2] eine molekulare Diagnostik derzeit empfohlen wird.

Tab. 2.2.3: kardiovaskuläre Erkrankungen, für die eine molekulare Diagnostik empfohlen wird (Empfehlungsgrad I oder IIA).

Erkrankungs-komplex	Empfehlungsgrad	
	1	2A
Kardiomyopathien	– Hypertrophe (obstruktive) Kardiomyopathie – Arrhythmogene, rechtsventrikuläre Kardiomyopathie – Syndromale Kardiomyopathien (z. B. M. Fabry, M. Danon etc.)	– *Non-compaction* Kardiomyopathie – Familiäre Dilatative Kardiomyopathie – Dilatative Kardiomyopathie mit Erregungsleitungsstörung
Arrhythmien	– Long QT-Syndrom – Katecholaminerge, polymorphe Kammertachykardie – Jervell-und-Lange-Nielsen-Syndrom – Timothy-Syndrom – Andersen-Syndrom	– Brugada-Syndrom
Angeborene Herz-/Gefäßvitien	– Aneuploidien (z. B. XO, Trisomie 13/18) – 22q11 Deletions-Syndrome – Williams-Beuren-Syndrom – Holt-Oram-Syndrom – Heterotaxie-Syndrom – RASopathien (z. B. Noonan-Syndrom, Costello-Syndrom)	– Thorakales Aortenaneurysma mit Dissektion (familiär oder < 50 Jahre)
Unklare Todesfälle	– Plötzlicher, ungeklärter Herztod im Kindes- und Erwachsenenalter [a]	
Koronare Herzerkrankung	– Familiäre Hypercholesterinämie [b]	– Frühform der koronaren Herzerkrankung [c]

[a] Bei plötzlichem, ungeklärtem Herztod werden neben einer umfassenden retrospektiven Evaluation eine Material- bzw. DNA-Asservierung sowie eine kardiologische Untersuchung/Beratung und ggf. Heterozygotendiagnostik von erstgradigen Verwandten empfohlen. [b] Gendiagnostik und Heterozygotendiagnostik. [c] Gezielte kardiologische Evaluation bei erstgradigen Verwandten, modifiziert nach [2].

2.3 Aktuelle Entwicklungen und Ausblick

Die vergangenen Jahrzehnte haben kontinuierliche Fortschritte in der Aufschlüsselung der genetischen Ursache kardiovaskulärer Erkrankungen mit sich gebracht. Eine hohe Sensitivität für die Detektion ist besonders bei seltenen Erkrankungen zu erwarten. Weitere, groß angelegte Sequenzierprojekte sind daher erforderlich, um die genetische Grundlage aller kardiovaskulären Erkrankungen zu beleuchten.

Eine Grundlage wurde für solche Projekte durch den technischen Fortschritt bereits geschaffen. Während groß angelegte Sequenzierprojekte mit konventionellen Methoden unter Berücksichtigung der Ressourcen im Gesundheitssystem sowie der Fördermöglichkeiten im Drittmittelbereich mittels Sanger-Sequenzierung unerschwinglich waren, hat der Durchbruch von neuen Sequenziertechniken des *next generation sequencing* zu einem massiven Preisverfall geführt. Wie in Abb. 2.3.3 dargestellt, sind die Kosten für die DNA-Sequenzierung seit den Jahren 2007–2008 dramatisch gefallen. Die Sequenzierung eines Genoms liegt mit derzeit ca. 1.000 Euro in einem Bereich, der einen großzügigeren Einsatz möglich erscheinen lässt. Hinzu kommt, dass sich aus genomischen Daten eine Vielzahl an Informationen gewinnen lassen, z. B. hinsichtlich des Ansprechens auf bestimmte Medikamente, und dass die Durchführung im Leben eines Menschen nur einmal erforderlich ist. Während bestimmte Biomarker seriell gemessen werden müssen, könnte daher die einmalige Durchführung einer Genomsequenzierung immense Kosten durch Vermeidung inadäquater Therapien und falscher Diagnosen sparen. Als Folge hat das Jahr 2016 auch zur Abbildung des Einsatzes von *Next-generation-sequencing*-Untersuchungen im Einheitlichen Bewertungsmaßstab (EBM; Kapitel 11, Abschn. 11.4; Weblink: www.kbv.de/html/online-ebm.php) geführt. Hiermit entfällt die Einschränkung, dass Sequenz-

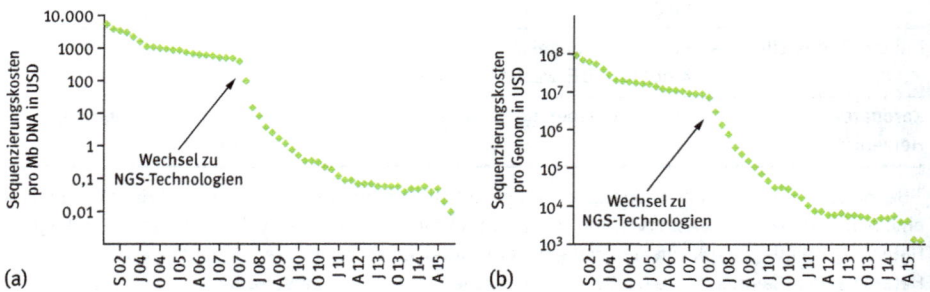

(a) (b)

Abb. 2.3.3: Kostenentwicklung in der Sequenzierung pro Mb DNA (a) bzw. pro Genom (b). Zwischen 2002 und 2007 sind die Sequenzierkosten von ca. 10.000 US-Dollar (USD) auf ca. 900 USD pro Megabase (Mb) DNA bzw. 100 Millionen USD auf zehn Millionen USD pro Genom eher moderat gefallen. Zwischen 2007 und 2008 erfolgte dann die Umstellung von der Sanger-Sequenzierung auf *Next-generation- sequencing*-(NGS-)Technologien, was zu einem dramatischen Preisverfall geführt hat. Im Oktober 2015 wurden die Sequenzierkosten nur noch mit 1,4 US-Cent pro Mb DNA und 1.245 USD pro Genom beziffert, modifiziert nach Wetterstrand KA; www.genome.gov/sequencingcostsdata).

prädiktive genetische Testung

- Identifikation von Merkmalsträgern
- Prävention des Krankheitsausbruchs
- Management des klinischen Follow-up

genetische Modifier

- Suszeptibilitätsvorhersage
- Phänotypvorhersage

diagnostische genetische Testung

- Klärung der Ätiologie
- Etablierung einer Diagnose
- Differentialdiagnose
- Abschätzung der Prognose
- Risikostratifizierung
- Zukunfts- & Lebensstilplanung
- Therapiesteuerung

Pharmakogenomik

- Patientenselektion
- Medikamentenselektion
- Vermeidung von Nebenwirkungen
- Kostenreduktion

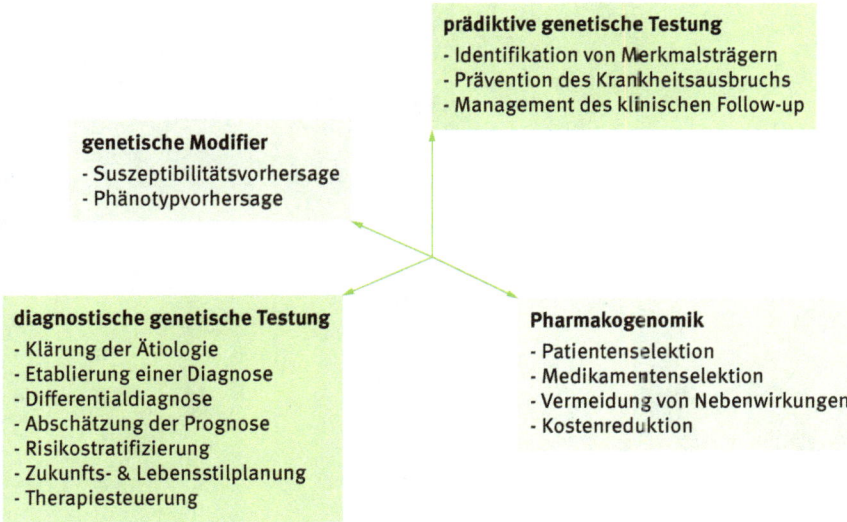

Abb. 2.3.4: Dimensionen der genetischen Medizin (Bildquelle: Benjamin Meder).

analysen mittels Sanger-Sequenzierung durchgeführt werden müssen. Ferner können Gen-Panels mit einem maximalen Umfang von 25 Kilobasen untersucht werden. Bei einem Antrag auf Kostenübernahme können zudem größere Sequenzieruntersuchungen, wie z. B. auch eine Exomsequenzierung, durchgeführt werden.

Zusammenfassend ist zu erwarten, dass die Aufschlüsselung genetischer Ursachen kardiovaskulärer Erkrankungen weiterhin exponentielle Fortschritte machen wird. Dies geht Hand in Hand mit einer Ausweitung des Nutzens einer genetischen Diagnostik bei diesen Erkrankungen (Abb. 2.3.4).

Benjamin Meder

3 Grundwissen zur Genetik

Um sich dem Thema der Genetik von Kardiomyopathien erfolgreich annähern zu können, ist es wichtig, einige grundlegende Aspekte genetischer Eigenschaften zu verstehen und die technischen, ethischen und rechtlichen Voraussetzungen einer genetischen Diagnostik zu kennen.

Im klinischen Alltag kann der Umgang mit genetischer Informationen mitunter umständlich anmuten. Bei entsprechender Kenntnis der Erfordernisse kann die Einbindung genetischer Informationen in die jeweiligen Behandlungskonzepte jedoch ohne wesentliche Hürden gelingen.

Die größte Herausforderung stellen aktuell die korrekte Klassifizierung und Interpretation genetischer Varianten sowie die damit einhergehende Vorhersage von Diagnose, Prognose und Therapie dar.

Sabine Klaassen

3.1 Grundlagen der Vererbung, DNA und Varianten

3.1.1 Was ist die DNA und wie werden Proteine hergestellt?

Die DNA (Desoxyribonukleinsäure) ist Träger der Erbinformation in allen bekannten Organismen. Die Aufklärung der Molekülstruktur der doppelsträngigen DNA gelang 1953, als James D. Watson und Francis Crick (Nobelpreis 1962) mit allen verfügbaren biochemischen und strukturellen Informationen durch logische Schlussfolgerungen und Modellbau eine Molekülstruktur vorstellten, die bis heute gültig ist: das **Doppelhelixmodell**. Es war nur ein recht kurzer Artikel in der Zeitschrift „Nature" [24], der zusammen mit Artikeln von Rosalind Franklin (1920–1958) und Maurice Wilkins (Nobelpreis 1962) publiziert wurde, deren Experimente maßgeblich dazu beigetragen haben. Durch Beugung von Röntgenstrahlen an DNA-Kristallen konnten die räumliche Struktur und die Symmetrie des Moleküls interpretiert werden. Die Wissenschaftler folgerten, dass die DNA aus schraubig gewundenen Einzelsträngen bestehen müsse [25, 26]. Man kann sich eine Strickleiter vorstellen, die um ihre eigene Längsachse rechtsherum gedreht ist. Die Stränge werden von sich abwechselnden Zucker-(Desoxyribose-) und Phosphatmolekülen gebildet. In der Doppelhelix sind die beiden Stränge gegenläufig angeordnet: Dem Anfang des einen (5′-Ende) liegt das Ende des anderen (3′-Ende) gegenüber. Die Sprossen der Strickleiter bestehen immer aus Basenpaaren, und zwar jeweils einer Purinbase (**Adenin, Guanin**) und einer Pyrimidinbase (**Cytosin, Thymin**). Die Kombination aus Phosphat, Zucker und Base wird als **Nucleotid** bezeichnet . Adenin (A) bindet über zwei Wasserstoffbrücken mit Thymin (T), Guanin (G) bindet über drei Wasserstoffbrücken mit Cytosin (C). **A** und **T**

https://doi.org/10.1515/9783110474428-003

sowie **C** und **G** sind so genannte komplementäre Basen. Die Reihenfolge der Basen, die Basensequenz, bestimmt die Erbinformation (Abb. 3.1.1).

Bei jeder Zellteilung wird die DNA im Verlauf des Zellzyklus abgelesen, verdoppelt und an die genetisch identischen Tochterzellen verteilt. Der sich wiederholende Vorgang aus Verdopplung (**Interphase**) und Teilung von Erbinformation (**Mitose**), einschließlich der zufälligen Aufteilung der übrigen Zellbestandteile (Cytokinese), wird **Zellzyklus** genannt. Zur Verdopplung der Erbinformation (**Replikation**) öffnet sich der DNA-Doppelstrang wie ein Reißverschluss. An die beiden freien Stränge lagern sich mit Hilfe der DNA-Polymerase die neuen passenden Nucleotide an. Es entstehen zwei neue DNA-Doppelstränge, die jeweils zur Hälfte aus einem elterlichen und einem neuen Strang bestehen (**semikonservative Replikation**).

Die DNA der Eukaryonten liegt in linearen **Chromosomen** vor. Ein Chromosom wird nicht in einem Durchgang repliziert, sondern in mehreren Replikationseinheiten. Das beschleunigt den Vorgang erheblich. Die DNA einer Zelle wird so in wenigen Stunden komplett repliziert. Lichtmikroskopisch ist die DNA in einer Zelle nur bei geeigneter Färbung zu sehen. Die gefärbte Substanz im Zellkern wird als **Chromatin** bezeichnet. Biochemisch besteht Chromatin aus 40 % DNA, 40 % Histonen („Verpackungs- und Regulatorproteine"), 15 % anderen Proteinen und 5 % RNA. Histone wickeln die eukaryotische DNA zu einer Nucleosomenkette auf. Die Herstellung von Nucleosomen dient einer 10.000fachen Komprimierung der DNA. Vor jeder Zellteilung muss die Nucleosomenkette zu Transporteinheiten verpackt werden. Die im Laufe der S-Phase des Zellzyklus verdoppelte DNA wird weiter zu lichtmikroskopisch sichtbaren Chromosomen spiralisiert. Am besten unterscheiden lassen sich die Chromosomen in der Metaphase der Mitose, wenn sie auf der Äquatorialplatte angeordnet sind. Dieses Stadium wird genutzt, um die Chromosomen abzuzählen, zu vergleichen und auf Veränderungen zu untersuchen, d. h. ein **Karyogramm** herzustellen (Abb. 3.1.2). Bei sortierten Metaphasechromosomen findet man, dass es jeweils zwei Exemplare gibt, die sich in Größe und Gestalt gleichen, es sind die **homologen Chromosomen**. Eine Körperzelle enthält also zwei Sätze homologer Chromosomen, sie ist **diploid**. Die Körperzelle eines Menschen enthält $2 \times 23 = 46$ Chromosomen. X- und Y-Chromosomen werden als Geschlechtschromosomen (**Gonosomen**) bezeichnet, wobei im weiblichen Geschlecht das X-Chromosom zweifach vorhanden ist und im männlichen Geschlecht ein X-Chromosom und ein deutlich kleineres Y-Chromosom vorliegen. Die übrigen Chromosomen werden als **Autosomen** bezeichnet. Jedes Metaphasechromosom besteht aus zwei DNA-Doppelhelices, den **Chromatiden**, die am Centromer über Proteine verbunden sind. Die Enden eines Chromosoms werden als Telomere bezeichnet, die dazu dienen, dass die DNA-Enden nicht „verkleben" und bei der Replikation keine zunehmende Verkürzung der DNA auftritt. Während der Gametogenese (Bildung von Eizelle oder Spermienzelle) werden die Chromosomen in der Meiose haploid (eine Kopie pro Zelle) und das genetische Material kann zwischen den jeweils homologen Chromsomen ausgetauscht werden (**Rekombination**). Das bedeutet, dass die genetische Information (zum Beispiel

Cytosin

Guanin

Adenin

Uracil

Stickstoffbasen
der RNA

Stickstoff-
basen

Basenpaar

Helix aus
Zuckerphosphat

RNA
Ribonukleinsäure

DNA
Desoxyribonukleinsäure

Cytosin

Guanin

Adenin

Thymin

Stickstoffbasen
der DNA

Doppelhelix

Phosphat-
Desoxyribonukleinsäure-
Rückgratstränge

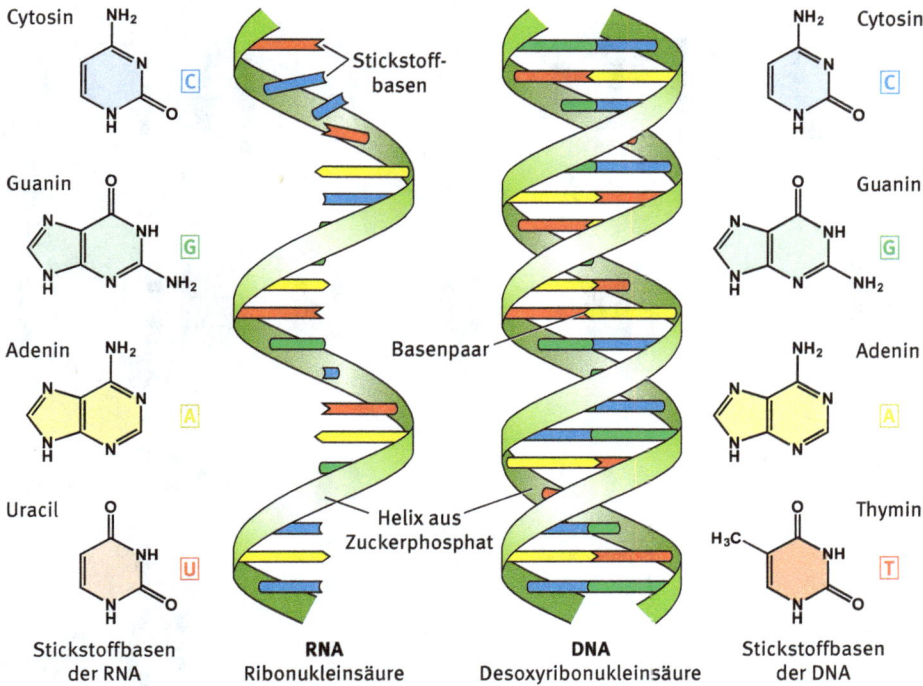

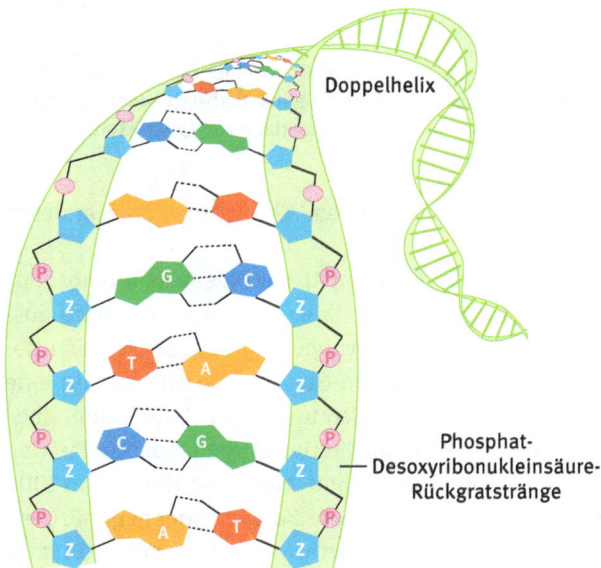

Abb. 3.1.1: Die Struktur von DNA und RNA. Die DNA besteht aus einem Doppelstrang und enthält die Purinbasen (Adenin, Guanin) und Pyrimidinbasen (Cytosin, Thymin). Die RNA ist einzelsträngig und anstatt Thymin ist Uracil vorhanden.

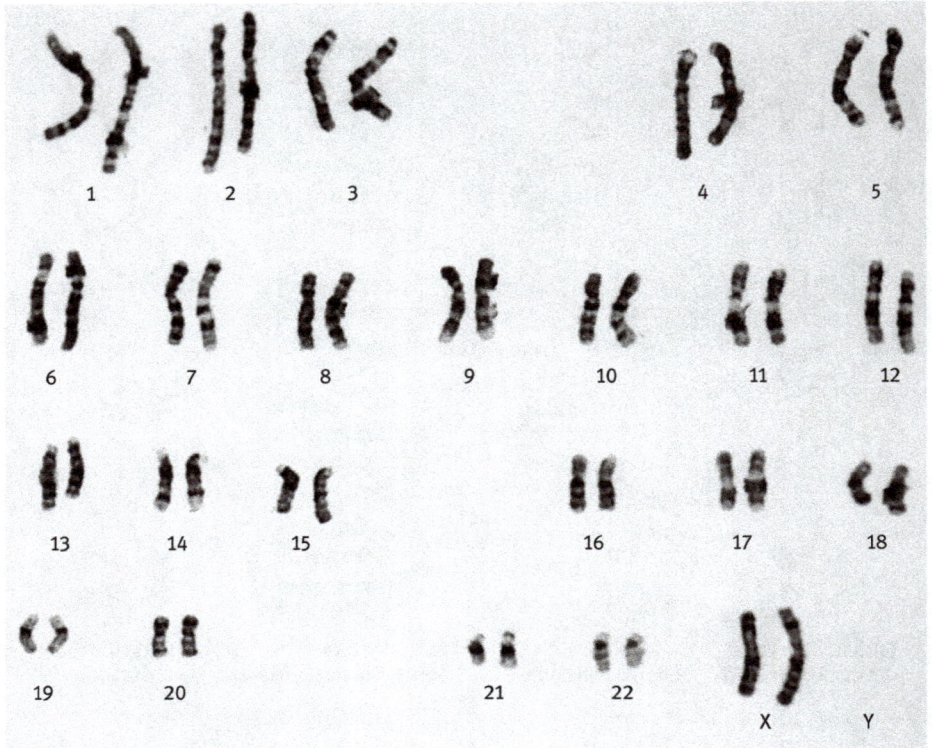

Abb. 3.1.2: Karyogramm einer Frau mit 2 × 22 Autosomen und zwei Gonosomen (X-Chromosomen), bezeichnet als 46,XX. Die Nummerierung der Chromosomen erfolgt anhand absteigender Größe. Im abgebildeten Karyogramm liegen die Chromosomen als Einzelchromatiden vor. Quelle: Getty images

auch krankheitsverursachende Mutationen) von einem Chromosom zum anderen homologen Chromosom wechseln kann.

In der klassischen Genetik bezeichnet das **Gen** den Abschnitt eines Chromosoms, der ein Merkmal bestimmt. In der molekularen Genetik wurde lange Zeit davon ausgegangen, dass ein Gen die Information für ein Polypeptid kodiert. Diese Definitionen sind inzwischen nicht mehr ausreichend, da ein Gen nicht immer nur für eine mRNA kodiert. Außerdem gehören regulatorische Sequenzen zur Expression eines Gens, die nicht unbedingt in der Nähe des betreffenden Gens liegen müssen. Ein Gen wirkt sich außerdem oft auf mehrere Merkmale aus. Somit lautet eine aktuelle, in 2006 veröffentlichte Definition: „Ein Gen ist der lokalisierbare Bereich einer genomischen Basensequenz, die zu einer Erbeinheit gehört. Ein Gen ist verknüpft mit regulatorischen, transkribierten und/oder anderen funktionellen Bereichen." Oder einfacher zu merken: Ein Gen ist ein DNA-Abschnitt, der für eine RNA kodiert [27].

Zellen sind in der Lage, die Gen-Information zu lesen und in Merkmale bzw. Proteine umzusetzen. Die Gesamtheit der in einem bestimmten Stadium vorhandenen

Proteine einer Zelle wird als **Proteom** bezeichnet. Dementsprechend spricht man vom **Genom** als Gesamtheit der vererbbaren Informationen. Die DNA von Genomen verschiedener Organismen, die entweder für die medizinisch-pharmazeutische oder anwendungsorientierte Forschung oder auch für die Grundlagenforschung relevant sind, wurde annähernd vollständig „sequenziert" (es wird auch fälschlicherweise vom „Entschlüsseln" gesprochen), d. h., ihre Basensequenz wurde ermittelt (DNA-Sequenzierung). Wird der Anteil der Protein-kodierenden mit den transkribierten, aber nicht kodierenden Bereichen des Genoms verglichen, so nimmt der letztere in höher entwickelten Spezies deutlich zu (Abb. 3.1.3).

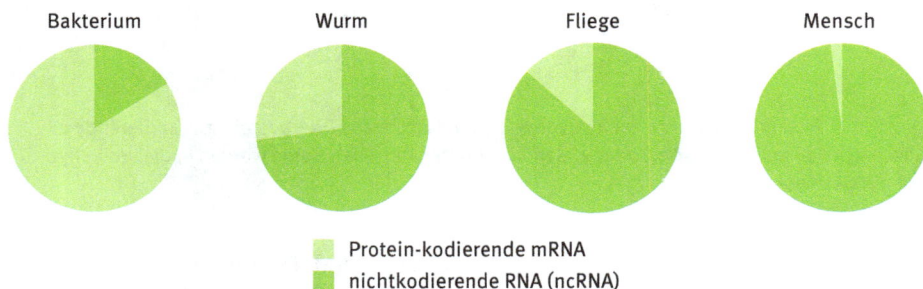

Abb. 3.1.3: Anteil der Protein-kodierenden mit den transkribierten, aber nicht kodierenden (*non-coding*) Bereichen des Genoms, basierend auf Gencode-Version 24 (August 2015 freeze, GRCh38; Bildquelle: Benjamin Meder).

Ein Protein besteht aus mindestens einem Polypeptid mit einer bestimmten Struktur (Primär-, Sekundär-, Tertiär- und Quartärstruktur). Polypeptide sind lange Ketten aus Aminosäuren, wobei die Reihenfolge (Sequenz) der Aminosäuren die spätere Faltung und damit Bau und Funktion des Proteins bestimmt. Die Umsetzung der genetischen Information der Gene in Proteine erfolgt in mehreren Schritten (Abb. 3.1.4).

Zunächst wird ein Abschnitt der DNA in Ribonukleinsäure (mRNA) umgeschrieben, *m* steht für „messenger", also Bote. Das Umschreiben der DNA in RNA wird als **Transkription** bezeichnet und findet bei Eukaryoten im Zellkern statt. RNA ist im Gegensatz zur DNA einzelsträngig und Uracil ersetzt Thymin als komplementäre Base zu Adenin. Im Cytoplasma wird an den Ribosomen die Reihenfolge der Basensequenz in eine Aminosäuresequenz übersetzt. Dieser Vorgang wird als **Translation** bezeichnet.

Bei Eukaryoten ist noch ein weiterer Schritt, die **RNA-Prozessierung**, notwendig. Dabei wird die RNA zugeschnitten, bevor sie den Zellkern verlässt. Das bei der Transkription entstandene lange RNA-Molekül wird prä-mRNA genannt und ist Vorläufer der eigentlichen mRNA. Die prä-mRNA enthält Abschnitte, die keine kodierende Information tragen, die **Introns**. Durch Spleißen werden die Introns aus der genetischen Information geschnitten und die verbleibenden **Exons**, die kodierenden DNA-Abschnitte, zusammengefügt. Aus manchen prä-mRNAs können

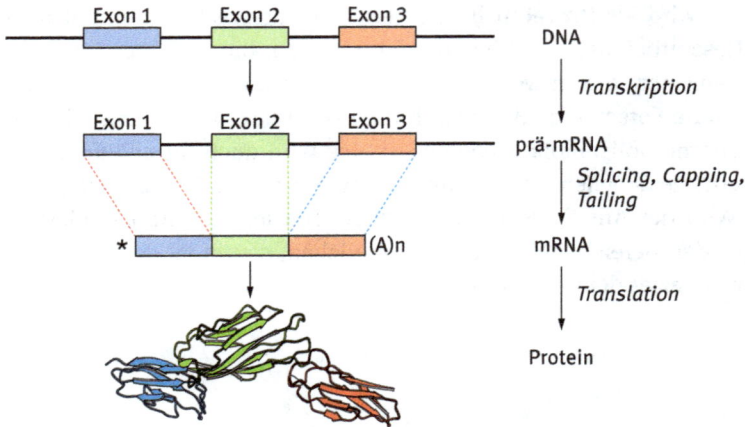

Abb. 3.1.4: Proteinbiosynthese in Eukaryoten. Die eukaryotische DNA besteht aus kodierenden Abschnitten (Exons) und nicht kodierenden Abschnitten (Introns). Beide werden in die vorläufige prä-mRNA transkribiert.

auch verschiedene Abschnitte herausgeschnitten und DNA in unterschiedlicher Weise zusammengefügt werden. Dieses alternative Spleißen produziert aus der gleichen prä-mRNA verschiedene mRNA-Moleküle. Ein transkribierter DNA-Abschnitt kann also für mehrere unterschiedliche Proteine kodieren. So kann eine Vielzahl an Proteinen hergestellt werden, die bei weitem die Anzahl der Gene übertrifft. Die Introns haben eine Funktion beim alternativen Spleißen und in der **Genregulation**. Eukaryote Gene bestehen somit aus kodierender Sequenz (Exons), nicht kodierender Sequenz (Introns) und regulatorischen Sequenzen (Promotor, Enhancer, Repressor). Nur 1,5–2 % der DNA kodieren für Exons von ca. 20.000–25.000 menschlichen Genen. 25 % der DNA kodieren für Introns. Der Rest der DNA wird für die Regulation der Genexpression, Synthese von rRNA (ribosomaler RNA) oder tRNA (transfer RNA) oder für den Aufbau der Chromosomen benötigt. Teile des Genoms mögen ein zufälliges Resultat der Evolution sein und gar keine Funktion besitzen, aber es werden ständig neue Funktionen von DNA-Sequenzen entdeckt. So sind unlängst immer neue Spezies von nicht Protein-kodierenden RNAs gefunden worden: microRNAs, lange nicht kodierende RNAs (lncRNA), circuläre RNAs und viele andere. Es wird inzwischen von mehr als 60.000 nicht kodierenden Transkripten im Genom ausgegangen (Abb. 3.1.3). Zwischen individuellen Menschen beträgt die genetische Variation weniger als 0,1 %. Dies ist seit der Entschlüsselung des humanen Genoms im Jahr 2001 bekannt [28, 29]. Das Humangenomprojekt wurde 1990 in den USA von einem öffentlichen Forschungsverbund gegründet. In Konkurrenz dazu wurde das humane Genom von einer Firma unter der Leitung von Craig J. Venter sequenziert. 2001 schließlich präsentierten beide Institutionen das Ergebnis gemeinsam, eine Sequenz von ca. drei Milliarden Basenpaaren.

Zur Grundlage des genetischen Codes: Die Kodierung bzw. Verschlüsselung der DNA-Basen erfolgt als Dreiergruppe, so genannte **Tripletts**. Ein kodierendes Triplett heißt **Codon**. Die Übersetzungvorlage von mRNA-Tripletts lässt sich mit der Code-Sonne darstellen. (Abb. 3.1.5). Die Code-Sonne wird von innen (5′) nach außen (3′) gelesen. Jeder Buchstabe der drei inneren Ringe steht für eine Base im RNA-Nucleotid, immer drei in einem Strahl bilden ein Codon. AUG ist das Startcodon, UAG ein Stoppcodon. Im äußeren Ring stehen die Abkürzungen für die Aminosäuren. Die meisten Aminosäuren sind mehrfach verschlüsselt, der Code ist **redundant**. Da der Code **universell** ist, können Nucleotidsequenzen von einer Spezies auf die andere übertragen und auch dort verstanden und in Proteine umgesetzt werden, wobei Varianten von verschiedenen Spezies unterschiedlich häufig verwendet werden (Codon Usage).

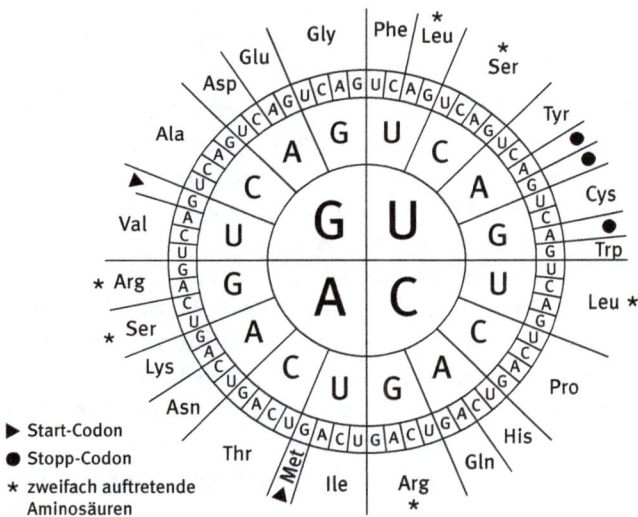

Abb. 3.1.5: Die Code-Sonne. Mithilfe der Code-Sonne lässt sich jedem Basentriplett eindeutig eine Aminosäure zuordnen. Die Code-Sonne gibt die Sequenz der mRNA an und wird von innen nach außen (5′ nach 3′) gelesen.

Proteinbiosynthese bei Eukaryoten
- Gene bestehen aus Exons und Introns,
- Prä-mRNA wird durch Spleißen zur reifen mRNA,
- Alternatives Spleißen = verschiedene mRNA-Moleküle werden aus derselben prä-mRNA gebildet,
- Transkription im Zellkern bzw. im Mitochondrium,
- Translation an Ribosomen im Cytoplasma bzw. im Mitochondrium.

3.1.2 Wie funktioniert die Vererbung – von monogenen Erkrankungen, genetischer Heterogenität und phänotypischer Variabilität

Um die verschiedenen Möglichkeiten der Vererbung zu verstehen, muss auf einige Grundprinzipien der Klassischen Genetik zurückgegriffen werden. Die Mendel'schen Regeln, auf die hier im Einzelnen nicht genauer eingegangen werden soll, lassen folgende Erklärungen zu:

Die Anlagen für die Merkmalsausbildung liegen in jedem Individuum doppelt vor. Bei den Anlagen handelt es sich um die DNA-Abschnitte (Gene) homologer Chromosomen. Gene kommen individuell in verschiedenen Formen vor, den Allelen. Liegen gleiche Allele eines Gens vor, so wird von **Homozygotie** gesprochen. Verschiedene Allele eines Gens führen zur **Heterozygotie**.

Ein Allel kann das andere Allel in seiner Wirkung auf das äußere Erscheinungsbild/Merkmal (**Phänotyp**) überdecken, es ist dominant. Das überdeckte Allel ist rezessiv. Die Gesamtheit der Erbfaktoren, hier also die Allelkombinationen, werden als **Genotyp** bezeichnet. Dominante Allele werden im homozygoten und heterozygoten Zustand sichtbar, rezessive Allele nur, wenn sie homozygot vorliegen. Bei der Befruchtung werden die homologen Chromosomen und damit die verschiedenen Allele zufällig neu kombiniert. Dabei werden zwei unterschiedliche Mechanismen der **Rekombination** unterschieden. Die interchromosomale Rekombination führt zur Durchmischung des Erbmaterials durch zufallsbedingte Verteilung mütterlicher und väterlicher Chromosomen im Verlauf der 1. Reifeteilung der Meiose. Durch den Stückaustausch zwischen homologen Chromosomen entsteht eine weitere Durchmischung des Erbmaterials. Während der Prophase I kann es zwischen den Chromatiden eines homologen Chromosomenpaares zum Bruch von Chromosomenstücken und anschließendem Zusammensetzen „über Kreuz" kommen – „Crossing-over". Dabei wird genetisches Material zwischen den Chromatiden homologer Chromosomen ausgetauscht.

Merkmale und damit auch Erkrankungen werden durch Gene und Umwelteinflüsse bestimmt. Zwei Menschen, selbst eineiige Zwillinge, sind im Phänotyp nicht komplett identisch. Durch Umwelteinflüsse hervorgerufene Variationen des Phänotyps werden als multifaktorielle Vererbung bezeichnet. Sie wirken sich nur im Leben des Individuums aus und werden nicht vererbt. Ein unterschiedliches Aussehen von Individuen einer Art kann also umweltbedingt sein und lässt nicht sich nur auf genetische Variabilität zurückführen. Lässt sich ein Gen genau einem Merkmal zuordnen, wird von einem **monogen** Merkmal gesprochen. Pleiotropie oder Polyphänie ist ebenfalls ein Begriff der Genetik. Darunter ist die Ausprägung mehrerer phänotypischer Merkmale zu verstehen, die durch ein einzelnes Gen hervorgerufen wird. Das Gegenstück hierzu bildet die Polygenie (mehrere Gene → ein Merkmal). Ein klassisches Merkmal für Polygenie ist die Hautfarbe des Menschen. **Phänotypische Variabilität** kann also durch Umwelteinflüsse oder Polygenie entstehen.

Mutationen (heute in der Regel als genetische Varianten bezeichnet) sind Veränderungen in der DNA, die zu Erkrankungen führen können. Varianten in einem spezifischen Gen können einem dominanten Vererbungsmuster oder, wenn beide Allele betroffen sind, einem rezessiven Vererbungsmuster folgen. Sie können durch chemische Modifikationen wie Radioaktivität, UV-Licht oder chemische Instabilität der DNA entstehen. Sie können aber auch durch Fehler in der DNA-Replikation zustande kommen. Gendefekte bewirken wahrscheinlich mehrere Tausende Erkrankungen des Menschen. Viele Varianten wirken sich jedoch in Abhängigkeit von der Umwelt und epigenetischen Faktoren unterschiedlich aus, nicht alle Menschen mit einem Gendefekt erkranken. Tritt eine genetisch bedingte Erkrankung ohne familiäre Vorbelastung auf, wird von einer sporadischen Erkrankungsform gesprochen. Hierbei kann nur DNA an die Nachkommen vererbt werden, wenn die Keimzellen/Gameten betroffen sind. Ist ein Individuum betroffen und der/die Einzige in der Familie, kann eine *De-novo*-Variante vorliegen, die häufig durch eine genetische Diagnostik gesichert werden kann, indem nachgewiesen wird, dass beide Eltern die Variante nicht tragen (wichtig, es muss dabei die genetische Elternschaft vorliegen!). Es bestehen außer der Mendel'schen Form der Vererbung noch andere Segregationsmuster. Es gibt Defekte, die ein maternales Vererbungsmuster zeigen und durch Defekte der **mitochondrialen** DNA hervorgerufen werden. Dazu gehören eine Anzahl seltener mitochondrialer und syndromaler Kardiomyopathien (Kapitel 4.8). Eine Erkrankung kann wiederum durch Varianten in unterschiedlichen Genen hervorgerufen werden, wobei von **genetischer Heterogenität** der Erkrankung gesprochen wird.

Viele Erkrankungen werden über mehrere Generationen von Eltern an deren Kinder weitergegeben. Daher sind eine Familienanamnese und ein Familienstammbaum bei allen Patienten mit einer Kardiomyopathie anzulegen. Das Ziel einer Stammbaumanalyse besteht in der Genotypenzuordnung bei vorliegendem Phänotyp (Merkmal). Dazu bedarf es einer genauen Aufnahme der Familienanamnese über mehrere Generationen. Auf Basis dieser Analyse kann im Rahmen der genetischen Beratung und Testung eine Risikoabschätzung für das Auftreten einer Erkrankung erfolgen. Es ist wichtig, zunächst festzustellen, ob es sich um einen dominanten oder rezessiven Erbgang handelt. Außerdem kann es um eine gonosomale oder eine autosomale Vererbung gehen. Da auf dem Y-Chromosom wenige Gene liegen, handelt es sich bei der gonosomalen Vererbung in der Regel um eine X-chromosomale Vererbung. Die mitochondriale Vererbung (matrilineal) bildet einen Sonderfall, da hier eine Vererbung nur von der Mutter auf die Kinder übertragen werden kann. Selten scheint es aber trotzdem eine patrilineale Vererbung von mtDNA zu geben, deren Mechanismus allerdings noch nicht aufgeklärt ist [30].

Folgende Richtlinien helfen bei der konkreten Feststellung des **monogenen (Mendel'schen) Erbgangs**. Anhand dieser Hinweise kann eine erste Entscheidung getroffen werden.

- Dominante Erbgänge: Typisch ist das gehäufte Auftreten des Merkmals in jeder Generation – bei Kardiomyopathien die häufigste Vererbungsform.

– Rezessive Erbgänge: Das Merkmal tritt relativ selten auf. Dabei wird eine Generation übersprungen, das Merkmal erscheint erst wieder in der übernächsten Generation. Ebenso ist dies möglich, wenn zwei nichtbetroffene Personen einen merkmalstragenden Nachkommen haben.

– Autosomale Erbgänge: Zwischen dem Auftreten des Merkmals und dem jeweiligen Geschlecht besteht keine Beziehung. Das Merkmal tritt statistisch gesehen also gleich häufig bei Männern und Frauen auf.

– X-chromosomale Erbgänge: Das untersuchte Merkmal tritt gehäuft oder ausschließlich beim männlichen Geschlecht auf.

– Mitochondriale/matrilineale Erbgänge: Nur die Mutter kann durch Weitergabe von Mitochondrien mit einer Variante in der mtDNA die Erkrankung weitergeben. Die Erkrankung in der Folgegeneration kann sehr unterschiedliche Ausprägungen haben (Homoplasmie, Heteroplasmie).

Varianten der Autosomen (Abb. 3.1.6):

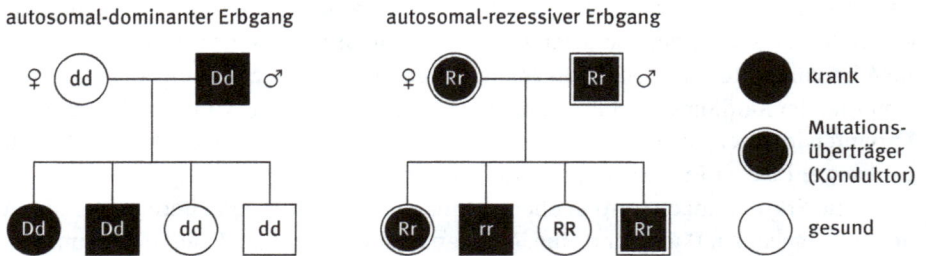

Abb. 3.1.6: Beispiele: Stammbäume mit autosomal-dominanter und autosomal-rezessiver Vererbung. Bei der autosomal-dominanten Vererbung schließt die Vererbung vom Vater auf den Sohn eine X-chromosomale Vererbung aus. Bei der autosomal-rezessiven Vererbung sind die Eltern in der Regel heterozygote Überträger der Mutation, die selbst nicht erkrankt sind.

Autosomal-dominanter Erbgang

Ein defektes Gen führt zur Erkrankung des Trägers, auch wenn das entsprechende Allel auf dem homologen Chromosom intakt ist. Trotzdem muss das Phänomen nicht von Geburt an in Erscheinung treten. Bei Kardiomyopathien liegt das Erkrankungsalter meist in der 2.–4. Lebensdekade.

– Beide Geschlechter sind gleich häufig Anlageträger, bei Kardiomyopathien kommt es allerdings bei Männern häufiger zu einer manifesten Erkrankung

– Die Krankheit tritt gehäuft über mehrere Generationen auf.

– Prägt sich ein dominantes Allel bei jedem Träger aus, liegt vollständige **Penetranz** (Durchsetzung des Merkmals) vor. Bleibt ein Genträger merkmalsfrei, zeigt die Krankheit unvollständige Penetranz.

– Meistens ist nur ein Elternteil für die Erkrankung heterozygot, der andere ist gesund. Für die Kinder eines betroffenen Elternteils besteht ein 50 %iges Risiko, die krankmachende Anlage zu erben.

Autosomal-rezessiver Erbgang

Ein gesunder Partner kann den Defekt bei den gemeinsamen Kindern ausgleichen: Heterozygote haben ein gesundes Erscheinungsbild, können die Variante aber verdeckt als genetische Überträger (**Konduktoren**) an ihre Kinder weitergeben. Bei den Kardiomyopathien liegt das Erkrankungsalter bei rezessivem Erbgang häufiger im Kindesalter.
– Beide Geschlechter sind gleich häufig Anlageträger.
– Nur homozygote Genträger erkranken.
– Zwei phänotypisch gesunde Eltern, die jedoch beide heterozygote Genträger sind, haben ein Erkrankungsrisiko für Nachkommen: 25 % sind homozygot für das Krankheitsallel und erkrankt; 50 % sind wiederum heterozygote Allelträger und gesund; 25 % sind homozygot für das gesunde Allel und gesund.

Varianten der Gonosomen

Merkmale, die von Genen auf dem X-Chromosom bestimmt werden, erscheinen in der männlichen Linie stets im Phänotyp, es fehlt das homologe Chromosom, die Zellen des Mannes sind hemizygot bezogen auf die Gonosomen. Das X-Chromosom enthält nur etwa 4 % der menschlichen Gene, trotzdem lassen sich 10 % aller Mendel'schen Erkrankungen dort lokalisieren. Das Y-Chromosom trägt sehr wenige Gene. Es ist daher seltener von krankheitsverursachenden Varianten betroffen.

X-chromosomal-dominanter Erbgang

Dieser Typ der Vererbung ist selten. Es erkranken alle Mutationsträger. Söhne übernehmen nur das X-Gonosom der Mutter, Töchter dagegen das vom Vater und eines von der Mutter. Da wegen der Dominanz der Variante auch heterozygote Frauen erkranken, liegt das Erkrankungsrisiko für sie statistisch gesehen höher als bei Männern. Es gibt nur sehr wenige dominante krankheitsverursachende Varianten auf dem X-Chromosom.
– Männer und Frauen können erkranken.
– Die Übertragung erfolgt von erkrankten Männern auf alle Töchter und von erkrankten Frauen auf die Hälfte der Kinder.

X-chromosomal-rezessiver Erbgang

Heterozygote Frauen sind meist phänotypisch gesund, da sie neben dem X-Chromosom mit dem mutierten Allel ein weiteres X-Chromosom mit intaktem Allel besitzen. Sie sind aber Überträgerinnen (Konduktorinnen) des Gendefekts. Von der Krankheit betroffen sind fast ausschließlich Männer (Abb. 3.1.7). Da das entsprechende Allel auf dem X-Chromosom vorhanden ist, auf dem Y-Chromosom dagegen fehlt, sind Männer erkrankt, wenn das Allel mutiert ist. In seltenen Fällen können auch Töchter erkranken. Beim Morbus Fabry (Kapitel 4.7) kann dies der Fall sein, da hier eine reduzierte Enzymkonzentration von α-Galaktosidase A (α-GAL) vorliegt. Einige Autoren empfehlen daher, bei X-chromosomalen Erbgängen vom Zusatz dominant/rezessiv abzusehen.

– Söhne von Merkmalsträgern können den Gendefekt nicht von ihrem Vater erben.
– Erkrankte Väter geben das Merkmal an alle Töchter, nie aber an Söhne weiter.
– In konsanguinen Familien besteht ein hohes Risiko.

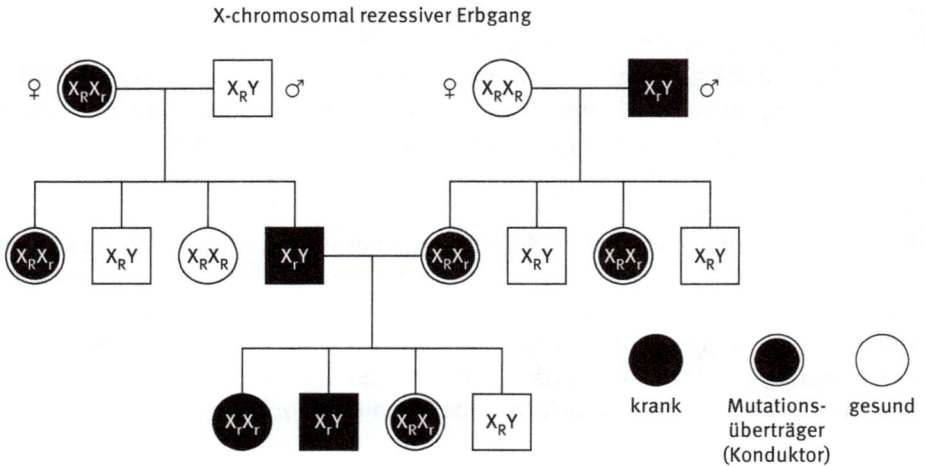

Abb. 3.1.7: Beispiel: Stammbaum mit rezessiver X-chromosomaler Vererbung. Die Erkrankung wird in der Regel durch nicht erkrankte, heterozygote weibliche Familienmitglieder übertragen. Alle Töchter von erkrankten, männlichen Individuen werden Überträgerinnen sein oder, wie in diesem Fall von Konsanguinität, auch erkrankt sein.

Stammbaumanalyse:
– autosomal-dominante Erbgänge: gehäuftes Auftreten des Merkmals über mehrere Generationen, beide Geschlechter betroffen,
– autosomal-rezessive Erbgänge: relativ seltenes Auftreten des Merkmals, beide Geschlechter betroffen,
– X-chromosomal-dominante Erbgänge: beide Geschlechter betroffen, Frauen doppelt so häufig wie Männer,
– X-chromosomal-rezessive Erbgänge: nahezu ausschließlich Männer betroffen,
– matrilineal: Frauen geben die Erkrankung weiter, Männer nicht (Abb. 3.1.8).

matrilinealer Erbgang

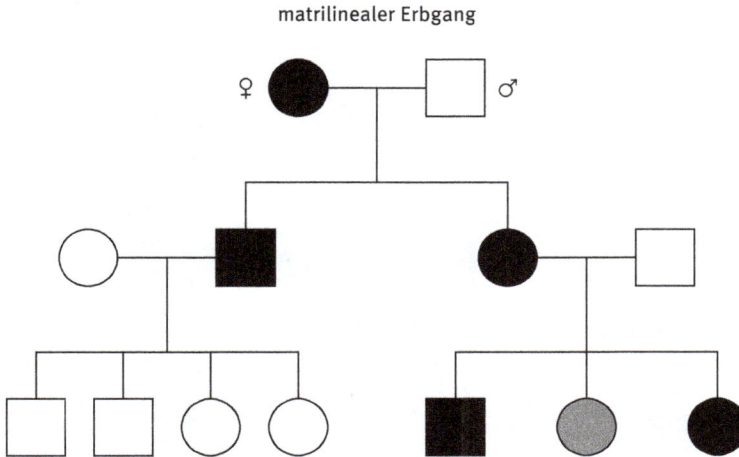

Abb. 3.1.8: Beispiel: Stammbaum mit mitochondrialer Vererbung. Die Erkrankung wird nur durch weibliche Familienmitglieder übertragen. Alle Nachkommen können je nach Anteil der weitergegebenen erkrankten Mitochondrien (Homoplasmie, Heteroplasmie [grau]) einen unterschiedlich ausgeprägten Krankheitsphänotyp tragen. Erkrankte Männer können die Erkrankung nicht weitergeben, da Mitochondrien stets von der mütterlichen Gamete weitergegeben werden.

3.1.3 Welche Veränderungen im Erbgut können zu Kardiomyopathien führen?

Unter dem Begriff Genvariante werden Veränderungen auf Nucleotidebene innerhalb eines Gens verstanden, die eine oder mehrere Basen betreffen:
–   Substitution: Basen sind ausgetauscht,
–   Insertion: Basen sind eingefügt,
–   Deletion: Basen sind ausgefallen,
–   Duplikation: Basen sind verdoppelt.

Ist nur eine Base verändert, wird von Punktmutation (*single nucleotide variant, SNV*) gesprochen. Die Veränderungen können in nicht kodierenden oder kodierenden DNA-Abschnitten liegen. Dies kann unterschiedliche Auswirkungen haben, z. B. die Struktur und Funktion eines Proteins verändern. Wird bei einer Substitution die dritte Base in einem Triplett ausgetauscht, so wird oft weiterhin für die gleiche Aminosäure kodiert, da der genetische Code redundant ist (z. B. CCC und CCA kodieren beide für Prolin). Insertionen oder Deletionen, die nicht ein oder mehrere Basentripletts umfassen, verschieben das Leseraster bei der Transkription. Bei der Translation werden die darauffolgenden Basen zu versetzten Tripletts zusammengefasst, es entsteht ein unsinniges Protein (*Nonsense*-Variante).

Genvarianten haben unterschiedliche Auswirkungen (Abb. 3.1.9):
–   Varianten im nicht kodierenden Bereich der DNA und Varianten, die aufgrund des degenerierten Codes zur selben Aminosäure führen, haben meist keine Aus-

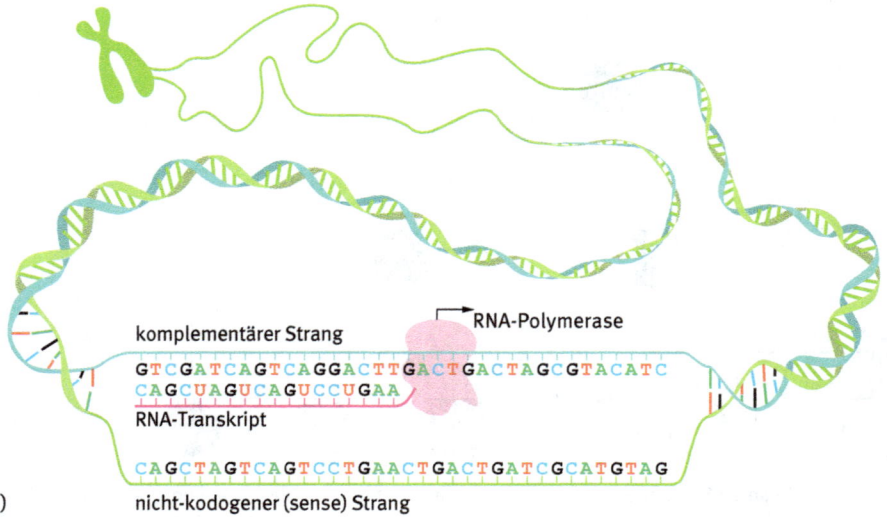

komplementärer Strang

RNA-Polymerase

GTCGATCAGTCAGGACTTGACTGACTAGCGTACATC
CAGCUAGUCAGUCCUGAA

RNA-Transkript

CAGCTAGTCAGTCCTGAACTGACTGATCGCATGTAG

(a) nicht-kodogener (sense) Strang

Komplementärer Strang

| DNS Sequenz | 3' | TAC | GCA | GGC | TTC | CTG | AAA | AGG | ATG | TGA | ACT | 5' |
| | 5' | ATG | CGT | CCG | AAG | GAC | TTT | TCC | TAC | ACT | TGA | 3' |

nicht-kodogener (sense) Strang

AS Sequenz — Met | Arg | Pro | Lys | Asp | Phe | Ser | Tyr | Thr | Stop

synonyme Variante — 5' ATG | CGT | CCC | AAG | GAC | TTT | TCC | TAC | ACT | TGA 3'
Met | Arg | Pro | Lys | Asp | Phe | Ser | Tyr | Thr | Stop

nicht-synonyme (missense) Variante — 5' ATG | CGT | CGG | AAG | GAC | TTT | TCC | TAC | ACT | TGA 3'
Met | Arg | Arg | Lys | Asp | Phe | Ser | Tyr | Thr | Stop

Deletion (auch Insertion möglich)

Verschiebung des Leserasters (nonsense) — 5' ATG | CGT | CGA | AGG | ACT | TTT | CCT | ACA | CTT | GAC 3'
Met | Arg | Arg | Arg | Thr | Phe | Pro | Thr | Leu | Asp

Abbruch (nonsense) Variante — 5' ATG | CGT | CCG | AAG | GAC | TTT | TCC | TAG | ACT | TGA 3'
Met | Arg | Pro | Lys | Asp | Phe | Ser | Stop

(b)

wirkungen (= **stumme, synonyme** Variante), können aber auch die Regulation/ Reifung der mRNA verändern.

- Varianten, die zum Einbau einer falschen Aminosäure in das Protein führen (*missense*, **nicht synonyme** Mutation), können die Funktion des Proteins erheblich beeinträchtigen. *Missense*-Varianten in funktionellen, konservierten Domänen eines Proteins haben wahrscheinlicher einen Einfluss als in nicht konservierten oder im carboxyterminalen Bereich des Proteins.
- Insertion und Deletion: Das Hinzufügen (Insertion) oder Entfernen eines Nucleotids (Deletion) bewirkt eine Verschiebung des Leserasters. Ein verändertes Triplett erzeugt eine andere Aminosäuresequenz (*frameshift*) als Folge dieser Leserastermutation. Eine Insertion oder Deletion von drei Nucleotiden führt nicht zu einem *frameshift*, sondern nur zum Einfügen oder Entfernen einer Aminosäure.
- Varianten, die ein Stopp-Codon hervorbringen, haben ein verkürztes/**trunkiertes** Protein und einen Funktionsverlust des Proteins zur Folge (*Nonsense*-Mutation).
- Varianten, die **intronisch**, d. h. in einem nicht kodierenden Abschnitt der DNA liegen, können auch über Veränderungen der Genregulation zu einer veränderten Proteinfunktion führen. *Splice-site*-Varianten, die im Bereich der Grenze von Intron und Exon liegen, können die Herstellung eines veränderten Genproduktes (*Nonsense*-Mutation) nach sich ziehen.
- Inversion: Bei dieser Variante wird eine kurze Basensequenz aus der DNA ausgeschnitten und in umgekehrter Reihenfolge an gleicher Stelle wiedereingesetzt.

Genvarianten
- Punktmutationen:
  Synonyme oder stumme Variante → es wird dieselbe Aminosäure gebildet,
  Missense-Variante → es wird eine andere Aminosäure gebildet, *Nonsense*-Variante → Kettenabbruch der Aminosäuresequenz.
- Insertion und Deletion:
  Insertion = Hinzufügen eines Nukleotids,
  Deletion = Entfernen eines Nucleotids.
- Inversion: Einbau einer Basensequenz in umgekehrter Reihenfolge.

Chromosomenanomalien

Abweichungen im Chromosomenbau werden als Chromosomenanomalien bezeichnet. Sie führen nicht unbedingt zu Veränderungen in einzelnen Genen, sondern zu einem kompletten Ausfall, einer Vervielfachung oder aber nur zu einer anderen Position der Gene im Chromosom. Die Auswirkungen auf das Individuum sind sehr unterschiedlich.

◄ **Abb. 3.1.9:** Beispiel: Genvarianten und ihre Auswirkungen. Punktmutationen der DNA im kodierenden Bereich (Exon) sind in der Regel mit Änderungen in der Aminosäuresequenz verbunden. Eine Ausnahme bildet die stumme (synonyme) Mutation.

Es werden zwei Typen von Chromosomenanomalien unterschieden:
- strukturelle Anomalien: Veränderungen der Chromosomenzusammensetzung,
- numerische Anomalien: Veränderungen der Chromosomenanzahl.

Beide Typen der Chromosomenanomalien gehen häufig, jedoch nicht immer, mit syndromalen Krankheitsbildern einher, d. h., dass mehrere Organsysteme Fehlbildungen aufweisen oder eine Entwicklungsverzögerung vorliegt.

Strukturelle genetische Varianten (SV)
Nach der Art der Veränderungen werden unterschieden (Abb. 3.1.10):
- Insertion/Deletion (Indels): Zugewinn/Verlust eines Chromosomenabschnittes am Ende oder in der Mitte des Chromosoms. Der Abschnitt kann verloren gehen oder in ein anderes Chromosom eingebaut werden. Nach einer aktuellen Definition des „1000-Genome-Projekts" werden kleinere Insertionen und Deletionen mit einer Länge von nicht mehr als 50 Nukleotidbausteinen als Indels bezeichnet, größere Insertionen und Deletionen hingegen als strukturelle Varianten (SV) [31].
- *Copy number variation* (CNV, Kopienzahlvariation) bezeichnet eine Form struktureller Variation des Erbguts, die Abweichungen der Anzahl der Kopien eines bestimmten DNA-Abschnittes innerhalb eines Genoms erzeugt [32, 33]. Bis vor kurzem wurde angenommen, dass Gene im Genom immer in zwei Kopien vorliegen (je eine Kopie pro Chromosomensatz). Jedoch zeigen einige Gene eine Variation der Genkopienzahl zwischen verschiedenen Individuen. So kann ein Gen in nur einer Kopienzahl vorliegen (Gendeletion) oder in mehr als drei oder vier Kopien (Genduplikation). Ca. 30.000 CNVs sind beim Menschen bekannt. Im Allgemeinen kommen ca. 100 CNVs in heterozygoter Form in jedem Genom vor, ohne *a priori*

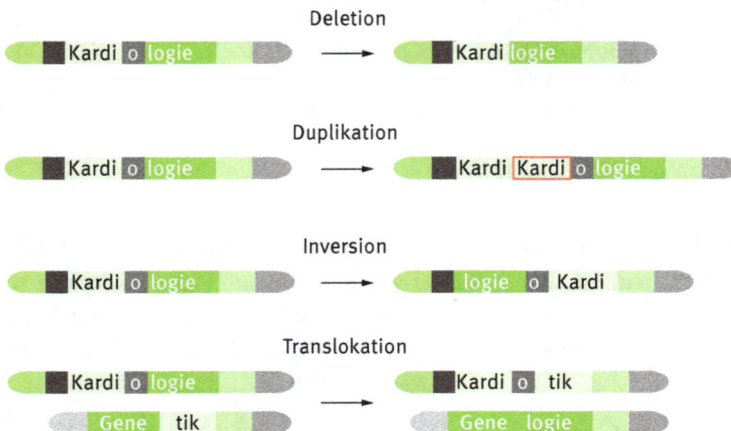

Abb. 3.1.10: Beispiel: strukturelle Chromosomenanomalien, die zu unterschiedlichen Effekten führen. Sie können beim jeweiligen Individuum unbemerkt bleiben oder pathologisch sein.

pathogen zu sein. Manche CNVs sind sehr groß (> 50.000 Basenpaare, bp), so dass geschätzt ca. 3 Mbp (< 1 ‰ des Genoms) von CNVs betroffen sind.

– Duplikation: Verdopplung eines Chromosomenabschnittes. Da keine Gene fehlen, kann solch eine Duplikation unauffällig bleiben.

– Inversion: Drehung eines Chromosomenabschnittes um sich selbst. Eine Inversion muss nicht unbedingt pathologisch sein, da sich nur die Reihenfolge, aber nicht die Menge des genetischen Materials ändert. Falls jedoch regulatorische Elemente (Enhancer) betroffen sind, wird sich die Expression von benachbarten Genen u. U. verändern.

– Translokation: Durch die neue Position kann sich die Aktivität der betroffenen Gene ändern, wenn sie unter den Einfluss anderer regulatorischer Sequenzen gelangen. Die Verschiebung kann innerhalb eines Chromosoms stattfinden oder zu einem Stückaustausch zwischen Chromosomen führen. Letzterer Fall ist eine reziproke Translokation, ein Austausch von Chromosomenabschnitten zwischen nicht homologen Chromosomen.

Numerische Chromosomenanomalien

Veränderungen der Chromosomenzahl können auf zwei Wegen entstehen:

– Nondisjunction während der 1. Reifeteilung der Meiose: In diesem Fall liegt die fehlende Trennung homologer Chromosomen während der 1. Reifeteilung vor.

– Nondisjunction während der 2. Reifeteilung der Meiose: Bei dieser Form von Nondisjunction unterbleibt in der 2. Reifeteilung bei einem Chromosom die Trennung der Chromatiden.

In beiden Fällen entstehen dadurch Gameten mit überzähligen bzw. fehlenden Chromosomen. Nach Verschmelzung mit normalzähligen Gameten weist der Chromosomensatz ein Chromosom zu viel (Trisomie) oder zu wenig (Monosomie) auf. Dadurch wird die Gen-Dosis gestört.

> Chromosomenanomalien:
> – strukturelle Varianten: Deletion, Duplikation, Inversion und Translokation,
> – numerische Anomalien: Veränderung der Chromosomenzahl durch Nondisjunction in der Meiose.

Die Vielfalt der heute bekannten genetischen Veränderungen ist erstaunlich, aber gerade bei den primären Kardiomyopathien spielen alle vorgestellten Mechanismen eine Rolle. Da auch bei Gesunden mit einer großen Anzahl diverser genetischer Varianten zu rechnen ist, ist die sorgfältige Interpretation im Kontext des klinischen Bilds unerlässlich (Kapitel 3.5). Für die Erstellung dieses Kapitels wurden im Rahmen der Literaturrecherche folgende empfehlenswerte Lehrbücher verwendet [34–36].

Jan Haas

3.2 Methoden der Genotypisierung

3.2.1 Geschichte der DNA-Sequenzierung

Die Entdeckung der Doppelhelixstruktur durch Watson und Crick im Jahre 1953 gilt als Meilenstein auf dem Weg zur Entschlüsselung des menschlichen Genoms [24]. Nicht weniger wichtig war jedoch die Entdeckung der komplementären Basenpaarung durch Erwin Chargaff nur drei Jahre zuvor [37]. Es dauerte jedoch noch einige Zeit, bis es Robert Holley 1965 gelang, auf Ribonucleasen basierende Methoden zur selektiven Degradation von Ribonucleinsäuren zu optimieren, um verschieden lange RNA-Fragmente zu generieren und daraus auf deren Sequenz zu schließen [38]. Mittels dieser Methode konnte schließlich die erste vollständige Sequenz einer tRNA in der Bäckerhefe (*Saccharomyces cerevisiae*) aufgelöst werden [39]. Mit der Verwendung einer DNA-Polymerase in Kombination mit radioaktiv markierten Nukleotiden konnten zunächst die Enden von Bakteriophagen, welche einen Überhang am 5'-Ende aufweisen, der als Ansatzpunkt für die Polymerase dient, verlängert und somit deren Sequenz bestimmt werden [40]. Mit der Entwicklung von maßgeschneiderten Oligonukleotiden (Primern) konnten später gezielt Sequenzen an anderen Stellen eines Genoms gelesen werden [41, 42]. Bei dieser Technik mussten die Nukleotide einzeln nacheinander hinzugefügt und gemessen werden. Ein wesentlicher Nachteil dieser Methoden bestand darin, dass die Messung der markierten, inkorporierten Nukleotide sehr aufwändig verlief. Bei der *2-D-Fractionation*-Methode musste zunächst eine Elektrophorese bei saurem pH durchgeführt werden, welche die Nukleotide nach deren Ladung trennte. Im nächsten Schritt erfolgte eine Homochromatographie auf Zelluloseplatten, um die Nukleotide der Länge nach aufzutrennen [43]. Erst die Entwicklung der Polyacrylamid-Gelelektrophorese ermöglichte eine einfachere und genauere Detektion der hinzugefügten Basen in nur einem Gellauf. Allerdings waren in dem zunächst verwendeten Plus- und Minus-Verfahren noch acht verschiedene Ansätze notwendig, um die Identität einer Base zu ermitteln [44]. So wurde in vier Plus-Ansätzen jeweils nur eine Base verwendet, so dass der verlängerte Strang mit dieser Base endete. In vier Minus-Ansätzen wurden jeweils nur drei Nukleotide bereitgestellt, so dass der Strang an der Position vor der fehlenden Base endete. Während die von Sanger entwickelte Methode durch das Hinzufügen von markierten Nukleotiden durch die DNA-Polymerase gekennzeichnet war, basierte das von Maxam und Gilbert angewandte Verfahren auf der spezifischen Abtrennung von Basen. Die Visualisierung dieser radioaktiv markierten DNA-Fragmente erfolgte analog zur Sanger-Methode im Polyacrylamidgel [45].

Die Sanger-Sequenzierung ist noch heute weit verbreitet [46], allerdings wurden weltweit inzwischen weit mehr Basen mittels *second generation sequencing* analysiert. Die auf einer Strangverlängerung basierende Sanger-Methode verwendet Dideoxynukleotide (ddNTPs), denen die 3'-Hydroxylgruppe fehlt, was ein weiteres Anfügen von Basen verhindert. Diese ddNTPs werden in einem definierten Verhältnis mit „normalen" Deoxynukleotiden (dNTPs) gemischt, so dass sie per Zufall eingebaut werden und somit DNA-Fragmente jeder möglichen Länge bis zu etwa einer Kilobase (kb) entstehen. Verbesserungen der Detektion dieser Fragmente durch radioaktivfreie, fluorophor-basierte Methoden und deren Automatisierung trugen schließlich zum enormen Erfolg bei (Abb. 3.2.11) [47, 48].

Ohne diese Entwicklungen wäre die erfolgreiche Fertigstellung des Humangenomprojektes im Jahre 2001 nicht möglich gewesen [28]. Um ein gesamtes Genom zu sequenzieren, mussten damals neue Verfahren der Sequenziertechniken entwickelt werden. In einem direkten Vorgehen, auch als *primer-walk* bekannt, wird, ausgehend von einem Primer, welcher komplementär zu einer Vektorsequenz ist, das nachfolgende DNA-Stück gelesen. Basierend auf dieser Sequenz wird ein neuer Primer synthetisiert, der innerhalb dieser Sequenz bindet und als Ansatzpunkt für die DNA-Polymerase dient [49, 50]. Im Humangenomprojekt wurde überwiegend das so genannte *shotgun sequencing* von Lander et al. angewandt. Dabei wird hochmolekulare DNA zunächst mittels Sonifizierung, Vernebelung, enzymatisch oder durch andere Scherungsmethoden aufgebrochen, so dass DNA-Fragmente von unterschiedlicher Länge, typischerweise 2–3 kb, entstehen. Da die DNA-Strangbrüche zufällig erfolgen, gibt es viele Fragmente, die einen Überlapp zeigen, was ein Zusammenfügen der einzelnen Sequenzen nach der Sequenzierung durch eine Assemblierung der Sequenzabschnitte ermöglicht [51]. Im Humangenomprojekt wurden nach dieser Vorgehensweise insgesamt ca. 30.000 Klone (Plasmid, Cosmid, BAC) verschiedener Größe sequenziert [28].

Innerhalb von zehn Jahren konnte damals die Sequenz des menschlichen Genoms mittels Sanger-Sequenzierung gelesen werden, was eine Grundvoraussetzung für ein besseres Verständnis von hereditären Erkrankungen wie auch Kardiomyopathien darstellt. Heute dauert die Sequenzierung eines gesamten Genoms nur noch wenige Tage!

3.2.2 Polymerase-Kettenreaktion (PCR)

Um für eine Sequenzierung ausreichend DNA zur Verfügung zu haben, wurden Methoden zur Vervielfältigung von DNA notwendig. Das Prinzip der Polymerase-Kettenreaktion (PCR) zur zielgerichteten Vermehrung von DNA-Abschnitten wurde bereits 1985 von Kary Mullis entwickelt [52]. Die PCR ist eine mehrstufige Reaktion, beginnend mit der Denaturierung bei hohen Temperaturen, dem Annealing der Primerpaare, welche in der Regel 18–24 nt lang sind, und einem Syntheseschritt bei niedrigeren Temperaturen. Durch mehrfache (25–30) Wiederholung dieses Zyklus wird das durch die DNA-Polymerase generierte DNA-Stück exponentiell vermehrt. Einen wesentlichen Durchbruch in der Automatisierung der PCR stellte die Entdeckung der hitzebeständigen DNA-Polymerase aus dem in heißen Quellen des Yellowstone-Nationalparks beheimateten Bakterienstamm *Thermus aquaticus* dar. Im

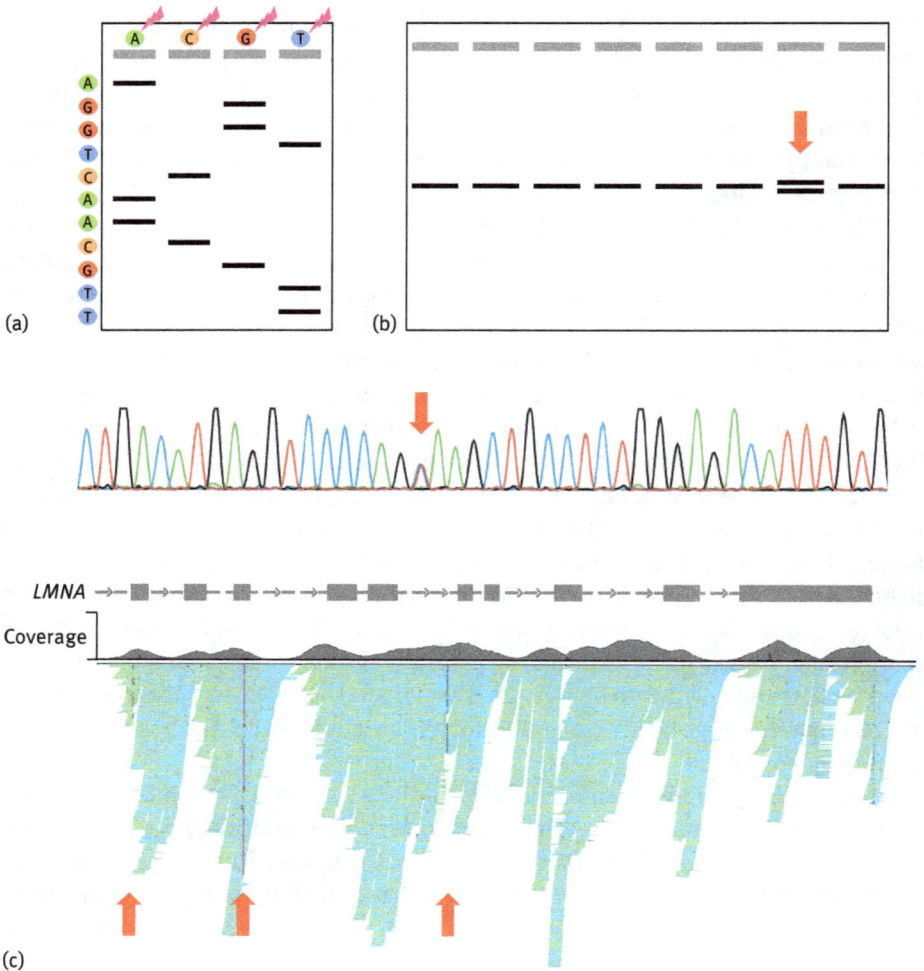

(a)

(b)

(c)

Abb. 3.2.11: Methoden der Genotypisierung: (a) Prinzip der Sequenzierung nach Sanger. Dideoxy-nukleotide (ddNTP) werden in einem bestimmten Verhältnis der Sequenzierreaktion hinzugefügt. Durch Einbau der ddNTPs in 4 getrennten Ansätzen, wird ein weiterer Einbau von Nukleotiden durch die DNA-Polymerase verhindert. So entstehen Oligonukleotide von verschiedener Länge. Durch Auftrennen in einer Gelelektrophorese kann somit die Sequenz bestimmt werden. (b) Doppelsträngige DNA wandert in einem Gel mit ansteigendem Denaturierungsgradienten (DGGE). Varianten in den partiell aufgetrennten DNA-Strängen sorgen für ein unterschiedliches Laufverhalten von mutiertem und nicht mutiertem Allel (Lane 7). (c) Sequenzierreads werden nach dem *second-generation sequencing* gegen ein Referenzgenom abgeglichen und zu einer Konsensussequenz verbunden. Die roten Pfeile stellen jeweils eine Variante dar.

Gegensatz zu der bis dato verwendeten DNA-Polymerase I aus *Escherichia coli* über-steht das Enzym auch den Denaturierungsschritt und muss somit vor der Synthese nicht neu hinzugefügt werden [53]. Diese Vereinfachung ermöglichte eine vielfältige Verfeinerung der PCR für spezifische Anwendungen. So ist es bspw. möglich, mittels einer *Rapid amplification of cRNA ends (RACE)* komplette cDNA-Bibliotheken zu erstellen [54]. In der „Alu-PCR" werden hochrepetitive genomische Elemente, die häufig im menschlichen Genom vorkommen, dazu verwendet, als Primeransatzstelle zu dienen, um die zwischen den Alu-Elementen gelegene DNA zu vervielfältigen und nachfolgend zu sequenzieren. Dadurch ist es möglich, menschliche DNA aus einem Gemisch von DNA, das auch noch andere Spezies-DNA enthält, zu isolieren [55]. Die Forensik, in der die PCR zur Bestimmung z. B. des Genetischen Fingerabdrucks eingesetzt wird, ist nur eine von vielen weiteren Anwendungsgebieten dieser Technik.

3.2.3 Kopplungsanalyse

In familiären Erkrankungen wie den Kardiomyopathien ist es zunächst wichtig, eine umfassende Analyse des Stammbaumes durchzuführen, um auf das Vererbungsmus-ter zu schließen. Erst danach ist eine genetische Abklärung sinnvoll. Bereits Anfang der 80er Jahre und damit lange vor der kompletten Dechiffrierung des Humangenoms war es mittels so genannter polymorpher genomischer Marker möglich, einen gene-tischen Locus in Verbindung mit der Vererbung einer Krankheit zu bringen. Botstein et al. konstruierten hierfür eine Karte genetischer Kopplung, durch eine Technik, die sie *Restriktions Fragment Längen Polymorphismus Analyse (RFLP)* nannten. In dieser Technik werden Restriktionsenzyme verwendet, um durch endonukleolytische Spaltung DNA-Fragmente von bestimmter Länge zu generieren, welche dann in einem Agarosegel mittels Elektrophorese ihrer Größe nach aufgetrennt werden [56]. Die verschiedenen Größen dieser Fragmente weisen auf unterschiedliche Sequenzen des genomischen Locus hin, welche bei Autosomen in dem diploiden menschlichen Genom die Allele darstellen. Ist in der zuvor beschriebenen Stammbaumanalyse ein dominanter Erbgang festgestellt worden, ist ein Allel (heterozygot) ausreichend, um krankheitsauslösend zu sein. Durch eine statistische Analyse der Vererbung dieser unterschiedlichen Loci lassen sich genomische Regionen identifizieren, die mit der Erkrankung co-segregieren.

Ein Maß für die Wahrscheinlichkeit, ob dieser genetische Marker mit der Erkran-kung assoziiert ist oder nicht, gibt der so genannte LOD-Score (*logarithm of the odds*) an [57, 58]. Gängige Praxis ist es, einen LOD-Score von > 3.0 als signifikant für einen Link zwischen dem Locus und der Erkrankung anzusehen. Obwohl ein LOD-Score von 3.0 einer Wahrscheinlichkeit von 1.000 : 1 entspricht, sind jedoch wie bei der Verwen-dung anderer statistischer Tests falsch-positive Resultate nicht auszuschließen. Da-her gilt, je höher der LOD-Score, desto wahrscheinlicher ist ein positives Testresultat. Durch Sequenzierung mit der Erkrankung gelinkter Regionen lassen sich schließlich

Varianten in Genen in diesem Locus feststellen. Da die identifizierten Loci jedoch oftmals mehrere Gene enthalten, ist es mit der direkten Sanger-Sequenzierung jedoch z. T. nicht möglich, alle gekoppelten Gene zu sequenzieren. Deshalb wurden weitere Methoden entwickelt.

3.2.4 Indirekte Mutationsdetektion

Es gibt eine Reihe von Verfahren, die Sequenzvarianten indirekt erkennen können. Zunächst wird meist eine PCR-Amplifikation beider Allele vorgenommen. Hierbei werden mehrere Amplikons, z. B. ein Amplikon pro Exon eines Gens, erstellt. Dann erfolgt eine Auftrennung in einem Gel. Bei der *Single-strand-conformation-polymorphism-*(SSCP-)Analyse wird einzelsträngige DNA in einem denaturierenden Gel aufgetrennt, wobei die Geschwindigkeit zwischen nicht mutiertem und mutiertem Allel unterschiedlich ist [59]. Eine unterschiedliche Auftrennung in einem bestimmten Amplikon deutet auf die genauere Lokalisation der Variante hin, die schließlich durch Sanger-Sequenzierung des betroffenen DNA-Abschnittes detektiert werden kann. Nach ähnlichem Prinzip erfolgt die Analyse mittels *Denaturing Gradient Gel Electrophoresis* (DGGE) (Abb. 3.2.11) [60]. Bei dieser Methode wird ein hochauflösendes Acrylamidgel mit einem ansteigenden Denaturierungsgradienten verwendet. Je weiter die doppelsträngige DNA im Gel läuft, desto stärker wird sie denaturiert. Schon eine mutierte Base bewirkt eine signifikante Änderung des Denaturierungs- und Laufverhaltens des DNA-Stranges, so dass es zu einer unterschiedlichen Auftrennung von mutiertem und nicht mutiertem Einzelstrang kommt. Auch hier wird der Locus zunächst mittels verschiedener Amplikons weiter eingegrenzt, so dass z. B. das betreffende Exon eines Gens identifiziert werden kann, bevor die Sequenzierung zur Identifikation der Variante erfolgt.

Ein Exon-weises Screening war lange Zeit eine gebräuchliche Methode, um parallel viele Patienten und Kontrollen auf Varianten innerhalb eines Gens oder Exons zu testen. Durch ein solches Vorgehen konnten beispielsweise Varianten im *Nexilin*-Gen mit einer DCM in Verbindung gebracht werden [61]. Die beschriebenen Methoden sind in ihrer Möglichkeit hinsichtlich der Anzahl von Patienten oder auch Gene, die gleichzeitig getestet werden können, jedoch begrenzt. Da z. B. die DCM eine genetisch sehr heterogene Erkrankung mit mehr als 1.000 krankheitsrelevanten Exonen darstellt (siehe auch Kapitel 4.3), ist eine routinemäßige Testung aller dieser Gene in Patienten mit diesen Methoden nicht möglich, da sich die kalkulierten Kosten auf mehrere Zehntausend Euro belaufen würden und auch der zeitliche Aufwand immens wäre. Erst mit der Entwicklung neuer Sequenziertechnologien ab dem Jahre 2005, die allgemeinhin als *next generation sequencing* (NGS) bezeichnet werden, gab es einen exponentiellen Anstieg des möglichen Sequenzierungsdurchsatzes [62–65].

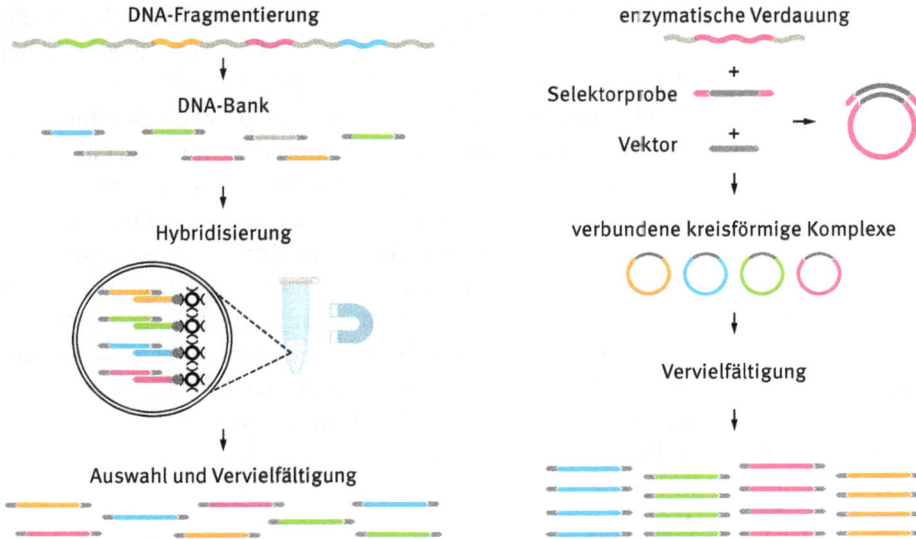

Abb. 3.2.12: Target-Enrichment Methoden: Exemplarische Darstellung der gezielten Anreicherung von genomischen Loci mittels Hybridisierung (links) oder durch Amplifkation (rechts). Im Falle der Hybridisierung wird zunächst die DNA geschert, Sequenzieradapter ligiert und mit komplementären Bead-gekoppelten Oligonukleotiden hybridisiert. Nach dem Auswaschen der nicht gebundenen DNA mittels magnetischer Beads, kann die finale Library eluiert werden. Alternativ, kann die DNA enzymatisch fragmentiert werden. Durch Verwendung von Selektorproben, die an die Zielsequenzen binden und mit Hilfe einer Vektorsequenz zirkularisieren, können mit einem universellem Primer alle Fragmente der Zielregion amplifiziert werden. *modifiziert nach [66].

3.2.5 Second generation sequencing

Die ersten Geräte der zweiten Generation der Gensequenzierung waren das 4-5-4-System (Life Sciences, später Roche), Solexa (Solexa, später Illumina) und SOLID (ABI). Alle Systeme basierten darauf, aus einzelnen DNA-Fragmenten PCR-Kolonien zu erzeugen, die nach Scherung der hochmolekularen genomischen DNA durch entweder Vernebelung, enzymatischen Verdau, *In-vitro*-Transposition oder Ultraschallbehandlung entstanden sind [67–69]. Hintergrund ist es zum einen, ausreichend Signalstärke zu bekommen, zum anderen wird durch die hohe Parallelität auch eine größere Sequenziertiefe erreicht. Im Wesentlichen gab es zwei Technologien, die zunächst hierfür eingesetzt wurden. Die *emulsions-PCR* (emPCR) nutzt in einer Emulsion von Mizellen befindliche Beads, um auf diesen die Amplifikation durchzuführen. Die *bridge-PCR* läuft hingegen auf einer festen Oberfläche ab [70–72]. Die für den Sequenziervorgang auf allen Plattformen nötigen Adapter werden bei diesem Prozess dem DNA-Fragment hinzugefügt. Während der 4-5-4 und Solexa eine Polymerase in der *Sequencing-by-synthesis*-(SBS-)Reaktion verwendeten, nutzte das SOLID-System eine Ligase, um Nukleotide hinzuzufügen [64, 73–75]. Der Synthese neuer Nukleotide am komplementären DNA-Strang folgt bei allen Technologien die Signalerkennung im mikroskopischen Bereich. Ein wiederholter Ablauf dieses Zyklus generiert Sequenzier-Reads von unterschiedlicher Länge (50–330 bp).

Obwohl die ligationsbasierte Sequenzierung eine sehr geringe Fehlerrate aufweist, verwenden derzeit nur wenige Systeme diese Technologie, was unter anderem durch die relativ kurzen Leselängen von 50–75 bp (SOLID) bis zu maximal 100 bp (BGISEQ-500 FCL) bedingt ist [76, 77]. Die weltweit am meisten genutzte ist die von Illumina verwendete SBS-Technologie bei der, ähnlich zu dem zuvor beschriebenen ddNTPs, reversible Terminatoren zum Einsatz kommen, die ein sequenzielles Anfügen von Nukleotiden ermöglichen. In den letzten Jahren haben sich die Sequenziergeräte stark weiterentwickelt. Durch Verwendung verbesserter Sequenzierchemikalien und optimierter *Flowcells (Patterned Flowcell)* lassen sich derzeit Leselängen von über 250 bp (Illumina HiSeq 2500) und einer Sequenzierkapazität von bis zu 900 Gigabasen (GB) pro Lauf (Illumina HiSeq X) erreichen [77].

3.2.6 Targeted second generation sequencing

Obwohl durch die kontinuierliche Weiterentwicklung der Sequenziertechnologien die Preise enorm gesunken sind und erste kommerzielle Anbieter eine Ganzgenomsequenzierung für weniger als 1.000 USD anbieten [78], werden diagnostische Analysen vorwiegend mittels Panelsequenzierung durchgeführt. Gegenüber der Ganzgenomsequenzierung haben Methoden zur selektiven Anreicherung von genomischen Loci den Vorteil, dass der zu untersuchende Bereich durch Abreicherung von intronischen und intergenischen Bereichen enorm reduziert wird. Bei einer Whole-Exome-Zielregion inklusive 3'- und 5'-UTR-Bereichen lässt sich die Zielregion so auf ca. 1/50, bei einem (Kardiomyopathie-)Panel auf ca. 1/3.000 der Größe des Humangenoms reduzieren. Das Anfügen von Multiplexadaptoren an die angereicherten DNA-Fragmente, so genannten Barcodes, ermöglicht zudem das Poolen von Proben und damit die simultane Sequenzierung in einem Lauf. Durch dieses Vorgehen lassen sich die Kosten weiter reduzieren.

Neben den niedrigeren Sequenzierkosten fallen auch geringere Kosten für die Speicherung und Analyse der Daten an. Weiterhin bedarf die bioinformatische Auswertung – wenn nur auf wenige Gene oder Gen-kodierende Bereiche beschränkt – einen wesentlich geringeren Aufwand. Da im Idealfall die gewonnenen Sequenzinformationen nach dem Abgleich mit dem humanen Referenzgenom fast gänzlich aus der Zielregion stammen sollten, wird dadurch eine hohe Basenabdeckung mit Sequenzier-Reads in der Region, die von Interesse ist, erreicht (Abb. 3.2.11) [79, 80]. Speziell für die Diagnostik ist es wichtig, die für die Krankheit relevanten Gene vollständig abzudecken, um Varianten sowohl detektieren als auch ausschließen zu können.

Für die gezielte Anreicherung von genomischen Loci gibt es verschiedene Methoden, die sich im Wesentlichen dadurch unterscheiden, ob sie eine PCR-Amplifikation oder Hybridisierung verwenden. (Abb. 3.2.12) Bei der Anreicherung mittels Hybridisierung wird zunächst die genomische DNA mechanisch mittels Sonifizierung oder ähnlicher Methoden in DNA-Fragmente von definierter Größe geschert. Dieser Vorgang, z. B. mit Hilfe eines Covaris-Systems (http://covarisinc.com/), ist sehr genau und hochreproduzierbar, was für die Vergleichbarkeit von Proben wichtig ist. Nach dem Ligieren von Sequenzieradaptern und dem Hinzufügen von Indexadaptern durch PCR wird die fragmentierte DNA entweder auf einen mit Oligonukleotiden bestückten Mikroarray oder in eine Flüssigkeit gegeben, in der die Antisense-Oligonukleotide an ein Bead gekoppelt sind. Die Hybridisierung erfolgt je nach Targetregion für 12–48 h. Die Capture-Oligonukleotide, welche aus RNA synthetisiert werden, sind meist biotinyliert, so dass mit Streptavidin gekoppelte magnetische Beads an diese binden können. Im nachfolgenden Waschvorgang können so die gewünschten Zielsequenzen durch einen Magneten im Reaktionsgefäß zurückgehalten und die unerwünschten genomischen Bereiche, die nicht binden, ausgewaschen werden. Die Elution der Zielsequenzen schließt den Anreicherungsvorgang ab [81, 82]. Verschiedene kommerzielle Provider bieten Anreicherungskits basierend auf dieser in Flüssigkeit ablaufenden Reaktion oder eine Array-basierte Anreicherung an. Unter den am meisten genutzten Systemen sind z. B. SureSelect (Agilent Technologies) [83], Illumina TruSight oder SeqCap EZ (Roche Nimblegen) [84] zu nennen.

Die mechanische Fragmentation der hochmolekularen genomischen DNA entfällt im Falle der Amplikon-basierten Anreicherung. Hierfür werden verschiedene Arten von Polymerase-abhängigen Methoden wie die Long-Range PCR (LR-PCR), Mikrotropfen-basierte PCR oder molekulare Inversionsonden (MIP) verwendet [85–87]. Nach der Multiplex-PCR werden, analog zu dem zuvor beschriebenen Protokoll, die Sequenzieradapter ligiert und in einer zweiten PCR die Indexadapter hinzugefügt. Neben der mechanischen Fragmentierung setzen manche Methoden Restriktionsenzyme ein, um wiederholt definierte DNA-Fragmente zu generieren. Dazu gehören die Methoden zur so genannten selektiven Zirkularisierung der Zielregion durch Verwendung von *Selektor-Proben* [88–90] oder *molecular inversion probes* (MIPs) [66, 87, 91]. Diese Oligonukleotide (Selektoren) enthalten an ihren Enden Sequenzen, die komplementär zur Zielregion sind und an diese binden, getrennt von einer zentralen Linkerregion [66, 88–90]. Über die Linkerregion können durch so genannte Vektoren z. B. die Sequenzieradapter und Barcodesequenzen eingebracht werden. Nach einem Verdau mit Exonukleasen, die nicht zirkularisierte Fragmente entfernen, wird durch PCR die nötige Librarymenge generiert [66, 92]. Durch die Verwendung einer einheitlichen Adaptersequenz kann bei dieser PCR nur ein Primerpaar verwendet werden, was den Vorteil hat, dass es nicht zu Primermultimeren oder unspezifischer Amplifikation kommt, wie es bei Multiplex-PCR der Fall sein kann [66, 93]. Die PCR-getriebenen Methoden haben den großen Vorteil, dass sie zum einen schneller als hybridisierungsbasierte Methoden sind, da die relativ lange Hybridisierungszeit wegfällt. Zudem kommen sie mit sehr geringen Mengen von weniger als 200 ng DNA aus. Im Gegensatz dazu müssen für hybridisierungsbasierte Methoden DNA-Mengen im Mikrogrammbereich eingesetzt werden [66, 83, 93, 94]. Allerdings zeigt sich in vergleichenden Studien, dass hybridisierungsbasierte Methoden in Bezug auf die Sequenzkomplexität (z. B. Anzahl Duplikate), Zielregion und Uniformität sowie Fehlerrate besser abschneiden [66, 95].

In allen beschriebenen Fällen muss die erhaltene fertige Sequenzierlibrary quantifiziert werden, um die benötigte Menge für die Sequenzierung einsetzen zu können. Robin et al. konnten kürzlich zeigen, dass neben klassischen Methoden wie der Messung der UV-Absorption (z. B. Nanodrop), interkalierenden Farbstoffe (z. B. Qubit; SYBR Green) oder quantitativen Real-Time-PCR (qPCR) auch neuere Methoden wie *droplet digital emulsion PCRs* (ddPCR) oder Modifikationen dieser Technik (ddPCR-Tail) für die Messung der finalen Library geeignet sind. DdPCR haben den Vorteil, dass sie ohne einen Vergleichsstandard (Standardkurve) auskommen, der Einfluss auf die Messung nehmen kann [96, 97]. In einer vergleichenden Analyse bestimmten Robin et al. die Qualität der Konzentrationsmessungen, die als Grundlage dienten, eine Sequenzierlibrary zusammenzustellen, die Proben mit sechs verschiedenen Multiplexadaptoren zu je gleichen Teilen enthalten sollte. Hier zeigte sich die fluorometrische Messung mittels QuBit als die am besten geeignete [96]. Neben dem Einfluss der verschiedenen Messmethoden auf die Quantifizierung der finalen Librarykonzentration, gibt es auch einen Einfluss der verwendeten Kits zur Generierung dieser Libraries [97]. Umso wichtiger ist es, die verwendeten Protokolle zur Genotypisierung von Patienten einer Qualitätskontrolle zu unterziehen, bestehende Protokolle zu optimieren und beizubehalten und in wiederholten Intervallen einer erneuten Testung zu unterziehen [98].

3.2.7 Diagnostisches Testen mittels second generation sequencing

In der Zwischenzeit gibt es eine Vielzahl universitärer Einrichtungen und kommerzieller Anbieter, die *second-generation-sequencing*-basierte Gendiagnostik anbieten. In unserem Zentrum (Institut für Kardiomyopathien Heidelberg, ICH.) werden ausschließlich eigene Patienten analysiert.

Da es bisher keine Standards für die anzuwendende Methodik und Interpretation gibt, variieren die Auswahl und Anzahl von abgedeckten Genen sehr stark (zwischen 30–156 Genen). Für die Panel-basierte Diagnostik werden häufig so genannte Benchtopsequenzierer eingesetzt. Im Gegensatz zu den Plattformen, die auf einen hohen Sequenzoutput für eine Ganzgenomsequenzierung ausgelegt sind, können kleinere Systeme wie der Ion PGM 318 (Thermo Fisher), Genereader (Qiagen), MiniSeq (Illumina) oder MiSeq (Illumina) kleinere genomische Regionen, wie sie bei einer Panelsequenzierung nötig sind, in weniger als einem Tag lesen, was für eine schnelle

Diagnostik vorteilhaft ist [77]. Das MiSeqDx System (Illumina) ist außerdem das erste mit einer FDA-Zulassung für die *In-vitro*-Diagnostik (IVD).

Während die meisten Anbieter die Zielgene wie beschrieben anreichern, gibt es auch Zentren, die eine Art virtuelles Panel anbieten. Dabei wird unabhängig von dem beauftragten Genpanel immer das gesamte Exom sequenziert. Die bioinformatische Analyse erfolgt dann zunächst aber nur für den jeweiligen Satz an Genen. Kann durch das Testen dieser Gene keine eindeutige Variante der Erkrankung zugeschrieben werden, können in einer erweiterten Analyse mehr Kandidatenloci untersucht werden [99]. Einige Labors gehen zu diesem Verfahren über, obwohl ein Nachteil der Whole-Exome-Sequenzierung darin besteht, dass manche schwer anzureichernde Region, z. B. GC-reiche Regionen oder Regionen mit einer geringen Sequenzkomplexität, nicht ausreichend Sequenzierreads akkumulieren, um eine verlässliche Variantensuche zu gewährleisten. In diesen Fällen muss durch Sanger-Sequenzierung dieser Bereiche eine vollständige Abdeckung gesichert werden [100]. Genpanele, die nur einige Dutzend bis wenige Hundert Gene enthalten, können hingegen so optimiert werden, dass auch solche Regionen eine vollständige Abdeckung erreichen.

Second generation sequencing hat die technischen Limitationen überwunden, die es lange unmöglich machten, Patienten vollständig auf krankheitsrelevante Gene zu testen. Allerdings bringen die neuen Möglichkeiten auch neue ethische und juristische Schwierigkeiten mit sich. So wird z. B. in den Richtlinien zur Interpretation von NGS-Varianten des *American College of Medical Genetics* darauf hingewiesen, dass so genannte *incidental findings* mit großer Vorsicht zu behandeln sind (Kapitel 3.3) [101]. Hierbei handelt es sich um möglicherweise gesundheitsrelevante Varianten, die nicht im direkten Zusammenhang mit der primären Erkrankung, die für die Indikation des genetischen Tests verantwortlich war, steht [101]. In Deutschland hat sich das EURAT-Projekt („Ethische und Rechtliche Aspekte der Totalsequenzierung des menschlichen Genoms") ausführlich mit dieser Thematik beschäftigt und „Eckpunkte für eine Heidelberger Praxis der Ganzgenomsequenzierung" entwickelt (www.uni-heidelberg.de/totalsequenzierung).

Langfristig ist der Trend zur Ganzgenomsequenzierung jedoch nicht aufzuhalten. Da vermehrt auch nicht Protein kodierende genomische Bereiche als krankheitsrelevant identifiziert werden, müssen diese Genomabschnitte in Zukunft ebenfalls untersucht werden [102, 103].

3.2.8 Third generation sequencing

Da die beschriebenen *Sequencing-by-Synthesis*- oder *Ligation*-Methoden in ihrer Leselänge beschränkt sind, wurden neue Technologien wie das *single-molecule real-time sequencing* entwickelt. Mit einer Leselänge von mehreren Kilobasen (kb) ist der RS II von Pacific Biosciences derzeit der am weitesten entwickelte Sequenzierer der dritten Generation [77]. Die zu sequenzierenden DNA-Abschnitte werden in ein zirkuläres

Konstrukt (SMRTbell) eingebracht, das innerhalb eines *Zero-mode waveguide wells* an eine dort fest verankerte Polymerase bindet. Da sich jeweils nur ein Molekül in einer solchen Reaktionszelle befindet, kann das auf Fluoreszenz basierende Signal beim Einbau neuer Nukleotide sehr genau bestimmt werden. Durch mehrmaliges Durchlaufen des kompletten SMRTbell wird jede Base mehrfach gelesen. Der aktuell kleinste kommerzielle Sequenzierer, welcher die Größe eines USB-Sticks aufweist, ist der Minion von Oxford Nanopore Technologies (Abb. 3.2.13). Bei dieser Technik wird der DNA-Strang, an dem ein „Leader" und ein „Hairpin-"Adapter ligiert wurden, mit Hilfe eines Motorproteins durch eine ladungssensitive Pore transportiert. Da sich die Ladung/Strom an dieser Pore mit jedem Passieren einer Base charakteristisch ändert, kann so die Sequenz von bis zu 200 kb langen DNA-Fragmenten bestimmt werden [77]. Allerdings ist bei diesem System die Fehlerrate noch recht hoch und auch der Gesamtdurchsatz gering, so dass dieses Verfahren noch nicht geeignet ist, humane Genome oder Exome verlässlich und kosteneffizient zu sequenzieren. Das System lässt sich aber z. B. zur Validierung komplexer struktureller Varianten (SV) verwenden (Abb. 3.2.13)

Neben den weiterentwickelten Sequenzierern gibt es auch Methoden, um künstlich lange synthetische Sequenzen auf Sequenzierern der zweiten Generation zu lesen. Illumina verwendet hierfür ein Verfahren, wobei in einem „Well" einer Mikrotiterplatte die genomische DNA zunächst enzymatisch in ca. 8–10 kb große Fragmente gespalten wird. Danach erhalten die Fragmente je einen Barcode pro Well, so dass nach dem Poolen der gesamten Library und Sequenzieren bioinformatisch wieder ein langer Read generiert werden kann [77].

3.2.9 Ausblick

Es ist faszinierend, mit welcher Geschwindigkeit die technologische Entwicklung zu einem Fortschritt der Genotypisierungsmethoden geführt hat. Innerhalb weniger Jahre haben sich die Herausforderungen in der genetischen Diagnostik von Kardiomyopathien komplett umgekehrt. Die technische Analyse aller Krankheitsgene ist heute schnell, präzise und kostengünstig möglich – die Interpretation der mannigfaltigen genetischen Varianten bei jedem Patienten war jedoch nie so schwierig!

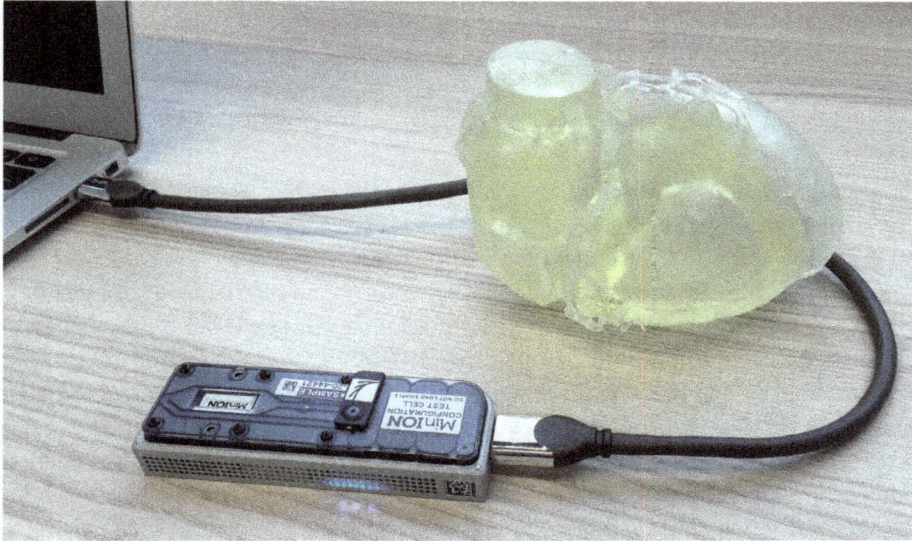

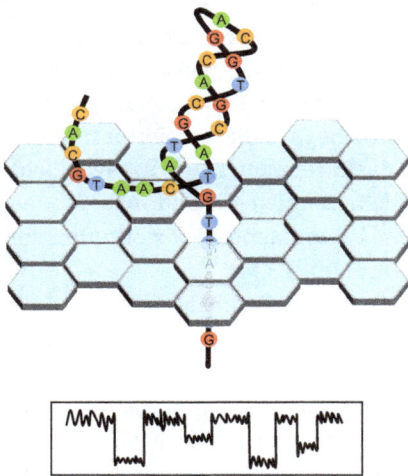

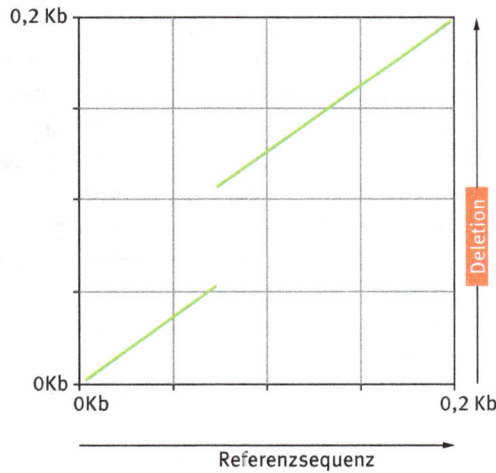

Abb. 3.2.13: Third generation sequencing: Die derzeit kleinste kommerzielle Sequenziermaschine hat nur noch die Größe eines USB-Sticks. Gezeigt ist ein Nanoporen-Sequenziersystem der Firma Oxford Nanopore®, welches auf dem Transport eines DNA-Einzellstrangs durch eine Nanopore beruht. Hierbei werden elektrische Ströme je nach Basenabfolge im Picoampere-Bereich verändert, woraus auf die DNA-Sequenz geschlossen werden kann (im Beispiel rechts Nachweis einer großen Deletion). Im „Institut für Cardiomyopathien Heidelberg (ICH.)" wird dieses System zur Validierung komplexer struktureller genetischer Varianten herangezogen.

Wolfram Henn, Eckart Meese
3.3 Ethische und rechtliche Rahmenbedingungen

3.3.1 Besonderheiten genetischer Diagnostik

Die moderne Medizin ist ohne Labordiagnostik undenkbar. Folgerichtig sind auch Laboruntersuchungen und ihre Ergebnisse denselben ethischen und rechtlichen Regelungen sowie Qualitätskriterien unterworfen wie die klinische Diagnostik oder therapeutische Maßnahmen. Von besonderer Bedeutung sind hierbei die Patientenautonomie hinsichtlich Entscheidungsfreiheit und Aufklärung sowie der Datenschutz.

Über die letzten 30 Jahre hat sich die DNA-Mutationsanalyse mit ungeahnter Geschwindigkeit von einer hochspezialisierten, forschungsorientierten Methodik zu einem Grundpfeiler täglicher Routinediagnostik entwickelt, sei es in der Virologie, der Pathologie, der Forensik oder der klinischen Genetik. Befunde zu konstitutionellen genetischen Eigenschaften sind dabei nicht grundlegend unterschiedlich zu anderen medizinischen Informationen, zumal sehr sensible Daten auch beispielsweise in der Infektiologie oder Psychiatrie erzeugt werden können [104]. Dennoch gibt es einige Aspekte, in denen sich genetische Daten doch von anderen medizinischen Informationen unterscheiden und hierbei angepasste – meist verschärfte – Anforderungen an Beratung und Aufklärung, Einverständnis, Prozessqualität, Dokumentation und Datenschutz erfüllen müssen. Rechtliche Grundlagen hierfür sind zum einen die allgemeinen Gesetze, beispielsweise das Strafrecht zur Schweigepflicht, medizin-spezifische Gesetze, wie etwa das ärztliche Berufsrecht und insbesondere das seit 2010 geltende, spezifisch auf die genetische Labordiagnostik konstitutioneller Anomalien gerichtete Gendiagnostikgesetz (GenDG; Abb. 3.3.14).

Im Mittelpunkt der Betrachtungen stehen folgende vier Problemfelder:

a) Zeitliche Dissoziation zwischen genetischer Diagnostik und somatischer Krankheitsmanifestation

Die meisten diagnostischen Parameter in der Medizin spiegeln morphologische, metabolische oder funktionelle Aspekte eines bereits somatisch ablaufenden krankhaften Prozesses wider. Daher können sie nur Krankheiten erfassen, die bereits durch gestörte physiologische oder biochemische Prozesse definiert sind. In der Kardiologie gilt dies etwa für bildgebende Verfahren, bei denen beispielsweise eine Hypertrophie des Myokards den morphologischen Effekt einer arteriellen Hypertonie oder einer Kardiomyopathie sichtbar macht. Genetische Eigenschaften, die zu Krankheiten disponieren, sind demgegenüber typischerweise bereits ab der Zeugung präsent, oft Jahre oder Jahrzehnte bevor sich die organische Funktionsstörung in erkennbarer Weise manifestiert. Diese Entkopplung von Ursache und Auswirkung genetischer Krankheiten öffnet Zeitfenster für prädiktive oder pränatale Diagnosen [105].

Gesetz über genetische Untersuchungen bei Menschen (Gendiagnostikgesetz - GenDG)

GenDG

Ausfertigungsdatum: 31.07.2009

Vollzitat:

"Gendiagnostikgesetz vom 31. Juli 2009 (BGBl. I S. 2529, 3672), das durch Artikel 2 Absatz 31 u. Artikel 4 Absatz 18 des Gesetzes vom 7. August 2013 (BGBl. I S. 3154) geändert worden ist"

Stand: Geändert durch Art. 2 Abs. 31 u. Art. 4 Abs. 18 G v. 7.8.2013 I 3154

Fußnote

(+++ Textnachweis ab: 1.2.2010 +++)

Inhaltsübersicht

Abb. 3.3.14: Gendiagnostikgesetz (GenDG). Die rechtliche Grundlage zur genetischen Diagnostik sowie Straf- und Bußgeldvorschriften sind im „Gesetz über genetische Untersuchungen beim Menschen" geregelt.

b) Diskrepanz zwischen diagnostischen und therapeutischen Optionen

In kaum einem anderen Gebiet der Medizin, vielleicht noch in der Behandlung von Demenzen, gibt es aktuell eine derart große Lücke zwischen der Kenntnis einer Diagnose und einer daraus abgeleiteten hilfreichen, schon gar kausalen Therapie wie in der klinischen Genetik. Tatsächlich führen nur sehr wenige genetische Diagnosen unmittelbar zu einer erfolgversprechenden Behandlung oder gar zu einer Heilung. Noch zu selten macht es für die Therapiewahl einen Unterschied, ob eine bestehende organische Krankheitsmanifestation, etwa eine Herzinsuffizienz, eine genetische oder multifaktorielle bzw. exogene Ursache hat. Aus diesem für klinische Genetiker durchaus manchmal frustrierenden Spannungsverhältnis hat sich auch in der öffentlichen Wahrnehmung ein Verständnis genetischer Diagnosen als „schicksalhaft" bzw. genetischer Erkrankungen als „Fluch" auf den betroffenen Familien etabliert [106].

c) Transindividuelle Bedeutung genetischer Diagnosen

Genetische Diagnosen haben häufig eine doppelte Bedeutung, indem sie zugleich einen Patienten identifizieren und – oft hierüber unwissende – Risikopersonen definieren. Ein Patient, der mit der Diagnose einer genetischen Erkrankung konfrontiert wird, sieht sich daher einer doppelten emotionalen Belastung ausgesetzt, nämlich zum einen, selbst mit der Diagnose umgehen zu lernen, und zum anderen, die Verantwortung dafür zu tragen, andere Familienmitglieder über ihre oft ungeahnte genetische Gefährdung in Kenntnis zu setzen [107].

d) Sensitivität genetischer Daten

Alle Arten von Informationen, die über den künftig zu erwartenden gesundheitlichen Zustand eines Menschen Aufschluss geben können, sind von möglicher Bedeutung auch für Interessenträger außerhalb des unmittelbaren Behandlungsverhältnisses zwischen Arzt und Patient. Dies gilt insbesondere für Arbeitgeber und private Versicherer [108]. Da diese grundsätzlich genetische Testergebnisse für illegitime Zwecke missbrauchen könnten, etwa für die Verweigerung von Berufsunfähigkeitsversicherungen, ist der Datenschutz hinsichtlich genetischer Informationen von besonderer Relevanz und erfordert geeignete Vorkehrungen, beispielsweise den Verzicht auf die namentliche Nennung von nicht unmittelbar behandelten Indexpersonen in Arztbriefen zu familiären Erkrankungen.

3.3.2 Beratung, Aufklärung und Einwilligung zu genetischer Diagnostik

Jede Art diagnostischer oder therapeutischer medizinischer Maßnahmen, auch eine einfache Blutentnahme oder die Erhebung einer Anamnese, kann das physische, emotionale oder soziale Wohlbefinden der untersuchten oder befragten Person – die bei genetischen Fragestellungen ja keineswegs immer selbst von der in Rede stehenden Krankheit betroffen ist – beeinträchtigen. Deshalb sind genetische Untersuchungen in klinischen Zusammenhängen illegal, wenn für sie nicht sowohl eine medizinische

Indikation als auch die schriftlich dokumentierte aufgeklärte Einwilligung der zu untersuchenden Person oder ihres Vertreters vorliegt [109].

Die medizinische Indikation für eine genetische Untersuchung setzt voraus, dass sie eine erfolgversprechende oder zumindest vernünftige methodische Vorgehensweise für eine therapeutisch, prognostisch oder familienplanerisch im Interesse der untersuchten Person liegende Erhebung von Daten darstellt. Hierbei gilt die Grundregel, dass so wenige Daten wie möglich erhoben werden sollten, um die erforderliche medizinische Information zu bekommen. Konkret heißt dies, dass die Untersuchung eines einzelnen dringend als krankheitsursächlich verdächtigen Gens nicht nur aus Kostengründen, sondern auch in ethischer und datenschützerischer Hinsicht einer Multi-Parameter-Gendiagnostik vorzuziehen ist.

Die Breite möglicher Indikationen für genetische Untersuchungen ist durchaus größer als in anderen Gebieten der Medizin, da nicht nur die eigenen medizinischen und persönlichen Interessen eines klinisch kranken Patienten berührt sein können, sondern auch die anderer Personen. Gerade bei älteren chronisch kranken Menschen besteht die Motivation zur genetischen Abklärung oft mehr in der Grundlegung für Risikozuordnungen bei ihren Nachkommen als in ihrer eigenen Lebens- und Behandlungsplanung.

Weiterhin erfordert ein methodologisch vernünftiges Vorgehen in der klinisch-genetischen Diagnostik die Wahl technisch geeigneter Verfahren, die für die bestehende diagnostische Fragestellung hinreichend validiert sind, und eine auch für den Kostenträger nachvollziehbare Relation von Aufwand und Konsequenzen. Hier muss mitunter zwischen wissenschaftlich interessanten und klinisch relevanten Untersuchungen dahingehend abgewogen werden, wer die Kosten zu tragen hat.

Wie klar auch immer die medizinische Indikation zu einer Untersuchung sein mag, so liegt doch die letztliche Entscheidung, ob sie durchgeführt wird oder nicht, allein in den Händen der zu untersuchenden Person bzw. hinsichtlich Menschen mit eingeschränkter Einwilligungsfähigkeit bei dem Betreuer. In allen entwickelten Gesundheitssystemen werden für genetische Untersuchungen rechtlich zwingend eine fachlich kompetente Aufklärung und ein schriftliches Einverständnis gefordert. Ethisch, aber auch praktisch betrachtet kann ein gültiges Einverständnis nur dann vom Patienten gegeben werden, wenn er hinsichtlich seines Alters bzw. seiner geistigen Leistungsfähigkeit grundsätzlich einwilligungsfähig ist und darüber hinaus verständliche, umfassende und nicht interessengeleitete Informationen über das Vorgehen und seine möglichen Konsequenzen bekommen oder zumindest freien Zugang dazu hat. Als Faustregel kann gelten, dass die Qualität und die Intensität der Beratung und Aufklärung von Patienten zu medizinischen Prozeduren umso höher sein müssen, je schwerwiegender die daraus abgeleiteten Konsequenzen sein können. Schon aus Gründen des haftungsrechtlichen Selbstschutzes, aber auch aufgrund der Vorschriften des Gendiagnostikgesetzes empfiehlt es sich für den aufklärenden bzw. die Untersuchung veranlassenden Arzt in jedem Fall, nicht nur eine Unterschrift

einzuholen, sondern wenigstens in Stichworten den Inhalt des erfolgten Aufklärungsgespräches zu dokumentieren.

Für genetische Untersuchungen gibt es unterschiedliche Ebenen von Aufklärung
vor und nach der Diagnostik. Das einfachste, aber als alleinige Informationsquelle
nicht hinreichende Verfahren ist die Ausgabe von gedruckten Aufklärungsbögen, die
ihrem Wesen nach zwar durchaus sinnvolle allgemeine Informationen geben, aber auf
die individuellen Gegebenheiten des Patienten bzw. seiner Familie nicht zugeschnitten sein können. Als Ergänzung zur unverzichtbaren persönlichen Aufklärung können
solche Informationsschriften durchaus hilfreich sein, insbesondere bei Institutionen
wie etwa Spezialambulanzen, die sich nur um ein enges, aber intensiv bearbeitetes
Spektrum genetischer Krankheiten kümmern.

Das übliche und rechtlich geforderte Vorgehen, eine aufgeklärte Einwilligung
im differenzialdiagnostischen Kontext, also am klinisch symptomatischen Patienten,
einzuholen, ist ein persönliches Aufklärungsgespräch zwischen dem Patienten und
dem Arzt, der ihm die genetische Untersuchung vorschlägt. Nach den gesetzlichen
Vorgaben muss sich die Aufklärung auf „Wesen, Bedeutung und Tragweite" der Untersuchung beziehen. Im Sprachgebrauch des GenDG sind genetische Untersuchungen
am kranken Patienten „diagnostische Untersuchungen", für die zwar ein allgemeiner Arztvorbehalt gilt, nicht aber das Erfordernis einer besonderen Qualifikation
zur genetischen Beratung. Dementsprechend darf **jeder Kardiologe, zumindest
rechtlich betrachtet, ein Aufklärungsgespräch zur molekulargenetischen Diagnostik einer Kardiomyopathie** an einem einwilligungsfähigen, selbst von der
Krankheit **betroffenen Patienten durchführen** und die Untersuchung veranlassen.
Inhaltlich ist allerdings zu fordern, dass er auch die **genetischen Spezifika der
empfohlenen Diagnostik überblickt,** bis hin zu eher fernliegend scheinenden, aber
möglicherweise problematisch werdenden Aspekten wie dem Umgang mit unerwarteten Zufallsbefunden bei Multiparameter-Diagnostiken und Exom-Analysen [110].

In jedem Fall muss auch die personenübergreifende, weitere Familienmitglieder
betreffende Wirkung einer möglichen genetischen Diagnose vor der Untersuchung erörtert werden, und bereits vor der Untersuchung muss angeboten werden, nach deren
Abschluss das Ergebnis persönlich zu besprechen. Da nach dem GenDG jede untersuchte Person die Möglichkeit erhalten muss, auf die Entgegennahme des Ergebnisses
einer durchgeführten genetischen Testung zu verzichten, muss ohnehin zwingend vor
der inhaltlichen Ergebnismitteilung zumindest ein kurzer persönlicher, telefonischer
oder brieflicher Kontakt hergestellt werden, um die Einwilligung zur Ergebnismitteilung abzufragen.

Die höchste Ebene der Patientenaufklärung vor einer genetischen Untersuchung
hinsichtlich sowohl des Aufwandes als auch der geforderten Qualifikation des Arztes
ist die genetische Beratung. Eine genetische Beratung muss gemäß der dafür gelten-
den Richtlinie [111] neben der Erörterung des Krankheitsbildes, der Aussichten und
Verlässlichkeit der diagnostischen Vorgehensweise auch einen Familienstammbaum
über mindestens drei Generationen umfassen; schon allein deshalb erfordert sie mi-

nimal eine halbe Stunde Zeit, in der Regel etwa eine Stunde. Nur zur **genetischen Beratung besonders qualifizierte Ärzte** dürfen diese vornehmen; neben Fachärzten für Humangenetik und Ärzten mit der Zusatzbezeichnung „Medizinische Genetik" sind dies vor allem Ärzte aus klinischen Fächern, die sich zur „fachgebundenen genetischen Beratung" qualifiziert haben, entweder durch Fortbildungskurse mit praktischen Elementen oder im Rahmen von Übergangsregelungen – einer dokumentierten langjährigen fachärztlichen Erfahrung.

- Die molekulargenetische Diagnostik eines erkrankten Kardiomyopathie-Patienten darf rein rechtlich jeder Arzt durchführen.
- Eine genetische Beratung und prädiktive genetische Testung ist besonders qualifizierten Ärzten vorbehalten.

Von großer Bedeutung für die rationale, also aussichtsreiche und auch kosteneffiziente Indikationsstellung zur genetischen Diagnostik ist der direkte Informationsaustausch zwischen dem klinischen Veranlasser der Diagnostik und den Ärzten und Wissenschaftlern des durchführenden Labors. In aller Regel werden von den Labors Einsendeformulare vorgehalten, die über das Internet verfügbar sind und die wesentlichsten Informationen abfragen. Einfach und sehr hilfreich ist es, der Probe und dem Einverständnisformular auch klinische Befunde, etwa in Form möglichst aktueller Arztbriefe, beizufügen und ggf. auch einen Familienstammbaum. Am bedeutsamsten und daher unbedingt im Aufklärungs- bzw. Beratungsgespräch zu erfragen sind eventuelle bereits bei Familienangehörigen erhobene genetische Untersuchungsbefunde. Diese werden erfahrungsgemäß mitunter von den Ratsuchenden nicht aktiv mitgeteilt, aber ein bereits vorliegendes aussagekräftiges Testergebnis von einem von der Krankheit betroffenen Familienmitglied macht die Untersuchung um vieles schneller, zuverlässiger und nicht zuletzt auch kostengünstiger.

3.3.3 Prädiktive Diagnostik

Die Diagnostik auf eine bestimmte, aus der entsprechenden Familie bekannte krankheitsdisponierende Variante an einem klinisch gesunden – oder noch gesunden – Familienangehörigen ist aus der Perspektive des Patienten wie des Arztes ethisch und rechtlich höchst sensibel. Eine solche prädiktive Diagnostik kann ein einschneidendes Ereignis für das Leben der untersuchten Person bedeuten, entweder im Sinne der gewünschten Entlastung (Abb. 3.3.15) von der Sorge vor der familiären Erkrankung oder aber der Bestätigung der Befürchtung und damit Beendigung der Hoffnung, nicht betroffen zu sein. Der Schweregrad der psychischen Belastungen und ethischen Herausforderungen hängt selbstverständlich stark von den aus der Diagnose abzuleitenden Konsequenzen ab. Dabei ist nicht nur die rein medizinische Dimension, beispielsweise die Indikationsstellung für präventive Maßnahmen bis hin

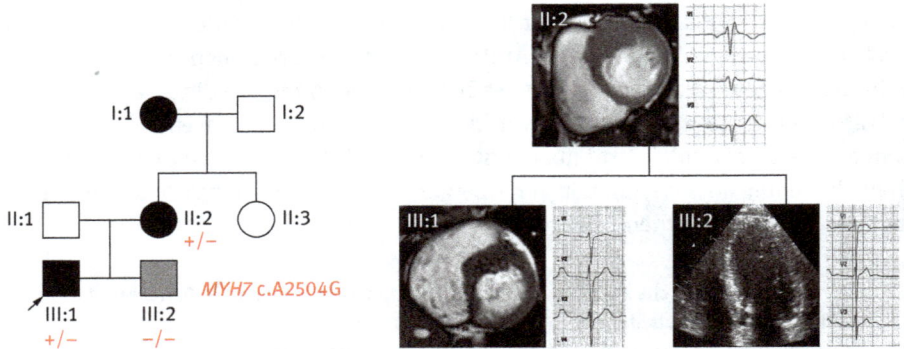

Abb. 3.3.15: Prädiktive genetische Testung am Beispiel: Bei der vorgestellten Familie ist der Indexpatient III:1 an einer Hypertrophischen Obstruktiven Kardiomyopathie (HOCM) erkrankt. Anamnestisch konnte in Erfahrung gebracht werden, dass die Großmutter des Indexpatienten ebenfalls an einer „Herzverdickung" erkrankt war. Durch die Erstellung eines Stammbaumes konnten zunächst zusätzliche Angehörige identifiziert werden, bei denen ein Krankheitsverdacht bestand. Die klinische Abklärung bei Patientin II:2 zeigte das Bild einer manifesten HOCM. Beim Bruder des Indexpatienten, welcher unter einer langjährigen arteriellen Hypertonie litt, waren im EKG und echokardiographisch Linksherzhypertrophiezeichen vorhanden. Eine genetische Diagnostik zeigte das Vorliegen einer Myosin-schweren-Kette-(MYH7-)Variante in dem Indexpatienten und der betroffenen Mutter, nicht jedoch beim Bruder. Das klinische Management wurde bei den Familienmitgliedern entsprechend geändert. (Bildquelle: Benjamin Meder).

zur ICD-Implantation oder gar die Perspektive einer künftigen Herztransplantation, zu beachten, sondern auch die der persönlichen Lebensplanung, etwa in beruflicher Hinsicht.

Gerade bei Menschen, die von eng verwandten Familienangehörigen, beispielsweise einem Elternteil, dramatische Krankheitsverläufe miterleben mussten, stellt die prädiktive Diagnostik, von der Entscheidungsfindung über die Wartezeit auf die Ergebnismitteilung bis hin zur psychosozialen Bewältigung des Ergebnisses, eine enorme emotionale Belastung dar. Eine erstaunliche, aber durchaus verbreitete Folgeerscheinung sogar einer günstigen prädiktiven Diagnose ist eine Entlastungsdepression. Vor diesem Hintergrund ist im Gendiagnostikgesetz festgelegt, dass vor einer prädiktiven genetischen Diagnostik eine genetische Beratung und nicht nur eine allgemeine ärztliche Aufklärung und auch die Ergebnismitteilung im Rahmen eines **persönlichen genetischen Beratungsgespräches** erfolgen müssen. Weiterhin soll zwischen der genetischen Beratung mit dem Angebot der prädiktiven Testung und der Durchführung eine angemessene Bedenkzeit liegen, die zwar nicht gesetzlich definiert ist, aber üblicherweise bei mindestens einem Monat gesehen wird [112]. Anders als bei den keiner klinischen Prävention zugänglichen neurodegenerativen Erkrankungen wie der in diesem Kontext viel diskutierten Huntington-Krankheit nehmen die weitaus meisten Risikopersonen für familiäre Herzerkrankungen eine ihnen angebotene prädiktive Diagnostik in Anspruch, da neben der

Chance einer Entlastung durch einen unauffälligen Befund auch für den Fall eines auffälligen Befundes **Aussicht auf hilfreiche therapeutische Konsequenzen** besteht [113].

3.3.4 Diagnostik an Patienten mit eingeschränkter Einwilligungsfähigkeit

Notwendige Voraussetzung für eine rechtsgültige Einwilligung zu jedweder medizinischen Maßnahme ist nicht nur das inhaltliche Verständnis der Aufklärung, sondern auch eine rechtlich definierte persönliche Einwilligungsfähigkeit. Einige Menschen sind faktisch (z. B. Erwachsene mit geistiger Behinderung) oder formal (z. B. Kinder) grundsätzlich nicht befähigt, zu medizinischen Maßnahmen einzuwilligen. Dies gilt auch für genetische Untersuchungen.

Das wichtigste formale Kriterium für die Einwilligungsfähigkeit ist das Alter der zu untersuchenden Person. Auch wenn ethisch betrachtet ein Mensch von weniger als 18 Jahren durchaus fähig sein kann, die Bedeutung eines genetischen Tests zu erfassen, muss dennoch bei allen Minderjährigen eine sorgeberechtigte Person, in der Regel ein Elternteil, das schriftliche Einverständnis erklären [114]. Dementsprechend muss die sorgeberechtigte oder gerichtlich zum Betreuer bestellte Person auch bei der Aufklärung bzw. genetischen Beratung als rechtlich definierter Ansprechpartner des Arztes persönlich anwesend sein.

Es gibt allerdings doch einige Einschränkungen hinsichtlich des Rechtes des Betreuers, über die Durchführung der Untersuchung zu entscheiden: In aller Regel ist eine genetische Untersuchung im differenzialdiagnostischen Kontext gerechtfertigt, sofern diese für die Therapieplanung hilfreich ist bzw. dem Kind oder dem geistig behinderten erwachsenen Patienten andere, eventuell invasive diagnostische Maßnahmen ersparen kann. Demgegenüber gilt für prädiktive Diagnosen an Minderjährigen, die vor dem Erwachsenenalter keine therapeutischen Konsequenzen hätten, das Prinzip des „Rechtes auf Nichtwissen" [115]. Folgerichtig gilt die allgemeine Regel, dass genetische Untersuchungen an Minderjährigen nur durchgeführt werden sollen, wenn sie auch therapeutische Konsequenzen schon vor dem Erwachsenenalter hätten. Auf Kardiomyopathien bezogen wären solche Konsequenzen zum einen Medikationen, zum anderen aber auch regelmäßige bildgebende Überwachungsmaßnahmen. Hier gibt die Familienanamnese (Alter bei Auftreten der Erkrankung bei bereits Betroffenen) wichtige Anhaltspunkte, ob ein Auftreten im Kindesalter anzunehmen ist.

Eine pränatale Diagnostik bei Schwangeren mit eingeschränkter Einwilligungsfähigkeit ist generell ethisch wie rechtlich höchst problematisch; da aber auch unter einwilligungsfähigen Erwachsenen erfahrungsgemäß praktisch keine Nachfrage nach pränataler Diagnostik auf Kardiomyopathien besteht, stellt dies kein real wichtiges Problem dar.

3.3.5 Verfügbarkeit genetischer Daten

Mit dem Aufkommen von Hochdurchsatz-Verfahren im Bereich der Sequenzierung (*next generation sequencing*) können größere Zahlen an krankheitsrelevanten genetischen Veränderungen gleichzeitig detektiert werden. Diese Verfahren bieten die Möglichkeit, nicht nur Varianten, *single nucleotide polymorphisms* (SNPs) und *copy number variations* (CNVs), von einigen hundert Genorten pro Krankheitsbild zu bestimmen, sondern auch gesamte Exome bzw. Gesamtgenome in kurzer Zeit zu sequenzieren.

Neben den Gründungen nationaler Zentren für medizinische Genomsequenzierung führt die Entwicklung der neuen Hochdurchsatz-Sequenziersysteme auch zu einer Kapazitätssteigerung der Genomsequenzierung bei kommerziellen Anbietern. Aus dieser Entwicklung resultieren Probleme hinsichtlich der Verfügbarkeitsmachung entsprechender Daten für Forschung und Klinik. Kommerzielle Anbieter bauen unter Verwendung von Hochdurchsatz-Sequenzierung Datenbanken auf, die ihnen bessere Beurteilungen von pathologischen Genvarianten ermöglichen. Diese Datenbanken stehen aber der öffentlichen Forschung und der klinischen Praxis nicht notwendigerweise zur Verfügung. Neben diesen durch das Nebeneinander von öffentlich und privat finanzierten Hochdurchsatz-Sequenzierungen bedingten Inkonsistenzen gibt es weitere grundsätzliche Probleme bei der Erstellung komplexer genetischer Sequenzierprofile.

Die Möglichkeit, neben gezielten Suchen nach bekannten krankheitsassoziierten genetischen Veränderungen ebenso ungerichtete Suchansätze durchzuführen, bedingt auch größere Anforderungen hinsichtlich der Aufklärung und Beratung der Patienten, speziell bezogen auf den Umgang mit medizinisch relevanten Zufallsbefunden (*incidental findings*), die sich nicht in einem Zusammenhang mit der eigentlich in Rede stehenden Krankheit befinden. Indem genetische Datenprofile einer Person zu Populationsdaten in Bezug gesetzt werden, lassen sich weiterhin z. B. Wahrscheinlichkeitsaussagen über die Zugehörigkeit zu Ethnien oder Risikogruppen treffen. Im Rahmen von Familienanalysen können auch Nicht-Vaterschaften erkennbar werden, deren ungebetene Offenbarung den sozialen Zusammenhalt der Familie gefährden kann. Als ethische Faustregel kann hier gelten, dass genetische Informationen, die nicht expliziter Gegenstand der schriftlichen Einwilligung waren, allenfalls dann mitgeteilt werden sollten, wenn sie von unmittelbarer gesundheitlicher Bedeutung sind: Auf Fragen, die gar nicht gestellt worden sind, braucht in der Regel nicht geantwortet zu werden. In Deutschland hat sich das EURAT-Projekt (Ethische und Rechtliche Aspekte der Totalsequenzierung des menschlichen Genoms) ausführlich mit dieser Thematik beschäftigt und „Eckpunkte für eine Heidelberger Praxis der Ganzgenomsequenzierung" entwickelt (www.uni-heidelberg.de/totalsequenzierung).

Darüber hinaus eröffnet die Hochdurchsatz-Sequenzierung die Möglichkeit der Identifizierung von Personen, deren genetische Informationen bereits in einem anderen Zusammenhang in Datenbanken niedergelegt wurden. Damit besteht bei genetischen Daten die grundsätzliche Möglichkeit, trotz einer Anonymisierung auf eine Person rückschließen zu können. Nach europäischen Datenschutzrichtlinien, die nur dann von Anonymisierung sprechen, wenn eine Identifizierung der betroffenen Person dauerhaft ausgeschlossen ist, bestünde somit bei diesen genetischen Sequenzierdaten im strengen Sinne keine Anonymisierungsmöglichkeit. Das Bundesdatenschutzgesetz spricht hingegen bereits von einer Anonymisierung von Daten, wenn diese so verändert sind, dass sie nur mit einem unverhältnismäßig großen Aufwand einer Person zugeordnet werden können. Obwohl die deutsche Betrachtung des Anonymisierens von Daten durch das „European Privacy Officers Forum" positiv gesehen wird, bleibt das grundsätzliche Problem, genetische Sequenzierdaten einer Person auch ohne deren Willen zuordnen zu können und damit ebenfalls Informationen über krankheitsassoziierte Genvarianten zu erhalten, bestehen.

Umso mehr muss auf die Sicherung entsprechender genetischer Sequenzinformationen und auf einen streng kontrollierten Zugang zu den entsprechenden Datenbanken Gewicht gelegt werden. Im Einzelnen gilt, dass genetische Daten vor dem Zugriff unbefugter Dritter zu schützen, genetische Daten anderer Datenarten gesondert zu speichern und darüber hinaus die Bestimmungen des Bundesdatenschutzgesetzes über die Maßnahmen der Datensicherheit einzuhalten sind. Wünschenswert, wenn auch aufwändig und kostspielig, ist die komplette physische Ausgliederung von Datenspeichern zu genetischen Untersuchungen aus Klinikumnetzwerken.

Daniel Oehler, Ute Moog
3.4 Praktischer Ablauf

In diesem Kapitel wird das praktische Vorgehen im Rahmen der genetischen Abklärung von Kardiomyopathien veranschaulicht. Besondere Berücksichtigung finden
rechtliche Aspekte und häufige Fallstricke bei Aufklärung, genetischer Beratung und
Befundmitteilung ebenso wie der korrekte Umgang mit der Probenentnahme und
gesundheitsökonomische Rahmenaspekte. Kurzum: In diesem Abschnitt wird der
Weg des Patienten vom ersten Gespräch bis zur Übermittlung des Befundes besprochen (Abb. 3.4.16). Wichtig ist es, den Wert einer interdisziplinären Zusammenarbeit
zwischen Humangenetikern und Kardiologen zu betonen. In besonderen Fällen kann
auch die Einbeziehung weiterer Expertisen (z. B. Psychosomatik) für den Arzt und
Patienten eine wertvolle Hilfe darstellen.

3.4.1 Indikation zur genetischen Untersuchung

Die richtige Auswahl (Indikation, von lateinisch *indicare*: „anzeigen") der durchzuführenden Diagnostik oder Therapie ist Kernelement der Rechtfertigung einer jeden
medizinischen Maßnahme im Arzt-Patienten-Kontext. Hierbei muss der Arzt aufgrund
von objektivierbaren und subjektiven Befunden die Notwendigkeit (Indikation) für die
weiteren möglichen Schritte bewerten. Somit steht die Indikationsstellung an erster
Stelle, noch bevor mit dem Patienten über das weitere konkrete Vorgehen gesprochen
werden kann.

In Bezug auf eine genetische Untersuchung hängt die Indikationsstellung grundsätzlich davon ab, wie wahrscheinlich eine genetische Veränderung als (Teil-)Ursache
der zugrundeliegenden oder vermuteten Erkrankung ist. Für die meisten kardialen Erkrankungen, u. a. für die Kardiomyopathien, gilt eine ausgeprägte Heterogenität, d. h.,
dass eine Vielzahl von Genen und Umweltfaktoren für die Entstehung des Krankheitsbildes ursächlich sein können. Zudem ist eine allelische Heterogenität zu beobachten,
d. h., ein klinischer Phänotyp kann durch viele Mutationen innerhalb eines Gens zustande kommen; dazu kommt, dass oft ein nicht unerheblicher Teil exogener Faktoren
eine Rolle spielt und die Penetranz genetischer Veränderungen in diesem Rahmen
sehr variabel sein kann.

Aufgrund der genannten Faktoren ist die Indikation für eine genetische Diagnostik nicht immer einfach zu stellen und ergibt sich aus der Gesamtschau der Befunde eines Patienten. Wichtig ist dabei unter anderem eine ausführliche Familienanamnese,
um familiäre Häufungen zu erkennen, die ggf. eine genetische Untersuchung sinnvoll
erscheinen lassen.

diagnostische genetische Testung   **prädiktive genetische Testung**

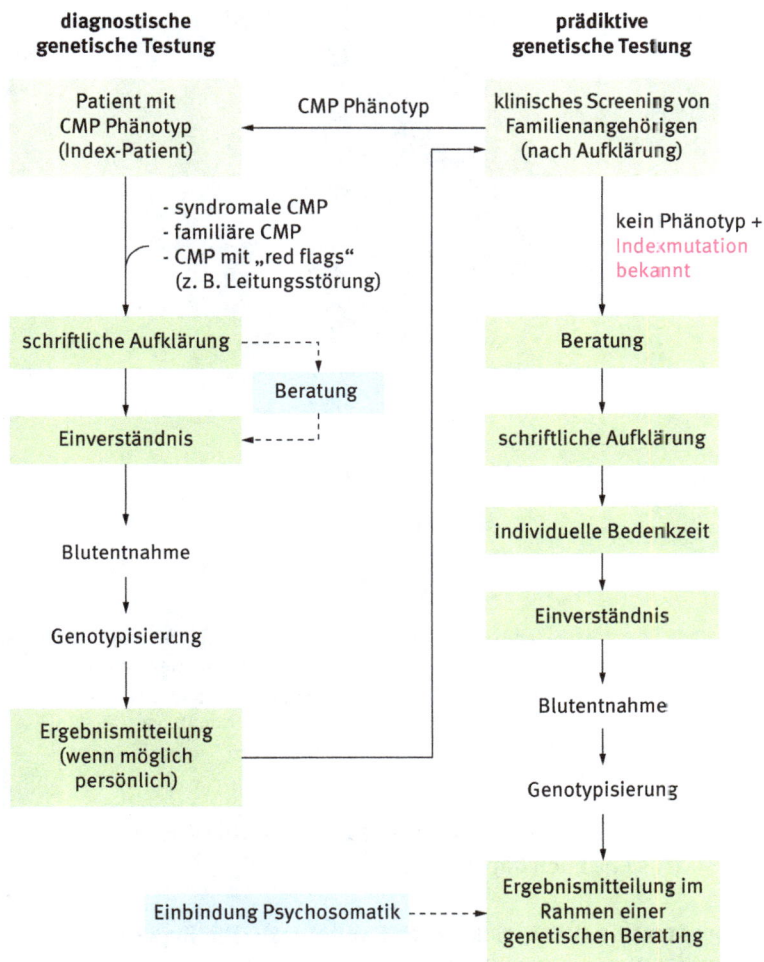

Abb. 3.4.16: **Schematischer Ablauf.** Skizziert ist der praktische Ablauf bei diagnostischer und prädiktiver genetischer Testung von der Indikationsstellung bis zur Mitteilung des Ergebnisses bzw. genetischen Beratung. Varianten dieses Ablaufschemas sind möglich, zu beachten sind aber die rechtlich bindenden Schritte (grün) sowie die rechtliche Empfehlung zur genetischen Beratung im Rahmen der diagnostischen genetischen Testung (blau).

3.4.1.1 Indikationen bei Patienten mit Kardiomyopathie

Die Indikation zur Durchführung einer genetischen Untersuchung bei Patienten mit Kardiomyopathien hängt im Wesentlichen von der klinischen Zuordnung der Erkrankung ab, auf die im Folgenden kurz eingegangen wird. Zu detaillierten Informationen zum genetischen Hintergrund sei hier auf Kapitel 4 verwiesen. Die in diesem Abschnitt genannten Empfehlungen beziehen sich auf nationale [116] sowie internationale Leitlinien und Positionspapiere der Fachgesellschaften [117–120]. Vor jeder molekularge-

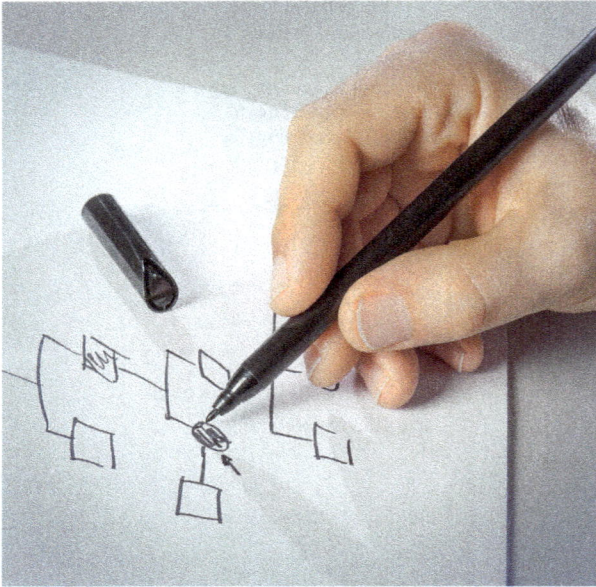

Abb. 3.4.17: Erstellung eines Stammbaums. Bevor über eine molekulargenetische Testung entschieden wird, ist die Erstellung eines Stammbaums bei jedem Kardiomyopathie-Patienten sinnvoll. Dieser bietet Aufschluss über Vererbungsmuster und ob es weitere Angehörige gibt, die von einer nachfolgenden prädiktiven Diagnostik profitieren könnten. Foto Medienzentrum Universitätsklinikum Heidelberg, Photograph: Hendrik Schröder.

netischen Diagnostik sollte ein Stammbaum über zumindest drei Generationen erstellt werden (Abb. 3.4.17, siehe auch Kapitel 3.1).

Hypertrophe Kardiomyopathie (HCM, siehe auch Kapitel 4.1): Die hypertrophe Kardiomyopathie mit (HOCM) oder ohne (HNCM) Obstruktion des linksventrikulären Ausflusstraktes ist die häufigste (mono)genbedingte kardiale Erkrankung und eine der häufigsten Ursachen für einen plötzlichen Herztod bei jungen Patienten [121–123]. Klinisch können verschiedene Ausprägungen differenziert werden, gemeinsam ist die Hypertrophie des Myokards ohne sekundäre Ursachen für eine erhöhte Beanspruchung des Herzens (Aortenstenose, arterielle Hypertonie). Von klinischer Relevanz sind aktuell mehr als acht Gene, in denen pathogene Varianten nachgewiesen werden können. Typisch ist eine altersabhängige Penetranz mit Erstmanifestation häufig in der Adoleszenz. Zur Diagnosesicherung müssen andere Ursachen einer linksventrikulären Hypertrophie ausgeschlossen werden [118]. Nach dem Positionspapier der deutschen Gesellschaft für Kardiologie besteht bei Vorliegen einer H(O)CM eine Klasse-I-Empfehlung („sollte durchgeführt werden") zur Durchführung einer genetischen Testung [116]. Diese Empfehlung ist unabhängig von dem Vorliegen einer positiven Familienanamnese und wird durch weitere internationale Positionspapiere unterstützt [117].

Dilatative Kardiomyopathie (DCM, siehe auch Kapitel 4.3): Die dilatative Kardiomyopathie ist charakterisiert durch eine systolische Dysfunktion in Begleitung einer Erweiterung des linken (und zum Teil auch des rechten) Ventrikels. Die Genese ist oft multifaktoriell, exogene kausale Faktoren müssen differenzialdiagnostisch zuvor ausgeschlossen werden. Bei ca. 30 % aller Patienten findet sich eine Mutation in einem der bekannten DCM-assoziierten Gene (mehr als 110 Gene, davon 40 mit bekannten kausalen monogenen Veränderungen) [124]. Zu den am häufigsten betroffenen Genen gehören Titin (*TTN*), Lamin A/C (*LMNA*), Myosin-*binding* Protein C (*MYBPC-3*), und RNA-*binding* protein 20 (*RBM20*).

Ob eine genetische Testung bei Patienten mit einer DCM erfolgen sollte, hängt entscheidend von der Familienanamnese ab: Ist eine familiäre DCM wahrscheinlich, so sollte dem Indexpatienten eine genetische Untersuchung empfohlen werden (Klasse-IIA-Empfehlung, „kann durchgeführt werden"). Bei sporadischer DCM ist im Einzelfall ebenfalls eine genetische Testung indiziert (Klasse-IIB-Empfehlung). Eine Besonderheit sind hierbei Patienten, die auch Erregungsleitungsstörungen zeigen: Hier wird aufgrund des erhöhten Risikos eines plötzlichen Herztodes und der bei Mutationsnachweis ggf. folgenden Indikation für die Implantation eines Defibrillators (ICD) eine Genotypisierung empfohlen (Klasse-IIA-Empfehlung). Beispiel eines solchen Risikogens ist *LMNA*, welches für das im Zellkern agierende Lamin A und C kodiert.

Linksventrikuläre *Non-compaction* Kardiomyopathie (LVNC/NCCM, siehe auch Kapitel 4.4): Klinisch ist die vermutlich dritthäufigste Kardiomyopathie-Form sehr variabel. Sie ist gekennzeichnet durch echokardiographische und MR-tomographische Auffälligkeiten im Sinne einer fehlenden Kompaktierung des Myokards mit Hypertrabekularisierung, meist apikal und lateral betont, sowie Ausdünnung des kompaktierten Muskels [125]. Gerade bei Nichterfüllen der definierten Kriterien einer LVNC/NCCM erschwert die phänotypische und zum Teil genetische Überlappung mit DCM und HCM in manchen Fällen eine klare Einteilung. Bei Patienten mit isolierter LVNC/NCCM beträgt die Wahrscheinlichkeit, bei einer genetischen Testung eine krankheitsursächliche Mutation in den ca. 10 mit LVNC/NCCM assoziierten Genen nachzuweisen, ca. 20–30 % [126, 127]. Eine genetische Testung kann bei Patienten mit bestätigter LVNC/NCCM daher empfohlen werden (Klasse-IIA-Empfehlung, „kann durchgeführt werden").

Arrhythmogene, rechtsventrikuläre Kardiomyopathie (ARVC siehe auch Kapitel 4.5): Im Gegensatz zur HCM und DCM ist die ARVC seltener (Prävalenz > 1 : 2.000) [128]. Sie ist charakterisiert durch eine meist rechtsventrikulär betonte Dilatation mit myokardialer Atrophie, die in der Folge zu einer ausgeprägten Fibrosierung führt. Durch die damit verbundene Leitungsverzögerung besteht ein erhöhtes Risiko für Arrhythmien,

Synkopen und einen plötzlichen Herztod, zudem ist eine progrediente Herzinsuffizienz bei diesen Patienten zu beobachten [129]. Zur Diagnose der ARVC besteht ein internationales Klassifikationssystem (*Task force criteria*) mit Major- und Minorkriterien [129]. Bei Erfüllen von zwei Major-, einem Major und zwei Minor- oder vier Minorkriterien kann von einer „definitiven ARVC" gesprochen werden. Die Notwendigkeit eines solchen Scores zeigt die klinische Variabilität des Phänotyps. In ca. 30–50 % der Patienten kann der Nachweis einer pathogenen Variante erbracht werden; interessanterweise wurde das Vorliegen einer Mutation in einem der assoziierten Gene selbst als Majorkriterium etabliert [130] – damit ist eine genetische Testung bereits bei Verdacht auf das Vorliegen einer ARVC (Kriterien für eine definitive ARVC noch nicht, aber nahezu erfüllt) empfehlenswert (Klasse-I-Empfehlung, „sollte durchgeführt werden").

Ionenkanalerkrankungen (siehe auch Kapitel 4.6): Genetische Varianten in Ionenkanälen können zu schwerwiegenden Rhythmusstörungen führen. Gerade beim LQTS-Syndrom existieren Genotyp-spezifische Unterschiede in der medikamentösen Therapie und Prävention ventrikulärer Arrhythmien. Zudem sind Lebensstil-Modifikationen (Verzicht auf Leistungssport und Schwimmen bei LQTS1) möglich. Daher existiert bei dieser Kardiomyopathie-Form eine Klasse-I-Empfehlung für eine Gendiagnostik. Die selteneren Arrhythmie-Syndrome werden im entsprechenden Kapitel behandelt.

Andere strukturelle Kardiomyopathien: Im Falle anderer Kardiomyopathie-Formen wie der restriktiven oder der postpartalen Kardiomyopathie ist die Empfehlungslage sehr heterogen. Eine Ausnahme bilden syndromale Erkrankungen mit Kardiomyopathie (Speichererkrankungen, Mitochondriopathien, neuromuskuläre Erkrankungen, infiltrative Erkrankungen): Bei diesen Patienten wird eine Genotypisierung im Rahmen der Abklärung der Grunderkrankung grundsätzlich empfohlen, bei einigen Syndromen ist auch eine spezifische Therapie verfügbar (z. B. Enzymsubstitution). In jedem Fall sollten aufgrund der Multiorganbeteiligung bei syndromalen Erkrankungen eine Abklärung in interdisziplinärem Rahmen und eine Vorstellung in einer humangenetischen Sprechstunde erfolgen (Kapitel 3.3.2).

3.4.1.2 Indikationen bei Verwandten betroffener Patienten

Die genetische Testung von Verwandten findet in der Regel statt, wenn ein Mutationsnachweis des betroffenen Indexpatienten vorliegt. Nach erfolgter Identifizierung einer genetischen Veränderung im Indexpatienten wird also ein so genanntes Kaskadenscreening (auch Heterozygotendiagnostik genannt) empfohlen: Dabei stehen zunächst Verwandte ersten Grades im Fokus. Erst im zweiten Schritt können – je nach Resultat der vorherigen genetischen Untersuchungen – entferntere Verwandte in die Analyse miteinbezogen werden. Ausnahmen stellen hierbei Individuen innerhalb einer Familie dar, bei denen der hochgradige Verdacht auf das Vorliegen derselben Erkrankung bereits ohne Mutationsnachweis besteht; in diesen Fällen kann eine vorzeitige genetische Untersuchung sinnvoll sein („neuer Indexpatient" für die mit ihm erstgradig Verwandten).

Bei der Untersuchung von Verwandten ersten Grades sind zwei verschiedene Gründe für eine genetische Analyse zu nennen: 1) Entweder zeigt sich durch die Familienanamnese ein Hinweis auf einen weiteren symptomatischen Patienten, oder es soll die Trägerschaft einer Mutation bei bisher asymptomatischen Patienten überprüft werden. Besondere Bedeutung kommt in diesem Sinne dem Ausschluss einer pathogenen Variante im betroffenen Individuum zu: Dies kann eine langjährige und im Falle von jungen Erwachsenen oft traumatische Historie von Arztbesuchen (z. B. unqualifizierte Empfehlung zur primärprophylaktischen ICD-Implantation bei fragwürdigen Grenzbefunden) verhindern und trägt damit zur Gesundheit der Einzelperson und im Besonderen auch der gesamten betroffenen Familie bei. 2) Der Nachweis einer Co-Segregation in mehreren betroffenen Familienmitgliedern hilft, die pathogene Bedeutung einer Variante zu sichern (Kapitel 3.5.1).

3.4.2 Aufklärung des Patienten

Die Aufklärung über die genetische Untersuchung ist vom **Begriff der genetischen Beratung zu unterscheiden** und soll über den gesamten Ablauf der genetischen Untersuchung, Möglichkeiten und Grenzen der genetischen Analysen sowie die folgende Ergebnismitteilung informieren. Sie ist **Voraussetzung für das informationelle Selbstbestimmungsrecht** des Patienten und erlaubt eine **wirksame Einwilligung** des Patienten in die genetische Untersuchung.

Wie bereits im vorangegangenen Kapitel beschrieben, ist die inhaltliche Grundlage des Aufklärungsgespräches durch das Gendiagnostikgesetz (GenDG, § 23 Abs. 2 Nr. 3) und durch die konkretisierende Rechtsverordnung der Gendiagnostik-Kommission (GEKO) des Robert Koch-Institutes („Richtlinie [...] für die Anforderungen an die Inhalte der Aufklärung bei genetischen Untersuchungen zu medizinischen Zwecken [...]") umschrieben. In diesem Abschnitt soll nun auf die wesentlichen Punkte detaillierter eingegangen werden, eine Zusammenfassung der Aufklärungsinhalte findet sich in der Infobox am Ende des Abschnittes.

3.4.2.1 Rahmenbedingungen der Aufklärung

Das Ziel der Aufklärung besteht darin, dem Patienten „Zweck, Art, Umfang und Aussagekraft" der genetischen Untersuchung zu verdeutlichen. Grundsätzlich ist dazu jeder Arzt (im Gesetzestext als „verantwortlicher Arzt" bezeichnet) befugt.

Im Aufklärungsgespräch sollen mit dem Patienten Notwendigkeit und Nutzen der genetischen Untersuchung erläutert werden. Im Sinne des *informed consent*, also des Versuches eines **Gespräches „auf Augenhöhe"**, soll der Patient dabei selbst die Möglichkeit erhalten, die genetische Untersuchung im Hinblick auf mögliche **positive und negative** Folgeaspekte abzuwägen; hierzu zählen z. B. psychosoziale Folgen aufgrund des Wissens über eine bestimmte genetische Veränderung, aber auch die Chance, frühzeitig den Verlauf einer möglichen Erkrankung zu verbessern. Eine klar verständliche Sprache ist dabei von entscheidender Bedeutung. Eine **schriftliche Dokumentation** des Gespräches ist sinnvoll und eine schriftliche Einwilligung gesetzlich zwingend erforderlich. Der Patient muss über die **Möglichkeit des Rücktritts von der Einwilligung** aufgeklärt werden; dies kann im Verlauf der genetischen Untersuchung jederzeit mündlich oder schriftlich erfolgen (siehe Abschnitt „genetische Beratung"). Hierbei sei insbesondere auf die Pflicht des verantwortlichen Arztes hingewiesen, bei einem Widerruf alle beteiligten Stellen, z. B. das betreffende Labor, über diesen zu informieren und dafür Sorge zu tragen, dass die genetische Untersuchung abgebrochen wird. Wie auch bei der Aufklärung vor Eingriffen üblich, muss dem Patienten eine **angemessene Bedenkzeit vor der Durchführung der genetischen Untersuchung** eingeräumt werden, wenn dies im individuellen Fall für eine ausgewogene Entscheidung erfoderlich ist [131].

Für nicht einwilligungsfähige Patienten gelten dieselben Vorgaben wie bei der Aufklärung und Durchführung anderer medizinischer Diagnostik und Therapie (s. § 14 GenDG): Neben der Information des Patienten muss eine Einwilligung der gesetzlichen Vertreter vorliegen. Minderjährige Patienten sind gemeinsam mit einem gesetzlichen Vertreter, meist den Eltern, aufzuklären und die Zustimmung ist schriftlich festzuhalten. Ob eine genetische Testung bei Minderjährigen erfolgt oder nicht, hängt stark von der (vermuteten) Erkrankung ab; in Fällen, in denen eine diagnostische oder therapeutische Relevanz aus der Testung folgt, ist sie indiziert [116].

3.4.2.2 Inhalte der Aufklärung

Zu Beginn sollte zunächst auf das **Ziel der genetischen Untersuchung** eingegangen werden. Dabei ist entscheidend, dass dem Patienten auch die Grenzen in Bezug auf eine therapeutische Konsequenz mitgeteilt werden. Grundsätzlich gibt es drei Gruppen von Fragestellungen:

– Die **diagnostische genetische Untersuchung** bei einer bestehenden Symptomatik: Hierbei soll über mögliche **spezifische diagnostische oder therapeutische Konsequenzen der genetischen Untersuchung** aufgeklärt werden (z. B. die frühzeitigere Implantation eines implantierbaren Defibrillators bei Mutationen im *LMNA*-Gen). Laut Gendiagnostikgesetz sollte eine genetische Beratung nach Erhalt der Ergebnisse angeboten werden. Dieses Angebot sollte bereits Teil des Aufklärungsgespräches sein. Wichtig ist, dass die Beratung in diesem Kontext grundsätzlich durch jeden Arzt erfolgen kann (im Unterschied zur prädiktiven genetischen Untersuchung).

- Die **prädiktive genetische Untersuchung** bei gesunden Personen. Klassischerweise handelt es sich hierbei um die Testung naher Verwandter eines Patienten mit einer nachgewiesenen genetischen Veränderung; eine mögliche weitere Konstellation kann auch ein Partner eines betroffenen Individuums bei bestehendem Kinderwunsch sein (Risikoabschätzung für Nachkommen). Neben der Aufklärung über die **psychosozialen Folgen** sowohl bei positiven als auch negativen Befunden (Recht auf Nichtwissen) muss nach GenDG eine genetische Beratung vor und nach der Durchführung der genetischen Untersuchung angeboten werden. Diese Beratung darf nur durch eine qualifizierte ärztliche Person (über die Art und Weise der Qualifikation siehe Abschnitt „Beratungsgespräch") durchgeführt werden. Der Patient kann die genetische Beratung ablehnen, dies muss schriftlich im Rahmen der Aufklärungsdokumentation festgehalten werden.
- Neben den beiden genannten Untersuchungen ist im Rahmen des Gendiagnostikgesetzes die **vorgeburtliche genetische Untersuchung** geregelt, die im Kontext dieses Werkes eine untergeordnete Rolle spielt. Bei weiterführendem Interesse sei an dieser Stelle auf die Richtlinien der Gendiagnostikkommission sowie auf § 15 des Gendiagnostikgesetzes verwiesen.

Im folgenden Gesprächsteil sollte auf die Wahl der Untersuchungsmethode, d. h. **Art und Umfang der geplanten Untersuchung,** eingegangen werden. Hierbei ist u. a. zu erläutern, ob das gesamte Genom, bestimmte Abschnitte des Genoms (Gen-Gruppen im Sinne einer Panel-Diagnostik, Einzelgene, Genabschnitte z. B. bei gezielten Nachweisen von in einer Familie bekannten Genveränderungen) oder auch Genprodukte untersucht werden. Unbedingt muss eine Aufklärung über die Möglichkeit eines Zusatzbefundes erfolgen; dies gilt insbesondere bei genomweiten und Panel-Untersuchungen, bei denen viele Gene parallel untersucht werden.

Die Relevanz der durchzuführenden Untersuchungen sowie die damit verbundene medizinische Fragestellung sollten in verständlicher Sprache erläutert werden. Hierzu zählt auch die Darstellung der möglichen **Genotyp-Phänotyp-Korrelation;** besonders bei Kardiomyopathien ist eine solche Beziehung aufgrund des genetischen Befundes z. T. nicht immer eindeutig vorherzusagen. Die von der Richtlinie der Gendiagnostikkommission geforderte Vermittlung des „Spektrum[s] der Phänotypen" stellt daher eine wichtige, aber schwierige Aufgabe des aufklärenden Arztes dar. Wichtig ist in diesem Bezug auch der mögliche klinische Nutzen der durchzuführenden Diagnostik; eine **offene Kommunikation über mögliche falsch-positive oder falsch-negative Ergebnisse** sollte bereits im Rahmen der Aufklärung und nicht erst in der genetischen Beratung erfolgen, da diese sonst Fallstricke in späteren Gesprächen mit dem Patienten bieten können.

Anschließend ist eine **Aufklärung über die vorgesehene Aufbewahrung und Verwendung der Ergebnisse und des Restmaterials** notwendig. Das **Ergebnis der genetischen Untersuchung** ist nach § 12 des Gendiagnostikgesetzes **zehn**

Jahre aufbewahrungspflichtig und muss nach dieser Frist vernichtet werden, wenn der Patient nicht ausdrücklich seine Einwilligung in eine längere Speicherung der Befunde erteilt. Gerade im Fall genetischer Befunde mit Relevanz für Nachkommen ist eine längere Aufbewahrung in der Regel sinnvoll. Das Untersuchungsmaterial ist nach Abschluss der genetischen Untersuchung zu vernichten, wenn der Patient nicht ausdrücklich einer über die Dauer der Analyse hinausgehenden Aufbewahrung zustimmt. Auch eine Verwendung der anonymisierten Probe des Patienten für wissenschaftliche Zwecke bedarf seiner Einwilligung. Die Aufbewahrung und Verwendung des Restmaterials und die Speicherung der Befunde sind Gegenstand der schriftlichen Einwilligungserklärung.

Der letzte Punkt des Aufklärungsgespräches betrifft Informationen und Absprachen zur **Ergebnismitteilung**. Hierbei ist zu vermitteln, dass das Ergebnis der Untersuchung nur an den verantwortlichen Arzt geht, d. h. den Arzt, der die Untersuchung veranlasst hat, und durch diesen oder z. B. bei längerer Abwesenheit einen Vertreter dann dem Patienten mitgeteilt wird. **Andere ärztliche Kollegen**, die sich ebenfalls im Rahmen des Behandlungskontextes mit dem Patienten beschäftigen (z. B. Hausarzt, niedergelassener Kardiologe, heimatnahe Gesundheitszentren), **dürfen nur unter ausdrücklicher, schriftlicher Zustimmung des Patienten informiert werden**.

Art und Inhalt der Aufklärung
- Ziel: „Zweck, Art, Umfang und Aussagekraft" der genetischen Untersuchung vermitteln,
- Gespräch auf Informed consent (Augenhöhe),
- schriftliche Dokumentation des Gespräches, Aufklärung über möglichen Rücktritt von der Einwilligung, Vereinbarungen zur Aufbewahrung der Daten,
- Einräumen von ausreichender Bedenkzeit nach erfolgter Aufklärung,
- bei diagnostischer genetischer Untersuchung: Erläuterung der diagnostischen und therapeutischen Konsequenzen (z. B. ICD-Implantation bei *LMNA*- oder *SCN5a*-Mutation, Antiarrhythmika bei verschiedenen LQTS-Subtypen),
- bei prädiktiver genetischer Untersuchung: Aufzeigen möglicher Konsequenzen, Hinweis auf mögliche psychosoziale Folgen, Recht auf Nichtwissen,
- Erläuterung der z. T. nicht eindeutigen Genotyp-Phänotyp-Korrelation, offene Kommunikation über falsch-positive oder falsch-negative Ergebnisse,
- Erklärung des weiteren Ablaufes nach Durchführung der genetischen Analyse, Ablauf der Ergebnismitteilung (Befundübermittlung nur durch den verantwortlichen Arzt, keine Mitteilung der Ergebnisse an andere Personen ohne schriftliche Einwilligung des Patienten).

3.4.3 Probengewinnung und genetische Analyse

3.4.3.1 Probenentnahme und Präanalytik

Nach erfolgter Zustimmung des Patienten zur Durchführung einer genetischen Untersuchung beginnt die „praktische Phase" der genetischen Testung. Grundsätzlich sind die in diesem Abschnitt beschriebenen so genannten **„präanalytischen"**, also vor der eigentlichen genetischen Testung im Labor vorzunehmenden Schritte im Sinne der **Qualitätssicherung** eines validen Ergebnisses mindestens genauso entscheidend wie die spätere Analyse selbst. Daher sind die korrekte Durchführung und ein durchgehend sauberes Arbeiten von großer Bedeutung.

Zunächst muss die Art des biologischen Materials definiert werden, welches untersucht werden soll. Während bei pränatalen Untersuchungen als Material Chorionzotten, Fruchtwasser oder neuerdings Serum/Plasma in Frage kommen, ist das gängige biologische Korrelat der molekulargenetischen Untersuchung beim postnatalen Patienten **(Voll-)Blut**. Zumeist werden hierbei Probengefäße benutzt, die mit **EDTA** (Ethylendiamintetraessigsäure) benetzt sind, um eine **möglichst hohe präanalytische Qualität** zur späteren DNA-Isolation zu erreichen. Das **Probenvolumen sollte in der Regel 3–5 ml** betragen, auf keinen Fall sollen Heparin-beschichtete Röhrchen benutzt werden, da sie eine mögliche Hemmung auf die bei der Polymerase-Kettenreaktion (PCR) verwendeten Enzyme (Inhibition der Polymerase) ausüben. Die einzusendende oder im eigenen Labor zu analysierende Probe muss eindeutig dem Patienten zugeordnet werden können; ein Minimum sind dabei Name, Vorname sowie Geburtsdatum des Patienten. Eine Kühlung des Probenmaterials (bei 4–10 °C) vor Versand ist zumeist nicht nötig, aber möglich. Grundsätzlich bleibt DNA in EDTA-Medium über mehrere Tage stabil, eine Einsendung (bei Raumtemperatur) innerhalb von drei Tagen wird allerdings dennoch empfohlen. Die meisten kommerziellen Anbieter stellen zudem im Vorfeld Versandmaterial zum adäquaten Probenversand zur Verfügung. Im Einzelfall können molekulargenetische Analysen anhand anderer Materialien notwendig sein.

3.4.3.2 Einsendung der Probe

Nach erfolgter Aufklärung und ggf. genetischer Beratung und der Gewinnung des geeigneten Probenmaterials folgt die **Durchführung der genetischen Untersuchung in einem dafür geeigneten Labor**. Hierbei ist nach § 5 Gendiagnostikgesetz eine Zertifizierung durch die Deutsche Akkreditierungsstelle vorgeschrieben. Die Anforderungen für eine solche Akkreditierung beinhalten u. a. die Durchführung der Testung nach aktuellem wissenschaftlichem Standard, die Einrichtung einer internen Qualitätssicherung sowie die Einstellung qualifizierten Personals. Die genauen Maßgaben sind durch die Richtlinie der Gendiagnostikkommission für die Anforderungen an die Qualitätssicherung genetischer Analysen zu medizinischen Zwecken bestimmt (und unter anderem in DIN EN ISO 15189 festgehalten).

In Deutschland sind zum Zeitpunkt der Veröffentlichung dieses Buches **ca. 170 Stellen für die molekulargenetische Analyse** zu diagnostischen und prädiktiven Zwecken sowie zur Pränataldiagnostik und zu Vaterschaftsnachweisen zugelassen. Diese Labore können nach Standort und Zuordnung eingeteilt werden: Etwa die Hälfte der zugelassenen Stellen sind universitären, privaten oder kommunalen Krankenhäusern zugehörig. Daneben gibt es rein kommerzielle Anbieter sowie Arztpraxen, die neben ihrer regulären Patientenversorgung ebenfalls eine Einsendung von externen

Patientenproben zur genetischen Untersuchung anbieten. Interessant in diesem Zusammenhang ist, dass die **meisten Stellen auch eine genetische Beratung nach dem Gendiagnostikgesetz bereitstellen**. Hierdurch wird die Zuweisung von Patienten ermöglicht, die sich z. B. in einer Hausarztpraxis oder einem kleineren Krankenhaus vorstellen, in dem u. a. für die prädiktive genetische Untersuchung kein formal qualifizierter Arzt vorhanden ist (siehe Kapitel „Genetische Beratung").

Die meisten Anbieter bieten **Vorlagen zur Dokumentation des Einverständnisses** des Patienten nach dem Gendiagnostikgesetz und der Auswahl der zu untersuchenden Gene an. Daneben werden meist auch weitere Dokumente, insbesondere zur Probengewinnung und Patienteninformation, zur Verfügung gestellt.

Auf dem **Untersuchungsauftrag** müssen die Art des Untersuchungsmaterials, das Datum der Entnahme der Probe, der Einsender (nach Gendiagnostikgesetz der „verantwortliche Arzt"), Name und Geburtsdatum des Patienten, der zielgerichtete Auftrag der genetischen Analyse (welches Gen oder welches Set an Genen soll analysiert werden?) sowie die Indikation verzeichnet werden. Die **Bestätigung des Vorliegens der Einverständniserklärung** muss mitgeliefert werden, bei gesetzlich versicherten Patienten zudem ein (Labor)überweisungsschein (siehe Abb. 3.4.18).

3.4.4 Abrechnung und Vergütung

Wie alle Leistungen innerhalb des Gesundheitswesens verursacht die Durchführung einer genetischen Untersuchung – von der Aufklärung über die genetische Beratung, die Sequenzierung selbst sowie die anschließende Befundmitteilung – personelle und materialbezogene Kosten. Dieser Abschnitt soll einen Einblick in die Kostenstruktur und die Kostenträger geben; aufgrund einiger in ständiger Aktualisierung befindlicher relevanter Dokumente (u. a. der Gebührenordnung für Ärzte und des Einheitlichen Bewertungsmaßstabs) unterliegen auch die in diesem Abschnitt angegebenen Inhalte einer möglichen Änderung und sind daher unter entsprechendem Vorbehalt zu sehen. Aufgrund der sich ständig ändernden Abrechnungslage ist derzeit eine genaue Nennung der Gesamtkosten im Gesundheitssystem nicht möglich.

Grundsätzlich wird eine indizierte genetische Analyse von den gesetzlichen Krankenkassen übernommen, sofern sie in einem entsprechend dafür geeigneten ambulanten Zentrum durchgeführt wird, dazu zählen nach § 116b SGB V auch Hochschulambulanzen. Eine Abrechnung im stationären Rahmen ist derzeit nicht vorgesehen. Die Grundlage der Vergütung bildet der einheitliche Bewertungsmaßstab (EBM): Hier war bis zum 1. Juli 2016 nur die Analyse mittels Sanger-Sequenzierung abgedeckt; moderne Panel-Analysen mit der Möglichkeit der parallelen Untersuchung multipler Gene (siehe auch Kapitel 3.2) konnten nicht abgerechnet werden. Seit der Reform des EBM hat sich dies nun geändert, grundsätzlich erfolgt die Vergütung nun nicht mehr nach der Zahl der Gene, sondern nach der untersuchten Zahl der Basenpaare (EBM Ziffer 11522, „Mutationssuche zum Nachweis oder Ausschluss einer

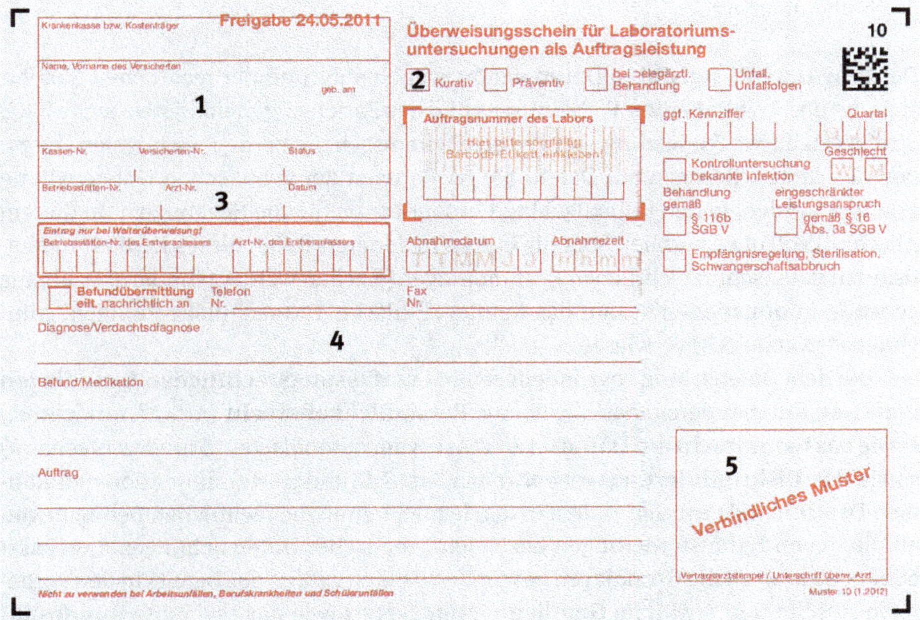
Krankenkasse bzw. Kostenträger
Freigabe 24.05.2011
Überweisungsschein für Laboratoriumsuntersuchungen als Auftragsleistung
10
Name, Vorname des Versicherten
geb. am
1
2 Kurativ · Präventiv · bei belegärztl. Behandlung · Unfall, Unfallfolgen
Auftragsnummer des Labors
Hier bitte sorgfältig Barcode-Etikett einkleben
ggf. Kennziffer · Quartal
Kassen-Nr. · Versicherten-Nr. · Status
Geschlecht
Kontrolluntersuchung bekannte Infektion
W · M
Betriebsstätten-Nr. · Arzt-Nr. · Datum
3
Behandlung gemäß · eingeschränkter Leistungsanspruch
§ 116b SGB V · gemäß § 16 Abs. 3a SGB V
Eintrag nur bei Weiterüberweisung!
Betriebsstätten-Nr. des Erstveranlassers · Arzt-Nr. des Erstveranlassers
Abnahmedatum · Abnahmezeit
Empfängnisregelung, Sterilisation, Schwangerschaftsabbruch
Befundübermittlung eilt, nachrichtlich an · Telefon Nr. · Fax Nr.
Diagnose/Verdachtsdiagnose
4
Befund/Medikation
Auftrag
5
Verbindliches Muster
Vertragsarztstempel / Unterschrift des Arztes
Nicht zu verwenden bei Arbeitsunfällen, Berufskrankheiten und Schülerunfällen
Muster 10 (1.2012)

Abb. 3.4.18: Laborüberweisungsschein Muster 10: Dargestellt ist der für gesetzlich versicherte Patienten notwendige Überweisungsschein zur Durchführung einer genetischen Analyse. Zu beachten ist unter anderem die vollständige Angabe folgender Daten: bei 1. Angaben zum Patienten, bei 2: Kreuz bei „kurativ“, bei 3: Diagnose des Patienten, inklusive ICD-Kodierung, bei 4: Auftrag: „Molekulargenetische Diagnostik“ und Angabe der zu untersuchenden Gene (und ggf. Angabe der zu verwendenden Methode), bei 5: Arztstempel und Unterschrift des Arztes.

krankheitsrelevanten oder krankheitsauslösenden genomischen Mutation mittels Sequenzierung menschlicher DNA“). Hierbei wird für die Bestimmung von je 250 kodierenden Basen derzeit ein Entgelt von 56,56 € berechnet. Es ist zu beachten, dass durch mögliche Deckelungen der Gesamtkosten pro genetischer Untersuchung in den laufenden Jahren die effektiven Kosten der genetischen Analysen weiter sinken werden. Grundsätzlich sind, auch wenn dies aktuell noch schwer zu quantifizieren ist, die Gesamtkosten pro indizierte genetische Untersuchung, insbesondere im Rahmen der Kardiomyopathien, bereits durch die Änderung der EBM deutlich gesunken. Vor allem für kleinere genetische Labore kann das in Zukunft auch ökonomische Probleme bereiten.

Grundlage der Abrechnung bei Privatpatienten stellt daneben die Gebührenordnung der Ärzte (GoÄ) dar; hierbei muss die Abrechnung einer genetischen Analyse individuell je nach Kasse und Patient entschieden werden. In diesem Sinne ist auch eine Diagnostik mittels *next generation sequencing* nur nach individueller vorheriger Kostenübernahme möglich.

3.4.5 Datenschutz

Der **Umgang mit sensiblen Daten** gehört – auch aufgrund der rechtlichen Sonderstellung des Arzt-Patienten-Verhältnisses und des Patientengeheimnisses (siehe § 203
Strafgesetzbuch: „Verletzung von Privatgeheimnissen") – zu den wichtigsten Aufga-
ben des Arztes. Bezogen auf Daten, die im Rahmen der genetischen Untersuchung
erhoben werden, gelten in Deutschland besondere rechtliche Regelungen. In diesem
Abschnitt soll ein Überblick über die bereits in anderen Teilen dieses Kapitels thema-
tisierten datenschutzrechtlichen Bestimmungen gegeben werden; für darüber hinaus
gehende Informationen sei auf das Kapitel „Ethische und rechtliche Rahmenbedingungen" (Kapitel 3.3) verwiesen.

Die dem Datenschutz zugrundeliegenden **verfassungsrechtlichen Grundlagen**
umfassen unter anderem das allgemeine **Persönlichkeitsrecht** (Art. 2 Grundgesetz)
sowie das **Grundrecht auf Datenschutz** (Art. 8 der europäischen Grundrechtecharta)
sowie das **Diskriminierungsverbot** (nach Art. 3 Grundgesetz). Im nationalen Rahmen Deutschlands wurden zudem in den letzten Jahren die rechtlichen Bedingungen
an die neuen Herausforderungen bezüglich genetischer Untersuchungen angepasst
oder neue gesetzliche Grundlagen geschaffen. Hierzu zählen das bereits in den vorherigen Abschnitten erwähnte **Gendiagnostikgesetz** sowie das revidierte **Bundesdatenschutzgesetz** (und in Teilen auch die Datenschutzgesetze der Bundesländer).

Genetische Daten unterscheiden sich in bestimmten Punkten von anderen
(ebenfalls schützenswerten) Daten: Sie können ein **eindeutiger biologischer Iden-
tifikator** sein; die erhobenen Daten bezüglich bestimmter einzelner Merkmale oder
die Zugehörigkeit zu einer ethnischen Gruppe kann zu **Diskriminierung** missbraucht
werden. Dazu zählt unter anderem die Nutzung von genetischen Daten zur **Risiko-
bewertung innerhalb von Versicherungen** oder die **Einschätzung der Arbeitsfä-
higkeit des Arbeitnehmers**. Für die Lebensversicherung, die Berufsunfähigkeitsver-
sicherung, die Erwerbsunfähigkeitsversicherung und die Pflegerentenversicherung
gilt Satz 1 Nr. 2 nicht, wenn eine Leistung von mehr als 300.000 Euro oder mehr als
30.000 Euro Jahresrente vereinbart wird. (2) Vorerkrankungen und Erkrankungen
sind anzuzeigen; insoweit sind die §§ 19 bis 22 und 47 des Versicherungsvertragsge-
setzes anzuwenden. Diese (unvollständige) Liste an wichtigen Merkmalen zeigt die
besondere Schutzwürdigkeit, die im Umgang mit genetischen Daten erforderlich ist.

Im europäischen Rechtsrahmen („Verordnung zum Schutz natürlicher Personen
bei der Verarbeitung personenbezogener Daten, zum freien Datenverkehr") werden
genetische Daten „als personenbezogene Daten über die ererbten oder erworbenen
genetischen Eigenschaften einer natürlichen Person definiert [...], die aus der Analyse
einer biologischen Probe der betreffenden natürlichen Person, insbesondere durch
eine Chromosomen, Desoxyribonukleinsäure (DNS)- oder Ribonukleinsäure (RNS)-
Analyse oder der Analyse eines anderen Elements, durch die gleichwertige Informationen erlangt werden können, gewonnen werden."

Im diagnostischen Kontext haben nach Gendiagnostikgesetz nur solche Stellen Zugang zu den Daten, die vom Patienten explizit befugt wurden. Eine Weitergabe der Untersuchungsergebnisse darf somit nicht ohne Zustimmung an einen Kollegen oder eine andere beliebige Person erfolgen, **Aufzeichnungen über die genetische Untersuchung** müssen in der Hand des verantwortlichen Arztes bleiben, Delegationen von Untersuchungen dürfen ebenfalls nur mit Zustimmung des Patienten erfolgen und der Patient kann jederzeit von der Entscheidung zur Durchführung der genetischen Untersuchung zurücktreten, wobei der verantwortliche Arzt die **Verantwortung über die Vernichtung** der bereits **erhobenen Daten** innehat.

3.4.6 Genetische Beratung und Ergebnismitteilung

Die genetische Beratung stellt nach der Aufklärung den wichtigsten Teil der direkten Patienteninteraktion im Rahmen einer genetischen Untersuchung dar. Ob eine genetische Beratung vor der Einleitung der genetischen Untersuchung stattfinden soll, hängt von der konkreten Fragestellung ab (siehe unten). Die **genetische Beratung vor einer genetischen Analyse** dient der (differenzialdiagnostischen) Indikationsstellung sowie der **Hilfestellung bei der Entscheidungsfindung** für oder gegen eine genetische Untersuchung. Sie ist abzugrenzen von der Aufklärung, die für die Durchführung jeder genetischen Untersuchung erforderlich ist. Die **Beratung nach einer erfolgten genetischen Untersuchung** wiederum dient unter anderem **der Einordnung der erlangten Ergebnisse** in den medizinischen Kontext und soll dem Patienten dabei helfen, ggf. daraus resultierende Entscheidungsalternativen im Sinne einer selbstbestimmten Abwägung zu verstehen. An dieser Stelle sei vermerkt, dass die Inanspruchnahme einer genetischen Beratung, unabhängig von der rechtlichen Notwendigkeit, diese anzubieten oder nicht, freiwillig ist; ein Patient kann die genetische Beratung ablehnen und dennoch eine genetische Untersuchung erhalten.

3.4.6.1 Rahmenbedingungen der genetischen Beratung
Der Rahmen einer genetischen Beratung hängt stark von der Modalität der genetischen Beratung ab:
– Bei **prädiktiven genetischen Untersuchungen** ist nach § 10 Abs. 2 des Gendiagnostikgesetzes eine **genetische Beratung** nach Aufklärung, aber vor Einleitung sowie nach Abschluss einer genetischen Untersuchung zwingend **vorgeschrieben**. Zudem muss, wie bereits im Abschnitt „Aufklärung" erwähnt, diese von einem formal qualifizierten Arzt erfolgen (siehe Abschnitt „genetische Beratung").
– Im Falle einer **diagnostischen genetischen Untersuchung soll eine genetische Beratung** nach erfolgter Aufklärung **angeboten werden**, es besteht aber hierzu **keine rechtliche Verpflichtung**. Nach Durchführung einer genetischen diagno-

stischen Untersuchung muss allerdings bei Vorliegen einer nicht behandelbaren Krankheit (z. B. Trisomie 21) eine genetische Beratung angeboten werden.

Grundsätzlich findet eine genetische Beratung in einem **persönlichen Gespräch** statt. Sie ist ergebnisoffen und strebt Non-Direktivität an [132]. Selbstverständlich sollte Gelegenheit für Fragen zur Verfügung gestellt werden. Die Teilnahme einer weiteren Person (z. B. eines nahen Angehörigen, Lebenspartners) am Gespräch sollte, sofern der Patient dies wünscht, ermöglicht werden. Wie bereits im Abschnitt „Aufklärung" beschrieben, **sollte die genetische Beratung zudem schriftlich dokumentiert werden.** In diesem Sinne ist auch eine angemessene Bedenkzeit einzuräumen, bevor nach einer genetischen Beratung im prädiktiven Rahmen eine genetische Untersuchung – auch nach erfolgter vorheriger Bedenkzeit nach Aufklärung – stattfinden darf.

3.4.6.2 Der beratende Arzt – fachgebundene genetische Beratung

Das Gendiagnostikgesetz unterscheidet die behandelnden Ärzte im genetischen Beratungskontext nach formalen Qualifikationen: Während **diagnostische genetische Beratungen grundsätzlich von jedem Arzt** durchgeführt werden dürfen (Arztvorbehalt), so unterliegt die **prädiktive genetische Beratung** – sowohl vor als auch nach einer genetischen Untersuchung – einer besonderen Regelung: Zugelassen für diese Beratung sind nach Gendiagnostikgesetz und entsprechender Richtlinie der Gendiagnostikkommission **nur solche Ärzte, die entweder den Titel „Facharzt für Humangenetik", die Zusatzbezeichnung „Medizinische Genetik" oder die „Qualifikation zur fachgebundenen genetischen Beratung"** erworben haben. Letzteres ist eine Neuschöpfung seit Gültigkeit des Gendiagnostikgesetzes und soll Fachärzten in den entsprechenden Tätigkeitsfeldern die Möglichkeit geben, genetische Beratung für die Krankheitsbilder des entsprechenden Fachgebietes selbst durchzuführen. Dies stärkt nicht nur das Arzt-Patienten-Verhältnis (Patienten können bei „ihrem" Arzt für den gesamten Verlauf von Aufklärung bis Ergebnismitteilung bleiben), sondern ist auch gesundheitsökonomisch wichtig, um z. B. Beratungskapazitäten bei Fachärzten für Humangenetik für interdisziplinäre Fragestellungen und Abklärungen übergeordneter, syndromaler Krankheitsbilder offen zu halten. Weiterhin gilt allerdings, dass bei der Überschreitung des eigenen Fachgebietes laut Richtlinie zur genetischen Beratung der GEKO ein Facharzt für Humangenetik hinzuzuziehen ist.

An dieser Stelle sei nur kurz auf die Inhalte hingewiesen, die Ärzte zum Erwerb der Qualifikation zur fachgebundenen genetischen Beratung aufweisen müssen: Genetische Daten, die für das entsprechende Fachgebiet relevant sind, sollen eingeordnet und interpretiert werden können (Risikokonzept), die Relevanz dieser Befunde für das Leben der Patienten soll vermittelt werden können. Dazu wird die Qualifikation in einen Basisteil (genetische Grundlagen, methodische Aspekte, Risi-

koermittlung), einen psychosozialen und ethischen Teil sowie einen fachspezifischen Teil geglie-
dert. Insgesamt beinhaltet der theoretische Teil ca. 72 Fortbildungseinheiten, der anschließende
praktisch-kommunikative Part zehn Übungen, in denen Situationen genetischer Beratung trainiert
werden sollen.

3.4.6.3 Inhaltliche Aspekte der genetischen Beratung

Grundsätzliches Ziel der genetischen Beratung ist, wie oben bereits beschrieben, Hilfe
bei der Entscheidungsfindung im Rahmen der Möglichkeiten der genetischen Untersuchungen zu bieten. Dazu gehört auch das Recht auf Nichtwissen; das Gespräch
muss „nicht direktiv und ergebnisoffen" erfolgen.

Einen besonderen Schwerpunkt innerhalb des Beratungsgespräches nimmt die
Indikation der genetischen Untersuchung im individuellen Kontext ein. Hierbei
spielt die Einbindung in die bisherigen erhobenen nicht genetischen diagnostischen
Befunde eine erhebliche Rolle. Unbedingt sollte in diesem Rahmen eine ausführliche und **vollständige Anamnese** durchgeführt werden; eine **Familienanamnese
über mindestens drei Generationen** ist hierbei unabdingbar. Beratungsgespräche
nach Erhalt genetischer Untersuchungsergebnisse (z. B. Mutationsnachweise) sollten
besonders die Interpretation dieser und die Einordnung in Hinblick auf mögliche
Konsequenzen beinhalten. Hierzu gehört auch die Beratung über die möglicherweise
sinnvolle Einbestellung naher Angehöriger, falls das Risiko einer Vererbung der
pathologischen genetischen Merkmale besteht. Ebenfalls kann in diesem Hinblick
ein Beratungsangebot an den Lebenspartner des Patienten sinnvoll sein, wenn ein
geäußerter Kinderwunsch vorliegt.

Wichtig vor allem im Kontext der Kardiomyopathien ist die Tatsache, dass genetische Ursachen auch eine untergeordnete Rolle spielen können. Aus diesem Grund
ist die Beratung ebenso in Hinblick auf die multifaktorielle Genese, z. B. bei Patienten mit dilatativer Kardiomyopathie, zu führen. Dies gilt auch für den Aspekt der im
Rahmen von Hochdurchsatzverfahren vorkommenden Analysen von mehr als einem
Risikogen: Über die Bedeutung und Grenzen der Befunde muss nicht nur bereits in der
Aufklärung, sondern gerade auch in der genetischen Beratung und Ergebnismitteilung berichtet werden. In Hinblick auf eine mögliche prädiktive genetische Beratung
sollte zudem über bekannte typische Manifestationsalter bei bestimmten Erkrankungen sowie deren phänotypische Ausprägungen informiert werden.

Entscheidend für die Abschätzung des Patienten, ob eine genetische Untersuchung zweckbringend ist oder nicht, ist auch eine Minimalkenntnis von statistischen
Begriffen wie Sensitivität und Spezifität sowie die Bedeutung von falsch-positiven und
falsch-negativen Ergebnissen. Hierbei sollten diese Punkte in einer **verständlichen
Sprache, aber mit fachlichen Informationen** unterfüttert vermittelt werden.

Benjamin Meder, Andreas Keller, Sabine Klaassen
3.5 Interpretation genetischer Varianten

Jeder Mensch trägt ca. fünf Millionen vom Referenzgenom abweichende genetische Allele in seinem Genom. Dies impliziert bereits, dass die große Mehrzahl dieser Varianten keine pathologische Bedeutung haben kann. Es macht auch deutlich, dass der alleinige Nachweis einer genetischen Variante – selbst in einem bekannten Krankheitsgen – nicht automatisch ein diagnostisches Kriterium erfüllt. Kompliziert wird das Bild weiterhin dadurch, dass krankheitsassoziierte Varianten teilweise auch bei Gesunden gefunden werden, also eine inkomplette Penetranz bestehen kann.

Die molekulargenetische Untersuchung von Kardiomyopathie-Patienten erfolgt heutzutage aufgrund der großen genetischen Heterogenität zunehmend durch *next generation sequencing* [133–135], was zu einer Fülle zu interpretierender Varianten führt (siehe auch Kapitel 4.4 – Fallbeispiel) [136]. Dieses Kapitel beschäftigt sich mit der folgenden generellen Problemstellung: **Welche genetischen Varianten eines Patienten sind tatsächlich pathogen?** Zur Beantwortung dieser komplexen Frage kommen Datenbanken und computergestützte Verfahren zum Einsatz, die durch Familienanalysen und funktionelle molekulare Ansätze untermauert werden können. Es sei bereits vorweggenommen, dass viele Varianten bei stringenter Klassifikation nicht sofort und ohne weiteres mit ausreichend hoher Evidenz als pathogen oder benigne eingeordnet werden können. Daher spielen in Zukunft auch so genannte *Recall*-Mechanismen (Kap. 3.5.2) eine zunehmend wichtige Rolle, durch die Varianten wiederkehrend mit dem aktuellsten Stand der Wissenschaft abgeglichen und Patienten entsprechend über geänderte Interpretationen informiert werden.

Als **Mutation** (lat. mutare „ändern, verwandeln") wird in der Biologie eine dauerhafte Veränderung des Erbgutes bezeichnet. Landläufig ist mit Mutation oft eine krankheitsrelevante, seltene Genvariante gemeint. Ein **Polymorphismus** bezeichnet hingegen eine häufige Sequenzvariation innerhalb einer Population. Dabei müssen die unterschiedlichen Allele je nach Definition mindestens zu 1 % vorkommen, da es ansonsten als Mutation definiert würde. Eine Mutation bei Asiaten könnte ein Polymorphismus bei Zentraleuropäern sein und umgekehrt. Aufgrund dieser unsauberen Abgrenzung wird empfohlen, die Begriffe Polymorphismus und Mutation generell durch den Begriff **Variante** zu ersetzen. Varianten können dann nach einem Stufensystem in

1. pathogen,
2. wahrscheinlich pathogen,
3. unbekannte Signifikanz (VUS),
4. wahrscheinlich benigne,
5. benigne

eingeteilt werden. **Statt von einer Krankheitsmutation** sollte also von einer **pathogenen Variante**, statt von einem **Polymorphismus** kann von einer **häufigen Vari-**

ante gesprochen werden. Es wird in Zukunft von entscheidender Bedeutung sein, dass die Art und Weise der Nomenklatur und Definition genetischer Varianten harmonisiert stattfindet und dadurch Forschungsergebnisse vergleichbar und interdisziplinäre Konzepte ohne Missverständnisse möglich werden. Diese verschiedenen Gesichtspunkte zur Definition und Interpretation genetischer Varianten sind 2015 in dem Leitliniendokument *Standards und Leitlinien zur Interpretation von Genvarianten des American College of Medical Genetics and Genomics und der Association for Molecular Pathology* erschienen [137]. Diese Initiative, Varianten sehr stringent zu klassifizieren (Tab. 3.5.1), geht über die Standards vieler Diagnostiklabors hinaus. Die konsequente Anwendung dieser Empfehlungen wird in der Eingruppierung zahlreicher Varianten als „Varianten mit unklarer Signifikanz" resultieren, dafür aber die Trennschärfe zur wirklich pathogenen Variante erhöhen. Dies vergrößert im besonderen Maße die Aussagekraft prädiktiver genetischer Testungen.

3.5.1 Welche Varianten sind pathogen? Die Suche nach der Nadel im genetischen Heuhaufen!

Einer molekulargenetischen Untersuchung kommt je nach Erkrankung neben der diagnostischen mitunter eine therapeutische, präventive und damit auch prognostische Bedeutung zu. Daher ist die korrekte Klassifizierung einer Variante unerlässlich, um das klinische Management zu unterstützen. Falsch-positive wie auch falsch-negative Befunde können gleichermaßen schaden.

Eine Variante kann über unterschiedliche Mechanismen zu einer Erkrankung führen, eine gebräuchliche Einteilung erfolgt nach dem Nobelpreisträger Herrman J. Muller [136]. Die bei Kardiomyopathien auftretenden Mechanismen sind *loss-of-function* (*amorph* = *genetic null* durch Verlust der Transkription oder Translation sowie *hypomorph* = *partial loss of function*) und *gain-of-function* (*hypermorph* = Steigerung der Transkription, Translation oder Proteinfunktion; *antimorph* = dominant-negativer Effekt mit Störung der normalen Proteinkopie; *neomorph* = Protein mit geänderter Funktion). Bezogen auf ein jeweiliges Krankheitsgen kann einer dieser Effekte überwiegen, es sind aber prinzipiell alle Mechanismen innerhalb einer Kardiomyopathie-Form oder eines Gens möglich.

Loss-of-function
- **Amorph:** keine Funktion
- **Hypomorph:** weniger Funktion

Gain-of-function
- **Hypermorph:** erhöhte Funktion
- **Antimorph:** störende Funktion
- **Neomorph:** geänderte Funktion

Varianten, die zu einer etwa 50 %igen Reduktion der Dosis eines Proteins führen, können im Sinne einer **Haploinsuffizienz** die Erkrankung hervorrufen. Dies kann z. B. durch eine Instabilität und einen Abbau der mutierten mRNA hervorgerufen werden (*nonsense mediated RNA decay*) oder aufgrund einer Promotor-Variante oder großen Gen-Deletion auftreten (beobachtet wird dann in einer Sequenzierung ein *loss of heterozygosity*). Die halbe Gendosis ist damit nicht ausreichend für die normale Zellfunktion, es tritt ein dominanter Erbgang auf. Führt eine Variante zum Verlust der Proteininteraktion oder einer katalytischen Domäne, kann der Funktionsverlust (*loss-of-function*) einen ähnlichen Effekt zeigen. Bestimmte Varianten haben einen **dominant negativen Effekt** auf die Proteinfunktion, was bedeutet, dass die Varianten zu einem veränderten Protein führen, das mit dem normalen/Wildtyp-Protein interferiert, welches von dem nicht mutierten Allel des Gens hergestellt wird. Dies ist häufig bei den autosomal-dominanten Kardiomyopathien zu beobachten.

Im Folgenden wird vereinfacht aufgezeigt, welche Schritte für eine Klassifikation notwendig sind.

3.5.1.1 Datenbanken mit „normaler" genetischer Variabilität

Durch Hochdurchsatz-Verfahren in der genetischen Diagnostik werden für einzelne Patienten oft mehrere hundert Varianten detektiert. Ein großer Teil der genetischen Varianten ist **synonym** und daher meist als benigne zu klassifizieren (cave: zwei direkt aufeinanderfolgende synonyme Varianten können zu einem Stopp-Codon führen; es können Splice-Stellen verändert werden). Diese Varianten haben daher meist keinen Krankheitswert und sollten nicht berichtet werden.

Schwieriger ist es bei **nicht synonymen** Varianten: Diese können benigne sein, einen geringen subklinischen Effekt nach sich ziehen oder alleinig eine Kardiomyopathie auslösen [138]. Daher lohnt es sich im **ersten Schritt**, Varianten herauszufiltern, die eine relativ hohe Allel-Frequenz in Kontrollpopulationen aufweisen. Früher wurde hierzu ein Grenzwert für die Allel-Frequenz von > 1 % verwendet, da die zur Verfügung stehenden Kontrollen von meist wenigen Hundert eine feinere Auflösung gar nicht zuließen. Inzwischen existieren Datenbanken, welche Allel-Frequenzen von Varianten aus großen so genannten „Kontroll"-Populationen gespeichert haben (Tab. 3.5.1). Hervorgehoben werden soll an dieser Stelle die Datenbank *Exome Aggregation Consortium (ExAC)*. Sie stellt ein Referenzdataset genetischer Variation von 60,706 Individuen unterschiedlicher Herkunft dar [139, 140]. Durch diese Ressource kann ein Grenzwert definiert werden, der die Prävalenz der Erkrankung sowie der Häufigkeitsverteilung der bekannten Krankheitsgene/-varianten mitberücksichtigt [141]. Für die meisten Kardiomyopathien sollte also eine Variante mit einer Allel-Frequenz von > 0,01–0,1 % nicht kausal im Sinne einer monogenen Erkrankung sein. Dies schließt eine Bedeutung im Sinne einer polygenen Vererbung jedoch keinesfalls aus, der Stellenwert für die Prädiktion im Rahmen einer Gendiagnostik einer Kardiomyopathie ist jedoch heute noch zu gering. Ebenfalls muss beachtet werden, dass

Populationsstratifizierungen beim Vergleich von Patienten mit Kontrolldatenbanken vorliegen können.

Durch die initiale „Filterung" kann die Anzahl der potenziell in Frage kommenden pathogenen Varianten im Sinne einer monogenen Erkrankung dramatisch reduziert werden (siehe **Fallbeispiel**, Kapitel 4.4).

3.5.1.2 Datenbanken mit krankheitsassoziierten Varianten

In einem **zweiten Schritt** ist es sinnvoll, nach dem Vorliegen einer bereits beschriebenen pathogenen Variante zu suchen. Dazu empfiehlt sich die Annotation gegen entsprechende in der Tab. 3.5.1 aufgeführte Datenbanken.

Tab. 3.5.1: Datenbanken für die Interpretation von Genvarianten, nach ACMG.

Name	Website
Populationsdatenbanken	
Exome Aggregation Consortium (ExAC)	http://exac.broadinstitute.org
Exome Variant Server (EVS)	http://evs.gs.washington.edu/EVS
1000 Genomes Project	http://browser.1000genomes.org
dbSNP	www.ncbi.nlm.nih.gov/snp
dbVar	www.ncbi.nlm.nih.gov/dbvar
Datenbanken mit krankheitsassoziierten Varianten	
ClinVar	www.ncbi.nlm.nih.gov/clinvar
OMIM	www.omim.org
Human Gene Mutation Database	www.hgmd.org
Clinical Genome Resource (ClinGen)	https://www.clinicalgenome.org/about
Atlas of Cardiac Genetic Variation	https://cardiodb.org/ACGV/index.php
ARVD/C Genetic Variants Database	http://arvcdatabase.info
Human Genome Variation Society	www.hgvs.org
DECIPHER	http://decipher.sanger.ac.uk
Genomsequenzdatenbanken	
NCBI Genome	www.ncbi.nlm.nih.gov/genome
RefSeqGene	www.ncbi.nlm.nih.gov/refseq/rsg
Ensembl	www.ensembl.org/index.html
UCSC Genome Browser	https://genome.ucsc.edu

Für monogene Erkrankungen werden seit einigen Jahrzehnten Daten katalogisiert, die zum Beispiel im Katalog „Online Mendelian Inheritance in Man" (OMIM – www.omim.org) [142] zu finden sind. Eine der am häufigsten verwendeten Datenbanken für pathogene Varianten ist die „Human Gene Mutation Database" (HGMD – www.hgmd.cf.ac.uk/) [143]. Die HGMD beinhaltet momentan Information über 150.000 genetische Variationen wie zum Beispiel *Missense*- oder *Nonsense*-SNVs, INDELS oder auch komplexe genetische Abweichungen wie zum Beispiel strukturelle Varianten. Jedes Jahr werden über 15.000 neue Einträge zur HGMD hinzugefügt.

Weitere Datenbanken, die Informationen über die Assoziation von genetischen Variationen zu Erkrankungen oder die Pathogenität selbst enthalten, sind die „Clinical Genomic Database" (CGD – http://research.nhgri.nih.gov/CGD/) [144], die am National Institute of Health der USA gehostet wird, die „Single Nucleotide Polymorphism Database" (dbSNP – www.ncbi.nlm.nih.gov/snp) [145], die vom „National Center for Biotechnology Information" (NCBI) gehostet wird, oder die ebenfalls vom NCBI gehostete Datenbank ClinVar (https://www.ncbi.nlm.nih.gov/clinvar/) enthalten [146].

Für SNPs mit einer Assoziation zu Erkrankungen sind die Informationen im Katalog Genome-Wide Association Studies (GWAS) hinterlegt (https://www.ebi.ac.uk/gwas/) [147]. Auch Swiss-Prot bzw. SwissVar (http://swissvar.expasy.org/) stellt eine große Sammlung an genetischen Varianten in Proteinen und die Assoziation zu Erkrankungen zur Verfügung [148]. Neben generellen Datenbanken gibt es auch solche, die spezifisch für bestimmte Krankheitsfelder sind. So existieren zentrumsgebundene Datenbanken zu verschiedenen Kardiomyopathien, z. B. zur ARVC (www.arvcdatabase.info).

Die Vielzahl von Datenbanken hat dazu geführt, dass Portale entwickelt wurden, die versuchen, die Informationen verschiedener Datenbanken sowie Hintergrundinformationen aus der Literatur zu aggregieren. Ein Beispiel für ein solches Portal ist DisGeNET (www.disgenet.org) [149]. Da nicht alle Dienstleister bereit sind, ihre Daten anonymisiert in Datenbanken einzuspeisen, gibt es inzwischen auch für Patienten die Möglichkeit, ihre genetischen Befunde einzugeben und damit anonymisiert zu teilen (z. B. www.GenomeConnect.org).

Obwohl entsprechende Datenbanken wichtig sind und weiter gepflegt und vervollständigt werden müssen, sollten auch die Nachteile berücksichtigt werden. Zum einen sind die Datenbanken bei weitem nicht vollständig. Außerdem sind viele pathogene Varianten extrem selten oder oft sogar spezifisch (privat) für einzelne Familien. Für den Großteil solcher Varianten gibt es naturgemäß keine Einträge in Datenbanken. Neben fehlenden Einträgen bergen vor allem falsch-positive (eine nicht pathogene Variante, die in der Datenbank als pathogen hinterlegt ist) oder falsch-negative (eine pathogene Variante, die in der Datenbank als nicht pathogen hinterlegt ist) Vermerke ein Risiko für Fehlinterpretationen.

> Bei der Erstellung eines humangenetischen Befundes sollte sich nicht alleinig auf die Informationen aus Datenbanken verlassen, sondern die angegebene Primärliteratur herangezogen werden. Dies ist auch hilfreich, um die publizierten klinischen Verläufe in die Beratung miteinzubeziehen und die Qualität der zugrundeliegenden Studie zu beurteilen.

Trotz immer umfassenderer Datenbanken kann nicht jede Variante sicher klassifiziert werden. In den folgenden Abschnitten beschreiben wir daher Softwarealgorithmen zur Vorhersage der Pathogenität einzelner Varianten (s. Kap. 3.5.1.3), Programme, die kumulative Effekte mehrerer Varianten innerhalb einzelner Gene oder Proteine berücksichtigen (s. Kap. 3.5.1.4), und komplexe Multi-Skalen oder Multi-omics-Ansätze (s. Kap. 3.5.1.5).

3.5.1.3 Computergestützte Vorhersage der Relevanz einzelner Varianten

In den vergangenen Jahren wurden viele Programme implementiert, die mit Hilfe statistischer Lernverfahren wie *Support Vector Machines, Decision Trees, Random Forests* oder neuronaler Netzwerke vorhersagen sollen, ob bestimmte Varianten pathogen sind. Dabei können die Programme natürlich nicht prognostizieren, ob eine Variante eine bestimmte Erkrankung verursachen kann, sondern lediglich, ob eine Variante mit hoher Wahrscheinlichkeit die Proteinfunktion ändern wird. Entsprechende Tools basieren daher hauptsächlich auf physikochemischen Eigenschaften von Aminosäuren (AS) und deren Konservierung in der Evolution (wichtige AS sind meist streng konserviert) [150]. Entsprechende Methoden haben gezeigt, dass sie effizient verwendet werden können, um Varianten zu priorisieren [151], jedoch weisen sie auch Limitationen in Hinsicht sowohl auf biologische als auch stochastische Faktoren auf. Einige pathogene Varianten liegen nicht in evolutionär konservierten Regionen, gerade wenn entsprechende Gene eine schnelle evolutionäre Entwicklung erlebt haben oder wenn es in anderen Teilen der Gene kompensatorische Änderungen gab [152]. Umgekehrt kann es sein, dass gerade Stellen mit geringem Selektionsdruck evolutionär konserviert sind, was gegen die oben genannte Hypothese spricht. Als dritte generelle Klasse von Eigenschaften, die zur Vorhersage der Pathogenität herangezogen werden, zählen solche, die die dreidimensionale Struktur des Proteins betreffen. Dazu gehört unter anderem die *solvent accessibility*, also die Oberfläche des Proteins, die einem Lösungsmittel zugänglich ist. Trainingsdaten aus den im vorherigen Abschnitt genannten Datenbanken werden verwendet, um die Algorithmen zu trainieren.

Tab. 3.5.2 stellt häufig verwendete Algorithmen zusammen. Ein direkter Vergleich der Methoden ist aus unterschiedlichen Gründen schwierig. Eine Analyse von 842 nicht synonymen Varianten in 76 Genen von 639 Patienten mit sporadischer (51 %) oder familiärerer (49 %) dilatativer Kardiomyopathie (DCM) hat gezeigt, dass die verschiedenen Programme grundsätzlich heterogene Resultate liefern [153]. Während SIFT und Mutation Assessor etwa die Hälfte aller 842 Varianten als pathogen eingestuft haben, sagen die meisten anderen Programme deutlich weniger pathogene Varianten voraus. Im Vergleich aller Ansätze hat MutPred die beste Performance insgesamt gezeigt: Während die Spezifität bei 96 % lag, betrug die Sensitivität gerade 28 % (Vorhersagegenauigkeit 66 %). Auch SNPs3D hat eine gute Leistung in der Vorhersage geleistet, es konnte aber nur für einen Bruchteil aller Varianten beurteilt werden. Die Mittelwerte über alle 13 Programme hinweg zeigen klar die Grenzen der momentanen computergestützten Vorhersagen der Pathogenität: 69 % Spezifität, 49 % Sensitivität und 60 % Vorhersagegenauigkeit insgesamt.

Tab. 3.5.2: Programme für die *In-silico*-Vorhersage eines pathogenen Effekts.

Programm/ Referenz	Klassifikator	Evolutionäre Analyse	Strukturelle Aspekte	Anwendung
MutPred [167]	Random forest	SIFT, Pfam, PSI-BLAST	Vorhersage der Sekundärstruktur, solvent accessibility, Transmembrane Helices, Stabilität, und anderer.	Webserver
PMut [168]	Neural network	PSI-BLAST, multiple sequence alignments (MSA), Pfam	Mapping und Vorhersage zu Homologen	Webserver
PROVEAN [169]	Alignment scores	BLAST	/	Webserver, stand-alone
SNPs&GO [170]	Support vector machines	Sequence environment, sequence profiles, PANTHER	/	Webserver
SNAP [171]	Neural network	PSI-BLAST, position-specific independent counts (PSIC) profiles, Pfam	Vorhersage der Sekundärstruktur, solvent accessibility, Flexibilität der Seitenketten	Webserver
SIFT [172]	Alignment scores	MSA	/	Webserver, stand-alone
PANTHER [173]	Alignment scores	PANTHER library, Hidden Markov Models	/	Webserver, stand-alone
PhD-SNP [174]	Support vector machines	Sequence environment, sequence profiles, MSA	/	Webserver, stand-alone
SNPs3D [175]	Support vector machines	PSI-BLAST, position-specific scoring matrix, MSA	Modellierung der Stabilität unter anderem mittels Elektrostatik	Webserver
PolyPhen2 (PPh2) [162]	Bayesian classifica-tion	PSIC profiles	Mapping und Vorhersage zu Homologen	Webserver, stand-alone
MutationAssessor [176]	Alignment scores	MSA	/	Webserver
PredictSNP [177]	Confidence-based random forest consensus	MAPP, nsSNPAnalyzer, PANTHER, PhD-SNP, PolyPhen, PolyPhen2, SIFT, SNAP	Vorhersage der Sekundärstruktur, solvent accessibility	Webserver
Condel [178]	Weighted average score	SIFT, PolyPhen2, MutationAssessor	Mapping und Vorhersage zu Homologen	Webserver
CADD [179]	multiple annotations into one metric	VEP, Encode, UCSC, GERP, phastCons, phyloP, Grantham, SIFT, PolyPhen	Webserver	

In letzter Zeit hat sich die Beurteilung nach dem CADD-Score (Combined Annotation Dependent Depletion) stark verbreitet. Hier werden verschiedene Algorithmen kombiniert, um eine quantitative Priorisierung funktioneller, schädlicher bzw. krankheitsverursachender Varianten zu ermöglichen (http://cadd.gs.washington.edu). Ein skalierter C-CADD-Score ≥ 20 bedeutet, dass die entsprechende Variante zu den 1 % der vorhergesagt schädlichsten Varianten im Genom gehört.

3.5.1.4 Computergestützte Vorhersage polygener Effekte

Während die korrekte Klassifizierung von Varianten bei monogener Vererbung bereits eine große Herausforderung darstellt, ist die Entschlüsselung polygener Effekte noch deutlich aufwändiger. Dies führt dazu, dass solche Effekte bei Kardiomyopathien bisher wenig berücksichtigt werden, obwohl die variable Penetranz, unterschiedliche Expressivität und genetisch ungeklärte Fälle auf eine wichtige Rolle deuten.

Im einfachen Falle einer Polygenie handelt es sich um die Kombination von mindestens zwei Varianten, die einen additiv schädlichen Effekt haben, entweder im selben Gen (*compound heterozygosity*) oder in verschiedenen Genen (*combined heterozygosity*) [154, 155]. Letzteres ist möglich, wenn sich die Genprodukte in einem molekularen Signalweg oder einer Zellfunktion befinden.

Eine Software, die es ermöglicht, *Compound*-Varianten zu untersuchen, ist BALL-SNP [156]. Das Besondere liegt in der Darstellung der Proteinstruktur gemeinsam mit den im Protein vorhandenen Varianten. Solche, die als pathogen bekannt sind,

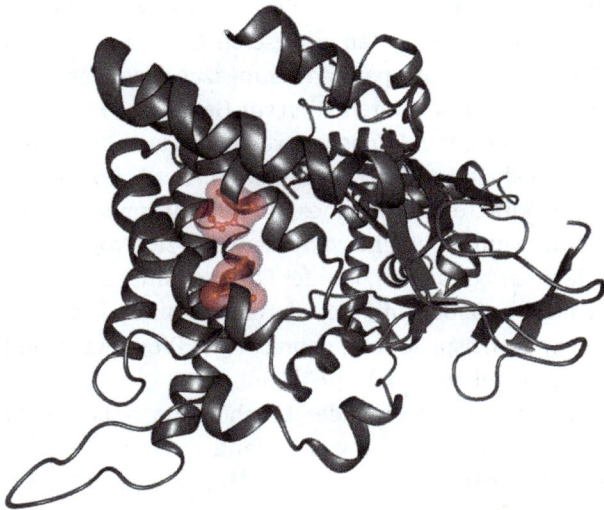

Abb. 3.5.19: Co-lokalisierte Varianten im Protein SMYD2. Gezeigt sind zwei Varianten (rot), die in einer räumlichen Beziehung zueinander stehen. Hierdurch werden zentrale Eigenschaften des Proteins beeinflusst.

werden aus Datenbanken extrahiert und farblich hervorgehoben. Zusätzlich wird Information über die Änderung der Proteinstabilität mittels I-Mutant 2 vorhergesagt [157]. Varianten, die räumlich nahe beieinanderliegen, werden in Clustern hervorgehoben. Ein entsprechendes Beispiel ist für das Protein SMYD2 in Abb. 3.5.19 dargestellt. Während die entsprechenden einzelnen Varianten als benigne eingestuft werden, tragen die beiden Aminosäure-Austausche Y370C und M384V mit einer C-alpha-Atom-Distanz von nur 9 Å vermutlich zur Protein-Instabilität bei. Wichtig bei dieser Modellierung ist, dass sich beide Varianten auf demselben kodierenden DNA-Strang, also Chromosom, befinden. Dies kann z. B. durch eine Haplotypen-Analyse (*Genetic Phasing*) oder Sequenzierungs-Read-Analyse (*Read-based Phasing*) sichergestellt werden. Bei Varianten in derselben Domäne, aber unterschiedlichen cDNA- und damit Proteinkopien kann ein gleicher funktioneller Effekt resultieren, es gelten dann jedoch andere Zusammenhänge.

3.5.1.5 Multi-Skalen- und Multi-Omics-Ansätze

Die genetische Information beeinflusst letztlich mehrere biologische Ebenen. Daher kann die Berücksichtigung dieser Informationen möglicherweise in Zukunft eine bessere Klassifikation erzielen [158]. Ein einfaches Schema für eine solche Multi-Skalen-Interaktion (entnommen aus [158]) ist in Abb. 3.5.20 gezeigt. Neben der Vorhersage der Pathogenität einzelner Varianten und Kombinationen innerhalb von Proteinen werden statistische Lernverfahren wie zum Beispiel *rule mining* eingesetzt, um Muster zu erkennen. Assoziationsregeln helfen dabei, versteckte Zusammenhänge in Daten zu finden [159]. Sie werden seit fast drei Jahrzehnten in vielen Anwendungsbereichen wie der Warenkorbanalyse in Supermärkten eingesetzt. Assoziationsregeln können auch zur Diagnosefindung bei Kardiomyopathien herangezogen werden [158]. Zusätzlich zu rein beschreibenden Regeln ist die Interaktion von Genen und Proteinen in Netzwerken sowohl in Protein-Protein-Interaktionsnetzwerken als auch in regulatorischen Pfaden von wachsender Bedeutung. Protein-Interaktionen, die über große evolutionäre Distanzen konserviert sind, ermöglichen es, über Organismen hinweg Ableitungen zu treffen [160]. Daher wurden etliche computergestützte Programme, die Varianten im strukturellen Kontext betrachten, mit der Funktionalität ausgestattet, auch Bindepartner einzuschließen. Dabei wird die Information in der Regel nur für einzelne Varianten berücksichtigt. Beispiele für entsprechende Programme sind SNP2Structure [161], PolyPhen-2 [162] und StructMAn [163] (Tab. 3.5.2).

Um die biologische Relevanz komplex werdender Kombinationen besser zu verstehen, werden Software-Lösungen zur Analyse von Varianten vermehrt mit einer Netzwerkanalyse-Funktionalität ergänzt. Entsprechende Methoden wurden ursprünglich für Genexpressionsdaten generiert [164], werden aber auch zur Analyse genetischer Varianten angepasst [165, 166]. Eine zusätzliche Herausforderung liegt dabei darin, dass die Algorithmen, die eigentlich für die Gen-Ebene erfunden wurden,

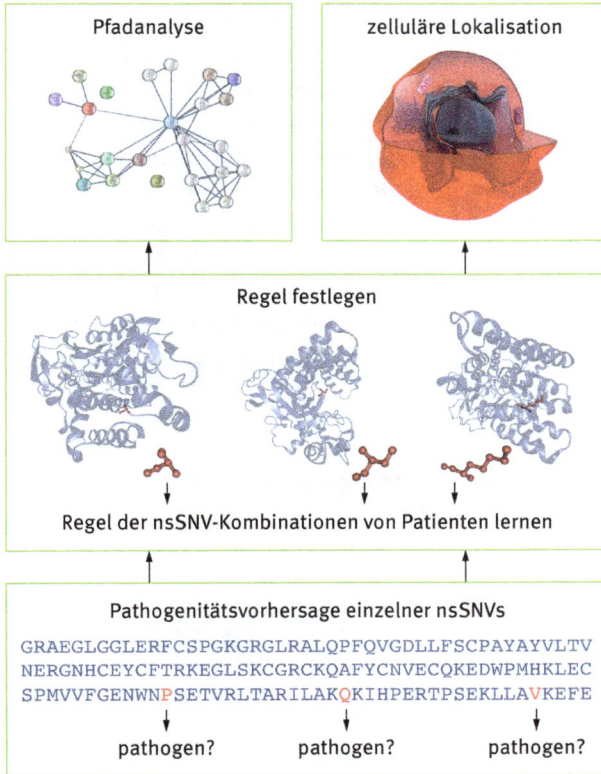

Abb. 3.5.20: Schema eines Multi-Skalen-Modells. Die Einbeziehung bekannter Interaktions-netzwerke über verschiedene biologische Ebenen kann in Zukunft dabei helfen, nicht nur die Pathogenität von Genvarianten besser einzuordnen, sondern auch neue Signalwege für Therapie-ansätze aufzuzeigen.

nun für sehr viel höher aufgelöste Hochdurchsatz-Sequenzierungsdaten angepasst werden müssen [180].

Die oben beschriebenen Lösungen leiten von der Erbinformation eines Patien-ten ab, ob ein erhöhtes Risiko für eine komplexe genetische Erkrankung besteht. Ne-ben dem Erbgut spielen auch Umweltfaktoren eine erhebliche Rolle. Um die Diagnose und Prognose fortlaufend zu verbessern, können weitere Hochdurchsatz-Experimente angewendet werden, um den momentanen Zustand eines Patienten zu charakteri-sieren. Diese beinhalten neben RNAs (sowohl messenger RNAs, die für Gene kodie-ren, als auch regulatorische nicht kodierende RNA wie lncRNAs oder microRNAs) epi-genetische Faktoren wie DNA-Methylierung, Proteine oder Metabolite. Ansätze, die mindestens zwei der oben genannten Messungen enthalten, werden als Multi-Omics-Ansätze bezeichnet und auch in der kardiologischen Grundlagenforschung angewen-det [181], wobei die entsprechende Forschung weiterer Validierung bedarf [182]. Außerdem muss vorhandene Software so angepasst und erweitert werden, dass die einfache Analyse von komplexen Multi-Omics-Datensätzen ermöglicht wird [183]. Entsprechende Resultate werden dann vergleichbar zu anderen Erkrankungen in Datenbanken wie der CardioGenBase hinterlegt [184]. Vor allem, wenn Informationen integriert werden, die aus einer automatischen Literatursuche entstammen (*Text Mining*), ist beim Verwenden der Resultate aus solchen Datenbanken Vorsicht geboten. Es ist zu erwarten, dass in der Zukunft molekulare Multi-Skalen-Modelle mit bildgebenden Modellen [185] verknüpft werden, um ein ganzheitliches Bild eines Organs beziehungsweise einer Erkrankung zu bekommen (Abb. 3.5.21). Die immer größer werdenden Datenmengen und komplexer werdenden Methoden machen dabei eine Interaktion verschiedener Forscher notwendig und führen letzten Endes zum Forschungsgebiet der „Computational Cardiology" [186].

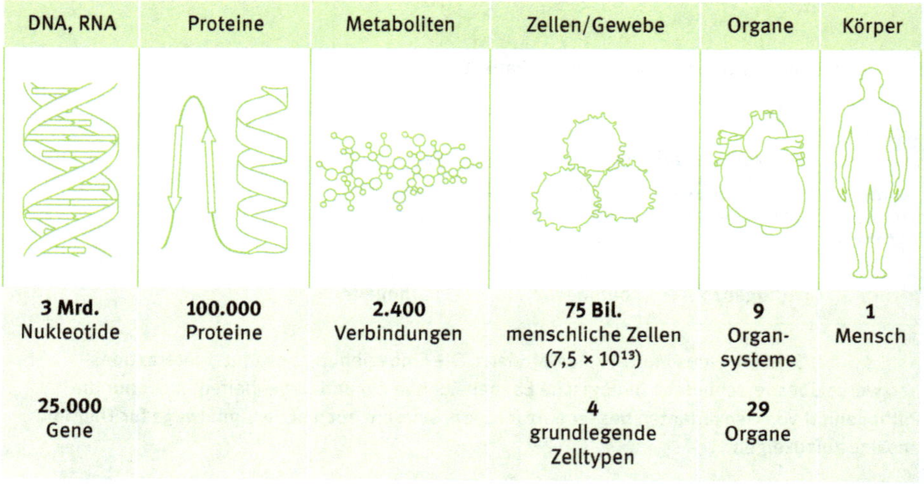

DNA, RNA	Proteine	Metaboliten	Zellen/Gewebe	Organe	Körper
3 Mrd. Nukleotide	**100.000** Proteine	**2.400** Verbindungen	**75 Bil.** menschliche Zellen (7,5 × 10^{13})	**9** Organsysteme	**1** Mensch
25.000 Gene			**4** grundlegende Zelltypen	**29** Organe	

Abb. 3.5.21: Zusammensetzung eines Organismus.

3.5.1.6 Zusätzliche Evidenzkriterien

Wie in Tab. 3.5.3 beschrieben, liegen zusätzliche Kriterien vor, um eine Variante als pathogen oder benigne zu klassifizieren.

– Eine **starke Evidenz** besteht, wenn mittels *In-vivo-* oder *In-vitro-* Modellsystemen eine Relevanz der Variante in der Pathogenität der untersuchten Kardiomyopathie vorliegt. Für die DCM hat sich als *In-vivo*-Modell neben der Maus der Zebrafisch etabliert. Letzterer ist genetisch einfach manipulierbar und durch seine Transparenz gut zu phänotypisieren. Zahlreiche Krankheitsgene für die DCM und Arrhythmie-Syndrome konnten im Zebrafisch erstbeschrieben oder validiert werden [61, 187, 188]. Da die Generierung von transgenen Tiermodellen jedoch mit erheblichem Aufwand verbunden ist, gibt es inzwischen immer genauere *In-vitro*-Modellsysteme [189]. Durch diese experimentellen Aufbauten konnte gezeigt werden, dass viele HCM-Mutationen in *MYH7* zu einer reduzierten maximalen Kraftentwicklung sowie Ineffizienz des Sarkomers führen [190].

– Ebenfalls mit **starker Evidenz** werden Varianten versehen, die in Betroffenen deutlich häufiger vorkommen als in Kontrollprobanden. Hier bietet sich der schon erwähnte ExAC-Datensatz an. Eine Anreicherung ergibt sich durch die Berechnung der Odds Ratio (OR):

$$\frac{\text{Patienten mit Variante/Patienten ohne Variante}}{\text{Kontrollen mit Variante/Kontrollen ohne Variante}}$$

Die OR und dazugehörige p-Werte bzw. Konfidenzintervalle (CI) können so einfach berechnet werden (z. B. auf https://www.medcalc.org/calc/odds_ratio.php). Eine OR > 5 mit einem CI, das nicht die 1 einschließt, gilt als starke Evidenz.

– Die Analyse der Familienstruktur mit Aufzeigen einer Co-Segregation der fraglichen Variante in Betroffenen **unterstützt** die Einordnung als pathogen bzw. benigne.

Insgesamt stehen viele verschiedene Informationsquellen zur Verfügung, die eine unterschiedliche Evidenzbewertung – auch in Kombination – zulassen (Abb. 3.5.22 und Tab. 3.5.3A und B) [137].

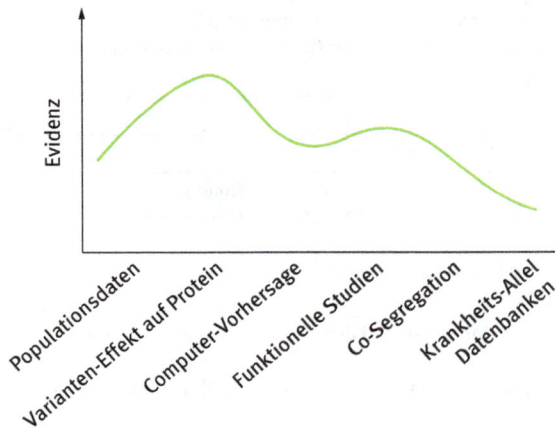

Abb. 3.5.22: Die Evidenzgrade verschiedener Informationsquellen müssen unterschiedlich bewertet werden. In jeder Kategorie (X-Achse) gibt es Subgruppen, die in die Bewertung miteinfließen.

Tab. 3.5.3: Klassifikation von Varianten, übersetzt und modifiziert nach ACMG *Standards und Leitlinien*

A) Kriterien für eine Klassifikation pathogener Varianten		
Evidenz für Pathogenität		
Sehr stark	PVS1:	Null-Allel in einem Gen mit bekanntem LOF für die untersuchte Erkrankung (*nonsense, frameshift, canonical ± 1 or 2 splice sites, initiation codon, single or multiexon deletion*)
Stark	PS1:	bekannter AS-Austausch (unabhängig vom Nucleotidaustausch)
	PS2:	*De-novo*-Variante in einem genetischen Trio
	PS3:	*In-vivo-* oder *In-vitro*-Funktionsanalysen
	PS4:	Prävalenz in Erkrankten höher als in Kontrollen (OR > 5, CI, die 1 nicht einschließend)
Moderat	PM1:	Varianten in einem funktionellen Hot-Spot (Domäne)
	PM2:	abwesend in Kontrollen oder extrem selten in Kontrollen
	PM3:	*in trans* mit einer pathogenen Variante bei rezessiven Erkrankungen (Phasing vorausgesetzt)
	PM4:	*In-frame*-Deletionen oder Insertionen oder Stopp-Verlust in nicht repetitiven Sequenzen
	PM5:	neue *Missense*-Variante an einer bekannten Position
	PM6:	*de novo* ohne genetischen Nachweis der Abstammung
Unterstützend	PP1:	Co-Segregation in mehreren betroffenen Familienmitgliedern bei Variante in bekanntem Krankheitsgen
	PP2:	*Missense*-Variante in einem Gen mit Anreicherung solcher Varianten in Erkrankten gegenüber Kontrollen
	PP3:	*In-silico*-Vorhersage (pathogen) auf mehreren Ebenen
	PP4:	typischer genetischer Phänotyp und Vererbungsmodus
	PP5:	berichtete Pathogenität aus glaubhafter Quelle bei eingeschränkter Einsicht in die Originaldaten
Evidenz für benigne Variante		
Alleinstehend	BA1:	Allel-Frequenz > 5 % in Kontrollen
Start	BS1:	Allel-Frequenz größer als für eine bestimmte Erkrankung erwartet
	BS2:	bei einem gesunden Erwachsenen beobachtete Variante mit voller Penetranz
	BS3:	*In-vivo-* oder *In-vitro*-Funktionsanalysen
	BS4:	fehlende Co-Segregation
Unterstützend	BP1:	*Missense*-Variante in einem Gen, bei dem trunkierende Varianten zu erwarten sind
	BP2:	*in trans* mit einer Variante voller Penetranz (dominant) oder cis für alle Vererbungsmodi
	BP3:	*In-frame*-Insertionen bzw. Deletionen in einer repetitiven Region ohne bekannte Funktion
	BP4:	*In-silico*-Vorhersage (benigne) auf mehreren Ebenen
	BP5:	Variante in einem Patienten, bei dem eine andere Ätiologie gesichert ist
	BP6:	berichtet als benigne aus glaubhafter Quelle bei eingeschränkter Einsicht in die Originaldaten
	BP7:	synonyme Variante ohne Einfluss auf Splice-Stellen und ohne hohe Konservierung

Tab. 3.5.3: (fortgesetzt)

B) Kombination von Kriterien	
Pathogen	– PVS1 und ≥ 1 PS1–4
	– PVS1 und ≥ 2 PM1–6
	– PVS1 und 1 PM1–6 und 1 PP1–PP5
	– PVS1 und ≥ 2 PP1–5
	– ≥ 2 PS1–4
	– PS1–4 und ≥ 3 PM1–6
	– PS1–4 und 2 PM1–6 und ≥ 2 PP1–5
	– PS1–4 und 1 PM1–6 und ≥ 4 PP1–5
Wahrscheinlich pathogen	– PVS1 und 1 PM1–6
	– PS1–4 und ≥ 1 PM1–6
	– PS1–4 und ≥ 2 PP1–5
	– ≥ 3 PM1–6
	– 2 PM1–6 and ≥ 2 PP1–5
	– 1 PM1–6 and ≥ 4 PP1–5
Benigne	– BA1
	– ≥ 2 BS1–4
Wahrscheinlich benigne	– BS1–4 and BP1–7
	– ≥ 2 BS1–4
Unklare Signifikanz	Kriterien oben nicht erfüllt oder widersprüchliche Einstufung in pathogen und benigne

3.5.2 Recall-Mechanismen

Die Fortschritte auf dem Gebiet der DNA-Sequenzierung und der Zugewinn an Wissen über die genetische Varianz bedingen auch, dass mehr als 10 % der aktuell bekannten genetischen Varianten eine Re-Klassifizierung im Sinne ihrer humanpathogenen Relevanz erfahren werden [191]. Insbesondere die letzten Jahre zeigten deutlich, dass die Interpretation eines genetischen Testergebnisses immer eine Momentaufnahme der Datenlage zum Zeitpunkt der Befunderstellung ergibt. Eine zuvor als pathogen klassifizierte Variante kann später durch neue wissenschaftliche Evidenz als benigne eingestuft werden oder umgekehrt. Dies ist übrigens auch in anderen Bereichen der Kardiologie nicht unüblich, z. B. bei Verwendung von Grenzwerten für Biomarker; da hier jedoch meist keine anhaltenden Konsequenzen über Jahre vorliegen, unterscheidet sich das Vorgehen von genetischen Informationen.

Das humane Genom weist ca. 80×10^6 Varianten (www.1000genomes.org) auf, bei einem einzelnen Probanden lassen sich rund 200 seltene, potenziell krankheitsauslösende Varianten finden, davon werden 12–20 Varianten als berichtenswert eingestuft [80, 192, 193]. Wie evident das Problem tatsächlich ist, verdeutlichen mehrere Studien. Zum Beispiel wurde für 406 angenommene pathogene Varianten gezeigt, dass 122 der Varianten entweder verbreitete Polymorphismen darstellen oder es zumindest keinen direkten Hinweis für Pathogenität gibt [194]. Weitere Studien beschreiben eine Vielzahl von zuvor als pathogen klassifizierten Kardiomyopathie-Varianten, die heute in den großen Kontrollkollektiven gefunden werden können [195–197]. Bei einigen Genen konnte sogar gezeigt werden, dass alle publizierten Varianten relativ häufig in Kontrollen vorkommen. Damit wird die Humanrelevanz dieser Krankheitsgene stark hinterfragt [198].

Insgesamt ist es wichtig zu erwähnen, dass viele Varianten mit einer Kardiomyopathie assoziiert sein können, aber deshalb nicht zwangsläufig kausativ sein müssen. Dies schmälert die direkte klinische Verwendbarkeit, z. B. für die Prädiktion bei asymptomatischen Variantenträgern. Um in Zukunft der hohen Dynamik der genetischen Forschung gerecht zu werden, empfiehlt es sich, systematische Recall-Mechanismen einzuführen. Damit ist gemeint, dass alle bei einem Patienten identifizierten Varianten in festgelegten Intervallen erneut „annotiert" werden, und zwar zum dann aktuellsten Wissensstand. Ergeben sich dadurch Veränderungen der zentralen Befunde, sollte der Patient in eine erneute Beratung einbestellt werden. Es müssen auch „kollektive" Anstrengungen unternommen werden, um alle Varianten mit unklarer Signifikanz (VUS) in Datenbanken zu sammeln und in entsprechenden Forschungsverbünden funktionell zu bearbeiten.

Benjamin Meder
4 Genetik der Kardiomyopathien

Die Behandlung von Kardiomyopathie-Patienten stellt durch die Komplexität der Phänotypen, die vielfältigen Ätiologien, die oft sehr umfassende und aufwendige Diagnostik und den hohen Grad an Individualisierung der Therapien große Anforderungen
an den behandelnden Arzt. Auf der anderen Seite wird dieser durch eine interdisziplinäre Zusammenarbeit, klinisches Arbeiten mit dem Patienten und lehrreiche Einblicke in ganz verschiedene Bereiche der Medizin belohnt. Durch die zusätzliche Integration genetischer Information und Beratung von Patienten vereint dieser Bereich
der Kardiologie zudem die „Sprechende Medizin" mit dem Gedanken der *Precision
Medicine*.

Die zunehmende Bedeutung genetischer Mechanismen bei Kardiomyopathien
zeigt sich nicht nur durch die Art und Weise, wie wir heute eine Einteilung von primären Herzmuskelerkrankungen vornehmen (Abb. 4.0.1) [199], sondern auch in einer
nahezu exponentiellen Zunahme wissenschaftlicher Evidenz für die Rolle genetischer
und epigenetischer Variablen in der Pathogenese, Diagnostik und Therapiesteuerung
(Abb. 4.0.2).

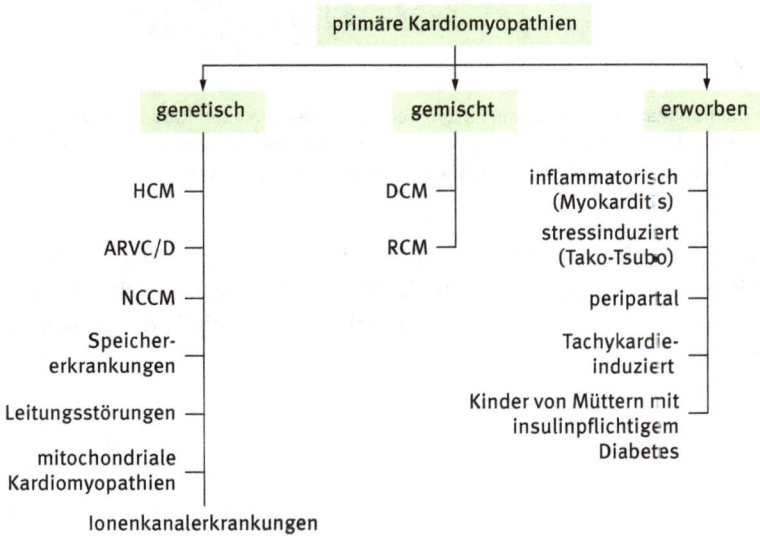

Abb. 4.0.1: Klassifikation primärer Kardiomyopthien nach der American Heart Association (AHA),
adaptiert aus Maron et al. [199].

https://doi.org/10.1515/9783110474428-004

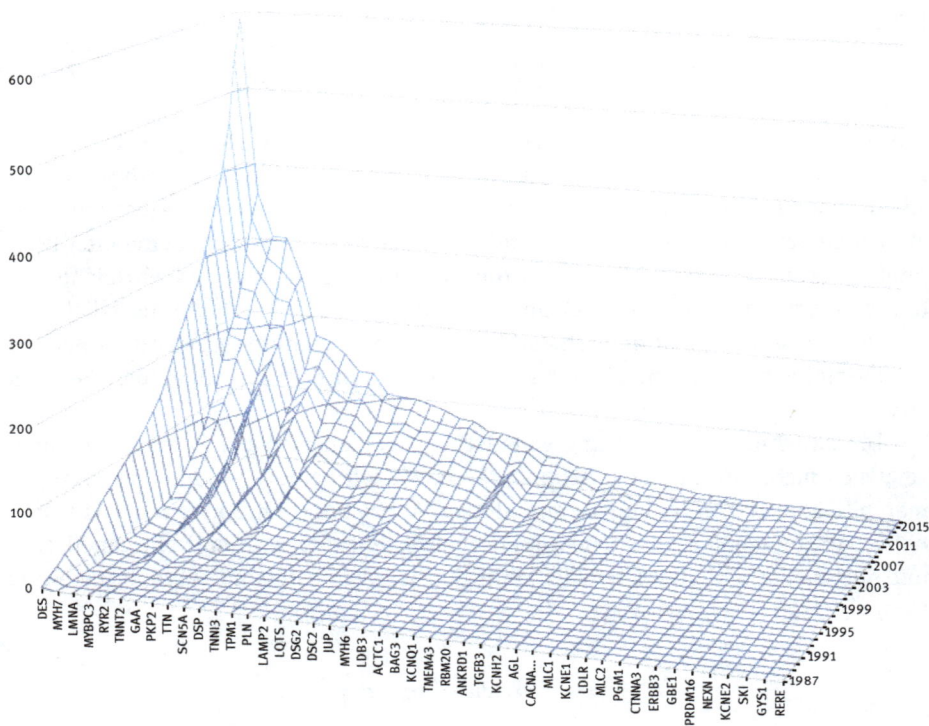

Abb. 4.0.2: Anzahl der Publikationen, die einen Zusammenhang zwischen einer Kardiomyopathie und dem aufgelisteten Gen herstellen. Es ist die nahezu exponentiell wachsende Evidenz für die Bedeutung genetischer Mechanismen bei diesem Erkrankungskomplex zu sehen.

In den folgenden Kapiteln sind die wichtigsten Kardiomyopathien systematisch darge-stellt und durch Fallbeispiele veranschaulicht. Es ist wichtig zu betonen, dass in dem sehr dynamischen Feld eine zusätzliche Literaturrecherche außerhalb dieses Buches nicht ausbleiben kann.

Constantin Kühl, Matthias Gröger, Norbert Frey
4.1 Hypertrophische Kardiomyopathie

Die Hypertrophische Kardiomyopathie (HCM) ist gekennzeichnet durch eine pathologische Verdickung (Hypertrophie; Abb. 4.1.3) des Herzmuskels und in der Mehrzahl
Folge pathogener Varianten in Genen, die für Sarkomer-Proteine kodieren. Seltener
sind syndromale Fälle und HCM-imitierende Erkrankungen im Rahmen erblicher oder
erworbener Syndrome (zum Beispiel bei M. Fabry oder kardialer Amyloidose). Insgesamt handelt es sich bei der HCM um eine klinisch heterogene Erkrankung mit einem breiten Spektrum an Symptomen vom plötzlichen Herztod bis zu ins hohe Alter reichenden unbeeinträchtigten Verläufen. Anhand aktueller Leitlinien, Positions-
papieren und wissenschaftlicher Evidenz soll dieses Kapitel einen Überblick über den
aktuellen Stand von Diagnostik und Therapie der HCM mit Schwerpunkt auf praktischen Aspekten der genetischen Beratung und Gendiagnostik bieten.

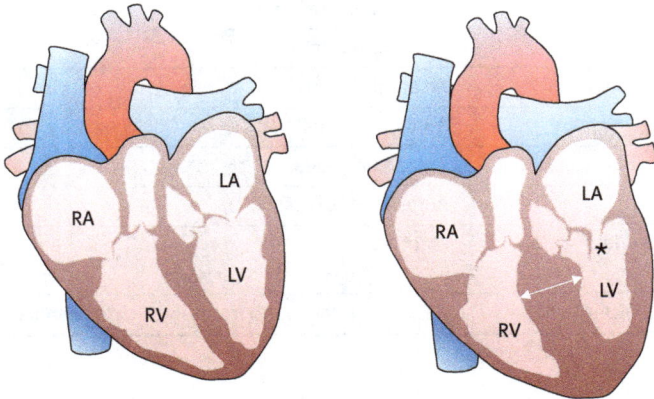

Abb. 4.1.3: Schematische Darstellung der HCM. Bei der primären sarkomerischen HCM kommt es
insbesondere im Bereich des Septums zu einer ausgeprägten Myokardhypertrophie (Pfeil). Auch
apikale Formen sind möglich. Durch eine dynamische Obstruktion entsteht eine Bewegung des
anterioren Mitralklappensegels in Richtung des Ausflusstraktes und dadurch eine funktionelle
Mitralinsuffizienz.

Die HCM stellt die häufigste monogen vererbte kardiale Erkrankung dar und hat eine
geschätzte Prävalenz in der Bevölkerung von 1 : 500 [200]. Sie ist gekennzeichnet
durch die Entwicklung einer kardialen Hypertrophie, die nicht durch sekundäre Mechanismen (arterielle Hypertonie, Herzklappenvitien wie Aortenstenose, Leistungssport) bedingt ist. Dabei gibt es isolierte Formen der HCM als Folge von Varianten
in Sarkomerproteinen, mit den prominentesten Vertretern *MYH7* und *MYBPC3*, und
syndromale Formen, wie z. B. Morbus Anderson-Fabry, dem Noonan-Syndrom oder
bei TTR-Amyloidose. Die letzteren werden auch als Phänokopien bezeichnet, da sie

den morphologischen Phänotyp einer HCM nachbilden, aber auf zellulärer und ultrastruktureller Ebene auf anderen Mechanismen (z. B. Speichererkrankung) beruhen [201]. Der Erbgang kann in vielen Fällen einen ersten Anhalt bieten: Die HCM ist meist autosomal-dominant, wohingegen HCM-immitierende Erkrankungen oft autosomal-rezessiv, matrilineal oder X-chromosomal vererbt werden (Tab. 4.1.1). Die molekularen Pathomechanismen, die von der Genvariante zu einer HCM führen, sind noch nicht endgültig verstanden. Veränderungen des Calcium-Stoffwechsels und der sarkomerischen Calcium-Sensitivität, zunehmende Fibrose, eine Störung der biomechanischen Dehnungsantwort und ein gestörter Energie-Stoffwechsel sind einige der diskutierten Thesen [202].

Tab. 4.1.1: Erbgänge bei primärer und syndromaler Hypertrophischer Kardiomyopathie, übersetzt und modifiziert nach Rapezzi, Arbustini [203].

Hypertrophischer Phänotyp	Erbgang
Sarkomerische HCM	Autosomal-dominant
M. Anderson-Fabry	X-chromosomal
M. Danon	X-chromosomal
Familiäre TTR-Amyloidose	Autosomal-dominant
Friedreich-Ataxie	Autosomal-rezessiv
Noonan/LEOPARD-Syndrom	Autosomal-rezessiv
Mitochondriale HCM: Mitochondriale DNA-Mutation	Matrilinear
Mitochondriale HCM: Nukleäre DNA-Mutation	Autosomal-dominant/-rezessiv, X-chromosomal

Die Behandlung der HCM wird ausführlich in aktuellen Leitlinien z. B. der Europäischen Gesellschaft für Kardiologie abgehandelt und soll in diesem Kapitel nur kurz in einigen Aspekten dargestellt werden [201]. Diese Leitlinie findet in Deutschland im Wesentlichen Zustimmung und wurde überwiegend positiv diskutiert [204]. Die amerikanischen Fachgesellschaften (ACCF und AHA) haben zuletzt 2011 ihre Leitlinie aktualisiert [205]. Für alle Aspekte der genetischen Diagnostik kardiovaskulärer Erkrankungen, so auch für die HCM, liegt ein Positionspapier mit Bewertung der Empfehlungen der internationalen Fachgesellschaften vor, welches aber auch auf die spezifischen ethischen und gesetzlichen Rahmenbedingungen und praktischen Aspekte in Deutschland eingeht [206].

Die Anbindung von HCM-Patienten an ein Kardiomyopathie-Zentrum mit der Möglichkeit der interdisziplinären Beratung, Diagnostik und Therapie (Kardiologie, Kardiochirurgie, Humangenetik,

> ggf. Pädiatrie und Gynäkologie) und die Einbindung in aktuelle klinische Register (z. B. das Trans-
> lationale Register für Kardiomyopathien – DZHK TORCH) werden empfohlen.

Wie bei allen Kardiomyopathien liegen auch für die HCM kaum randomisierte Studien vor, weshalb der Evidenzgrad der meisten Empfehlungen B (27 %) oder C (73 %) ist (Abb. 4.1.4). Dies unterstreicht einerseits, dass die Behandlung von Kardiomyopathie-Patienten sehr individuell erfolgen muss, andererseits gibt es immer mehr Bestrebungen, große internationale Verbünde zu gründen und randomisierte Studien aufzulegen. Die INHERIT-Studie, die die Gabe von Losartan bei HCM untersuchte, war zwar negativ bezogen auf das primäre Outcome ausgefallen, zeigte jedoch, dass die Durchführung einer multizentrischen, randomisierten, Placebo-kontrollierten Studie für die HCM möglich ist [207]. In einer anderen Studie wurde randomisiert der Effekt einer Diltiazemtherapie in Abhängigkeit des HCM-Genotyps untersucht – ein Vorgehen, was den zukünftigen Wert einer genetischen Diagnostik bei klinisch asymptomatischen Patienten und Angehörigen unterstreicht [208].

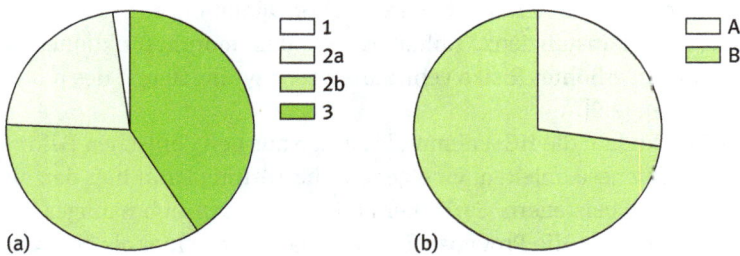

(a)   (b)

Abb. 4.1.4: Klassen der Handlungsempfehlungen (a) und Evidenzlevel (b) aus den aktuellen Leitlinien der Europäischen Gesellschaft für Kardiologie (ESC) zu Diagnostik und Management der Hypertrophischen Kardiomyopathie 2014.

4.1.1 Klinik

Die HCM ist durch verschiedene Entitäten und ein großes Spektrum an klinischen Verläufen wie auch an strukturellen Veränderungen des Myokards gekennzeichnet. Durch die frühzeitige Diagnose, medikamentöse Therapie und Prävention des plötzlichen Herztodes kann in vielen Fällen ein gutartiger Verlauf im Hinblick auf Mortalität und Morbidität erwartet werden. Diese Maßnahmen sind so effektiv, dass aktuelle Daten aus den USA ein niedriges jährliches Mortalitätsrisiko von etwa 0,5 % zeigen. Dies entspräche der alters- und geschlechtsangepassten Mortalität der Normalbevölkerung. Im Nachbeobachtungezeitraum von durchschnittlich 6,6 Jahren waren 87 % der Patienten noch am Leben und 72 % der beobachteten Todesfälle standen nicht in Zusammenhang mit der HCM, sondern waren durch Begleiterkrankungen wie Neoplasien bedingt. Mehr als 60 % der Patienten berichten eine normale körperliche Belastbarkeit (NYHA I). In der Untergruppe der HCM ohne Obstruktion des LVOT blieben 90 % der Patienten in frühen NYHA-Klassen I und II [209–211].

Abhängig von der Verteilung der Hypertrophie kann es zu einer in Ruhe oder unter Belastung manifesten dynamischen Obstruktion im linksventrikulären Ausflusstrakt kommen, was durch die erhöhte Flussgeschwindigkeit und den damit verbundenen Venturi-Effekt zu einer systolischen Vorwärtsbewegung des anterioren Mitralsegels (SAM-Phänomen; Abb. 4.1.3 (Stern) und Abb. 4.1.5) führt. Hierdurch entstehen eine funktionelle, oft hochgradige Mitralinsuffizienz und ein intraventrikulärer Gradient, welcher die Leistungsfähigkeit des Patienten massiv einschränken kann (Hypertrophisch-obstruktive Kardiomyopathie – HOCM im Gegensatz zur nicht obstruktiven Form – HNCM). Darüber hinaus führt eine fortgeschrittene kardiale Hypertrophie zu einer mikrovaskulären Durchblutungsstörung, was Angina pectoris verursachen kann. Kardiale Umbauvorgänge mit Fibrosierung und Erweiterung der Vorhöfe ziehen supraventrikuläre Arrhythmien nach sich, vor allem Vorhofflimmern, das klinisch in vielen Fällen nur schlecht toleriert wird und ein erhebliches Thromboembolie-Risiko begründet. Ein kleiner Anteil der Patienten (0,5 % pro Jahr) entwickelt aus der Hypertrophie heraus eine sekundäre Dilatation mit rasch progredienter systolischer Herzinsuffizienz. Abhängig von den morphofunktionellen Umbauvorgängen kann ein erhöhtes Risiko ventrikulärer Arrhythmien und des plötzlichen Herztodes bestehen [212].

Welchen klinischen Verlauf die HCM nimmt, lässt sich aus den klinischen Befunden und der Familienanamnese ableiten, eine genetische Testung kann hier derzeit nur limitiert Informationen beisteuern. Sarkomer-Varianten lassen sich häufiger bei jüngeren Patienten nachweisen, die Prognose fällt insgesamt schlechter als bei Patienten ohne Nachweis einer entsprechenden pathogenen Sarkomer-Variante aus [213]. Detailliertere Analysen zeigen, dass Varianten in bestimmten Domänen von Sarkomerproteinen in einer schlechteren Prognose münden [214].

4.1.2 Diagnostik

Die Anamnese dient der Einordnung der Ätiologie und der Risikostratifizierung. Relevant sind alle kardialen Symptome (Angina pectoris, Dyspnoe), Palpitationen als Hinweis auf (supra-)ventrikuläre Arrhythmien mit einem eventuell erhöhten Thromboembolie-Risiko (Vorhofflimmern), stattgehabte Synkopen und ihre genauen Umstände (präzipitierenden Faktoren, Prodromi). In der Familienanamnese sind alle Fälle des plötzlichen Herztodes, Todesalter und (vermeintliche) Ursache sowie eventuelle Risikofaktoren aufzuführen, um eine erste Einordnung zu ermöglichen. In der Anamnese und der klinischen Untersuchung ist vor allem auf Befunde zu achten, die hinweisgebend auf ein Syndrom als Ursache der Hypertrophie sind (Tab. 4.1.2), sowie auf Symptome und Untersuchungsbefunde, die auf eine spezifische Krankheitsentität hinweisen (sog. *red flags*). In der kardialen Auskultation kann bei

Tab. 4.1.2: Klinische Symptome und Untersuchungsbefunde, die auf eine spezifische Krankheitsentität hinweisen (*red flags*), übersetzt und modifiziert nach Rapezzi, Arbustini [203].

Symptom/Untersuchungsbefund	Verdachtsdiagnose
Lernschwäche, Intelligenzminderung	Mitchondriopathien Noonan/LEOPARD/Costello-Syndrom Morbus Danon
Sensorineuraler Hörverlust	Mitochondriopathien (insbesondere in Verbindung mit Diabetes mellitus) Morbus Fabry LEOPARD-Syndrom
Visusminderung	Mitochondriopathien (Retina-Erkrankungen, Atrophie des Nervus opticus) TTR-Amyloidose (Glaskörpertrübung) Morbus Danon (Retinitis pigmentosa) Morbus Fabry (Katarakt, Korneatrübung)
Gangstörungen	Friedreich-Ataxie
Parästhesien, sensorische Störungen, neupathischer Schmerz	Amyloidose Morbus Fabry
Karpaltunnel-Syndrom	TTR-Amyloidose (v. a. bilateral auftretend und bei männlichen Patienten)
Muskuläre Schwäche	Mitochondriopathien Glykogenspeichererkrankungen FHL1-Mutationen Friedreich-Ataxie
Ptosis	Mitochondriopathien Noonan/LEOPARD-Syndrom Myotone Dystrophie
Pigmentveränderungen, Café-au-lait-Flecken	LEOPARD-/Noonan-Syndrom
Angiokeratome, Hypohydrosis	Morbus Fabry

Abkürzungen: FHL1: *Four and a half LIM domains* 1-Protein. LEOPARD: Pigmentstörungen, EKG-Veränderungen, Hypertelorismus, Pumonalstenose, Genitalveränderungen, Wachstumsverzögerung und sensorineuraler Hörverlust. TTR: Transthyretin.

Vorhandensein einer dynamischen Obstruktion ein Systolikum über Mitralis bzw. Aorta gehört werden. Falls in Ruhe kein Strömungsgeräusch auskultiert werden kann, sollten Provokationsmanöver (Valsalva, Handgrip, Treppensteigen, postprandial) angewendet werden.

Die apparative Diagnostik der HCM stützt sich vor allem auf bildgebende Verfahren. Die transthorakale Echokardiographie (TTE) stellt dabei die meistverwendete kosteneffiziente Modalität dar. Alternativ wird immer häufiger die kardiale Magnetresonanztomographie eingesetzt, die neben einer hohen räumlichen Auflösung auch eine Gewebecharakterisierung mittels *Late Gadolinium Enhancement* (LGE) oder T1-Mapping erlaubt [201, 215, 216]. Die HCM-ESC-Leitlinie setzt für die Diagnose eine Wanddicke von ≥ 15 mm in einem oder mehreren linksventrikulären Myokardsegmenten voraus, wenn diese nicht durch abnorme Füllungsbedingungen des Herzens bedingt sind. Bei Kindern wird die Diagnose bei Wanddicken größer als zwei Standardabweichungen des altersgewichteten Bevölkerungsmittels gestellt [201]. Neben der Verdickung des Myokards finden sich in der kardialen Bildgebung oft weitere Auffälligkeiten, wie diastolische Dysfunktion, Verlängerung des anterioren Mitralklappensegels, prominente Trabekel, Arrhythmien oder Fibrosierung des Herzmuskels [201]. Eine Überlappung mit der *Non-compaction* Kardiomyopathie kann innerhalb derselben Familie gefunden werden (siehe Kapitel 4.4).

Da es viele unterschiedliche Ursachen für eine Myokardhypertrophie, gerade im Grenzbereich von 15–17 mm gibt, sind alle erhobenen Befunde in Gesamtheit mit der Anamnese, funktionellen Kapazität (Ergometrie), EKG, Laborparametern, genetischen Befunden und ggf. feingeweblichen Untersuchungen zu stellen. Darüber hinaus sollten sämtliche Patienten mittels Langzeit-EKG evaluiert werden. Aus den erhobenen Befunden kann sich dann die Indikation für weitergehende Untersuchungen (Spiroergometrie, transösophageale Echokardiographie, kardiale MRT) ergeben [201]. Ausgehend von der gesicherten klinischen Diagnose erfolgt die weitere Aufarbeitung, einschließlich individueller Risikostratifizierung und Familienscreening.

4.1.2.1 Risikostratifizierung

Die Risikoabschätzung für den plötzlichen Herztod eines Indexpatienten und seiner Angehörigen stellt einen wesentlichen Pfeiler in der Therapie dar. Bei Patienten mit überlebtem plötzlichen Herztod wird die **sekundärprophylaktische** ICD-Implantation generell empfohlen, dies gilt auch für Patienten mit ventrikulären Tachykardien und assoziierten Synkopen. Zur Prävention des plötzlichen Herztodes wird Patienten mit HCM von der Teilnahme an Wettkampfsport abgeraten (ESC-Guidelines: Klasse I, Level C). Für Patienten mit Mutationsnachweis ohne Phänotyp kann in Einzelfällen auch die Teilnahme am Wettkampfsport möglich sein [217], sollte aber kritisch diskutiert werden.

Die Abschätzung des SCD-Risikos und die Empfehlung einer **primärprophylaktischen** ICD-Implantation erfolgen anhand klinischer Kriterien (Tab. 4.1.3), dabei kann schon das Vorhandensein eines Kriteriums die ICD-Implantation rechtfertigen. Zusätzlich wurde ein schwellenwertfreies Modell entwickelt, welches eine Bestimmung des zu erwartenden 5-Jahres-Risikos für SCD ermöglicht (HCM-Risk-SCD: www.doc2do.com/hcm/webHCM.html). Die ESC-Leitlinien empfehlen die Verwendung dieses neuen Risiko-Kalkulators [218]. Der Algorithmus ist nicht für Patienten < 16 Jahren, für metabolische oder infiltrative Erkrankungen (M. Fabry), Syndrome (Noonan) oder im Zusammenhang mit Septum-reduzierenden Interventionen vali-

Tab. 4.1.3: Gegenüberstellung von Risikofaktoren für den plötzlichen Herztod.

Klassische Risikofaktoren	ESC HCM-/SCD-Risikoparameter
LV-Wanddicke ≥ 30 mm	Maximale LV-Wanddicke
Inadäquate Blutdruck-Antwort bei körperlicher Belastung (z. B. Ergometrie), d. h. eine Erhöhung des Blutdrucks über 20 mmHg oder ein Abfall um 20 mmHg	Maximaler LVOT-Gradient
Positive Familienanamnese für SCD	Positive Familienanamnese für SCD
Ventrikuläre Tachykardie, Kammerflimmern, überlebter plötzlicher Herztod, adäquate ICD-Intervention	Nicht anhaltende ventrikuläre Tachykardie
Synkope unklarer Genese	Synkope unklarer Genese
	Größe des linken Vorhofs
	Alter

diert. Die Risikoabschätzung sollte regelmäßig (mindestens alle 1–2 Jahre) wiederholt werden oder wenn sich der klinische Verlauf des Patienten verändert [219].

Die Validierung des Modells erbrachte zum Teil widersprüchliche Ergebnisse. In einer Studie von 706 Patienten mit HCM ohne bisherigen SCD kamen die Autoren zu der Schlussfolgerung, dass das neue Modell die Risikostratifikation individueller Patienten verbessern kann [220]. In einer anderen retrospektiven Untersuchung von 1629 Patienten wurde der ESC-Risiko-Score als weniger zuverlässig bewertet, da einige der Patienten mit tatsächlichem SCD-Endpunkt oder adäquater ICD-Intervention mit niedrigem Risiko fehlklassifiziert wurden. Es wird daher von einigen Autoren argumentiert, dass der hohe Empfehlungsgrad des Risiko-Kalkulators in den Leitlinien verfrüht sei [221]. In der nachfolgend erschienenen Leitlinie der ESC zum SCD wurde daher ausdrücklich keine Ablehnung einer ICD-Implantation für Patienten mit niedrigem Risiko (< 4 % in fünf Jahren) ausgesprochen (Klasse III) [219].

Die Familienanamnese für den plötzlichen Herztod stellt einen unabhängigen und in vielen Studien belegten Risikofaktor dar. Umgekehrt bedeutet dies, dass genetische Variablen für dieses erhöhte Risiko verantwortlich sein müssen. Wie in Abschnitt 4.1.5 dargestellt, gibt es pathogene Varianten, die mit einem erhöhten Risiko für Arrhythmien einhergehen. Auch das Vorhandensein multipler Varianten scheint ein zusätzlicher Risikofaktor zu sein, der bei Patienten mit intermediärem klinischem Risiko eine Entscheidungsgrundlage ergeben kann. Andere Faktoren sind der Grad der myokardialen Fibrose (MRT) oder das Vorhandensein eines apikalen Aneurysmas. Eine Indikation zur elektrophysiologischen Untersuchung zur Risikostratifizierung besteht nur in ausgewählten Fällen (monomorphe Kammertachykardien mit Verdacht auf ein fokales, einer Ablation zugängliches arrhythmogenes Substrat). Zum jetzigen Zeitpunkt liegen keine zuverlässigen Daten vor, die eine Reduktion des SCD-

Risikos durch pharmakologische oder interventionelle Behandlung (z. B. Myektomie) erwarten lassen.

In der Zusammenschau erfordert die Risikoabschätzung eine Abwägung objektivierbarer Risikofaktoren, eine Berücksichtigung des zeitlichen Verlaufs und der persönlichen Bedürfnisse des Patienten, um ein tragfähiges Konzept zu entwickeln.

> Im Rahmen des Erstkontaktes muss eine erste individuelle Risikoerhebung des plötzlichen Herztodes durchgeführt werden. Der genetische Befund kann bereits heute in Einzelfällen in die Entscheidung miteinbezogen werden.

4.1.2.2 Differentialdiagnose der Myokardhypertrophie

Die Differentialdiagnose der Myokardhypertrophie kann in Einzelfällen, insbesondere bei jungen Patienten, sehr herausfordernd sein, die Bedeutung für die Therapie und Prognosestellung ist jedoch klar belegt (Abb. 4.7.29).

Die Anamnese des Patienten gibt bereits erste Anhalte für eine möglicherweise zugrundeliegende Ursache. Beim Sportlerherz ist die Familienanmnese meistens leer, bei hypertensiver Herzerkrankung wird in der Regel von einer jahrelang bestehenden Hypertonie berichtet bzw. von Ursachen einer sekundären Hypertonie (dialysepflichtige Niereninsuffizienz). Im Oberflächen-EKG kann gleichfalls auf eine pathologische Hypertrophie geschlossen werden (Abb. 4.1.5). Die Verteilung der Myokardhypertrophie ist ebenso typisch für verschiedene Ätiologien: Das Sportlerherz ist konzentrisch hypertrophiert und meist gering dilatiert, bei der HCM ist meist eine septale Hypertrophie vorhanden und bei der Amyloidose kommt es zu einer LV-/RV-Hypertrophie mit Verdickung der Vorhöfe insbesondere im Bereich des intraatrialen Septums. Der Nachweis einer kardialen Fibrose in der MRT ist mit einer physiologischen Hypertrophie nicht in Einklang zu bringen. Molekulare Biomarker können ebenfalls hilfreich sein. Wenn hoch-sensitives Troponin und natriuretische Peptide erhöht sind, ist das Vorliegen eines Sportlerherzens unwahrscheinlich.

Falls eine abschließende Diagnose nicht sofort möglich ist, kann der klinische Verlauf (Regression der Hypertrophie nach Sistieren von Leistungssport, Einstellen einer arteriellen Hypertonie) wertvolle Hinweise liefern. Daher sollten die Patienten generell im Verlauf nachkontrolliert werden. Die genetische Testung ist zur Abklärung unklarer Befunde in aktuellen Leitlinien zwar nicht empfohlen, eine komplementäre Anbindung an ein Expertenzentrum sollte jedoch erfolgen, da im Einzelfall eine Abgrenzung sehr wohl möglich sein kann (siehe Fallbeispiel und Abb. 3.3.15) [222].

4.1.3 Therapie

Die Therapie der HCM richtet sich nach dem Vorhandensein von Beschwerden sowie einer LVOT-Obstruktion und nach dem Risiko für den plötzlichen Herztod. Des Weiteren spielt die Therapie von begleitendem Vorhofflimmern eine besondere Rolle.

Bei der asymptomatischen HCM ohne Obstruktion ist keine Medikation erforderlich. In kleineren prospektiven Studien wurde eine prophylaktische Gabe von ACE-Hemmern oder Calcium-Antagonisten vom Diltiazemtyp untersucht, mit dem Ziel, eine Progression der Hypertrophie zu verlangsamen (siehe Kapitel 5.3). Bei Symptomen der Herzinsuffizienz bei HNCM mit normaler systolischer Pumpfunktion steht die Optimierung der Diastole im Vordergrund, was durch Gabe von Betablockern oder Calciumantagonisten gelingt. Bei Vorhofflimmern sollte eine Rhythmuskontrolle angestrebt werden. Falls dies nicht möglich ist, sollten zur Frequenzkontrolle keine Glykoside (z. B. Digitoxin) eingesetzt werden. Bei einer symptomatischen HNCM mit reduzierter Pumpkraft folgen die Empfehlungen denen der Leitlinien für die systolische Herzinsuffizienz.

Symptomatische Patienten mit einer relevanten dynamischen Ausflusstraktobstruktion (HOCM; ≥ 30 mmHg) sollten mit einem Betablocker (2. Wahl Verapamil bis max. 480 mg Tagesdosis, ggf. Diltiazem bis max. 360 mg) ausdosiert werden. Eine interventionelle Alkohol-Septumablation oder operative Myektomie ist derzeit für Patienten mit einem Ausflusstraktgradienten ≥ 50 mmHg und mittlerer bis schwerer Belastungseinschränkung (NYHA III oder IV) oder belastungsinduzierten Synkopen vorbehalten. Daten für asymptomatische Patienten liegen nicht vor. Alternativ ist für einige Patienten eine Zwei-Kammer-Schrittmachertherapie mit kurzem AV-Intervall geeignet, die Obstruktion zu reduzieren.

Vorhofflimmern hat eine besondere Bedeutung bei der HCM. Durch die fehlende Vorhofkontraktion verschlechtert sich die Hämodynamik bei diastolischer Füllungsstörung oft dramatisch und Patienten können akut durch ein Lungenödem bedroht sein. Daher sollte nach den üblichen Vorkehrungen (Thrombenausschluss mittels TEE bzw. suffiziente Antikoagulation im Vorfeld) ein Rhythmisierungsversuch, ggf. auch unter Einbeziehung einer Katheterablation, angestrebt werden. Bei allen Patienten mit manifester HCM und Vorhofflimmern (paroxysmal, permanent) sollte eine suffiziente orale Antikoagulation eingeleitet werden. Nach neuen Studien besteht unabhängig vom CHA2DS2-VASc-Score ein erhöhtes Schlaganfallrisiko für diese Patienten.

4.1.4 Genetische Ursachen

4.1.4.1 Bekannte Krankheitsgene und Pathogenese der HCM

1949 wurde erstmalig die familiäre Natur der HCM erkannt. Mit der Identifizierung einer pathogenen Variante im Myosin-schweren Kette-Gen (1990) war die HCM die erste Kardiomyopathie, bei der eine ursächliche Genmutation identifiziert werden konnte

[223]. Anschließend wurden Varianten in mehr als 23 verschiedenen Genen mit einer HCM assoziiert. Die HCM ist in den meisten Fällen jedoch durch pathogene Varianten in für Sarkomer-Proteine kodierenden Genen verursacht. Die häufigsten Krankheitsgene sind die Gene für die ß-Myosin-schwere Kette (*MYH7*) und das kardiale Myosin bindende Protein (*MYBPC3*), gefolgt von Troponin-T (*TNNT2*) (Tab. 4.1.4).

Tab. 4.1.4: Prävalenz bestimmter pathogener Varianten in HCM-Krankheitsgenen, übersetzt und modifiziert nach Elliott et al. [201].

Protein	Gen	Frequenz
Myosin-7 (ß-Myosin-schwere Kette)	*MYH7*	10–20 %
Myosin bindendes Protein 3	*MYBPC3*	15–30 %
Troponin T	*TNNT2*	3–5 %
Troponin I	*TNNI3*	< 5 %
Tropomyosin alpha-1 Kette	*TPM1*	< 5 %
Myosin-regulatorische Leichtkette 2, kardiale Isoform	*MYL2*	selten
Myosin Leichtkette 3	*MYL3*	1 %
Actin	*ACTC1*	selten
Cystein- und-Glycin-reiches Protein 3/Muskel LIM Protein	*CSRP3*	selten
Titin	*TTN*	< 5 %
Kardiales Phospholamban	*PLN*	selten

Für die meisten Varianten wird ein dominant-negativer Effekt auf die Proteinfunktion angenommen. Das bedeutet, dass die im heterozygoten Zustand vorliegende Variante zu einer gestörten Proteinfunktion führt, was nicht durch die wild-typische Variante kompensiert werden kann. Allerdings gibt es auch Berichte über einen *nonsense mediated RNA decay* (NMD) der *Missense*-Allele und folgender *loss-of-function*. Auch aberrante Splicemuster und Exon-Skipping wurden im Rahmen von *Missense*-Varianten beschrieben.

Insgesamt werden verschiedene Hypothesen verfolgt, die erklären sollen, warum eine Myokardhypertrophie aufgrund einer Genvariante entsteht. Durch eine Ineffizienz mutierter Sarkomerbestandteile erhöht sich der ATP-Bedarf der Kardiomyozyten [224] und es entwickelt sich ein Wachstumsreiz. Dies wurde durch Untersuchungen unterschiedlicher Varianten in *MYH7* unterstützt, die belegten, dass die Kinetik der mutanten Sarkomere höher, jedoch zugleich ineffizienter war [225]. Eine Involvierung des Calcium-Haushalts des Kardiomyozyten gilt ebenfalls als gesichert, da für verschiedene mutierte Proteine eine erhöhte Sensitivität für Ca^{2+} beschrieben wird [226].

4.1.4.2 Genetische Modifier

Auch bei der HCM spielen genetische Modifikationen eine Rolle, insgesamt sind die gefundenen Assoziationen über die vorliegenden Studien jedoch wenig konsistent. So wurde in HCM-Kollektiven ein Zusammenhang zwischen Myokarddicke und *Angiotensin-converting-enzyme-*(ACE-)Genotypen nachgewiesen [227, 228]. Dies konnte ebenfalls für Polymorphismen im Angiotensinogen, Angiotensin II Receptor Typ I, Chymase-A und Aldosteronsynthase belegt werden [229]. Andere Studien konnten Assoziationen der LV-Hypertrophie mit Polymorphismen im Androgen-Rezeptor (*AR*) und Östrogen-Rezeptor 1 (*ESR1*) finden [230]. Weiterhin wurden Loci auf Chr. 3q26.2, 10p13 und 17q24 als Modifikation der linksventrikulären Masse identifiziert [231].

4.1.5 Vererbungsmodus und Familienanalyse

Die HCM im Sinne einer Sarkomererkrankung folgt einem autosomal-dominanten Erbgang mit einem Risiko der Übertragung einer pathogenen Variante auf direkte Nachkommen von 50 %. In wenigen Fällen liegen Neumutationen vor, aber auch inkomplette Penetranz und seltene autosomal-rezessive Erbgänge können den Anschein einer sporadischen Erkrankung erzeugen. Diese für HCM atypischen Erbgänge sollten im Hinblick auf mögliche syndromale Formen abgeklärt werden (Tab. 4.1.1), auch wenn diese insgesamt selten sind (Tab. 4.1.5). Bei 60 % der Patienten mit der klinischen Diagnose einer HCM lassen sich auch pathogene Varianten nachweisen [201]. Die Häufigkeit von multiplen pathogenen Varianten beträgt 5–10 % der untersuchten Probanden. Der fehlende Nachweis einer pathogenen Variante schließt aber die Erkrankung nicht aus, wenn die klinischen Kriterien für die Diagnose erfüllt sind. Ursächlich hierfür können präanalytische und analytische Faktoren sein, aber auch die spezifische Struktur der Mutation. So sind nicht alle Sequenzierungstechniken gleichwertig in der Lage, größere Deletionen oder andere strukturelle genomische

Tab. 4.1.5: Häufigkeit syndromaler Formen der HCM (European Cardiomyopathy Pilot Registry), übersetzt und modifiziert nach Elliott, Charron [232].

Diagnose	Prävalenz in HCM (n = 681)
Mitochondriopathien	3/681 (0,4 %)
Morbus Danon	3/681 (0,4 %)
Friedreich-Ataxie	1/681 (0,1 %)
LEOPARD-Syndrom	1/681 (0,1 %)
Noonan-Syndrom	1/681 (0,1 %)
Morbus Anderson-Fabry	12/681 (1,8 %)
Amyloidosen	15/681 (2,2 %)
Gesamt	**36/681 (5,3 %)**

Aberrationen zu detektieren. Zudem kann es sein, dass die ätiologisch relevante Variante nicht erfasst wurde, da sie in nicht untersuchten Regionen des Genoms angesiedelt ist, z. B. im Promoter, Enhancer oder in intronischen Bereichen [206, 233].

4.1.6 Diagnostische genetische Testung

Soll eine genetische Testung durchgeführt werden, müssen der Indexpatient und ggf. Angehörige über die Bedeutung und möglichen Konsequenzen, die sich aus dem Nachweis einer Mutation ergeben, aufgeklärt werden. Da es sich für den Indexpatienten mit HCM um eine diagnostische genetische Testung handelt, sind vor Durchführung der DNA-Untersuchung eine schriftliche Aufklärung und das Einverständnis erforderlich [206], bei bisher klinisch nicht erkrankten Angehörigen ist eine genetische Beratung verpflichtend (siehe Kapitel 3.3 und 3.4).

> Patienten mit klinischer Diagnose einer hypertrophen Kardiomyopathie sollten eine genetische Beratung und die Durchführung einer Gendiagnostik angeboten werden, sofern sich hieraus eine klinische Konsequenz ergibt (Diagnosesicherung, Kaskadenscreening).

Im Gegensatz zur DCM, lässt sich die diagnostische Sensitivität nicht wesentlich durch große Genpanels verbessern. Dies liegt an der geringeren genetischen Heterogenität der HCM [234]. Unabhängig vom Sequenzierungsansatz sollten die am häufigsten betroffenen Gene von Sarkomerproteinen analysiert werden (Tab. 4.1.3). In einer niedrigen Frequenz kann die breite genetische Testung Phänokopien entschlüsseln, was direkte therapeutische Implikationen nach sich zieht, z. B. Einleitung einer Enzym-Ersatztherapie bei Morbus Anderson-Fabry (*GLA*) oder die frühe Berücksichtigung einer Herztransplantation bei M. Danon (*LAMP2*) (siehe Kapitel 4.7). Daher empfiehlt sich derzeit, Kardiomyopathie-Genpanels zu untersuchen und in einer abgestuften Analyse zunächst die sarkomerischen Gene auf pathogene Varianten zu überprüfen und nach ausführlicher Interpretation dieser Ergebnisse unter Berücksichtigung der klinischen Befunde um eine weitere Analyse potenzieller Gene zu erweitern.

4.1.7 Prädiktive genetische Testung

In Familien mit Nachweis einer pathogenen Variante des Indexpatienten gibt es zwei Strategien, um weitere gefährdete Probanden zu identifizieren (Klasse I, ESC-Leitlinien):

1) Durch klinisches Screening (Minimum: Anamnese, klinische Untersuchung, EKG, Labor mit CK, hsTN, NT-proBNP, Echokardiographie) können betroffene Angehörige mit frühen Zeichen oder manifester HCM identifiziert werden. Da der Erkrankungsbeginn sehr variabel sein kann, ist dieses Screening repetitiv zu wiederholen

(siehe Kapitel 3.3.3). Hierdurch entstehen über die Lebenszeit der gefährdeten Angehörigen erhebliche Kosten für das Gesundheitssystem und grenzwertige Befunde führen nicht selten zu großer Unsicherheit über die eigene Zukunft (siehe Fallbeispiel Abb. 3.3.15). Das klinische Screening ist außerdem für alle Familien empfohlen, in denen ein HCM-(oder ein anderer Kardiomyopathie-)Fall aufgetreten ist, unabhängig davon, ob eine pathogene Variante bekannt ist.

2) Nach ausführlicher Beratung (Facharzt Humangenetik, Kardiologe mit Nachweis der fachgebundenen genetischen Beratung) und schriftlicher Aufklärung können durch Nachweis oder Ausschluss der Indexvariante entlang der Vererbungslinie zusätzliche Varianten-Träger identifiziert werden. Die Mitteilung der Befunde erfolgt in einem neuerlichen Beratungsgespräch, wobei Patienten ein Recht auf Nichtwissen haben. Bei allen Genotyp-positiven Probanden sollte dann zunächst eine klinische Basisuntersuchung zur Identifikation eines klinischen Phänotyps durchgeführt werden. Individuen mit beginnenden strukturellen Veränderungen, die noch nicht die diagnostischen Kriterien der HCM bei Familienangehörigen erfüllen, sollten alle sechs bis zwölf Monate klinisch re-evaluiert werden. Sollte es zu keinem Progress kommen, können die Intervalle ausgedehnt werden. Jegliche Familienmitglieder mit neuen kardialen Symptomen sollten zeitnah evaluiert werden.

Im Falle des nicht überlebten plötzlichen Herztodes können neben der Aufarbeitung durch Phänotypisierung im Rahmen einer Autopsie durch Asservierung und Analyse von genetischem Material wichtige Informationen für die lebenden Verwandten generiert werden [235].

> Bei allen Patienten mit klinischer Diagnose einer HCM muss eine ausführliche, strukturierte Familienanamnese erhoben werden.

4.1.8 Therapeutische Implikationen bei bestimmten Genotypen

Die Korrelation zwischen Genotyp und Phänotyp ist nur unvollständig verstanden und es existieren derzeit keine Therapeutika, die in Abhängigkeit eines bestimmten Genotyps indiziert sind. Zum jetzigen Zeitpunkt sollte daher eine Überinterpretation im Rahmen einer individualisierten Beratung vermieden werden. Das häufige Auftreten zuvor unbekannter Varianten (*private mutations*) erschwert eine Korrelation von Genotyp und Phänotyp [15]. Zur Risikostratifizierung können dennoch einige Informationen herangezogen werden:

MYH7-Varianten werden typischerweise mit dem klassischen HCM-Phänotyp und einer schweren Hypertrophie verbunden. Im Gegensatz zu *MYBPC3*-Varianten ist der klinische Verlauf oftmals schwerer und Arrhythmien treten häufiger auf. Für einzelne Varianten sind besonders schwere Phänotypen bekannt, zum Beispiel p.Arg403Gln und p.Arg453Cys in *MYH7* [236, 237], p.A157V, p.K183del, p.S199N in *TNNI3* und p.I79N, p.F87L, p.R92Q, p.E160del, p.K273E in *TNNT2* [237–240]. Atriale

Tachyarrhythmien wurden vermehrt bei der *MYH7*-Mutation R663H gefunden. Eine atypische, apikale Myokardhypertrophie wird insbesondere bei *TNNI3*- und *ACTC*-Mutationen beobachtet.

In einer prospektiven Untersuchung von 588 HCM-Patienten war der Nachweis einer pathogenen Sarkomer-Variante ein unabhängiger Risikofaktor für den kombinierten Endpunkt „Herzinsuffizienz" (NYHA III, IV, LV-EF < 50 %, Herztransplantation, assoziierte Todesfälle und Hospitalisation; HR = 4,51), ohne dass ein Unterschied zwischen dem Nachweis von *MYH7*- oder *MYBPC3*-Varianten bestand [241]. Bei 626 Patienten mit HCM, die im Zeitraum von 1985–2014 für 12 ± 9 Jahre nachverfolgt wurden, stellte der Nachweis einer pathogenen Variante einen unabhängigen Risikofaktor für Mortalität, kardiovaskuläre Mortalität und SCD dar [242].

Über die Rolle von multiplen pathogenen Varianten in Patienten besteht ebenfalls noch keine abschließende Klarheit. Das Vorhandensein zweier HCM-Mutationen in einem Gen (*double heterozygosity*) bzw. mehrerer Mutationen in verschiedenen HCM-Genen (*compound heterozygosity*) wurde wiederholt mit einem schlechten Krankheitsverlauf bei HCM in Verbindung gebracht [243–245]. Eine solche Kombination von kausalen Varianten sowie das Vorliegen homozygoter Allele werden in bis zu 10 % aller HCM-Patienten beobachtet [246, 247]. Weiterhin können teilweise sogar drei Krankheitsmutationen in einem Patienten nachgewiesen werden [248]. Diese Patienten zeigten dann einen besonders schweren klinischen Phänotyp mit hoher Rate an ventrikulären Tachykardien, plötzlichem Herztod oder Progression zur Herzinsuffizienz (Relatives Risiko = 14 im Vergleich zu 1-fach Mutationsträgern). In einem prospektiven Kollektiv von 529 Patienten konnte ebenfalls eine Assoziation mit einer erhöhten kardiovaskulären Mortalität und dem plötzlichen Herztod gefunden werden [249].

4.1.9 Logistische und ökonomische Überlegungen

Im Rahmen des prädiktiven genetischen Screenings besteht der höchste ökonomische Nutzen einer Gentestung. So können Probanden nach Ausschluss der Indexvariante in der Regel von allen weiteren klinischen Untersuchungen und einer Nachsorge ausgeschlossen werden, da sie kein über das der Normalbevölkerung hinausgehendes Risiko aufweisen, eine HCM zu entwickeln (= Spontanmutationsrate). Insgesamt reduziert das konsequente genetische Kaskadenscreening aufwendige klinische Untersuchungen, in deren Rahmen immer wieder unspezifische subklinische Befunde zu Verunsicherungen führen und eine jahrelange Nachverfolgung über mehrere Generationen notwendig wird. Dieses Vorgehen ist erwiesenermaßen kosteneffektiv für das Gesundheitswesen [250, 251].

Fallbeispiel: Multimodale Behandlungskonzepte bei der HCM (Fallbeispiel und Abbildung: Benjamin Meder)

Eine 44-jährige Patientin stellte sich in der kardiologischen Ambulanz vor, weil sie unter zunehmender Leistungsminderung, Atemnot und gelegentlichem Herzstolpern litt. Auf gezielte Nachfrage erzählte die Patientin, dass ihr Bruder im Alter von 27 Jahren beim Fußballspielen einen plötzlichen Herztod erlitten habe. Ihre Mutter sei im Alter von 64 verstorben, nachdem sie jahrelang eine Herzschwäche hatte.

Im Elektrokardiogramm (EKG) zeigten sich deutliche Hypertrophiezeichen, was sich in der Herzechokardiographie bestätigte (Abb. 4.1.5). Durch die Septumhypertrophie ist es zu einer Flussbeschleunigung im Ausflusstrakt (dynamischen Obstruktion) sowie SAM der Mitralklappe gekommen – beides ist für die Belastungsdyspnoe der Patienten verantwortlich. Da sich die Belastungsdyspnoe unter einer hochdosierten Betablocker-Therapie im Verlauf nicht wesentlich besserte, wurde schließlich eine interventionelle Alkohol-Septumablation durchgeführt. Seither ist die Patientin im Alltag komplett beschwerdefrei.

Um das Risiko der Patientin für den plötzlichen Herztod abzuschätzen, wurde der Risiko-Score der ESC herangezogen. Dieser ergab bei den vorliegenden Befunden (Alter 44 Jahre, maximale Wanddicke 22 mm, Vorhofgröße links 48 mm, LVOT-Gradient unter Valsalva 60 mmHg, Familienanamnese für SCD positiv, nicht anhaltende VT im Langzeit-EKG, keine Synkopen) ein Risiko von 11,24 % innerhalb fünf Jahren. Daher wurde der Patientin zur Implantation eines ICDs geraten.

Da bei einer HCM jeder Patient gleichzeitig ein Indexpatient ist, wurde mit der Patientin über die mögliche Vererbbarkeit gesprochen, ein Stammbaum erstellt und schließlich nach einer schriftlichen Aufklärung eine genetische Testung durchgeführt. Mit der Patientin wurde die Möglichkeit eines klinischen und ggf. genetischen Familienscreenings erörtert, was sie mit ihren Kindern besprach. Bei ihrem Sohn zeigte sich in der pädiatrisch-kardiologischen Diagnostik eine Frühform der HOCM. Der in der Zwischenzeit erfolgte Nachweis einer Indexvariante (bekannt pathogen in *MYH7*) wurde mit der Mutter persönlich besprochen. Therapeutische Konsequenzen wären durch dieser Variante nicht zu erwarten, eine ICD-Indikation war aufgrund der klinischen Befunde bereits gestellt. Die phänotypisch (aktuell) unauffällige Tochter war vom Krankheitsbild der Mutter sehr betroffen und wollte eine Klarheit für ihr mögliches Erkrankungsrisiko. Daher erfolgte nach ausführlicher Beratung eine prädiktive genetische Diagnostik. Das Ergebnis (keine Allel-Trägerschaft) wurde in einem abschließenden Beratungsgespräch diskutiert und seither sind keine weiteren Kontrolluntersuchungen durchgeführt worden.

Bei der Erstvorstellung und jedem *Follow-up* gilt es, folgende wichtige Punkte zu adressieren:
– Handelt es sich um eine typische (sarkomerische) HCM oder Phänokopie?
– Liegt in Ruhe oder unter Provokation eine behandelbare LVOT-Obstruktion vor?
– Ist Vorhofflimmern aufgetreten (Rhythmisierung, Antikoagulation)?

- Wie ist das SCD-Risiko einzustufen?
- Gibt es einen familiären/genetischen Hintergrund?

4.1.10 Aktuelle Leitlinien zur genetischen Testung

HRS/EHRA-Expertenkonsortium (2011) [15]:
- Eine gezielte oder umfassende genetische Testung wird für Patienten mit der Diagnose HCM empfohlen.
- Nach Identifikation einer Indexvariante wird eine Heterozygotentestung bei Verwandten empfohlen.

ESC (2014) [201]:
- Eine genetische Beratung wird für alle Patienten mit einer HCM empfohlen (Klasse I, B). Die Beratung sollte von einem Spezialisten im Rahmen eines interdisziplinären Teams durchgeführt werden (Klasse IIA, C).
- Eine genetische Testung wird für alle Patienten empfohlen, wenn die Identifikation der Indexvariante ein Kaskadenscreening von Angehörigen ermöglicht (Klasse I, B).
- Die Testung sollte in einem Labor mit Expertise durchgeführt werden (Klasse I, C).
- Eine genetische Testung wird für die Bestätigung der Diagnose empfohlen (Klasse I, B).
- Eine genetische Testung zur Abgrenzung anderer Ursachen einer mäßigen Hypertrophie (12–13 mm) sollte durch Spezialisten erfolgen (Klasse IIA, C).
- Eine molekulargenetische Autopsie sollte erwogen werden (Klasse IIA, C).

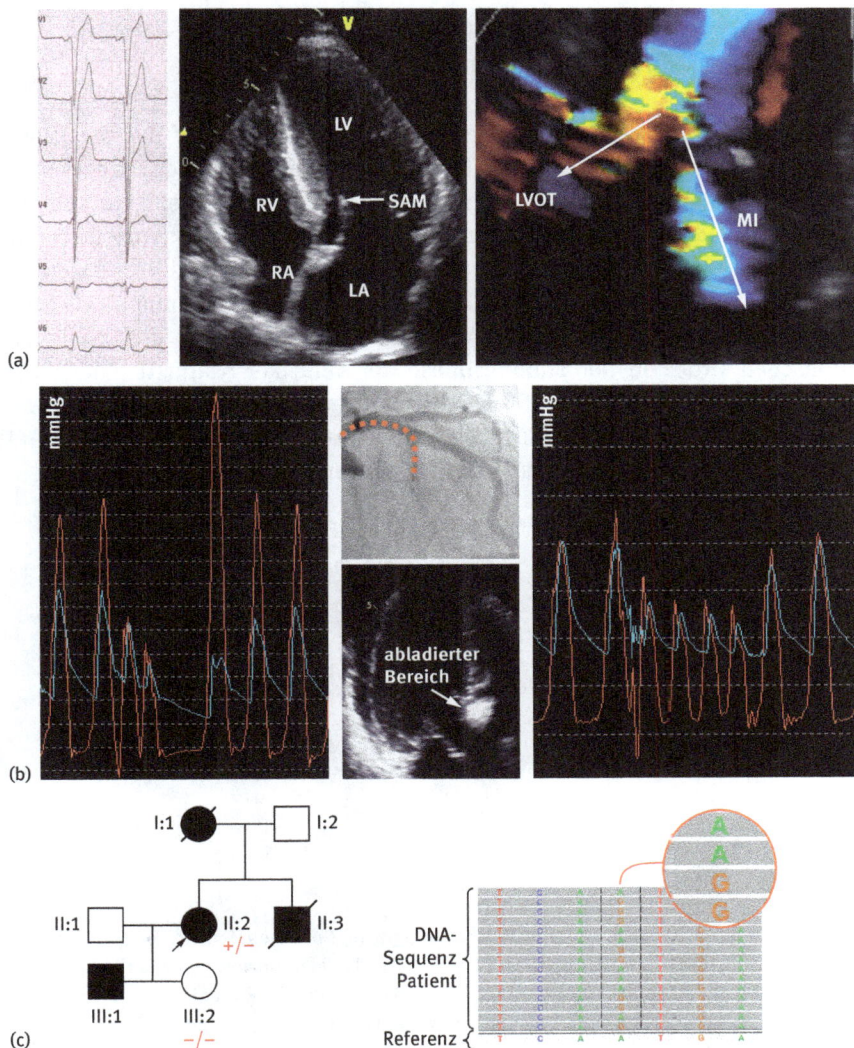

Abb. 4.1.5: Fallbeispiel: (a) Sowohl im Oberflächen-EKG als auch in der Echokardiographie zeigt sich eine deutliche Myokardhypertrophie. Das so genannte SAM-Phänomen führte zu einer hochgradigen Mitralinsuffizienz (MI), insbesondere unter Provokationsmanövern (Belastung). (b) Im Rahmen der Alkoholseptumsablation (ASA, TASH) konnte der Ausflusstraktgradient (links: vorher, rechts: nachher) auf nahezu null reduziert werden, gezeigt sind der 1. Septalast (Angiographie, rot gestrichelt ist die Lage des einliegenden Katheters) und echokardiographisch das basale Septum nach Gabe von Echokontrastmittel zur Visualisierung der Zielregion. (c) Stammbaum der HCM mit autosomal-dominantem Erbgang. Eine Genotypisierung mittels *next generation sequencing* erbrachte eine pathogene *Missense*-Variante in *MYH7*. Die gesunde Tochter der Indexpatienten ist keine Merkmals-trägerin, der Sohn ist klinisch betroffen und wurde bisher nicht genotypisiert. Dies kann einfach durch Nachweis der Indexvariante erfolgen. Bildquelle: Benjamin Meder und aus Sedaghat et al. 2016.

Ali Amr, Fabian aus dem Siepen, Benjamin Meder

4.2 Restriktive Kardiomyopathien

Die restriktive Kardiomyopathie (RCM) gehört zur Gruppe seltener Herzmuskelerkrankungen und wurde früh als eigenständige Kardiomyopathie-Form angesehen [252–255]. Sie ist vorrangig durch eine pathologische Verminderung der ventrikulären Compliance und eine progrediente diastolische Dysfunktion charakterisiert. Dabei muss keine Myokardhypertrophie vorliegen. Im Anfangsstadium der Erkrankung zeigen sich häufig normwertige enddiastolische ventrikuläre Volumina sowie eine erhaltene biventrikuläre systolische Pumpfunktion [256, 257]. Aus dem erhöhten enddiastolischen Druck in der Füllungsphase der Ventrikel resultiert jedoch ein „Rückstau" des Blutes in die Vorhöfe mit daraus folgender Vorhofdilatation sowie ein Anstieg des pulmonalarteriellen Druckes (Abb. 4.2.6) [258, 259]. Die Vorhöfe sind im fortgeschrittenen Stadium oftmals größer als die Ventrikel.

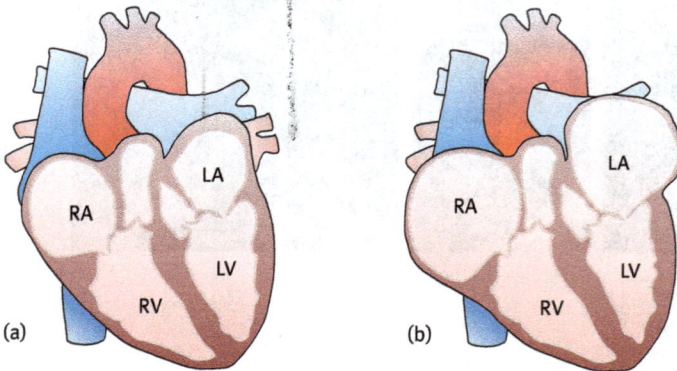

Abb. 4.2.6: Schematische Darstellung der RCM-Morphologie. (a) Normales Herz. (b) RCM. Charakteristisch für die primäre RCM sind die biatriale Dilatation sowie die normwertigen ventrikulären Volumina und die fehlende septale Hypertrophie. Im Anfangsstadium der Erkrankung ist die Früherkennung der Erkrankung aufgrund der fehlenden ausgeprägten morphologischen Zeichen deutlich erschwert.

Die aktuelle Klassifikation der European Society of Cardiology (ESC) ordnet die Kardiomyopathien nach morphologischen Gesichtspunkten [119, 260]. Dies stellt keine ideale Klassifikation der RCM dar, weil sie hauptsächlich durch hämodynamische Parameter bestimmt ist, aber auch eine primäre Myokarderkrankung darstellt [259, 261]. Von der RCM ist daher eine Vielzahl weiterer Herzerkrankungen abzugrenzen, die im Krankheitsverlauf ebenfalls eine gestörte Diastole (hypertensive Herzerkrankung, perikardiale Erkrankungen, Endokarderkrankungen) entwickeln.

4.2.1 Klinik

Es werden primäre und sekundäre Formen der RCM unterschieden [262]. Beide Gruppen können sich in jedem Alter klinisch manifestieren. Bei der initialen Präsentation sind Zeichen der Herzinsuffizienz in unterschiedlicher Ausprägung typisch. Die Patienten berichten häufig über progrediente Belastungsdyspnoe, Abgeschlagenheit, Palpitationen, belastungsabhängigen Schwindel oder Synkopen. Bei einer manifesten Beteiligung des rechten Ventrikels sind periphere Ödeme, Aszites und Anasarka charakteristische Symptome [257, 261]. In seltenen Fällen kann sich die Erkrankung auch durch einen plötzlichen Herztod erstmanifestieren [263, 264].

Die Diagnose der RCM erfordert ebenso wie bei andere Kardiomyopathien einen umfänglichen Ansatz. Bei der primären RCM handelt es sich um eine myokardiale Erkrankung, deren Ursache entweder idiopathisch oder genetisch bedingt ist [265], die definitive Diagnosestellung ist mitunter schwierig. Die sekundären Formen sind häufiger und Folge systemischer Erkrankungen mit kardialer Beteiligung, wobei gelegentlich das Herz als einziges Organ betroffen sein kann. Mögliche Systemerkrankungen, welche mit dem Phänotyp einer RCM einhergehen können, stellen Speichererkrankungen, infiltrative sowie inflammatorische Erkrankungen dar. Eine Systematik zur Einteilung findet sich in Abb. 4.2.7 [258, 262, 266].

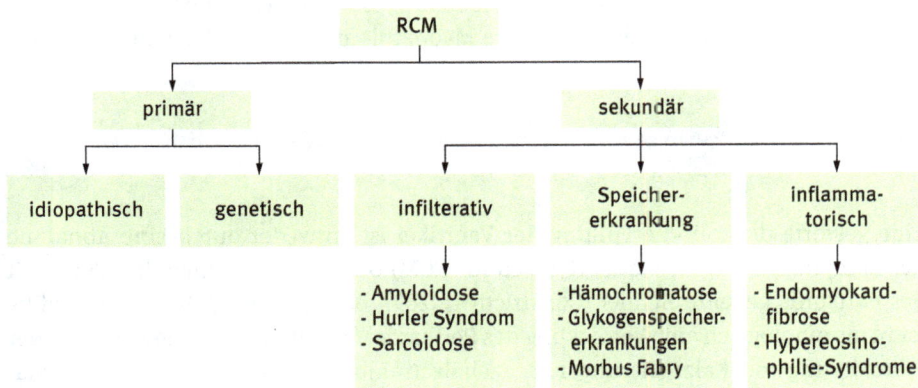

Abb. 4.2.7: Einteilung der RCM-Formen. Die primäre RCM tritt im Vergleich zur sekundären RCM seltener auf. Eine genetische Ursache der primären RCM kann durch Verbesserung der genetischen Sequenzierungsmethoden immer häufiger nachgewiesen werden.

4.2.2 Diagnostik

Die Anamneseerhebung spielt bei der Differentialdiagnostik der RCM eine wichtige Rolle, da sie die ersten Hinweise auf mögliche sekundäre Ursachen der Erkrankung oder Vorliegen eines Syndroms mit Beteiligung mehrerer Organe liefern kann. Eine ausführliche Familienanamnese ist bei jedem Patienten mit RCM unentbehrlich und sollte mindestens drei Generationen erfassen. Die Erstellung eines strukturierten Familienstammbaums liefert, wie bei anderen Kardiomyopathien auch, wichtige Hinweise über eine mögliche familiäre Häufung und den Vererbungsmodus.

> Die Diagnose einer RCM erfordert ein strukturiertes und umfassendes diagnostisches Vorgehen, um mögliche sekundäre Formen und die zugrundeliegenden Ursachen zu erkennen und spezifisch zu therapieren.

Bei der körperlichen Untersuchung sollte auf Zeichen einer Rechts- bzw. Linksherzinsuffizienz geachtet werden [256, 261]. Ein positiver hepatojugulärer Reflux kann einen Hinweis auf einen erhöhten zentralvenösen Druck und eine beginnende Rechtsherzinsuffizienz geben. Gelegentlich kann während tiefer Inspiration ein paradoxer Anstieg des venösen Jugularispulses (sog. Kussmaul-Zeichen) beobachtet werden. Weiterhin sollte bei der körperlichen Untersuchung auf Zeichen anderer Organbeteiligung geachtet werden. Eine neurologische Untersuchung ist bei einem Verdacht auf eine familiäre RCM sinnvoll, da eine periphere Myopathie nicht selten begleitend vorliegt [267, 268].

> Die RCM ist viel häufiger Folge einer systemischen Erkrankung, die erkannt und therapiert werden muss!

Eine gestörte diastolische Füllung der Ventrikel ist entweder durch eine Abnahme der Compliance des Myokards (typisch für RCM) oder eine Zunahme der Steifigkeit des Perikards gekennzeichnet (Constrictiva) [269]. Bei der konstriktiven Perikarditis kann morphologisch eine Verdickung des Perikards meistens durch eine Zunahme der Fibrosierung oder Kalzifizierung, z. B. nach Bestrahlung, postoperativ oder inflammatorisch bedingt, beobachtet werden. Die konstriktive Perikarditis stellt eine wichtige Differentialdiagnose zur RCM dar, da sie in der Regel chirurgisch therapiert werden kann [270–272].

> Die konstriktive Perikarditis ist aufgrund der ähnlichen klinischen Präsentation des Patienten eine der wichtigsten Differentialdiagnosen der RCM. Die Unterscheidung zwischen beiden Krankheitsbildern ist unentbehrlich, da die konstriktive Perikarditis chirurgisch behandelt wird.

Elektrokardiographisch sind bei der RCM häufig nur unspezifische Veränderungen vorzufinden (AV-Blockierung, atriale und ventrikuläre Extrasystolie, T-Negativierungen, unspezifische Kammerendteilveränderungen) [268, 273, 274]. Damit ist das EKG wie bei vielen anderen myokardialen Erkrankungen zwar ein sehr sensitives, jedoch wenig spezifisches Verfahren. Typische Röntgenzeichen einer globalen Herzinsuffizienz (pulmonale Stauung, beidseitige Pleuraergüsse, vermehrte Gefäßzeichnungen) können unspezifische Hinweise liefern. Bei einer konstriktiven Perikarditis sind perikardiale Kalzifikationen ein häufiger Hinweis, welcher bei einer RCM nicht zu finden ist [269].

Wie bei den anderen Formen der Kardiomyopathien kann die Bestimmung der kardialen Biomarker (hochsensitives kardiales Troponin sowie natriuretische Peptide) hilfreich sein. Unterschiede in den Serumkonzentrationen von BNP zwischen Patienten mit RCM und konstriktiver Perikarditis wurden in einigen Studien beschrieben. Aufgrund der eingeschränkten Wanddehnung bei der konstriktiven Perikarditis wurden im Vergleich bei Patienten mit RCM deutlich erhöhte NT-proBNP Serumkonzentrationen (> 400 pg/ml) beobachtet [275–277]. Bei den Screeninguntersuchungen der Angehörigen können außerdem die kardialen Biomarker auf ein frühes Stadium der Erkrankung hinweisen.

Die echokardiographische Untersuchung stellt eine der wichtigsten Erstuntersuchungen zur Evaluation der kardialen Funktion bei Patienten mit Symptomen einer Herzinsuffizienz dar. Diese Untersuchung ermöglicht es, Aussagen bezüglich der Morphologie und Funktion beider Ventrikel und Vorhöfe zu treffen. Mittels Farbduplexsonographie können die biventrikulären diastolischen Funktionen sowie die enddiastolischen Drücke abgeschätzt werden [278]. Die Echokardiographie spielt ebenfalls eine wichtige Rolle bei der Differenzierung zwischen der konstriktiven Perikarditis und RCM sowie bei der Suche nach sekundären Ursachen der RCM, wie z. B. der Amyloidose (*granular sparkling* des Myokards) [279–281]. Die Vorhöfe sind bei der fortgeschrittenen RCM häufig größer als die Ventrikel und nicht durch den Schweregrad von AV-Klappenvitien zu erklären (Abb. 4.2.8). Weitere bildgebende Verfahren, insbesondere die kardiale Magnetresonanztomographie (cMRT), können zusätzliche Informationen bezüglich sekundärer Ursachen der RCM liefern. Hinweise auf Speichererkrankungen (wie Hämochromatose) sowie inflammatorische Erkrankungen (Sarkoidose, Hypereosinophiles Syndrom) sind mittels verschiedener Untersuchungssequenzen sowie Fibrosemuster (durch *Late Gadolinium Enhancement* (LGE)) zu differenzieren. Auch das Perikard kann gut beurteilt werden [280–282].

Eine invasive Herzkatheterdiagnostik mit Druckmessung in allen Herzhöhlen (parallel in RA und LA sowie in RV und LV) ist trotz aller Fortschritte in der Bildgebung meist unverzichtbar. In der Hämodynamik zeigt sich bei der Constrictiva eine reziproke Variation des LV- und RV-Drucks während der Atmung, der PA-Druck ist typischerweise niedriger (< 50 mmHg) und es findet sich ein diastolischer Druckangleich aller vier Herzkammern in der Diastole. In unklaren Fällen kann die Entnahme von Myokardbiopsien zur weiteren Abklärung der Genese der Erkrankung sinnvoll sein [257, 281, 283, 284].

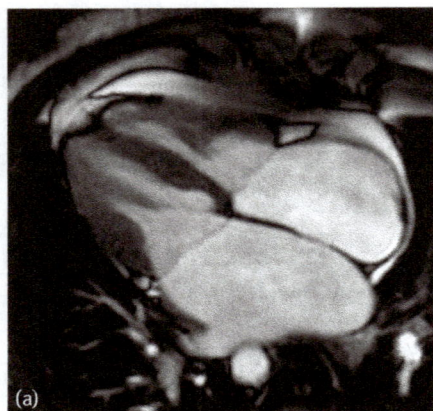

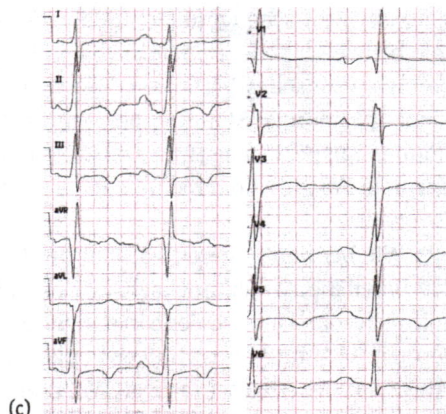

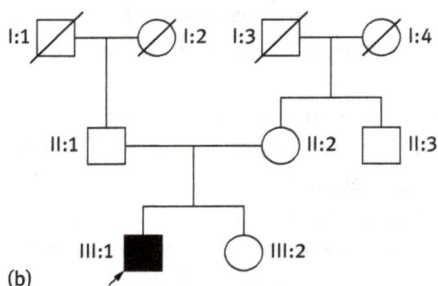

Abb. 4.2.8: Bildgebende Verfahren bei einem 19-jährigen Patienten mit primärer RCM. (a) MR-tomographische Darstellung der RCM-Morphologie mit ‚giant' Atria. Mittels c-MRT können häufig sekundäre Ursachen der Restriktion, wie z. B. Amyloidose, Sarkoidose, ausgeschlossen werden. Die Unterscheidung zwischen den verschiedenen Ätiologien der RCM ist aufgrund der therapeutischen Konsequenzen unentbehrlich. (b) Der Familienstammbaum zeigt eine leere Familienanamnese über drei Generationen für Kardiomyopathien und SCD. (c) Das Ruhe-EKG zeigt P-biatriale als Ausdruck der Vorhofdilatation sowie Kammerendteilveränderungen im Sinne von T-Negativierungen in den Ableitungen II, III, aVF sowie V4–V6.

4.2.3 Therapie

Aufgrund der niedrigen Prävalenz der Erkrankung fehlt bislang eine evidenzbasierte Grundlage für die medikamentöse Therapie der RCM. Bei der sekundären Form steht die Therapie der Grunderkrankung im Vordergrund (insbesondere bei Speichererkrankungen wie Hämochromatose, infiltrativen Erkrankungen, wie Amyloidose sowie bei inflammatorischen Formen der Erkrankung z. B. bei Sarkoidose) [257].

Die kardiale Therapie der RCM wird hauptsächlich von der Therapie der Herzinsuffizienz mit erhaltener Pumpfunktion (HF-pEF) abgeleitet und zielt auf die Verlängerung der Diastole durch die Gabe von Betablockern und die Erhaltung der atrialen Kontraktionsfunktion durch Rhythmuskontrolle, falls Vorhofflimmern vorliegt, sowie die Reduktion der venösen Stauung durch die Gabe von Diuretika ab. Der Nutzen von ACE-Hemmern und Mineralocorticoid-Rezeptor-Antagonisten ist bei RCM bislang nicht ausreichend untersucht worden, der Einsatz wird jedoch aufgrund der möglichen positiven Wirkung auf die diastolische Funktion bei symptomatischen Patienten empfohlen [285]. Bei einem therapierefraktären symptomatischen Verlauf bleibt die Herztransplantation die letzte Therapieoption [286].

Die Indikationsstellung zur primärprophylaktischen ICD-Implantation bei Patienten mit RCM stellt eine erhebliche Herausforderung für den behandelnden Kardiologen dar, weil wissenschaftliche Studien diesbezüglich fehlen und gegenwärtig keine Aussagen über einen lebensverlängernden Effekt getroffen werden können [15]. Aufgrund der unterschiedlichen Ätiologien der RCM ist eine sehr ausführliche und patientenindividuelle Evaluation indiziert. Risikofaktoren helfen bei der individuellen Entscheidung:
– rhythmogene Synkopen,
– positive Familienanamnese bezüglich plötzlichen Herztodes,
– nichtanhaltende ventrikuläre Tachykardien (nsVT) [264, 266].

In der klinischen Beobachtung von 18 Patienten wurden von Rivenes et al. die Hinweise auf **myokardiale Ischämie** im EKG als ein Risikofaktor für plötzlichen Herztod beschrieben [264]. **Pathogene Varianten in *TNNT2*, *DES* oder *LMNA*** sind häufiger mit einer Entwicklung ventrikulärer Arrhythmien assoziiert, als dies für andere Fälle gefunden wurde [15].

Bei der sekundären RCM nimmt die kardiale Amyloidose eine Sonderstellung ein. Die Proteineinlagerungen im Myokard können die physiologische elektrische Reizleitung stören. Ein plötzlicher Herztod ist in 10 bis 30 % der Patienten mit kardialer Amyloidose beschrieben, welche jedoch in den meisten Fällen auf eine elektromechanische Dissoziation und nicht auf ventrikuläre Arrhythmien zurückzuführen ist [287]. Das Paradox der allgemeinen Empfehlung der primärprophylaktischen ICD-Implantation bei Patienten mit einer hochgradig eingeschränkten LV-Pumpfunktion im Falle der kardialen Amyloidose liegt darin, dass bei einer solchen ausgeprägten kardialen Beteiligung die Prognose ausgesprochen schlecht ist und ein Überlebensvorteil durch ICD-Implantation bislang nicht eindeutig nachgewiesen werden konnte. Die Indikation der ICD-Implantation sollte nach Evaluierung der erwarteten Prognose, der Möglichkeit einer Herztransplantation sowie der Betrachtung der oben erwähnten Risikofaktoren individuell diskutiert werden [287, 288].

4.2.4 Genetische Ursachen

Aufgrund der geringen Prävalenz sind für die RCM im Vergleich zu anderen Kardiomyopathien nur wenige genetische Ursachen bekannt [15, 285, 289]. Es ist daher bei der genetischen Diagnostik eine große Zahl ungeklärter Fälle zu erwarten [290].

Eine krankheitsverursachende Variante ist in 10–60 % der primären Formen der Erkrankung beschrieben [265, 290]. Diese große Divergenz bezüglich der hereditären Ursachen der RCM ist auf die meist kleinen Kollektive und verschiedenen Genotypisierungsstrategien zurückzuführen. Durch die Einführung von *next generation sequencing* (NGS) konnten zahlreiche neue krankheitsverursachende Varianten in mehreren Genen identifiziert werden [290, 291].

4.2.4.1 Familiäre sarkomerische RCM

1990 wurde die erste Beschreibung einer familiären RCM über fünf Generationen mit autosomal-dominantem Erbgang durch Fitzpatrick et al. publiziert [267]. In dieser Familie waren Reizleitungsstörungen (z. B. AV-Blockierungen, Schenkelblock) und periphere Myopathien bei den betroffenen Familienmitgliedern zu finden [267]. Der erste Nachweis einer krankheitsverursachenden Mutation wurde durch Mogensen et al in 2003 publiziert [292]. In einer großen Familie mit hypertrophen und restriktiven Kardiomyopathien wurde eine Mutation im kardialen Troponin I (*TNNI3*) als krankheitsverursachend identifiziert. Die genetische Analyse weiterer Patienten mit idiopathischer RCM, die nicht mit der ursprünglichen Familie verwandt waren, zeigte ebenfalls Mutationen im *TNNI3*-Gen, was eine Zugehörigkeit der RCM zu sarkomerischen Krankheiten nahelegt [292]. Inzwischen konnten pathogene Varianten in mehreren sarkomerischen Genen (u. a. *MYH7, MYBPC3, TNNT2, TNNI3*) nachgewiesen werden (Tab. 4.2.6) [263, 290, 291, 293–303]. Zu den häufigsten Mutationen zählen solche in *MYH7* und *TNNI3* (ca. 5 % der Fälle) [15].

2016 untersuchte die Gruppe von Gallego-Delgado et al. eine Kohorte von 32 nicht-verwandten Patienten mit primärer RCM auf pathogene Varianten in 209 Genen. Bei 19 der 32 (59,3 %) Patienten konnten Varianten nachgewiesen werden, welche wahrscheinlich krankheitsverursachend sind, davon zwölf vorbekannte und sieben neue. Interessanterweise wurden in dieser Studie Varianten in *LMNA*-, *TCAP*-, *LAMP2*- und *TPM1*-Genen als Ursache der RCM beschrieben [290]. Peled et al. haben zum ersten Mal in 2013 eine pathogene Mutation in Titin (*TTN*) in einer Familie mit sechs Betroffenen berichtet [302].

Fallbeispiel: Ausbeute genetischer Diagnostik bei sporadischen Kardiomyopathien

Ein 19-jähriger Patient klagte über progrediente Belastungsdyspnoe und Leistungsminderung. Nach Überweisung durch den Hausarzt stellte der niedergelassene Kardiologe eine pulmonale Hypertonie fest. Zur weiteren Abklärung eines möglichen Links-/Rechts-Shunts auf Vorhof- oder Ventrikelebene erfolgte die Vorstellung an unserem Universitätsklinikum.

In der Anamnese ergaben sich keine Hinweise auf eine syndromale Erkrankung sowie eine leere Familienanamnese bezüglich Herzinsuffizienz, pulmonaler Hypertonie oder Arrhythmien (Abb. 4.2.8(b)). Die Ruhe-EKG-Untersuchung zeigt eine P-biatriale sowie T-Negativierungen in den Ableitungen II, III, aVF sowie V4-V6

Tab. 4.2.6: Krankheitsgene bei primärer RCM

Studie	Jahr	Patientenpopulation	Untersuchte Gene	Genen mit Nachweis pathogener Varianten
Gallego-Delgado et al. [290]	2016	32 Patienten	Panel mit 209 Genen	MYH7 (4), DES (3), FLNC (3), MYBPC3 (2), LMNA (2), TCAP (1), TNNI3 (1), TNNT2 (1), TPM1 (1), and LAMP2 (1).
Ruan et al. [303]	2016	Case-report	Panel mit 300 Genen	TNNI3
Brodehl et al. [315]	2015	2 Familien	*	FLNC
Wu et al. [291]	2015	4 Patienten	Panel mit 64 Genen	MYBPC3
Peled et al. [302]	2013	Case-report, 1 Familie	*	TTN
Purevjav [301]	2012	900 Patienten mit CMP	MYPN	MYPN
Caleshu et al. [300]	2011	Case-report (2 Patienten)	ACTC, MYBPC3, MYH7, MYL2, MYL3, TNNI3, TNNT2, and TPM1	TPM1 MYL3 MYL2
Menon et al. [299]	2008	1 Familie	TNNT2 TTN MYL3 MYBPC MYL2 MYH7 ACTC1 TPM1 TNNI3	TNNT2
Ware [298]	2008	Case-report	MYH7, MYBPC3, TNNT2, TNNI3, TPM1, ACTC, MYL2, MYL3	MYH7
Karam et al. [297]	2008	Case-report	MYH7, MYBPC3, TNNT2, TNNI3, DES	MYH7
Gambarin et al. [296]	2008	Case-report	*	TNNI3
Kaski et al. [259]	2008	12 Patienten	TNNI3 MYH7 MYBPC3, TNNT2 TPM1 MYL2 MYL3 ACTC DES	TNNI3 (2), TNNT2, ACTC
Kostareva et al. [294]	2007	Case-report	TNNI3	TNNI3
Kubo et al. [293]	2007	15 Patienten	MYH7 MYBPC3 TNNT2 TNNI3 TPM1	MYH7 (4), TNNI3 (4)
Peddy et al. [263]	2006	Case-report	MYH7, MYBPC3, TNNT2, TNNI3, TPM1, ACTC, MYL2, MYL3	TNNT2
Mogensen et al. [292]	2003	1 Familie + 9 nichtverwandte Patienten	TNNI3	TNNI3

(Abb. 4.2.8(c)). Echokardiographisch und MR-tomographisch ergab sich das Bild einer restriktiven Kardiomyopathie mit biatrialer Dilatation, erhaltener systolischer biventrikulärer Funktion und restriktivem ventrikulärem Füllungsmuster (Abb. 4.2.8(a)). In der Herzkatheteruntersuchung inkl. Myokardbiopsie konnte eine restriktive Kardiomyopathie gesichert werden. Eine rheumatologische und hämatologische Abklärung erbrachte ebenfalls keine sekundäre Ursache.

Trotz der leeren Familienanamnese bestand der Wunsch des Patienten zur genetischen Abklärung bei hohem Leidensdruck und Kinderwunsch. In den für RCM bekannten Genen sowie in einem erweiterten NGS-Panel für Kardiomyopathie-Gene konnten keine pathogenen Varianten gefunden werden. Eine Erweiterung auf einen whole-exome Ansatz wurde diskutiert, da jedoch ein Elternteil für eine Trioanalyse nicht zur Verfügung stand, wurde keine Erfolgsaussicht gesehen. Dieses Beispiel zeigt, dass bei sporadischen Kardiomyopathien die Sensitivität einer Variantendetektion geringer ist als bei klar familiären Formen. Dennoch macht die Diagnostik im Einzelfall Sinn (siehe Lamin A/C-Varianten, Kapitel 4.3).

4.2.4.2 Familiäre Desmin-assoziierte RCM

Desminopathien als mögliche Ursachen einer RCM wurden immer wieder beschrieben. Akkumuliert Desmin intrazellulär kann dies das klinische Bild einer Myopathie hervorrufen. Diese pathologische Anreicherung von Desmin ist meistens durch eine Variante in den Genen von Desmin-(*DES-*) oder alphaB-Crystallin (*CRYAB*) verursacht. 1998 beschrieben Arbustini et al. eine „Desmin-Kardiomyopathie", die eine RCM mit AV-Blockierungen (AVB) und Myopathie darstellte [304]. 2006 wurden vier Patienten mit RCM und AVB durch Arbustini et al. genetisch auf Varianten in *DES-* und *CRYAB*-Genen untersucht. Insgesamt vier pathogene Varianten (eine vorbekannte und drei neue) konnten in dieser Studie nachgewiesen werden [305].

> Bei jeder RCM mit AV-Blockierungen muss eine Desminopathie oder Laminopathie, auch bei fehlender Myopathie, in Erwägung gezogen werden.

4.2.4.3 Genetische Ursachen der sekundären RCM

Die sekundäre RCM zeigt eine höhere Prävalenz als die primäre [260, 265]. Die meisten Systemerkrankungen, die eine RCM bedingen können, haben dabei eine genetische Ursache. Die Erkrankungen sind durch pathologische intrazelluläre Einlagerungen (z. B. Morbus Gaucher, Hämochromatose), Infiltration des extrazellulären Raums des Myokards (z. B. Amyloidose) sowie inflammatorische Zellen (z. B. Endomyokardiale Fibrose) bedingt [262, 265]]. Eine Übersicht der mit einer sekundären RCM in Verbindung gebrachten Ursachen ist in Tab. 4.2.7 dargestellt.

Die kardiale Amyloidose ist von diesen die häufigste Ursache der sekundären RCM und wird deshalb im Folgenden ausführlicher besprochen. Die Amyloidose ist durch

Tab. 4.2.7: Hereditäre Formen einer sekundären RCM.

Erkrankung	Mögliche betroffene Gene	Häufige extrakardiale Manifestationen	Häufigster Vererbungsmodus
Hämochromatose	HFE, HFE2, HAMP, TFR2	Leber- und Hautbeteiligung, Psychische Veränderungen, Diabetes mellitus	Autosomal-rezessiv
Morbus Fabry	GLA	Neuropathie, Haut-, Augen-, Nieren- und gastrointestinale Beteiligung	X-chromosomal-rezessiv
Morbus Gaucher	GBA	Hepato- und Splenomegalie, Neuropathie, Myopathien	Autosomal-rezessiv
Morbus Hurler	IDUA	Seh- und Hörschwäche, schwere Skelettveränderungen und pulmonale Beteiligung	Autosomal-rezessiv
Morbus Pompe	GAA	Myopathien, Neuropathien, Zerebrale Aneurysma	Autosomal-rezessiv
Pseudoxanthoma elasticum	ABCC6	Augen und Hautbeteiligung, Angiopathien	Autosomal-rezessiv

eine Störung der Proteinfaltung definiert, wodurch es zu einer zunehmenden Gewebeanreichung des veränderten, schlechter löslichen Proteins kommt (sog. Amyloid) [306]. Unabhängig von der Art des fehgefalteten Proteins lassen sich die Amyloidoablagerungen lichtmikroskopisch mittels Kongorot-Färbung nachweisen, unter polarisiertem Licht zeigt sich eine typische „Apfelgrüne Färbung". Eine Differenzierung des Vorläuferproteins ist mittels immunhistochemischer Verfahren möglich. Die fehlgefalteten Proteine können sich grundsätzlich in jedem Organ ablagern und zu entsprechenden Organdysfunktionen führen. Die kardiale Amyloidose stellt die häufigste sekundäre Ursache der RCM dar und führt letztendlich zu einer ausgeprägten Herzinsuffizienz [257, 258, 262, 307]. Die Prognose ist stark vom Ausmaß der kardialen Beteiligung abhängig [287, 308]].

Von den mehr als zwanzig bekannten Proteinen, die zu einer Amyloidose führen können, sind nur sechs Proteine mit einer signifikanten kardialen Beteiligung in Verbindung gebracht worden (Tab. 4.2.8). Es werden bei der kardialen Amyloidose die primäre, sekundäre, senile und hereditäre Amyloidose differenziert [309]. Diese unterschiedlichen Formen der Erkrankung sind distinkte Entitäten, die durch immunhistochemische und genetische Untersuchungen gut differenziert werden können. Die Häufigkeit und Ausprägung der kardialen Beteiligung sind von der Amyloidose-Form abhängig. Da auch das Therapieansprechen und die Prognose davon abhängig sind, zielen die diagnostischen Untersuchungen auf die genaue Unterscheidung zwischen den Amyloidoseformen sowie den genetischen Mutationen bei den hereditären Formen [310, 311].

Tab. 4.2.8: Amyloidoseformen mit kardialer Beteiligung.

Amyloidosetyp	Protein	Typische extrakardiale Manifestationen
Senile TTR	Transthyretin	Karpaltunnel-Syndrom
Hereditäre TTR	Transthyretin	Periphere und autonome Polyneuropathie
Primäre AL	Immunoglobuline Leichtketten	Nierenbeteiligung mit Proteinurie, Karpaltunnel-Syndrom, Polyneuropathie
Sekundäre AA	Serum Amyloid A	Nierenbeteiligung, Polyneuropathie
Hereditäre Apo-II (AApoAI)	Apolipoprotein A-I	Nierenbeteiligung
Hereditäre Fibrinogen A (AFib)	Fibrinogen	Nierenbeteiligung

Genetische und erworbene Formen der Amyloidose können sich prinzipiell in jedem Alter manifestieren. Die Vererbung der familiären Amyloidose ist meistens autosomal-dominant mit unvollständiger Penetranz, die von der Mutation, geographischen Region und Ethnizität des Patienten abhängig ist [311]. Von den familiären Amyloidoseformen hat die familiäre TTR Amyloidose insgesamt die höchste Prävalenz. Mehr als 100 krankheitsverursachende Mutationen sind beschrieben und mit unterschiedlichen Phänotypen in Verbindung gebracht worden. Bestimmte Varianten, wie z. B. die Isoleucine 122-TTR-Variante, sind mit einer isolierten kardialen Beteiligung vorbeschrieben [312], wobei die Mehrzahl mit extrakardialen Manifestationen, insbesondere peripherer und autonomer Polyneuropathie, einhergeht [313] (Abb. 4.2.9(a)).

4.2.5 Vererbungsmodus und Familienanalyse

Bei der familiären Form der primären RCM besteht am häufigsten ein autosomal-dominanter Erbgang [15]. Von der Erkrankung betroffene Familienangehörige geben dem Kliniker wichtige Hinweise über den Erbgang. Es wird von der familiären RCM gesprochen, wenn die Erkrankung bei zwei oder mehr verwandten Mitgliedern einer Familie festgestellt wird. In solchen Fällen wird von einer genetischen Ursache ausgegangen, auch bei fehlendem Nachweis einer Mutation in einem der bekannten Loci.

Die autosomal-rezessiven, X-chromosomalen und matrilinearen Erbgänge sind häufiger bei der sekundären RCM [265]. Unter der sekundären RCM werden die lysosomalen Speicherkrankheiten (Morbus Gaucher und Hurler) sowie die Glykogenspeichererkrankungen und Hämochromatose Typ 1–3 autosomal-rezessiv vererbt. Bei der Hämochromatose Typ 4 liegt eine autosomal-dominante Vererbung vor. Die hereditäre Amyloidose (TTR-Amyloidose) wird in den meisten Fällen ebenfalls autosomal-dominant vererbt. Dagegen wird Morbus Fabry X-chromosomal vererbt [15, 258, 262, 265].

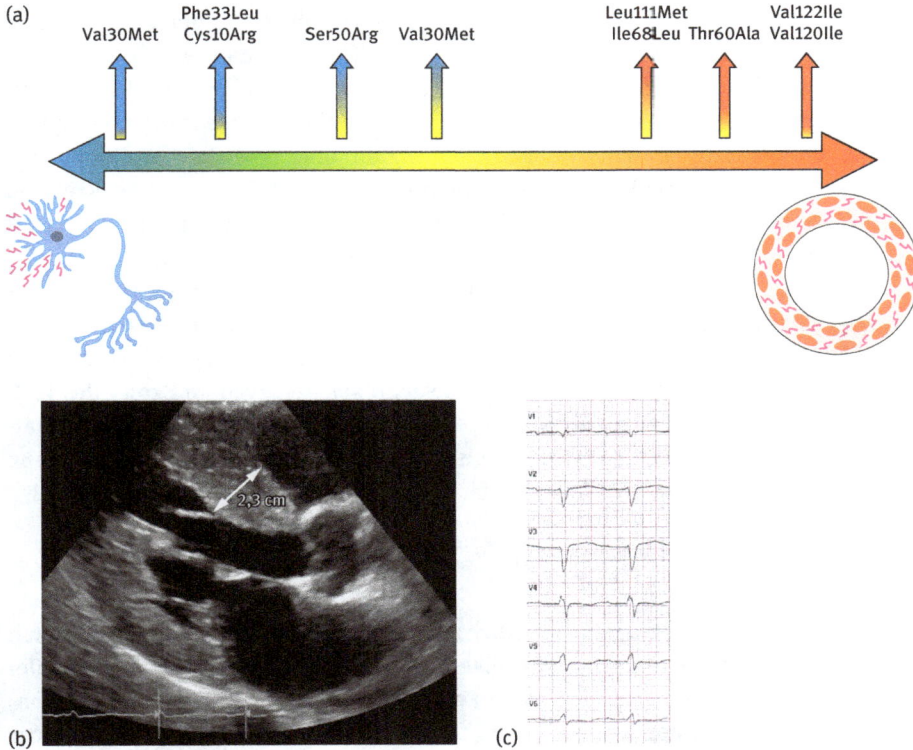

Abb. 4.2.9: (a) Für die TTR-Amyloidose sind mehr als 100 krankheitsverursachende Mutationen beschrieben. Bei bestimmten Varianten wurde eine Genotyp-Phänotyp-Assoziation beobachtet. Das Spektrum des Phänotyps rangiert von prädominierendem neurologischem Phänotyp, wie z. B. der frühen Form von Val30Met und Cys10Arg, zu prädominierendem kardialem Phänoytyp, wie z. B. Val122Ile und Val20Ile. Eine Mischform mit kardialer und neurologischer Beteiligung ist häufiger zu finden. (b) Echokardiographisches Bild in der langen parasternalen Achse bei dem Patienten. Auffallend ist die deutliche konzentrische biventrikuläre Hypertrophie (mit Verdickung des intraatrialen Septums) mit abnormaler Myokardtextur im Sinne eines „Granular Sparkling". (c) Im EKG zeigen sich demgegenüber eine relative Niedervoltage, Pseudo-Infarktmuster über der Vorderwand und ein AV-Block I°.

Fallbeispiel Gründereffekt

Ein 54-jähriger Patient stellte sich bei seinem Hausarzt aufgrund von seit einigen Wochen vorbestehenden Oberbauchschmerzen vor. Anamnestisch klagte der Patient außerdem über Abgeschlagenheit und Leistungsmangel. Zur weiteren Abklärung der geschilderten Beschwerden erfolgte die Einweisung in das Kreiskrankenhaus. In der durchgeführten Oberbauchsonographie zeigte sich lediglich eine Hepatomegalie. Die weiterführende gastroenterologisch fokussierte Diagnostik (Coloskopie, Gastroskopie und CT-Abdomen) ergab keine wegweisenden Befunde. Bei näherer Befragung entsprach der subjektive Leistungsmangel einer Belastungsdyspnoe, weshalb eine kardiale Abklärung begonnen wurde. Die echokardiographische Untersuchung zeigte das Bild einer Hypertrophischen Kardiomyopathie (HCM), weshalb eine Überweisung an das Universitätsklinikum erfolgte. Die weitere Diagnostik lieferte dort schnell den Verdacht auf eine kardiale Amyloidose mit deutlicher biventrikulärer Hypertrophie, verminderter longitundinaler LV-Funktion und typischer Myokardtextur (sog. *Granular Sparkling*) (Abb. 4.2.9(a)). Alleine diese morphofunktionellen Kriterien machten eine Abgrenzung zu einer HCM möglich. Die Oberbauchschmerzen sind auf die Hepatomegalie bei kardial bedingter Leberstauung zurückzuführen.

Der Patient kam aus Waghurst, einem kleinen Dorf im Westen Baden-Württembergs, welches für die hohe Inzidenz von TTR-Amyloidosen bekannt ist. Daher wurde gezielt eine genetische Untersuchung auf die in diesem Dorf prävalente TTR-Variante veranlasst. Die Variante p.Val40Ile konnte tatsächlich heterozygot in Exon 2 des TTR-Gens nachgewiesen werden und somit die Diagnose einer hereditären Amyloidose molekulargenetisch bestätigt werden. Bei Krankheitsprogression und weiterer Einschränkung der Belastbarkeit wurde im Verlauf eine Listung zur Herztransplantation notwendig.

MOGE(S)-Klassifikation in diesem Fall: $M_{H+R}\,O_H\,G_{AD}\,E_{A\text{-}TTR\text{-}[p.Val40Ile]}\,S_{B\text{-}II}$.

Die Prävalenz der pathogenen Transthyretin-Variante liegt in dem geschilderten Dorf im Vergleich zur allgemeinen Bevölkerung deutlich höher (geschätzte 3 % aller Einwohner sind Allel-Träger). Dies lässt an eine Gründermutation (*Founder*-Mutation) im Sinne eines Gendrifts denken. Eine *Founder*-Mutation beschreibt eine in einer kleinen Population deutlich häufiger beobachtete genetische Veränderung als in der Gesamtpopulation. Diese genetische Veränderung ist auf die Individuen zurückzuführen, welche vor Generationen an der Gründung dieser Subpopulation beteiligt waren (Moritz Wagner, 1889: „Die Entstehung der Arten durch räumliche Sonderung"). Durch eine relative Isolation und den damit bedingten kleinen „Genpool" können entsprechende Varianten weiter propagiert werden, ohne dem allgemeinen Selektionsdruck der Stammpopulation ausgesetzt zu sein. Die Fixierungswahrscheinlichkeit eines bestimmten Allels ist umso höher, je höher seine initiale Allel-Frequenz in der neuen Subpopulation lag. Eine schematische Darstellung dieses Phänomens ist in Abb. 4.2.10 gezeigt.

4.2.6 Diagnostische genetische Testung

Aufgrund der Heterogenität der Ursachen, die zu einer RCM führen können, wird, wie bereits erwähnt, zwischen der primären und sekundären RCM unterschieden. Da bei der primären RCM eine pathogene Variante die Diagnose stützen kann, sollte eine genetische Testung in Betracht gezogen werden [15, 285]. Bei Nachweis einer Indexvariante ermöglicht dies das einfachere Familienscreening.

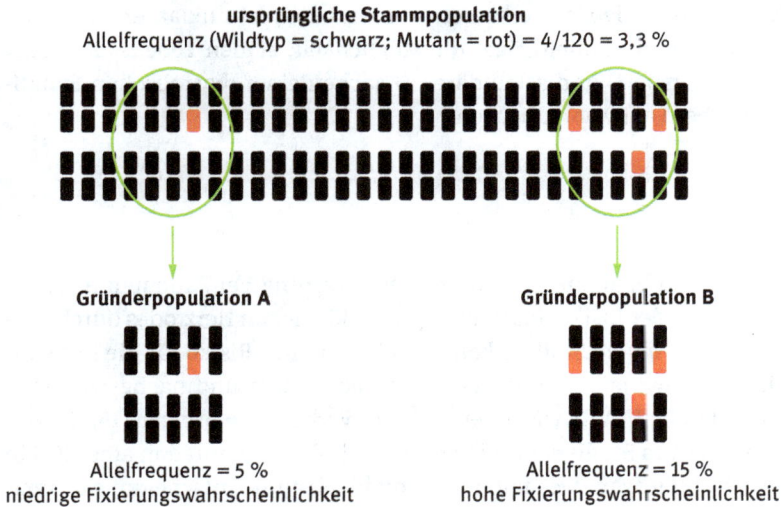

ursprüngliche Stammpopulation
Allelfrequenz (Wildtyp = schwarz; Mutant = rot) = 4/120 = 3,3 %

Gründerpopulation A

Allelfrequenz = 5 %
niedrige Fixierungswahrscheinlichkeit

Gründerpopulation B

Allelfrequenz = 15 %
hohe Fixierungswahrscheinlichkeit

Abb. 4.2.10: Veranschaulichung des so gennanten *Founder*-Effektes. In der ursprünglichen Population von 120 Personen haben nur vier Personen (rot dargestellt) die Erkrankung. In dieser Population beträgt die Prävalenz der Erkrankung 4 : 120 (3,3 % der Population tragen die Erkrankung). Durch Migrationen können neue Subpopulationen gebildet werden. Dadurch kann z. B. die Prävalenz der Erkrankung in Gründerpopulation A bei 1 : 20 (5 % der Population sind erkrankt) liegen und die Fixierungswahrscheinlichkeit ist eher niedrig. Im Vergleich liegt die Prävalenz in der Gründerpopulation B bei 3 : 20 (15 % der Population sind erkrankt bzw. Allelträger). In dieser Subpopulation ist die Fixierungswahrscheinlichkeit deutlich höher. In beiden Fällen fällt die Allelfrequenz in den Subpopulationen anders als in der ursprünglichen Population aus. Bei Isolation der Subpopulation von der ursprünglichen Population wird dieser Unterschied über Generationen weitergeführt.

Im Falle der sekundären RCM sind eine genetische Testung und Beratung in Abhängigkeit der grundlegenden Erkrankung empfohlen. In den syndromalen hereditären Fällen dient der Mutationsnachweis bei entsprechender Klinik der Sicherung der Diagnose und ermöglicht damit die Einordnung oft diffuser Symptome.

4.2.7 Prädiktive genetische Testung

Die Früherkennung der primären RCM ist durch Fehlen charakteristischer morphologischer Auffälligkeiten und Frühzeichen einer restriktiven Hämodynamik schwierig. Außerdem hat eine diastolische Dysfunktion sehr viel häufigere Ursachen (z. B. arterielle Hypertonie, KHK, Diabetes mellitus, Alter). Diese Aspekte stellen eine besondere Herausforderung beim klinischen Screening von asymptomatischen Verwandten eines von RCM betroffenen Patienten dar. In diesen Fällen kann die prädiktive genetische Testung eine wichtige Rolle spielen, um Patienten mit pathogenem Genotyp über mögliche Frühsymptome aufzuklären und diese richtig einzuordnen. Ob durch eine frühzeitige Therapie die Prognose verbessert werden kann, ist unklar, eröffnet aber für einen asymptomatischen Allel-Träger die Möglichkeit, seinen Lebensstil positiv zu gestalten (Ausdauersport) und sekundären Ursachen einer diastolischen Funktionsstörung (siehe oben) aktiv vorzubeugen.

4.2.8 Therapeutische Implikationen bei bestimmten Genotypen

Die therapeutischen Implikationen der genetischen Testung bei Patienten mit RCM liegen hauptsächlich in der Risikoeinschätzung des plötzlichen Herztodes durch ventrikuläre Arrhythmien. Neuere Studien konnten ein erhöhtes Risiko für die Entwicklung ventrikulärer Arrhythmien bei Patienten mit einer RCM und nachgewiesenen pathogenen Varianten in *TNNT2*, *DES* oder *LMNA* in Verbindung bringen [15]. Es gibt jedoch keine prospektiven Studien, die eine routinemäßige Implantation eines ICD in diesen Patienten rechtfertigen, weshalb eine individualisierte Entscheidung zusammen mit dem Patienten und unter Berücksichtigung der (Familien-)Anamnese und Klinik getroffen werden muss.

Die genetische Testung bei der kardialen Amyloidose spielt eine wichtige Rolle, um zwischen den verschiedenen Formen der Erkrankung zu unterscheiden, da hiervon die therapeutischen Strategien und Prognosen abhängen. Auf das breite Spektrum der Therapien der Amyolodosen kann hier nicht eingegangen werden, es sei auf folgende Literatur verwiesen: [279, 306, 308, 311, 313]. Beim M. Fabry ist eine Enzymersatztherapie möglich (siehe Kapitel 4.7.1).

4.2.9 Logistische und ökonomische Vorteile einer Genotypisierung

Es sind sowohl logistische als auch ökonomische Vorteile einer genetischen Testung bei RCM zu erwarten. Bei Nachweis einer kausalen Mutation bei einem Indexpatienten kann der Ausschluss der kausalen Genvariante bei Angehörigen das bei RCM meist sehr aufwändige und wenig spezifische klinische *Follow-up* ersparen, da das Erkrankungsrisiko des negativ getesteten Probanden dem der allgemeinen Bevölkerung entspricht.

> Bei der Erstvorstellung und jedem *Follow-up* gilt es, folgende wichtige Punkte zu adressieren:
> - Handelt es sich um eine RCM oder Constrictiva?
> - Was ist die Ätiologie der RCM und gibt es eine spezifische Therapie?
> - Besteht ein familiärer/genetischer Hintergrund?
> - Ist der Patient symptomatisch ausreichend therapiert?
> - Wie ist das SCD-Risiko einzustufen?

4.2.10 Aktuelle Leitlinien zur genetischen Testung

HRS/EHRA-Expertenkonsortium (2011) [15]:
- Genetische Testung **kann** hilfreich sein bei Patienten, bei denen ein Kardiologe die klinische Diagnostik einer RCM, basierend auf seiner Krankheitsgeschichte, Familienanamnese und seinem elektrokardiographischen/echokardiographischen Phänotyp, gestellt hat.
- Mutationsspezifische genetische Testung **ist empfohlen** bei Familienmitgliedern und Verwandten, nachdem eine kausale RCM-Mutation beim Indexpatienten entdeckt wurde.

ESC (2016) [285]:
- Die RCM kann genetisch bedingt sein und **soll** für eine genetische Testung **in Betracht gezogen werden**.
- Prädiktive genetische Testung **ist empfohlen** bei Verwandten ersten Grades, wenn bei dem Indexpatienten eine kausale Mutation nachgewiesen wurde.

HFSA (2010) [314]:
- Die Genotypisierung soll bei der Person in Erwägung gezogen werden, die die deutlichsten Symptome präsentiert. Dies erleichtert das Familienscreening und -management (**Evidenz C**).

Benjamin Meder, Hugo A. Katus
4.3 Dilatative Kardiomyopathie

Die dilatative Kardiomyopathie (DCM), gekennzeichnet durch eine reduzierte LV-(und ggf. RV-) Pumpfunktion und meist Dilatation der linken Herzkammer, ist bei jungen Erwachsenen die führende Ursache für die Entstehung einer Herzinsuffizienz und die häufigste Indikation zur Herztransplantation. Die Prognose der DCM hat sich in den letzten Jahrzehnten aufgrund frühzeitigerer Diagnose und effektiverer Therapien deutlich verbessert. Dennoch werden plötzliche Herztodesfälle (*sudden cardiac death*, SCD) gehäuft beobachtet, das jährliche Risiko für den SCD liegt bei etwa 2,5–5 %/Jahr [316, 317].

Zahlen zur Epidemiologie der DCM sind nicht zuverlässig anzugeben, da der Begriff DCM oftmals als morphologische Beschreibung eines gemeinsamen Phänotyps (der nicht ischämischen systolischen Herzinsuffizienz) verwendet wird und hierunter unterschiedliche Ätiologien zusammengefasst werden (genetisch, idiopathisch, inflammatorisch, toxisch, hypertensiv) [119, 318]. Während also die Gruppe der nicht ischämischen systolischen Herzinsuffizienz viele Ätiologien umfasst und die Gesamt-Prävalenz bei ca. 1 : 200–1 : 500 in der Bevölkerung liegt, sind die genetischen Formen mit ca. 1 : 1.000 zu schätzen.

4.3.1 Klinik

Die Erstmanifestation der genetischen DCM zeigt einen Häufigkeitsgipfel in der vierten Lebensdekade (meist autosomal-dominante Erbgänge), kann aber seltener auch Kinder und Neugeborene betreffen (meist rezessive oder matrilineale Erbgänge). Das Verhältnis von Männern zu Frauen liegt bei etwa 2 : 1 [319–322]. Bedingt durch die vielfältigen Ursachen werden sehr variable klinische Verläufe beobachtet [323]. So beginnt eine DCM entweder mit einer primären Einschränkung der systolischen Pumpfunktion (nicht dilatative Phase) [324] oder einer primären Dilatation der linken Herzkammer bei noch erhaltener Pumpfunktion (siehe Abb. 4.3.11). Für die Diagnosestellung werden ein linksventrikulärer enddiastolischer Diameter (LVEDD) > 117 % der Norm (korrigiert nach Henry für Alter und Körperoberfläche (BSA)) und eine linksventrikuläre Ejektionsfraktion (LVEF) < 45 % gefordert. In einem aktuellen Positionspapier der Europäischen Gesellschaft für Kardiologie (ESC) wird den frühen Phasen der Erkrankung nun ebenfalls Rechnung getragen und z. B. eine nicht dilatative DCM (Hypokontraktile Kardiomyopathie) definiert. Im klinischen Alltag wird in einer solchen Konstellation häufig von einer beginnenden DCM gesprochen.

Eine unklare Einschränkung der systolischen Pumpfunktion kann auch ohne Dilatation auf eine (beginnende) DCM hinweisen!

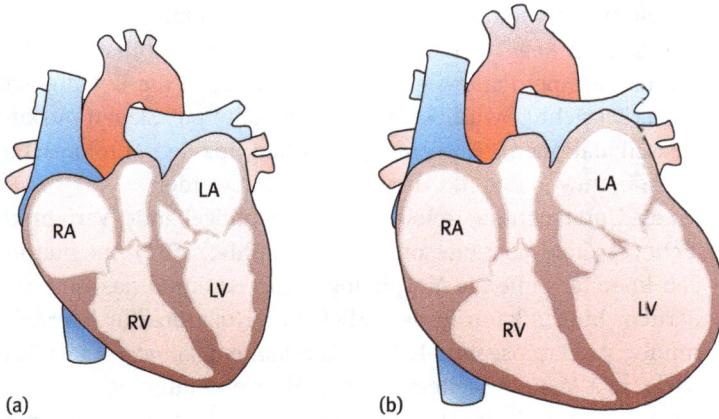

Abb. 4.3.11: Morphologischer Phänotyp der DCM. Charakteristisch ist die Vergrößerung der linken Herzkammer (LV) mit reduzierter Pumpfunktion. Es gibt aber auch nicht dilatative sowie biventrikuläre Formen. (a) gesundes Herz, (b) DCM.

Nicht selten wird die Diagnose erst bei einem fortgeschrittenen Krankheitsbild gestellt. Leitsymptome sind eine belastungsabhängige Dyspnoe sowie reduzierte Belastbarkeit, die nach der New York Heart Association (NYHA) in vier Schweregrade eingeteilt wird. Hepatosplenomegalie mit Ausbildung von Aszites, Pleuraergüssen sowie Stauungsgastritis sind Folge einer Rechtsherzinsuffizienz. Ein Lungenödem, Angina pectoris und verminderte Organperfusion stellen Zeichen der Linksherzinsuffizienz dar. Synkopen und Brady- bzw. Tachykardien können den Verlauf akut verkomplizieren und werden bei bestimmten Genotypen auch schon in frühen Stadien der DCM beobachtet. Mögliche embolische Insulte sind Resultat einer eingeschränkten Ejektionsfraktion oder begleitender atrialer Tachyarrhythmien wie Vorhofflimmern. Bei einer Überlappung mit der *Non-compaction* Kardiomyopathie ist das Risiko für eine kardiale Embolie ebenfalls erhöht.

Eine Reihe genetischer Syndrome können mit einer DCM (NCCM) als Ausdruck ihrer kardialen Beteiligung einhergehen und betreffen dann definitionsgemäß weitere Organsysteme (Myopathie, Neuropathie, Immunschwäche etc.). Es ist daher wichtig, dass bei der Abklärung einer DCM auch auf diese Organsysteme geachtet wird.

4.3.2 Diagnostik

Die Anamnese erlaubt die Erfragung von möglichen Ursachen einer sekundären DCM (z. B. arterielle Hypertonie, Diabetes mellitus, Alkohol- und Drogenkonsum, Chemotherapien, Herzklappenvitien), der funktionellen Kapazität des Patienten (NYHA-Klasse) sowie möglicher Risikoprädiktoren. Die Familienanamnese, welche bei jedem Patienten strukturiert erhoben werden sollte, sowie die Erstellung eines

Familienstammbaums liefern wertvolle Informationen über eine familiäre Häufung der Erkrankung, was dann in der Regel eine genetische Erkrankung impliziert (siehe Kapitel 3.4). Es ist wichtig, dass bei Patienten mit einer DCM auch die Beteiligung anderer Organsysteme berücksichtigt wird. Routinemäßig sollte auf Skelettmuskulatur (Trophic, Kraft, Faszikulationen), Hörvermögen, Sehen, fokale neurologische Defizite, kognitive Einschränkungen und das Hautbild geachtet werden.

Neben der klinischen Untersuchung spielen moderne bildgebende Verfahren (Echokardiographie, Echo; cardiale Magnetresonanztomographie, cMRT) eine Hauptrolle. Mit ihnen werden in erster Linie die Morphologie und Funktion des Herzens exakt quantifiziert. Darüber hinaus kann in der cMRT die Myokardtextur beurteilt werden, was die Erkennung von Fibrose mittels *Late Gadolinium Enhancement* (LGE) [325, 326] oder T1-gewichtetem Mapping miteinschließt. Hinweise auf eine Speichererkrankung oder (post)inflammatorische DCM können in manchen Fällen anhand des LGE und einer Ödembildung differenziert werden. Im Rahmen einer Familienabklärung kann ein pathologisches LGE trotz erhaltener Pumpfunktion einen wichtigen Hinweis für eine sehr frühe Form der Erkrankung darstellen (Narbe im Bereich der septalen RV-Insertionsstellen).

Das Ruhe-EKG dient der Erkennung von AV- oder ventrikulären Blockbildern und begleitenden Arrhythmien, eine mindestens jährliche Langzeit-EKG-Schreibung der Detektion von supra- und ventrikulären Rhythmusstörungen und damit der Erkennung wichtiger Risikofaktoren.

Aufgrund der vielen verschiedenen Ätiologien, die teilweise sehr gut therapierbar sind, gilt es bei der DCM, eine sehr differenzierte und zuweilen umfangreiche Differentialdiagnostik durchzuführen. Bei Patienten mit kardiovaskulären Risikofaktoren oder einem Alter > 35 Jahren sollte eine Koronarangiographie zum Ausschluss einer ischämischen Genese erfolgen. Diese wird bei V. a. sekundäre Ursachen (inflammatorisch, infektiös, rheumatisch, Speichererkrankung) um eine Myokardbiopsie [327] vorzugsweise des linken Ventrikels erweitert. Die Ableitung der Hämodynamik (enddiastolischer linksventrikulärer Druck, PA- und RA-Druck) erlaubt eine bessere Einschätzung des funktionellen Status, die Objektivierung der Beschwerden und Steuerung der Therapie.

Molekulare kardiale Biomarker (natriuretische Peptide und hochsensitive Troponine) haben einen hohen Stellenwert in der Diagnostik und Therapiebegleitung von DCM-Patienten. Gerade in frühen DCM-Stadien sowie bei der Untersuchung von Angehörigen kann bei Vorliegen auffälliger Biomarker ein Verdacht auf eine frühe Kardiomyopathie gestellt werden. Die Creatinkinase (CK-MM) ist oftmals bei syndromalen DCM-Formen mit Skelettmuskelbeteiligung (Myopathien) erhöht und kann als *red flag* für bestimmte genetische DCM-Syndrome dienen. Serum-Laktat in Ruhe bzw. unter Belastung kann Hinweise auf eine mitochondriale Kardiomyopathie liefern.

Die DCM erfordert eine sehr detaillierte Differentialdiagnostik, welche immer eine strukturierte Familienanamnese und Stammbaumerstellung beinhalten sollte.

Die genetische Testung bei einem Patienten mit DCM hat mehrere mögliche Indikationen und wird weiter unten ausgeführt. Sie erlaubt:

1. die Identifizierung der individuellen Ätiologie,
2. eine prädiktive Testung von Angehörigen,
3. die Beratung in Bezug auf Familienplanung und Lebensstil,
4. eine Risikoabschätzung und Prognosevorhersage,
5. in bestimmten Fällen therapeutische Entscheidungen,
6. ein effizienteres Management von Familien [328]

Alle oben genannten Untersuchungsmodalitäten inklusiver genetischer Befunde nehmen einen Stellenwert in der Erkennung besonderer Risikomerkmale und Prädiktion einer guten oder schlechten Prognose ein (Tab. 4.3.9). Die Gewichtung der Faktoren hat auf individueller Basis durch den erfahrenen Kardiologen zu erfolgen, die jeweilige Wertigkeit wird jedoch auch in den entsprechenden Leitlinien diskutiert.

Tab. 4.3.9: Risikoprädiktoren bei DCM.

DCM-Risikostratifizierung
– Vorangegangenes Kammerflimmern
– Synkopen
– LVEF ≤ 35 %
– Familiäre Belastung mit SCD
– Bestimmte Genotypen
– Linksventrikuläres LGE
– (Nicht anhaltende) ventrikuläre Tachykardien
– AV-Überleitungsstörung, QRS-Verbreiterung
– Fortgeschrittene NYHA Klasse
– Kompetitive sportliche Betätigung
– Männliches Geschlecht
– Hypotension

LGE = Late gadolinium enhancement; LVEF = Left ventricular ejection fraction.

4.3.3 Therapie

Die Therapie der DCM, welche hier nur kurz dargestellt werden soll, folgt im Wesentlichen drei Grundprinzipien: 1) Es müssen als Erstes kausale Faktoren identifiziert und falls möglich entsprechend therapiert werden. Hierzu ist wie bereits geschildert eine umfassende Differentialdiagnostik gerade bei jüngeren Patienten angezeigt. Die individuelle Diagnostik und Behandlung sollten zusammen mit einem Zentrum mit entsprechender Erfahrung durchgeführt werden. 2) Beim symptomatischen Patienten folgt die Therapie den Leitlinien-Empfehlungen zur Behandlung der systolischen Herzinsuffizienz (ACE-Hemmer/Angiotensin-Rezeptor-Antagonist, Betablocker, Mineralocorticoid-Rezeptor-Antagonist, Ivabradine, ARNI). Dies schließt auch die Option der Resynchronisationstherapie (CRT) bei elektrischer Dyssynchronie (insbesondere Linksschenkelblock) und Mitralklappenrekonstruktion (operativ oder interventionell) bei sekundärer schwerer Mitralklappeninsuffizienz mit ein. Obwohl erhebliche Fortschritte in der Therapie der DCM erzielt wurden, kommt es bei manchen DCM-Patienten zu einer progredienten, final lebensbedrohlichen Herzinsuffizienz. In diesem Stadium gibt es für die Patienten die Möglichkeit einer Herztransplantation oder des Einsatzes eines mechanischen Kreislaufunterstützungssystems (Assist-Device). 3) Das dritte Grundprinzip ist die Verhinderung des plötzlichen Herztodes. Hierzu stehen implantierbare Kardioverter-Defibrillatoren (ICD) zur Verfügung. Insgesamt ist die Datenlage zum Nutzen der primärprophylaktischen ICD-Implantation jedoch schlechter als bei der ischämischen Herzinsuffizienz [329]. Eine Neuerung bildet der *Leadless*-(sondenfreie)Defibrillator, welcher in Zukunft bei entsprechend positiven Studienergebnissen die Primärprophylaxe um die Problematik von Sondenkomplikationen (Perforation, Bruch, Infekt, Thrombose, Trikuspidalklappeninsuffizienz) erleichtern könnte. Zudem kann durch eine bessere Vorselektion von Patienten (nicht alleinig das Vorliegen einer LV-EF ≤ 35 %) die Rate an adäquaten Therapien deutlich gesteigert werden.

Die Prognose der Patienten mit DCM ist von mehreren Faktoren abhängig, die bekannten sind in Tab. 4.3.9 aufgelistet [330]. Vor der breiten Einführung einer Leitlinientherapie zur Herzinsuffizienz lag das 8-Jahresüberleben bei DCM bei etwa 55 % und zeigte damit eine ähnliche Mortalität wie bei vielen malignen Erkrankungen [331]. In neueren Studien liegt das 8-Jahresüberleben unter Anwendung der Leitlinientherapien bei DCM bei bis zu 87 %, wobei hier eine insgesamt frühere Erkennung der Erkrankung dazu geführt hat, dass heute auch mildere Krankheitsstadien in die Statistiken aufgenommen werden. Einen Überblick über die Entwicklung der Mortalitätsreduktion der letzten Dekaden liefert [332].

4.3.4 Genetische Ursachen

4.3.4.1 Bekannte Krankheitsgene der DCM
Die Beschreibung der ersten kausalen Varianten bei Patienten mit DCM erfolgte im Jahr 1992 [333, 334]. Der Nachweis mehrerer Deletionen in der zirkulären mitochondrialen DNA bei einer Familie mit DCM gelang mittels Southern Blot und PCR. In einer anderen DCM-Familie konnte mittels PCR eine Deletion im Promotor des Dystrophin-Gens nachgewiesen werden. Mit Hilfe diverser weiterentwickelter methodischer An-

sätze (Kapitel 3.2) konnte in den folgenden Jahrzehnten eine große Anzahl von Krankheitsloci aufgedeckt werden.

Inzwischen sind Varianten in etwas mehr als 40 Genen beim Menschen belegte Ursache einer DCM, wobei die meisten dieser Gene für Proteine des Sarkomers, der Z-Scheibe und des Zytoskeletts kodieren. Darüber hinaus sind Varianten in verschiedenen Zellstrukturen bzw. funktionellen Einheiten bekannt. Einen Überblick über die bekannten Krankheitsgene liefert Abb. 4.3.12.

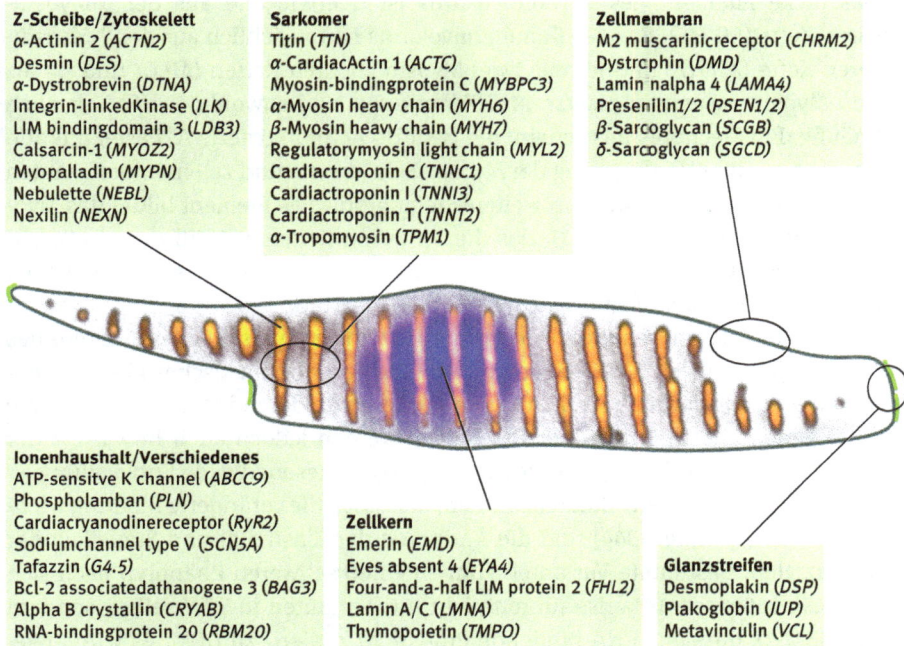

Z-Scheibe/Zytoskelett
α-Actinin 2 (*ACTN2*)
Desmin (*DES*)
α-Dystrobrevin (*DTNA*)
Integrin-linkedKinase (*ILK*)
LIM bindingdomain 3 (*LDB3*)
Calsarcin-1 (*MYOZ2*)
Myopalladin (*MYPN*)
Nebulette (*NEBL*)
Nexilin (*NEXN*)

Sarkomer
Titin (*TTN*)
α-CardiacActin 1 (*ACTC*)
Myosin-bindingprotein C (*MYBPC3*)
α-Myosin heavy chain (*MYH6*)
β-Myosin heavy chain (*MYH7*)
Regulatorymyosin light chain (*MYL2*)
Cardiactroponin C (*TNNC1*)
Cardiactroponin I (*TNNI3*)
Cardiactroponin T (*TNNT2*)
α-Tropomyosin (*TPM1*)

Zellmembran
M2 muscarinicreceptor (*CHRM2*)
Dystrophin (*DMD*)
Lamin nalpha 4 (*LAMA4*)
Presenilin1/2 (*PSEN1/2*)
β-Sarcoglycan (*SCGB*)
δ-Sarcoglycan (*SGCD*)

Ionenhaushalt/Verschiedenes
ATP-sensitve K channel (*ABCC9*)
Phospholamban (*PLN*)
Cardiacryanodinereceptor (*RyR2*)
Sodiumchannel type V (*SCN5A*)
Tafazzin (*G4.5*)
Bcl-2 associatedathanogene 3 (*BAG3*)
Alpha B crystallin (*CRYAB*)
RNA-bindingprotein 20 (*RBM20*)

Zellkern
Emerin (*EMD*)
Eyes absent 4 (*EYA4*)
Four-and-a-half LIM protein 2 (*FHL2*)
Lamin A/C (*LMNA*)
Thymopoietin (*TMPO*)

Glanzstreifen
Desmoplakin (*DSP*)
Plakoglobin (*JUP*)
Metavinculin (*VCL*)

Abb. 4.3.12: Bekannte Krankheitsgene der DCM und die Lokalisation ihrer Genprodukte im Kardiomyozyten, modifiziert aus Aktuel Kardiol 2012; 1(04/05): 276–280 (DOI: 10.1055/s-0032-1324820).

Im Folgenden soll auf einige wichtige Aspekte in der Pathophysiologie eingegangen werden (Übersetzung und modifiziert aus [335]:

Sarkomer und Z-Scheibe: Während der Muskelkontraktion gleiten die so genannten dünnen Filamente an den dicken Filamenten vorbei. Elastische Filamente begleiten diesen Prozess durch ihre passiven Eigenschaften. Eine Beeinträchtigung einer dieser Strukturen durch genetische Varianten kann daher zu einem dysfunktionalen Kontraktionsvorgang führen. 40–50 % aller bekannten Varianten werden in Genen gefunden, die für eine dieser Strukturen kodieren.

Innerhalb der dünnen Filamente sind Varianten bei der DCM eher selten. Die Gene, die bei der DCM betroffen sein können, sind Actin (*ACTC1*), Tropomyosin (*TPM1*) und die kardialen Troponine (*TNNT2, TNNC1, TNNI3*). Während Actin als Schiene für den Gleitvorgang der Myosine fungiert, regulieren Tropomyosin und Troponine die Kontraktion und Kraftentwicklung. Eine Deletion im kardialen Troponin T (*TNNT2*) war die erste sarkomerische Genmutation, die mit einer DCM assoziiert werden konnte [336]. Die zugrundeliegende Pathogenese ist wahrscheinlich auf eine gestörte Calciumempfindlichkeit zurückzuführen [337–341].

Das dicke Filament des Vorhofmyokards ist überwiegend aus der α-Myosin-schweren-Kette (*MYH6*), das des Kammermyokards hauptsächlich aus der β-Myosin-schweren-Kette (*MYH7*) und jeweils zwei Myosin-leichten Ketten (*MLC1* und *-2*) als Teil von Myosin zusammengesetzt. *MYH7*-Varianten sind sowohl bei HCM als auch DCM häufig. Ein Mechanismus scheint die gestörte Actin-aktivierte ATPase-Funktion zu sein, was zu einer Verringerung der Myosin-Schrittweite und zu einer ineffizienten Muskelkontraktion führt [342]. Ein weiteres regulatorisches Element bildet das Myosin bindende Protein C (*MYBPC3*), das die schweren Ketten mit Titin quervernetzt. Varianten in *MYBPC3*-Protein sind häufig bei HCM und nach neueren Studien auch DCM, der klinische Verlauf ist im Allgemeinen recht gutartig.

Titin (*TTN*) kodiert das größte bekannte Protein im menschlichen Genom, das sich von der Z-Scheibe zur M-Linie spannt und als passives elastisches Element fungiert (*Nano-Spring*). Varianten in *TTN* (insbesondere trunkierende Varianten) sind die häufigste genetische Ursache einer DCM [343], werden jedoch auch in > 1–3 % der nicht betroffenen Bevölkerung gefunden. Einige Hypothesen, die die Entwicklung einer DCM bei *TTN*-Varianten erklären könnten, umfassen die veränderte Bindung wichtiger Interaktionspartner [344] und die Änderung der Elastizität und Steifigkeit der Kardiomyozyten. Bestimmte Varianten können einen schweren Phänotyp nach sich ziehen [345]. Interessanterweise führen nicht nur Varianten in *TTN* selbst, sondern auch in *RBM20*, dass das RNA bindende Protein 20 kodiert, zu DCM. Es wird angenommen, dass *RBM20* das komplexe Spleißen und die endgültige Assemblierung der mehreren hundert *TTN*-Exons [346] reguliert. Das jüngst entdeckte Nexilin (*NEXN*) spielt eine Rolle in der Stabilität der Z-Scheiben.

Glanzstreifen: Da Kardiomyozyten ein funktionelles Synzytium bilden, müssen sie für die Kraftentwicklung und elektrische Impulsweiterleitung miteinander verbunden sein. Diese Verbindung wird durch die Glanzstreifen und das Desmosom bewerkstelligt. Die entsprechenden Gene, die an der Pathogenese der DCM beteiligt sein können, sind u. a. Metavinculin (*VCL*) [347], Desmoplakin (*DSP*), Plakophilin 2 (*PKB2* bzw. *PKP2*) und Plakoglobin (*JUP*). Eine Überlappung zwischen der DCM und ARVC ist sowohl phänotypisch möglich (LV-Beteiligung bei ARVC) als auch auf Ebene einzelner Varianten [348, 349]. Jüngste Studien zeigen einerseits eine unerwartet hohe Allel-Frequenz von desmosomalen Varianten bei DCM-Patienten, andererseits werden diese – wenn auch seltener – ebenfalls bei gesunden Probanden gefunden [135, 350].

Zytoskelett: Das Zytoskelett des Kardiomyozyten (einschließlich Desmin, Tubulin und alpha B-Crystallin) hält den Sarkomerapparat „an Ort und Stelle" und sorgt für die zelluläre Stabilität. Desmin (*DES*), ein muskelspezifisches Intermediärfilament, interagiert mit der Z-Scheibe und dem Glanzstreifen und verbindet damit indirekt die kontraktilen Filamente benachbarter Kardiomyozyten. Varianten in Desmin (meist *missense*) können die Aufrechterhaltung der strukturellen Integrität von Kardiomyozyten stören. Interessanterweise sind nur wenige Varianten in Desmin mit einer isolierten DCM verknüpft (ca. 30 %), meist ist eine Kombination von Herz- und Skelettmuskelmyopathie (70 %) zu beobachten. Ein Anstieg der Creatinkinase im Serum (CK) wird bei ungefähr 30 % der Patienten festgestellt. Ebenso wie bei *LMNA*-Varianten, führen Desminopathien häufig zu Überleitungsstörungen oder gar ventrikulären Arrhythmien (zusammen ca. 60 %) [351].

Zellmembran und Ionenkanäle: Eine Störung von kardialen Ionenströmen kann eine familiäre DCM verursachen. Bekannte Beispiele umfassen Varianten in der Sarcoplasmatischen Retikulum Calcium ATPase (*SERCA*), dem Mikropeptid Phospholamban (*PLN*) und dem Ryanodinrezeptor 2 (*RyR2*). Die Pathogenese umfasst eine Störung des zellulären Calciumhaushalts und der -freisetzung. Bestimmte *PLN*-Varianten (Niederländische *Founder*-Variante p.Arg14del) gehen mit einem deutlich erhöhten Arrhythmierisiko einher.

Andere Ionenkanäle sind an der Bildung des Membranpotenzials beteiligt, wobei *SCN5A* das bekannteste Beispiel darstellt. Varianten in diesem Gen, das für den spannungsabhängigen Natriumkanal NaV1.5 kodiert, führen zu einer Vielzahl verschiedener Kardiomyopathien, einschließlich Long-QT-Syndrom, Brugada-Syndrom, Sick-Sinus-Syndrom [352] oder DCM. Klinisch relevant ist die Tatsache, dass *SCN5A*-Fälle mit Koinzidenz von Arrhythmie und DCM einen oft progressiven Verlauf und eine schlechte Prognose aufzeigen können [353]. Die pathogenetische Verbindung zwischen gestörtem Natriumstrom und der Ausbildung einer strukturellen Kardiomyopathie ist nicht vollständig verstanden: Eine Hypothese lautet, dass die Störung des Natrium-Kanal-Spannungssensors das Membranpotenzial in Richtung Depolarisation verschiebt, was eine LV-Dilatation und sekundäres Remodelling begünstigt.

Andere gelegentlich betroffene Zellmembranproteine ohne Ionenkanaleigenschaften sind α- und δ-Sarcoglykan (SCGB – english uteroglobin, Secretoglobin, SGCD) und Dystrophin (DMD): Während rezessive Varianten in δ-Sarcoglykan (SGCD) zu Gliedergürtel-Muskeldystrophie (progressivem Muskelschwund, der überwiegend Hüft- und Schultermuskulatur beeinflusst) führen, sind dominante Varianten im gleichen Gen für eine DCM aufgrund einer gestörten mechanischen Kardiomyozytenstabilität verantwortlich [354, 355]. Ähnliches kann für Dystrophin (DMD) gelten: Die Patienten entwickeln in der Regel entweder eine Duchenne-Muskeldystrophie (DMD, Totalverlust des Dystrophin) [356] oder Muskeldystrophie vom Typ Becker (BMD, reduzierte Menge an Dystrophin) [357]. Die Vererbung ist X-chromosomal. Während sich die Patienten initial durch ihre Skelettmuskel-Affektion präsentieren, entwickeln fast alle zu Lebzeiten eine Kardiomyopathie, was dann prognoselimitierend sein kann [358]. Interessanterweise zeigen DMD-Patienten mit DCM ein MRT LGE wie bei einer Myokarditis [359].

Kernmembran: Die innere Kernmembran ist ein hoch strukturierter Komplex, der nicht nur die Stabilität des Nucleus garantiert, sondern auch an Genregulation, DNA-Replikation sowie Im- und Export von RNA und Proteinen beteiligt ist. Die Lamine A und C, alternativ gespleißte Produkte des *LMNA*-Gens, sind mit einer autosomal-dominanten DCM- und kardialen Leitungsstörung assoziiert [360]. Neben der DCM umfasst das Spektrum an phänotypischen Expressionen die Emery-Dreifuss-Muskeldystrophie (ein schwerwiegendes Syndrom mit der Trias Gelenkkontrakturen, die in der frühen Kindheit beginnen, langsam fortschreitender Muskelschwäche/-atrophie und DCM), die Gliedergürtel-Muskeldystrophie, das Hutchinson-Gilford-Syndrom (auch bekannt als Progeria) und die familiäre Lipodystrophie.

Eine DCM aufgrund einer *LMNA*-Variante (auch Laminopathie genannt) kann einen sehr schlechten Verlauf für den betroffenen Patienten bedeuten. Neben Sinus- und AV-Knotenblockierungen sind besonders ventrikuläre Tachykardien (VT/VF) gefürchtet [361]. Dabei ist zu beachten, dass die Arrhythmieentstehung oftmals vor einer signifikanten Einschränkung der LV-EF auftritt, weshalb die Patienten ohne Kenntnis des Genotyps nicht adäquat risikostratifiziert werden können!

LMNA-interagierende Proteine können ebenfalls Ursache einer DCM sein. Diese sind Emerin, Nesprin und Lamina Associated Polypeptid 2α (*LAP2α*).

> Das Risiko eines plötzlichen Herztodes ist bei Patienten mit *LMNA*-Varianten im Vergleich zu anderen Ursachen signifikant erhöht. Daher wird bei *LMNA*-Mutationsträgern mit zusätzlichen klinischen Risikofaktoren eine primärprophylaktische ICD-Implantation empfohlen.

Mitochondrien: Mitochondriale DNA-(mtDNA-)Varianten führen oft zu syndromalen, multisystemischen Erkrankungen mit besonderer Betonung der Organsysteme mit hohem Anteil oxidativer Phosphorylierung (siehe Kapitel 4.8). Daher sind meist Nerven- und Muskelgewebe betroffen. Eine DCM aufgrund von mtDNA-Varianten sollte vermutet werden, wenn bestimmte *red flags* auftreten: DCM in Kombination mit Hörverlust, Laktatazidose, Epilepsie, Schlaganfall-ähnlichen Episoden, Enzephalopathie oder okulärer Myopathie. Da Heteroplasmie typisch für mtDNA-assoziierte Erkrankungen ist, kann die Schwere der Erkrankung innerhalb der gleichen Familie sehr variabel ausfallen. Die Weitergabe erfolgt immer von der Mutter auf die Folgegeneration – (so gut wie) nie vom Vater.

Tafazzin-(*TAZ*-)Varianten sind ein Beispiel für die Entstehung einer syndromischen DCM durch ein nukleär/genomisch kodiertes mitochondriales Protein (gDNA). Das so genannte Barth-Syndrom (BTHS) führt zu DCM, ausgeprägter Belastungsintoleranz, chronischer Müdigkeit, verzögertem Wachstum und Neutropenie [362]. Das Genprodukt fungiert als Phospholipid-Lysophospholipid-Transacylase in Mitochondrien und es wurde gezeigt, dass Varianten in *TAZ* zu einer Dysregulation von Kardiolipin an der inneren Mitochondrienmembran führen, welche für die strukturelle Integrität der oxidativen Phosphorylierungskomplexe und damit für die mitochondriale Funktion im Allgemeinen notwendig ist. Darüber hinaus gibt es eine Hypothese, dass der Calciumhaushalt indirekt beeinträchtigt wird [363].

Es liegen eine Reihe weiterer Krankheitsgene vor, die eine DCM verursachen können. Das in einer *Whole-exome-* sowie in einer Genom-weiten Assoziationsstudie entdeckte *BCL2-associated Athanogene 3* (*BAG3*) [364] ist ein Chaperon mit größtenteils unbekannter Funktion. Neben den kausalen Krankheitsgenen gibt es häufige Polymorphismen (SNP), die mit einer DCM assoziiert sind (siehe Kapitel 5.1).

4.3.4.2 Prävalenz spezifischer Varianten

Für den Kliniker ist es wichtig, die Häufigkeit bestimmter Genmutationen orientierend einschätzen zu können. Dies hilft einerseits in der Entscheidung, welche Gene bevorzugt analysiert werden sollten, und erlaubt Rückschlüsse, ob die Ergebnisse im eigenen Zentrum/in der Praxis und insbesondere die Interpretation von detektierten Varianten mit den zu erwartenden Frequenzen pathogener Varianten übereinstimmen.

Aufgrund der Durchsatz-limitierten Sequenziertechnologien (Sanger-Sequenzierung), die bis vor kurzem ausschließlich zur Anwendung kamen, gibt es nur wenige Studien, welche alle Krankheitsgene oder zumindest eine relevante Anzahl in einer genügend großen Kohorte untersucht haben. Daher sind Mutationsfrequenzen zwischen den Studien teilweise stark abweichend und schlecht miteinander vergleichbar. Auch die Klassifikation einer Variante als pathogen, unklar oder benigne ist nicht vollständig dichotom und wird von Studie zu Studie anders definiert (siehe Kapitel 3.5).

In einer Meta-Analyse mit Einbeziehung von mehr als 8.000 DCM-Patienten, die überwiegend mit den klassischen Sequenzierverfahren untersucht wurden, kann ein erster Überblick über die Mutationsfrequenzen einzelner Gene geschaffen werden [365]. Für das nukleäre Lamina-Protein Lamin A/C (*LMNA*-Gen) ergibt sich eine Allel-Frequenz von 5 %, für den Splice-Regulator *RBM20* 2 % und für den SERCA2a Regulator Phospholamban (*PLN*) ebenfalls 2 %. Die sarkomerischen Gene *MYBPC3*, *MYH7*, *TNNT2* und *TNNI3* erklären zusammen ca. 10 % der DCM-Fälle. In nur wenigen der meta-analysierten Studien wurde Titin berücksichtigt, da für das größte humane Gen erst mit Einzug von *next generation sequencing* eine relevante Datenbasis geschaffen werden konnte [80]. Eine viel beachtete Studie an 312 Patienten zeigte, dass Protein-trunkierende Varianten in 25 % familiärer und 18 % sporadischer DCM-Fälle gefunden werden können [343]. Allerdings hatten auch 3 % der Kontrollen *TTN*-trunkierende Varianten, weshalb die Penetranz und/oder Expressivität unvollständig sein müssen. Ein weiterer Unterschied wurde in der Lokalisation der *TTN*-Varianten erkannt. Bei DCM-Patienten finden sich Varianten insbesondere im A-Band, wohingegen bei Kontrollen das A-Band weniger häufig betroffen ist [366].

Anhand der inzwischen verschiedenen verfügbaren Studien lässt sich die realistische Allel-Frequenz wahrscheinlich pathogener Varianten auf 13–25 % beziffern.

In einer europäischen Studie an 639 Patienten mit sporadischer und familiärer DCM konnte mit Hilfe eines standardisierten *next generation sequencing* erstmals ein paralleler Überblick über alle beteiligten Gene in einer Kohorte gewonnen werden. Werden nur Varianten berücksichtigt, welche in DCM-Patienten vorbeschrieben wurden, so sind die Gene *RBM20, DSP, LDB3, LMNA, ANKRD1, BAG3, TNNT2, MYH7* in absteigender Häufigkeit betroffen (Abb. 4.3.13). Trunkierende TTN-Varianten waren in 19 % der familiären und in 11 % der sporadischen Fälle vorhanden. Ein auffälliges Ergebnis zeigte sich dahingehend, dass sehr häufig Varianten in DCM-Patienten gefunden wurden, die zuvor bei anderen Kardiomyopathie-Formen beschrieben worden waren. Werden nur vorbekannte Varianten mit Krankheitsassoziation herangezogen (laut HGMD), sind die häufigsten Gene *PKP2, MYBPC3* und *DSP*. Die Varianten in diesen Genen sind insbesondere mit der ARVC bzw. HCM assoziiert.

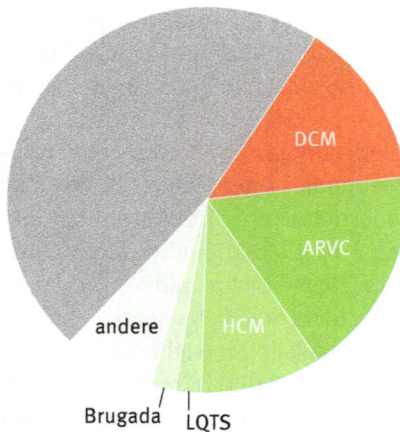

Abb. 4.3.13: Überblick über die gefundenen Varianten in einem Kollektiv von 639 Patienten. Der Farbcode gibt die Krankheitsannotation der individuellen Varianten in HGMD an. Dies bedeutet, dass in DCM-Patienten nicht nur DCM-bekannte Varianten auftreten, sondern auch solche, die zuvor mit einer HCM, ARVC oder Kanalerkrankungen assoziiert waren, aus Haas et al. [350].

> Trunkierende Titin-Varianten (*TTN-tv*) sind die häufigste Ursache der genetischen DCM. Sie werden ebenfalls bei NCCM und peripartaler Kardiomyopathie gehäuft gefunden. In ca. 1–3 % kommen sie allerdings auch in der Bevölkerung vor, weshalb die Interpretation nicht einfach ist.

4.3.5 Vererbungsmodus und Familienanalyse

Die DCM ist eine heterogene Erkrankung, die durch genetische Mechanismen oder Umweltfaktoren ausgelöst werden kann. Wird bei zwei oder mehr verwandten Mitgliedern in einer Familie die Diagnose einer DCM gestellt, handelt es sich um eine familiäre Form (fDCM). Findet sich in der Familie ein unerklärter Herztod bei einem erstgradigen Verwandten im Alter unter 35 Jahren, kann ebenfalls von einer gesicherten fDCM ausgegangen werden. Eine vermutete fDCM liegt dagegen vor, wenn bei einem erstgradigen Verwandten indirekte Hinweise auf eine DCM bestehen (Tab. 4.3.10). Bei der Untersuchung von Familienangehörigen von DCM-Patienten sind daher auch „Minor"-Kriterien wichtig, wie erhöhte Biomarker (NT-proBNP, hsTnT), EKG-Veränderungen, Wandbewegungsstörungen in der Echokardiographie oder eine milde Dilatation des LV [367]. Insgesamt ist eine familiäre Häufung bei ca. einem Drittel der Fälle zu finden [368].

Tab. 4.3.10: Definition der familiären DCM (*nach [383]*)

gesichert	– zwei oder mehr Betroffene innerhalb einer Familie
	– erstgradiger Verwandter mit gut dokumentiertem plötzlichem Tod unklarer Ursache im Alter unter 35 Jahren

vermutet	– erstgradiger Verwandter (Alter unter 65 Jahren) mit:
	     – unerklärtem plötzlichem Tod
	     – Tod wegen Herzinsuffizienz
	     – eingeschränkter Pumpfunktion

Die Vererbung der fDCM ist in absteigender Häufigkeit autosomal-dominant, X-chromosomal, autosomal-rezessiv und mitochondrial [369, 370]. Durch eine einfache Erstellung eines Stammbaums über mehrere Generationen kann mit dem Patienten und ggf. weiteren Angehörigen eine zuverlässige Rekonstruktion des wahrscheinlichen Erbgangs erfolgen.

Es ist davon auszugehen, dass familiäre Fälle in der überwiegenden Mehrzahl genetisch bedingt sind. Werden die heute bekannten DCM-Krankheits- und Kandidatengene untersucht, so lassen sich ca. 40 % aller Fälle durch eine pathogene Variante erklären [367, 371, 372]. Dies unterstreicht, dass es weitere Genloci gibt bzw. komplexere genetische Mechanismen vorliegen können (Polygenie). Bei polygen vererbten Erkrankungen liegt nicht nur ein Gen zugrunde, sondern es sind mehrere Gene beteiligt. Dies bedeutet, dass jedes betroffene Gen einen kleineren Effekt haben kann, als dies bei der klassischen Mendel'schen Vererbung der Fall wäre, und sich diese kleinen Effekte summieren oder sogar potenzieren können. In Studien an DCM-Kollektiven wurden bei einer relevanten Anzahl an Patienten mehrere parallel vorhandene genetische Varianten gefunden, es ist allerdings noch nicht abschließend geklärt, ob es sich bei diesen Fällen tatsächlich um polygene DCM-Fälle handelt [135]. Des Weiteren konnten in genomweiten Assoziationsstudien (GWAS) mehrere Loci mit häufigen Polymorphismen entdeckt werden, die eine Polygenie unterstreichen.

Eine klinisch wichtige Schlussfolgerung ergibt sich aus dem Vergleich von sporadischen und familiären DCM-Fällen. So lassen sich bei letzteren wie zu erwarten signifikant häufiger krankheitsassoziierte Varianten nachweisen als bei den nicht familiären Fällen [135, 373]. Überraschenderweise findet sich aber ebenfalls in einem relevanten Anteil der sporadischen Patienten eine pathogene Variante. Für die klinische Praxis ergibt sich daraus, dass auch bei Fehlen einer eindeutigen Familienstruktur an eine genetische Kardiomyopathie gedacht werden muss. Eine Indikation zur genetischen Testung sollte bei diesen Fällen jedoch noch zurückhaltend gestellt werden, da ein Teil des Nutzens – die Identifikation von weiteren Betroffenen in der Familie durch entsprechende Genotypisierung für die Indexvariante – bei ausschließlich gesunden Mitgliedern kaum einen Vorteil bringen wird. Eine begrenzte Anwendung von Testungen bei Risikogruppen der sporadischen DCM, z. B. bei dokumentierten Arrhythmien und AV-Blockierungen, wäre eine rationale Vorgehensweise, wie wir sie in unserem Zentrum etabliert haben.

Auch bei Fehlen klinischer Symptome oder klinischen Zeichen einer DCM wird eine Routinekontrolle bei erwachsenen Verwandten ersten Grades zumindest alle drei Jahre empfohlen [374]. Bei Minderjährigen müssen der Zeitpunkt der ersten Untersuchung sowie die Intervalle für Kontrollen individuell anhand der Familienanamnese entschieden werden. Hierbei spielt das Alter bei Erstmanifestation sowie dem ersten Auftreten von Komplikationen bei betroffenen Familienmitgliedern eine Rolle. In der Regel wird ab dem zehnten Lebensjahr bis in das Erwachsenenalter eine jährliche Untersuchung (EKG, Echo, Labor) empfohlen.

> *„Clinical family screening is an independent cardiology activity that does not need genetic testing"*
> (E. Arbustini).

4.3.6 Diagnostische genetische Testung

Eine genetische Testung kann erhebliche Auswirkungen auf die Psyche, Lebensqualität und den Lebensstil eines Patienten und seiner Familie haben. Daher sollten Ärzte bei der Interpretation genetischer Daten erfahren sein und über Kenntnisse hinsichtlich der Auswirkungen eines bestimmten Genotyps auf den Phänotyp der DCM verfügen.

Die Etablierung einer kausalen Variante kann für den Patienten die Verarbeitung seiner Erkrankung, das „Warum", erleichtern. Darüber hinaus kann sie die prädiktive Diagnostik bei Familienangehörigen unterstützen (Kap. 4.3.7), eine Erkennung besonderer Risiken erlauben (Kap. 4.3.8) und in speziellen Fällen bereits heute die Therapie beeinflussen (Kap. 4.3.9).

Basierend auf diesen Punkten wird eine genetische Testung bei allen DCM-Patienten mit Leitungsstörungen (insbesondere AV-Blockierung, aber auch intraventrikulären Blockbildern) empfohlen, bei Patienten mit positiver Familienanamnese für den plötzlichen Herztod sowie bei Patienten mit familiärer DCM und bei syndromalen DCM-Fällen [375]. Bei sporadischen DCM-Fällen, die nicht den genannten Kriterien entsprechen, soll individuell entschieden werden.

Die klinische Sensitivität (diagnostische Ausbeute) bei Anwendung neuerer Nachweisverfahren (*next generation sequencing*, Kapitel 3.2) beträgt ca. 40 %, bei guter Patientenselektion liegt die Rate deutlich höher.

> Die molekular-genetische Diagnostik ist kein Ersatz für die Erhebung der Familienanamnese.

4.3.7 Prädiktive genetische Testung

Ziel der prädiktiven Testung ist es, Familienangehörige mit einem Risiko für die Entwicklung einer DCM frühzeitig zu erkennen oder auszuschließen. Dies ist besonders wichtig, da die Erstmanifestation einer DCM eine letale Rhythmusstörung oder ein Schlaganfall sein kann, ohne dass der Patient zuvor Symptome der Herzinsuffizienz wahrgenommen hätte. Im Falle eines nachgewiesenen genetischen Risikos sollte empfohlen werden, keine kompetitiven Sportarten bzw. Leistungssport zu betreiben. Es wird dann auch ein engmaschigeres *Follow-up* vereinbart (in der Regel jährlich bei Nachweis einer Mutation, 3-mal jährlich, falls keine Variante bekannt ist, gar nicht, falls die kausale Variante ausgeschlossen wurde), um frühzeitig Therapien einleiten zu können (Herzinsuffizienztherapie, ICD-Implantation, orale Antikoagulation etc). Der Nachweis oder Ausschluss einer Variante kann die Einordnung von grenzwertigen Befunden als Begleitproblematik einer beginnenden DCM (z. B. leichte Dilatation des LV bei einem sportlichen Angehörigen, Blockbilder im EKG, grenzwertige Biomarker, Vorhofflimmern) oder einer unabhängigen kardialen Erkrankung/Normvariante erleichtern (siehe auch Fallbeispiel aus Kapitel 3.3).

4.3.8 Therapeutische Implikationen bei bestimmten Genotypen

Die Prognostizierung von Kardiomyopathien ist äußerst komplex, wie unlängst eine Studie zur primärprophylaktischen ICD-Implantation bei Patienten mit nicht ischämischer Herzinsuffizienz zeigte [329]. Diese Studie macht einmal mehr deutlich, dass weder die Entwicklung einer progredienten Herzinsuffizienz noch die Vorhersage von lebensbedrohlichen Herzrhythmusstörungen durch einzelne klinische Parameter möglich ist.

Für alle Kardiomyopathie-Formen konnte gezeigt werden, dass die Familienanamnese wichtige Rückschlüsse auf das Risiko für einen SCD zulässt. Dies unterstreicht auf der anderen Seite, dass vererbliche, also am ehesten genetische Variablen, das Risiko mitbestimmen. Eine genetische Risikostratifizierung kann jedoch nur dann sinnvoll sein, wenn eine hohe Penetranz der Variante vorliegt und eine starke Korrelation zwischen Genotyp und Phänotyp existiert. Eine Hilfe bei der Beschreibung der Genotyp-Phänotyp-Korrelation bietet die MOGE(S)-Nomenklatur [376]. Sie führt eine

systematische Nosologie ähnlich der TNM-Klassifikation von Tumoren ein, bei der folgenden Kriterien einfließen:
- *Morphofunctional phenotype (M)*,
- *Organ involvement (O)*,
- *Genetic inheritance pattern (G)*,
- *Etiological annotation like genetic defect (E)*,
- *Functional Status (S)*.

Ein Beispiel einer solchen systematischen Beschreibung ist

$$M_{D\text{-}AVB}O_{H}G_{AD}E_{G\text{-}LMNA\text{-}[p.Arg190Trp]}S_{D\text{-}IV}.$$

In diesem Beispiel liegt eine autosomal-dominant vererbte DCM vor, die durch eine Variante in *LMNA* verursacht wird und zu einer schweren Herzinsuffizienz geführt hat.

Die überzeugendsten Daten für die Auswirkung einer Variante auf den klinischen Phänotyp existieren für Varianten in *LMNA* (Abb. 4.3.14) [361]. Hier haben Studien wiederholt eine schlechte Prognose für *LMNA*-Mutationsträger durch das Auftreten von Herzrhythmusstörungen (AV-Blockierung, Tachyarrhthmia absoluta, ventrikuläre Tachykardien) und plötzlichen Herztod beschrieben. Nonsense-Varianten (*Frameshift*-Insertionen/-Deletionen und Splicevarianten) sind prognostisch besonders ungünstig [377, 378]. Daher sollte bei Nachweis einer pathogenen *LMNA*-Variante eine zeitnahe und intensive klinische Risikostratifizierung stattfinden. Neben *LMNA* sind bestimmte Varianten in *TNNI*, *TNNT2*, *DES*, *PLN*, *SCN5A* und *RBM20* wiederholt mit einer erhöhten Morbidität (Progressive Herzinsuffizienz, Vorhofflimmern) und Mortalität in Verbindung gebracht worden [135, 353]]). *MYBPC3*-Mutationsträger zeigen meist einen milderen Krankheitsverlauf als bei vielen anderen Genotypen.

Der höchste Stellenwert einer genetischen Testung liegt sicherlich vor, wenn aufgrund eines bestimmten Genotyps die Therapie und damit die Prognose des betroffenen Patienten verbessert werden kann. Bis dato gibt es noch keine kausale Therapie der DCM, Ansätze mittels Genkorrektur (z. B. CRISPR/Cas9, Kapitel 5.3) sind im Tiermodell bereits erfolgreich, und für andere Erkrankungskomplexe (z. B. Onkologie, Hämatologie) befinden sich Ansätze in frühen klinischen Phasen. Da davon auszugehen ist, dass innerhalb weniger Jahre ähnliche Ansätze für Patienten zur Verfügung stehen, bildet die Kenntnis einer kausalen Variante evtl. in Zukunft eine wichtige Voraussetzung für den Einschluss eines Patienten in eine entsprechende Therapiestudie.

Zum aktuellen Zeitpunkt gibt es die konsistentesten Daten für die Empfehlungen einer spezifischen Therapie bei pathogenen *LMNA*-Varianten (5–8 % aller genetischen DCM-Fälle). Da anfänglich beobachtet wurde, dass entsprechende Patienten häufig Leitungsstörungen entwickelten, wurde zum Beispiel bei einer höhergradigen AV-Blockierung ähnlich wie bei Desmin-Mutationsträgern die Implantation von DDD-Schrittmachern durchgeführt. Dennoch wurde die Rate an SCD dadurch nicht wesentlich gesenkt. Inzwischen weiß man, dass nicht bradykarde, sondern tachykarde

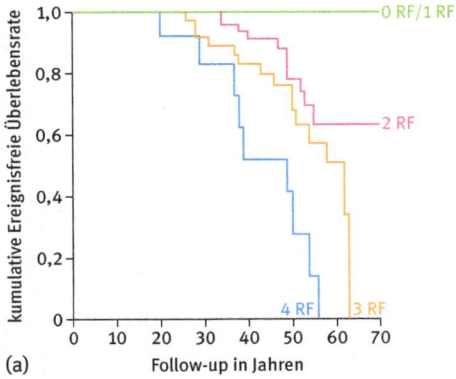

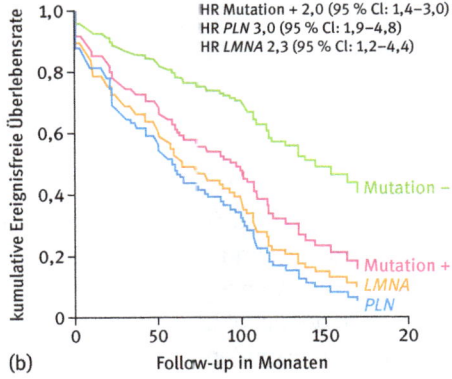

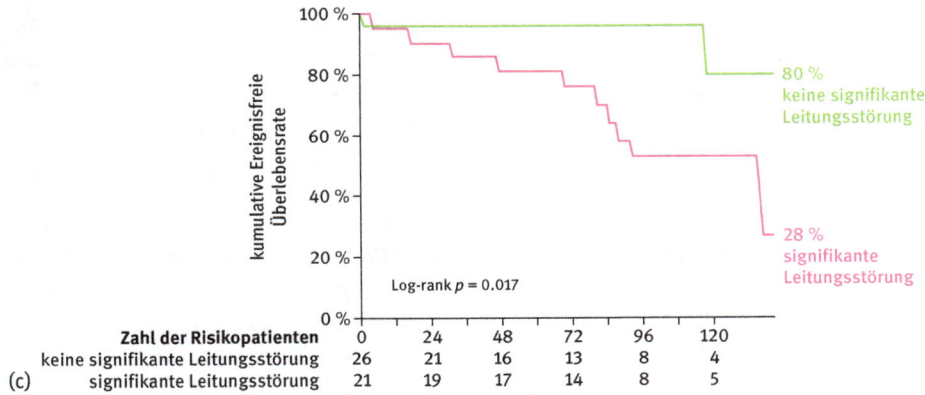

Abb. 4.3.14: Ereignisfreie Überlebensraten bei Patienten mit DCM in Abhängigkeit von genetischen Befunden. (a) Ereignisfreie Überlebensrate von DCM-Patienten mit *LMNA*-Varianten in Kombination mit weiteren Risikofaktoren (siehe Text). (b) Bei DCM-Patienten ohne Mutationsnachweis ist die Prognose besser als bei Patienten mit Varianten in *PLN*, *LMNA* oder anderen untersuchten DCM-Genen. (c) Bei *LMNA*-Mutationsträgern liegt auch bei erhaltener Pumpfunktion, aber vorliegender Leitungsstörung ein erhebliches Risiko für gefährliche Rhythmusstörungen vor. Aus: van Rijsingen et al. [378], Anselme et al. [380], van Spaendonck-Zwarts et al. [384].

ventrikuläre Rhythmusstörungen das Prognose-limitierende Element darstellen [378, 379]]. Dies kann vollkommen unabhängig von der LV-Funktionseinschränkung sein, weshalb sich diese Patienten der klassischen Risikostratifizierung anhand der LVEF entziehen [380]. Daher sollte bei Nachweis einer *LMNA*-Variante zusammen mit einem oder mehr Risikofaktoren eine primärprophylaktische ICD-Implantation indiziert werden [380].

Bekannte zusätzliche Riskofaktoren bei *LMNA-positiven* Patienten (siehe auch Tab. 4.3.9):

- LVEF (initial) < 45 %,
- männliches Geschlecht,
- *Nonsense*-Mutation,
- nsVT.

Fallbeispiel: Genetische Risikostratifizierung (Abb. 4.3.15)

Eine 32-jährige Frau (III:2) stellte sich ambulant vor, nachdem sie beim Autofahren eine Synkope erlitten hatte. In der Anamnese gab es keine Vorerkrankungen oder vorherige (Prä-)Synkopen, der Vater sei mit 42 Jahren wohl an einem Herzinfarkt verstorben. In der Echokardiographie zeigte sich eine kleine apikale Sakkulation des RV. Aufgrund der Familienanamnese mit fraglichem SCD erfolgte eine cMRT, hier zeigten sich eine normale LV- und RV-Funktion, kein Anhalt für ARVC, jedoch geringes *Mid-wall*-LGE im Septumbereich. Eine koronare Herzerkrankung wurde in der Koronarangiographie ausgeschlossen, eine Myokardbiopsie zeigte einen Normalbefund. In einer EPU wurde eine induzierbare AV-nodale Reentrytachykardie gefunden und durch Ablation entfernt. Drei Jahre nach der Synkope verstarb die ansonsten beschwerdefreie Patientin am SCD.

Wenige Tage nach diesem tragischen Ereignis stellte sich die Schwester (III:1) der Indexpatientin vor. Sie litt an wiederholten Synkopen mit Prodromi. In einer wiederholten MRT zeigten sich ein neu aufgetretenes *Mid-wall*-LGE sowie eine leichte LV-Dilatation. In dem EKG und der EPU fiel lediglich ein grenzwertiger AV-Block I° auf.

In der weiteren Nachforschung konnten medizinische Unterlagen des mit 42 Jahren verstorbenen Vaters gefunden werden. Bereits zehn Jahre vor seinem Tod hatte er unter häufigen ventrikulären Extrasystolen und einer beginnenden DCM gelitten. Ein tödlicher Myokardinfarkt lag entgegen der initialen Fremdanamnese nicht vor, der Vater wurde bei Kammerflimmern reanimiert und verstarb am Appalischen Syndrom.

Aufgrund der vorliegenden Daten wurde eine genetische Diagnostik eingeleitet (bei Pat. III:1 und einer asservierten Blutprobe von III:2). Hier zeigte sich eine heterozygote Nonsense-Variante *LMNA* c.908-909delCT (p.Leu302fs) bei beiden Schwestern.

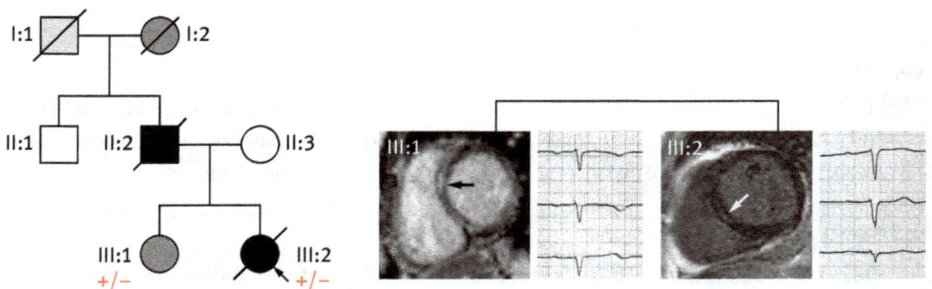

Abb. 4.3.15: Fallbeispiel einer Familie mit beginnender DCM und SCD bei *LMNA*-Mutation. Mit Pfeilen ist das *Mid-wall*-LGE in der cMRT markiert, modifiziert aus Ehlermann et al. [377].

Ein im Screening zur Verfügung stehender Onkel ohne klinische Auffälligkeiten zeigte einen genetischen Normalbefund. Als Konsequenz wurde nach ausführlicher Beratung eine ICD-Implantation bei der Schwester III:1 durchgeführt.

4.3.9 Logistische und ökonomische Überlegungen

Wie bei der HCM stellt auch bei der DCM eine korrekt indizierte prädiktive genetische Testung eine kosteneffiziente Maßnahme dar. Den initialen Kosten bei der Testung des Indexpatienten (zwischen 1.000–3.000 Euro) stehen später Einsparungen durch eine reduzierte Anzahl an Familienmitgliedern im regelmäßigen klinischen *Follow-up* gegenüber. Bei DCM-Patienten mit höhergradiger AV-Blockierung kann bei Nachweis einer LMNA- oder *DES*-Variante direkt eine ICD-Implantation diskutiert werden, ohne dass zuvor ein Schrittmacheraggregat implantiert wurde.

Bei der Erstvorstellung und jedem *Follow-up* gilt es, folgende wichtige Punkte zu adressieren:
- Was ist die Ätiologie der DCM in diesem Patienten?
- Welche Risikofaktoren für den SCD bestehen?
- Gibt es einen familiären/genetischen Hintergrund?
- Gibt es eine Ätiologie-spezifische Therapie?
- Ist die Herzinsuffizienztherapie leitliniengerecht ausgebaut?

4.3.10 Aktuelle Leitlinien zur genetischen Testung bei DCM

HRS/EHRA-Expertenkonsortium (2011) [15]:
- Genetische Testung **ist empfohlen** bei DCM-Patienten mit Leitungsstörungen und/oder einer Familienanamese für einen frühen plötzlichen Herztod (**Klasse I**).
- Mutationsspezifische genetische Testung **ist empfohlen** bei Familienmitgliedern und bestimmten Verwandten, nachdem eine kausale DCM-Variante beim Indexpatienten entdeckt wurde (**Klasse I**).
- Eine genetische Testung kann **sinnvoll sein** bei familiären DCM-Fällen, um eine kaskadierte prädiktive Testung bei Angehörigen zu ermöglichen (**Klasse IIA**).

ESC (2012) [381]:
- Genetische Testung **ist empfohlen** bei DCM-Patienten mit Leitungsstörungen und/oder einer Familienanamnese für einen frühen plötzlichen Herztod.

HFSA (2016) [382]:
- Die Genotypisierung **sollte** bei der Person in Erwägung gezogen werden, die die deutlichsten Symptome präsentiert. Dies erleichtert das Familienscreening und -management (**Evidenz B**).

DGK 2015 [127]:
– Bei familiären und/oder insbesondere bei DCM-Formen mit gleichzeitiger Erregungsleitungsstörung wird die gezielte Durchführung einer genetischen Diagnostik **empfohlen (Klasse IIA)**.
– Bei sporadischen DCM-Formen kann eine genetische Diagnostik im Einzelfall **erwogen** werden **(Klasse IIB)**.

Elham Kayvanpour, Eloisa Arbustini, Benjamin Meder
4.4 Non-Compaction Kardiomyopathie

Die Non-Compaction Kardiomyopathie (NCCM) ist eine in vielen Fällen genetisch bedingte Kardiomyopathie. Morphologisch charakteristisch ist das Vorliegen eines ausgedünnten kompakten Myokards sowie einer ventrikulären Hypertrabekularisierung. In der Bildgebung stehen die resultierenden tiefen intertrabekulären Recessi in Kommunikation mit dem ventrikulären Cavum [199]. Obwohl die NCCM meist den linken Ventrikel betrifft (linksventrikuläre Non-Compaction Kardiomyopathie, LVNC), kann sie auch isoliert im rechten Ventrikel oder gar biventrikulär auftreten [385–387].

Klinisch manifestiert sich die Kardiomyopathie mit *non-compaction* durch Symptome einer Herzinsuffizienz, atriale/ventrikuläre Arrhythmien oder systemische Thrombembolien. Oftmals wird durch eine Bildgebung auch bei asymptomatischen Personen (Sportlern, präoperative kardiologische Abklärung vor nicht kardialer Operation) der Verdacht auf eine inzidentelle NCCM gestellt. Zur Abgrenzung der rein morphologischen Beschreibung (im Folgenden jeweils als *non-compaction* bezeichnet) von einer krankheitsrelevanten Kardiomyopathie (als NCCM bezeichnet) können bestimmte Untergruppen definiert werden, modifiziert nach [388]:

-   benigner *Non-compaction* Phänotyp bei normaler LV-Pumpfunktion,
-   NCCM mit Arrhythmien,
-   Dilatative NCCM,
-   Hypertrophische NCCM,
-   Hypertrophisch-dilatative NCCM,
-   Restriktive NCCM,
-   Rechtsventrikuläre und biventrikuläre NCCM,
-   NCCM bei angeborener Herzfehlern,
-   *Non*-compaction bei erworbenen Herzerkrankungen (z. B. Aorteninsuffizienz, ischämischer Kardiomyopathie).

Es wird angenommen, dass die angeborene Form der NCCM durch fehlerhafte Abläufe der Myokardverdichtung während der frühen embryonalen Entwicklung zu Stande kommt. Bereits in der 3. Woche entsteht der unpaare primitive Herzschlauch, ausgehend von der kardiogenen Region der Prächordalplatte. Die Differenzierung von Myokard- und Endokardzellen basiert dabei auf komplexen Signalkaskaden, welche durch genetische Varianten negativ beeinflusst werden können [389]. In der weiteren Entwicklung verdickt sich die kompakte Schicht durch Zellproliferation, das Trabekelsystem verschafft sich ein größeres Oberfläche-Volumen-Verhältnis und erhöht damit die Muskelmasse, bevor die Koronargefäße aus dem Epikard in die Myokardschicht einwachsen. Zeitgleich zur Invasion der Koronargefäße werden die Trabekel dann zunehmend in kompaktes Myokard umgewandelt, beginnend von basal nach apikal [389, 390]. Die spätere Kompaktierung ist – wahrscheinlich durch physikalische Impulse – im linken Ventrikel ausgeprägter und setzt sich mit zunehmendem systemischen Druck während der postnatalen Entwicklung fort [391]. Der Prozess der Trabekel-Kompaktierung ist normalerweise beim Menschen zwischen der 10. bis 12. Embryonalwoche abgeschlossen und die kompakte Schicht bildet ab dem 4. Schwangerschaftsmonat den Großteil des ventrikulären Myokards [391].

Durch die Vielzahl der involvierten Signalkaskaden (NOTCH-, TGF-, TBX-, *Canonical Wnt Signaling*) könnte auch erklärt werden, dass die NCCM öfter in Kombination mit angeborenen Herzfehlern wie Septumsdefekten, Pulmonalstenose oder Ebstein-Anomalie auftritt [392–396]. Die genannten Abläufe können jedoch nicht in gleicher Weise für die erworbene *non-compaction* und ebenso wenig für morphologisch rückläufige Formen herangezogen werden [397–402]. Es wird z. B. angenommen, dass eine physiologische Myokardhypertrophie als Antwort auf Vor- oder Nachlasterhöhung einer NCCM ähneln kann. Ob dies in diesem Fall eine pathologische Bedeutung hat, muss daher angezweifelt werden.

4.4.1 Klinik

Die NCCM ist nach der HCM und DCM die dritthäufigste Kardiomyopathie [206]. Die Prävalenz der NCCM ist schwierig zu ermitteln. Durch eine immer hochauflösendere kardiale Bildgebung werden inzwischen viele Fälle mit vermeintlicher NCCM identifiziert. So zeigen etwa 0,14–1,26 % aller im Krankenhaussetting durchgeführten Echokardiographien ein entsprechendes morphologisches Erscheinungsbild [403]. Eine Kardiomyopathie kann jedoch in keinem Fall durch **eine alleinige Bildgebung** diagnostiziert werden, so dass die tatsächlichen krankheitsrelevanten Fälle erst nach sorgfältiger klinischer Aufarbeitung definiert werden können.

Wie bereits erwähnt kann die NCCM lange asymptomatisch ablaufen und wird oft zufällig festgestellt. Es kann aber auch zu klinisch manifesten Verläufen kommen, hier spielen Symptome der Herzinsuffizienz, Arrhythmie und Thrombembolie die größte Rolle. Klinisch fallen die Patienten wegen Angina pectoris, Dyspnoe, Synkopen, Palpitationen, peripherer Ödeme, zentraler oder peripherer embolischer Ereignisse (Schlaganfall, Myokardinfarkt, Beinischämie) oder plötzlichen Herztods auf. Die Häufigkeit dieser Leitsymptome wird stark variierend angegeben, die beschriebenen Studienkollektive sind insgesamt sehr heterogen (Erwachsene bzw. Kinder) und zumeist klein [404, 405]. Stöllberger et al. berichten außerdem über eine sehr hohe Prävalenz von neuromuskulären Erkrankungen (NMD), die bis zu 83 % der NCCM-Patienten betreffen sollen [392]. Auch wenn diese hohe Prävalenz der NMD nicht von anderen Autoren bestätigt werden kann, bleibt eine orientierende neuromuskuläre Beurteilung des NCCM-Patienten ein wichtiger Bestandteil der diagnostischen Abklärung [400].

4.4.2 Diagnostik

Bis dato wurde noch kein Konsens über die exakte phänotypische Definition der NCCM erzielt. Einige Autoren halten wegen teilweise wenig stringenter Kriterien die Erkrankung für überdiagnostiziert [406]. Bei fehlender Symptomatik (Sportler), normalem EKG, normaler LV-Funktion, normalen Biomarkern (NT-proBNP, hoch-sensitivem Troponin) und fehlender Familienanamnese sollte die Diagnose NCCM/LVNC daher vermieden werden. Es ist dann eine deskriptive Beschreibung („Gute linksventrikuläre Pumpfunktion bei ausgeprägter Trabekularisierung") sinnvoll, um eine unnötige Stigmatisierung des Patienten zu vermeiden.

> Die Diagnose der NCCM gehört in Expertenhand.

Klinisch sollten NCCM-Patienten auf anthropometrische Merkmale und Funktion extrakardialer Organe wie z. B. Gesicht, Haut, Auge, Haar, Skelett- und Nervensystem untersucht werden [125]. Die Erstellung eines Stammbaumes hilft, familiäre Fälle zu erkennen und einem Kaskadenscreening (klinisch oder genetisch) zuzuführen. Das Ruhe-EKG gibt oftmals Hinweise, ob eine pathologische NCCM oder eine physiologische *non-compaction* vorliegt. So gelten *Down-slope*-Repolarisationsstörungen typischerweise als pathologisch, während bei Gesunden bzw. Sportlern ein *up-slope* beobachtet wird. Bis zu 40 % der NCCM/LVNC-Patienten mit eingeschränkter LV-Pumpfunktion zeigen ventrikuläre Arrhythmien. Obwohl es keine prospektiven Daten zur Bedeutung von nicht anhaltenden VTs bei diesen Patienten gibt, stellt es dennoch einen Risikofaktor dar, der sein Substrat häufig in einer intramyokardialen Fibrose hat. Zusammen mit weiteren Risikofaktoren (Familienanamnese für SCD, Synkopen, eingeschränkter LV-Pumpfunktion, biventrikulärer Beteiligung) kann ein jährlich dokumentiertes Langzeit-EKG Risikokonstellationen erkennen helfen.

Neben Anamnese, EKG und Biomarkern spielen die hochauflösenden Bildgebungsverfahren natürlich eine zentrale Rolle. Die Ventrikulographie im Rahmen einer Koronarangiographie kann Hinweise auf eine NCCM liefern, ist jedoch wenig spezifisch und sensitiv für diesen Zweck.

Echokardiographie: Für die Diagnose der NCCM existieren mehrere Kriterien, die parallel angewandt werden (Tab. 4.4.11). Chin et al. waren die ersten, die im Jahr 1990 die NCCM durch definierte echokardiographische Parameter an einer Kohorte, bestehend aus acht Patienten (Alter zwischen elf Monaten und 22,5 Jahren), erfassten [407]. In der Routine gelten diese Parameter als schwierig zu evaluieren und werden deshalb nicht sehr oft eingesetzt. Jenni et al. validierten 2001 vier echokardiographische Parameter an sieben LVNC/NCCM-Patienten (*Swiss criteria*) [408]. Stöllberger et al. definierten 2004 die Kriterien neu und legten eine Anzahl von mehr als drei Trabekeln apikal des Papillarmuskelansatzes als pathologisch fest. Sie sind davon abgekommen, ein bestimmtes Verhältnis von nicht kompaktierter zu kompaktierter Schicht (NC : C) als

Tab. 4.4.11: Echokardiographische Kriterien zur Diagnose der NCCM, modifiziert nach Bennett et al. [412].

Chin-Kriterien in der End-diastole [407]	Jenni-Kriterien in der End-Systole [408]	Stöllberger-Kriterien [409]
1. Prominente Trabekel mit tiefem Recessus 2. Abnahme vom X (Abstand zwischen Epikard und Recessusboden) zu Y (Abstand zwischen Epikard und Trabekelspitze) Verhältnis von der Mitralklappenebene bis zur Papillarmuskelebene 3. Zunahme der LV-Wanddicke von Herzbasis zur Herzspitze	1. Zweischichtiges Myokardium mit multiplen, prominenten Trabekeln 2. NC-C-Verhältnis > 2 : 1 3. Nachweis von durchströmten Intertrabekularräumen mittels Farbdoppler 4. Nichtvorhandensein von weiteren kardialen Anomalitäten	1. Zweischichtiges Myokardium, in dem die nicht kompaktierte Schicht dicker ist als die kompaktierte Schicht 2. > 3 prominente Trabekel, die aus der LV-Wand, apikal des Papillarmuskelansat-zes herausragen 3. Durchströmte Intertrabekularräume

pathologisch zu definieren, da sie annehmen, dass die Bestimmung dieses Verhältnisses sehr untersucher- und anlotungsabhängig ist [409].

Anhand der vielfältigen Kriterien wird deutlich, dass die alleinige echokardiographische Diagnostik nicht zielführend ist. Zum Beispiel konnte gezeigt werden, dass nur 30 % einer Kohorte von 199 Patienten mit NCCM alle Diagnosekriterien erfüllten [410] sowie eine sehr hohe *Inter-observer*-Variabilität besteht [411]. Dazu kommen noch die Ungenauigkeit von Off-Axis oder schrägen Bildebenen und die Herausforderung, den Apex darzustellen und zu bewerten [412]. Bei eingeschränkten Schallbedingungen leisten hier der Farbdoppler oder Ultraschallkontrastmittel Hilfe bei der Visualisierung des nicht kompaktierten Myokards.

Kardio-MRT: Wie bei allen strukturellen Kardiomyopathien ist die kardiale Magnetresonanztomographie auch bei der NCCM die Methode der Wahl. Die MRT weist eine höhere örtliche Auflösung und Bildqualität auf und erlaubt daher ein besseres Unterscheiden zwischen nicht kompaktierter und kompaktierter Schicht. Ebenfalls können damit Sehnenfäden, prominente Papillarmuskeln oder aberrante Muskelbündel besser differenziert werden. Mit Hilfe von Gadolinium-Kontrastmittel kann zusätzlich eine vorhandene kardiale Fibrose quantifiziert werden, was bei bis zu 80 % der Patienten beobachtet wird (meist septal-apikal, mid-myocardial lokalisiert) [412, 413]. Nachteile der MRT umfassen die geringere Verfügbarkeit, die relativ lange Untersuchungsdauer, die Notwendigkeit, die Luft anzuhalten, und eine (relative) Kontraindikation bei Implantatträgern (SM/ICD).

Im Jahr 2005 verglichen Petersen et al. das NC-C-Verhältnis in Kardio-MRT-Aufnahmen von gesunden Probanden und Patienten mit HCM, DCM, hypertensiver Herzkrankheit, Patienten mit Aortenklappenstenose und Patienten, die zuvor mit NCCM diagnostiziert wurden. Sie entwickelten daraufhin MRT-Kriterien zur Diagnoseerstellung der NCCM. Hiernach wird ein zweischichtiges Myokardium mit einem enddiastolischen NC-C-Verhältnis > 2,3 gefordert [414]. Allerdings wurde in einer weiteren Studie gezeigt, dass 43 % der Teilnehmer der MESA (*Multiethnic Study of Atherosclerosis*) ohne Herzerkrankungen oder arterielle Hypertonie auch in mindestens einem von acht kardialen Segmenten ein NC : C > 2,3 aufweisen [415]. Im Jahr 2010 suggerierten Jacquier et al., dass die Masse der Trabekel für die Diagnose einer NCCM maßgeblich ist und dass eine NCCM vorliegt, wenn die Trabekelmasse 20 % der gesamten Myokardmasse übersteigt [416].

Zusammenfassend kann festgehalten werden, dass die NCCM einen **multimodalen Ansatz erfordert** und insbesondere eine kritische Abgrenzung von normaler phänotypischer Variabilität notwendig ist.

4.4.3 Therapie

Zu den Behandlungsstrategien bei NCCM gibt es bis dato keine randomisierten prospektiven Studien. Eine Therapie mit Betablockern konnte in einer kleinen, retrospektiven Kohorte mit NCCM eine Reduktion der LV-Masse nach einem Jahr zeigen [417]. In einer anderen Kohorte konnte ebenfalls eine phänotypische Plastizität unter Therapie belegt werden. In dieser Studie an pädiatrischen Patienten konnte eine Herzinsuffizienztherapie sogar zu einer Normalisierung einer zuvor hochgradig eingeschränkten LV-Funktion führen (27 % hatten im Verlauf eine komplette Normalisierung bei zuvor schwer eingeschränkter LVEF) [411]. Dies mag die Bedeutung einer frühzeitigen Diagnose und Herzinsuffizienztherapie unterstreichen. Insgesamt leitet sich die Standardbehandlung der NCCM mit reduzierter LV-Funktion hauptsächlich von der Therapie der DCM und Herzinsuffizienz ab. Abhängig von den phänotypischen Eigenschaften der NCCM werden weitere spezifische medikamentöse oder interventionelle Therapien notwendig (z. B. ASD-/VSD-Verschluss; Behandlung einer Pulmonalstenose). Bei einer terminalen Herzinsuffizienz ist die Herztransplantation die Behandlung der Wahl. Die Implantation von links- oder biventrikulären Unterstützungssystemen ist prinzipiell möglich, birgt aber eine etwas höhere Rate an Komplikationen (insbesondere Thrombembolien).

Zwei häufig angesprochene Behandlungsoptionen der NCCM, die Antikoagulation und die Primärprophylaxe eines plötzlichen Herztodes, werden im Folgenden genauer ausgeführt:

Primärprophylaxe des SCD: Die Studienlage zur Indikation einer primärprophylaktischen ICD-Implantation bei NCCM ist gering. Bei NCCM-Patienten mit Einschränkung der LV-Pumpfunktion sollte individuell entschieden werden. Caliskan et al. untersuchten eine prospektive Kohorte von 77 Patienten und erachteten die Übernahme der Leitlinienempfehlung für eine primär- oder sekundärprophylaktische ICD-Implantation wie bei DCM-Patienten als sinnvoll [418]. Weist die MRT ein hohes Maß an Fibrose auf und werden im Langzeit-EKG wiederholt nichtanhaltende ventrikuläre Tachykardien (nsVT) aufgezeichnet, sollte eine ICD-Indikation mit dem Patienten besprochen werden [418]. Weitere Risikofaktoren sind eine positive Familienanamnese für den plötzlichen Herztod sowie stattgehabte (rhythmogene) Synkopen. Wie bei der DCM sollte *LMNA*-Varianten in Hinblick auf die Risikobeurteilung besonderes Augenmerk geschenkt werden (siehe Kapitel 4.3). Insgesamt erscheint das Arrhythmierisiko bei der NCCM höher als bei der DCM oder HCM, weshalb eine besonders sorgfältige Risikostratifizierung für jeden Einzelfall anzuraten ist.

Orale Antikoagulation (OAK): Die Schlaganfallsrate bei NCCM-Patienten beträgt ca. 1–2 % pro Jahr [419, 420]. Auch NCCM-Patienten im eigenen Zentrum zeigten ein erhöhtes Embolierisiko von 10,3 % im Nachbeobachtungszeitraum von maximal sechs Jahren (peripher und zentral). Es stellt sich also die Frage, ob eine Antikoagulationstherapie bei allen NCCM-Patienten sinnvoll wäre.

Stöllberger et al. untersuchten eine retrospektive Kohorte von 144 NCCM-Patienten und fanden eine Schlaganfallrate aufgrund einer kardialen Emboliequelle von 9,7 % (keine Angabe des mittleren *Follow-up*-Zeitraums). In der Gruppe mit Embolie war insbesondere die Rate an Vorhofflimmern (VHF) deutlich höher (27 % vs. 16 %), von den 14 Patienten mit kardioembolischem Insult hatten 71 % VHF [421]. Die Schlussfolgerung, dass eine Antikoagulation bei VHF und NCCM sinnvoll ist, teilen die Autoren dieses Kapitels. Die gleichen Empfehlungen existieren auch für die HCM. Eine Empfehlung für eine Antikoagulation bei NCCM mit systolischer Dysfunktion rechtfertigen die Daten jedoch nicht.

Die Rate an thrombembolischen Ereignissen ist auch bei Kindern nicht ausreichend untersucht. Towbin et al. empfehlen eine antithrombozytäre Therapie bei reduzierter LV-EF, Spontankontrast im Echo, deutlicher LV-Dilatation oder dilatiertem Vorhof [422]. Auch hierfür gibt es keine randomisierten Daten und die Daten aus [421] sprechen eindeutig für eine Unwirksamkeit einer Therapie mit ASS 100 mg/Tag.

Das Blutungsrisiko bei Antikoagulation wurde in den genannten Studien zur NCCM nicht untersucht. Intrakraniale und weitere schwerwiegende Blutungen infolge einer Antikoagulation müssen bedacht werden [423–427]. Zusammenfassend kann festgehalten werden, dass es keine ausreichende Evidenz für einen routinemäßigen Einsatz einer OAK gibt. Bei nachgewiesenem **intrakardialem Thrombus**, nach **stattgehabter Embolie** oder bei nachgewiesenem **Vorhofflimmern** ist eine OAK indiziert.

4.4.4 Genetische Ursachen

4.4.4.1 Bekannte Krankheitsgene der NCCM

Viele der NCCM-assoziierten Gene überlappen mit den Krankheitsgenen der anderen genetischen Kardiomyopathien. Es sei daher insbesondere auch auf die Kapitel zur HCM (4.1) und DCM (4.3) verwiesen. Die bis heute bekannten Gene kodieren überwiegend für die Komponenten des Sarkomers oder der Z-Scheibe, der Kernhülle, des Sarkolemms oder bestimmter Ionenkanäle [125]. Tab. 4.4.12 listet die nukleären und mitochondrialen Gene auf, bei denen Varianten bei NCCM-Patienten gefunden wurden [127, 393, 428–466]. Die Pathogenität einiger dieser Varianten ist noch nicht mit Sicherheit belegt, da sie entweder nur bei einem einzigen Patienten bzw. in einer einzigen Familie berichtet wurde oder in weiteren Analysen nicht repliziert werden konnten. Allen Studien gleich ist die recht geringe Anzahl an untersuchten Probanden.

Tab. 4.4.12: NCCM assoziiert Gene, modifiziert nach Arbustini et al. [125]).

Gen	Protein	OMIM	Vererbung	Phänotyp
NCCM-Krankheitsgene				
ABCC9	ATP-binding cassette, subfamily C members	601439	AD	DCM, AF, Cantu-Syndrom [431]
ACTC1	Cardiac alpha-actin	102540	AD	NCCM, HCM, DCM, ASD [127]
ACTN2	Alpha-actinin 2	102573	AD	HCM und DCM mit/ohne LVNC non-compaction Phenotyp [432, 433]
CASQ2	Calsequestrin 2	114251	AR	NCCM in suspected CPVT [434]
DMPK	Dystrophia myotonica protein kinase	160900	AD	NCCM ist nicht typisch hier [435]
DSP	Desmoplakin	125647	AD	Ein Patient mit Varianten in DSP und TTN [431]
DTNA	Dystrobrevin	601239	AD	NCCM mit oder ohne angeborene Herzkrankheit [393]
G4.5	Tafazzin	300394	X-linked	Barth-Syndrom [481]
HCN4	Hyperpolarization-activated cyclic nucleotide-gated potassium channel 4	605206	AD	Brugada-Syndrom; NCCM und Bradykardie [467]
LDB3	Z-Band alternatively spliced PDZ motif-containing protein	605906	AD	LVNC, HCM, DCM mit/ohne NCCM, myofibrillar Myopathien [436]
LMNA	Lamin A/C	150330	AD	Nicht isolierte NCCM, DCM mit non-compaction Phenotyp, DCM [438, 440]
MIB1	Mindbomb, homolog of, Drosophila	608677	AD	NCCM [441]
MYBPC3	Myosin-binding protein C	600958	AD	HCM, DCM, NCCM [439]

Tab. 4.4.12: (fortgesetzt)

Gen	Protein	OMIM	Vererbung	Phänotyp
MYH7	Beta-myosin heavy chain 7	160760	AD	HCM, DCM, NCCM, Myopathien: AD und AR [443–445]
PLEKHM2	Pleckstrin homology domaincontaining protein, family M, member 2	609613	AD	[446]
PKP2	Plakophilin 2	602861	AR	ARVC, DCM, NCCM [447]
PRDM16	PR domain protein 16	605557	AD	DCM, LVNC [448]
RYR2	RYR2	180902	AD	CPVT, ARVC; LVNC assoziiert mit Exon 3 Deletion [449, 450]
SCN5A	Sodium channel, voltagegated, type V, alpha subunit	600163	AD	Brugada-Syndrom, LQT3, AF, SSS, DCM, Reizleitungsstörung, familiäres Kammerflimmern [451]
TNNT2	Cardiac troponin T2	191045	AD	DCM, HCM, RCM, LVNC [452]
TPM1	Tropomyosin 1	191010	AD	DCM, HCM, LVNC [453]
TTN	Titin	188840	AD	LVNC [466]

Monogene Syndrome mit extrakardialen Merkmalen und kardialer Beteiligung im Sinne einer NCCM beinhalten Variationen in den folgenden Genen: ARFGEF2, DNAJC19, GLA, LAMP2, MLYCD, MMACHC, NNT, NSD1, RSK2, YWHAE(14-3-3ε)
Mitochondriale Erkrankungen, die mit einer NCCM assoziiert sind [463, 482], sind berichtet bei Variationen in den folgenden Genen: MTTL1, MTTQ, MTRNR1, MTRNR2, MTND1, MTATP8, MTATP6, MT-CO3, MT-TG und MTCYB

Eine genetische NCCM kann nicht selten in Kombination mit anderen kardialen Phänotypen in Erscheinung treten. Kürzlich wurden pathogene Varianten im unselektiven Kationenkanal *HCN4* (*Hyperpolarization-activated cyclic nucleotide-gated cation channel*) bei mehreren Familien mit einer auffälligen Sinusbradykardie und biventrikulärer NCCM beschrieben [467]. Auch in Kombination mit angeborenen Herzfehlern sind mehrere Genloci identifiziert worden:

- hypoplastischem Linksherz-Syndrom: *DTNA* (Dystrobrevin Alpha),
- Vorhofseptumdefekt: *NKX2.5* (NK2 Homeobox 5),
- Ebstein-Anomalie: *MYH7*.

Bei Patienten mit Chromosomenanomalien (z. B. 1p36 Deletion, 18p subtelomerische Deletion, 22q11.2 Deletion, distale 22q11.2, 8p23.1 Deletion, Trisomien 18 und 13, Tetrasomie 5q35.2-5q35, 13;14 Robertson-Translokation, 45,X/46XX und 45,X/46,X,i(Y)(p11) Mosaik) oder im Rahmen anderer genetischer Syndrome findet sich ebenfalls gehäuft eine NCCM [396, 422, 468–470]:

- Coffin-Lowry-Syndrom: *RPS6KA3* (Ribosomal Protein S6 Kinase A3),
- Sotos-Syndrom: *NSD1* (Nuclear Receptor Binding SET Domain Protein 1),
- Morbus Charcot-Marie-Tooth Typ 1A: *PMP22* (Peripheral Myelin Protein 22).

Eine nicht genetische, erworbene *non-compaction* wird bei Sportlern, Schwangeren, sowie Patienten mit Sichelzellenanämie, chronischer Niereninsuffizienz, Aortenklappeninsuffizienz, ischämischer Kardiomyopathie und polyzystischer Nierenerkrankung berichtet [398, 400, 401, 471, 472]. Der Phänotyp ist in diesen Fällen teilweise reversibel, wenn die Grundproblematik (Vor- oder Nachlast) verbessert wird.

4.4.5 Vererbungsmodus und Familienanalyse

Etwa 40–50 % der NCCM-Fälle treten gehäuft in Familien auf. Die NCCM wird meistens autosomal-dominant, aber auch X-chromosomal-rezessiv, autosomal-rezessiv oder mitochondrial vererbt [473–476]. Das Barth-Syndrom (X-chromosomal vererbt, verursacht durch Varianten im Tafazzin-Gen, *TAZ*) sowie Muskeldystrophien sind ebenfalls mit NCCM assoziiert [477, 478]. Die NCCM, die mit angeborenen Herzkrankheiten vergesellschaftet ist, wird oft autosomal-dominant vererbt und zeigt eine hohe Heterogenität der Symptome und inkomplette Penetranz [396, 422]. Wie bereits erwähnt, kommt der NCCM-Phänotyp auch bei Patienten mit verschiedenen Chromosomenanomalien vor [422] und kann deshalb *de novo* auftreten. Bei einem X-chromosomalen Vererbungsmodus können betroffene männliche Familienmitglieder eine ausgeprägtere Symptomatik zeigen als Frauen. Familienmitglieder können auch andere Kardiomyopathie-Phänotypen (HCM, DCM) aufweisen [206].

Aufgrund der möglichen Vererbung der NCCM sollten bei allen Patienten eine ausführliche Familienanamnese und Erstellung eines Stammbaums über mindestens drei Generationen durchgeführt werden [15]. Es wird empfohlen, bei Verwandten ersten Grades ein klinisches Screening durchzuführen und dies, falls unauffällig, alle drei Jahre zu wiederholen. Bei auffälligem klinischem Screening soll dies, unabhängig vom Genotyp, bereits nach einem Jahr wiederholt werden [382]. Hierbei soll, wie bereits erwähnt, nicht nur nach einem NCCM-Phänotyp, sondern auch nach anderen Ausprägungen gescreent werden. Charron et al. empfehlen ein klinisches Screening der NCCM beginnend in der Kindheit alle ein bis drei Jahre vor dem 20. Lebensjahr und alle zwei bis fünf Jahre danach bis zum 50.–60. Lebensjahr [479].

Ein klinisches Kardiomyopathiescreening sollte beinhalten [382]:
- Anamnese (mit besonderer Beachtung der Herzinsuffizienz-spezifischen Symptome, Arrhythmien, Präsynkopen und Synkopen),
- körperliche Untersuchung (besonders Herz- und Skelettmuskulatur),
- Ruhe-EKG,
- Echokardiographie,
- CK-MM, hsTnT und (NT-pro)BNP bei erster Vorstellung.

4.4.6 Diagnostische genetische Testung

Bei einer NCCM im Rahmen eines Syndroms sind eine genetische Beratung und Diagnostik durchweg zu empfehlen (Empfehlungsgrad I), da Syndrome zumeist genetisch bedingt sind und sich konkrete Behandlungsmöglichkeiten ergeben können [116, 126, 479].

Eine genetische Beratung als auch eine genetische Testung sind bei Patienten mit nicht syndromaler NCCM ebenfalls zu empfehlen (**Empfehlung 2A**).

Die Sensitivität der Mutationsdetektion liegt dabei je nach Umfang der untersuchten Gene bei ca. 20–30 % [126, 127] und damit niedriger als bei anderen familiären Kardiomyopathien. Dies unterstreicht, dass bei weitem noch nicht alle Gene bekannt sind.

Fallbeispiel Kategorisierung von genetischen Varianten

Ein junger Mann wurde vom Hausarzt in die Spezialambulanz für Kardiomyopathien überwiesen, nachdem er beim Sport eine Synkope erlitten hatte. Er galt bis jetzt als gesund. Die Familienanamnese ist positiv für HNCM (Vater, Onkel, Großmutter väterlicherseits sowie zwei Großonkel und eine Großtante). Ein weiterer Großonkel erlitt einen SCD. Das Ruhe-EKG ergab Hinweise auf eine Linksherzhypertrophie (positiver Sokolow-Index). Der NTproBNP war mit 24 pg/ml unauffällig. Die Echokardiographie zeigte eine gute LV-Funktion, Septum 11 mm, Hinterwand 9 mm. Es wurde eine stark ausgeprägte Trabekularisierung des LV-Apex deutlich. In der Kardio-MRT konnte ein NC : C > 2,3 festgestellt werden. Da bei der Familie in einer konventionellen Sanger-Analyse (wegen HCM) von *MYH7*, *MYBPC3* und *TNNT2* keine Variante bekannt war, wurde nach ausführlichem Gespräch mit dem Patienten eine NGS-Panel-Analyse (84 Gene) durchgeführt:

Es fanden sich **488 Varianten** mit abweichendem Allel im Vergleich zur Kontrollsequenz in der angereichten Zielregion des Panels. Davon konnten **264 synonyme Varianten** als benigne klassifiziert werden (kein Entstehen neuer Splice-Stellen). Von den verbleibenden Varianten zeigten **218 eine Allel-Frequenz von > 0.1 %** in Exac oder dbSNP. Von den **sechs verbleibenden Varianten** ist **eine Variante** in *MYH6* (p.Q277H) mit einem CADD PHRED-like Score von 22,7 *in silico* vorhergesagt. Dieser Score sagt aus, dass die Variante zu den < 1 % der deletärsten genetischen Varianten im menschlichen Genom gehört (siehe Abb. 4.4.16).

Die Evidenz für die Pathogenität ist im obigen Fall noch nicht überzeugend und eine kritische Einstufung würde zur Bewertung „Variante unklarer Signifikanz" führen. Die erfüllten Kriterien sind:
- Moderate Evidenz:
  - PM2 (sehr selten in Kontrollen)
- Unterstützend Evidenz:
  - PP2 (*Missense*-Varianten in einem Krankheitsgen)
  - PP3 (*In-silico*-Vorhersage)
  - PP4 (typischer genetischer Phänotyp/Vererbungsmodus)

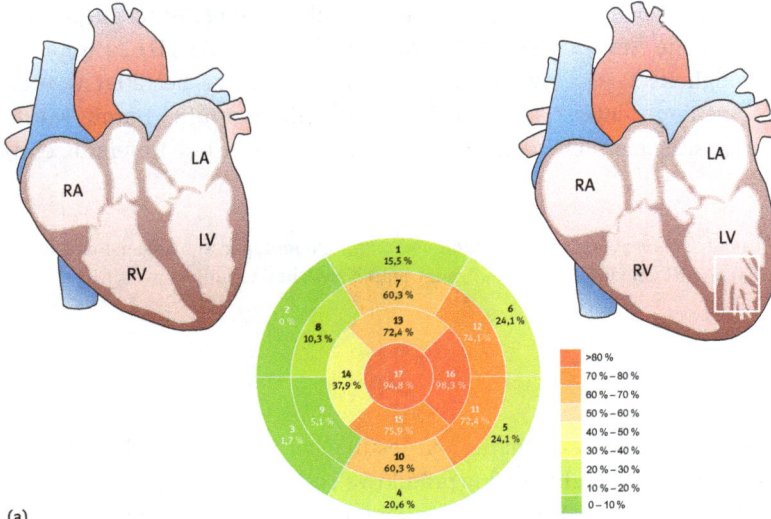

(a)

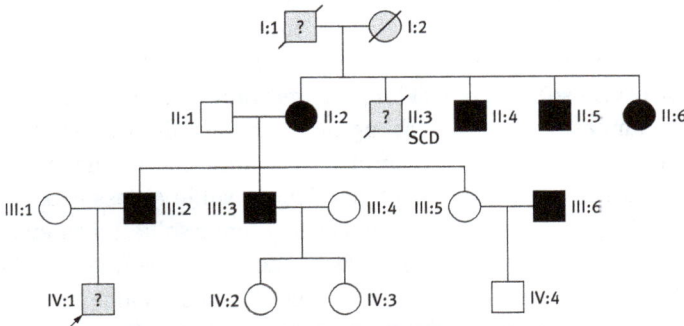

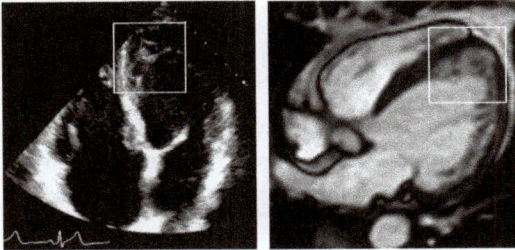

(b)

Abb. 4.4.16: Phänotyp der NCCM (hier isolierte LVNC, (a)). Auffallend sind eine Hypertrabekula-risierung und ausgedünnte kompaktierte Myokardschicht. Der Bereich dieser Veränderungen ist besonders im apikalen Bereich lokalisiert (siehe *Bullseye*). (b) Im **Fallbeispiel** zeigte sich das typische Bild der NCCM bei einem jungen Patienten in der Echokardiographie und MRT. In der Familie ist eine HCM mit autosomal-dominantem Erbgang bekannt. Eine genetische Testung bei der betroffenen Patientin II:2 der Gene *MYH7*, *MYBPC3* und *TNNT2* hatte zuvor kein Ergebnis erbracht. Im Indexpatient IV:1 mit NCCM-Phänotyp konnte eine Variante in *MYH6* (p.Q277H) identifiziert werden. Quelle: Sedaghat et al. EHJ 2017 in press.

Die Befunde wurden mit dem Patienten besprochen und die Empfehlung ausgesprochen, weitere betroffene Angehörige auf die Variante *MYH6* (p.Q277H) zu untersuchen, um eine mögliche Co-Segregation zu belegen. Falls diese bestätigt werden kann, wäre ein weiteres unterstützendes Evidenzkriterium erfüllt. Damit würde die Variante als „wahrscheinlich pathogen" (1 × moderat und 4 × unterstützend) bewertet.

> Mitglieder einer Familie können verschiedene Kardiomyopathie-Phänotypen aufweisen. Insbesondere zwischen HCM und NCCM gibt es eine häufige intrafamiliäre Überlappung.

4.4.7 Prädiktive genetische Testung

Die Empfehlungen zur prädiktiven genetischen Testung bei NCCM unterscheiden sich nicht von anderen Kardiomyopathien. Eine prädiktive Testung bei Verwandten ersten Grades wird empfohlen, wenn bei dem Indexpatienten eine kausale Variante nachgewiesen wurde [285]. Wenn bei Verwandten die kausale Variante nicht nachgewiesen wird, können sie vom seriellen klinischen *Follow-up* befreit werden [479].

Eine prädiktive genetische Testung bei Kindern ist umstritten, da die Auswirkungen auf eine gesunde psychosoziale Entwicklung schwer vorhergesagt werden können [480]. Die Familienanamnese und der Vererbungsmodus helfen, dieses Dilemma teilweise zu lösen: Nur ein bekannt früher Beginn einer manifesten Kardiomyopathie (im Kindes- oder Jugendlichenalter) innerhalb der Familie sollte Anlass geben, eine Testung bei Kindern mit den Eltern zu besprechen [479]. Hierbei sollte auf einen zeitlichen Abstand zwischen Erstgespräch und der tatsächlichen Entscheidung im Rahmen eines weiteren Aufklärungsgesprächs geachtet werden. Eine sorgfältige schriftliche Dokumentation der Indikation und Aufklärungsgespräche ist jedem Kollegen angeraten.

Einige einschränkende Gesprächsinhalte bei einer prädiktiven genetischen Testung bei NCCM sollten umfassen:

- Es gibt gegenwärtig keine Therapie, welche die Entwicklung der Krankheit bei Mutationsträgern verhindern kann. Es kann jedoch bei Mutationsträgern ggf. früher auf eine Symptomatik (z. B. Herzinsuffizienz) geschlossen und somit eine Therapie eingeleitet werden.
- Die Expressivität der Erkrankung ist sehr variabel und es kann nicht sicher vorhergesagt werden, in welchem Alter und in welchem Ausmaß sich die Erkrankung manifestiert. Sind jedoch alle betroffenen Angehörigen im höheren Alter symptomatisch geworden, besteht eine höhere Wahrscheinlichkeit, dass dies auch bei anderen Mutationsträgern der Fall ist.
- Die Identifizierung der Variante kann zu nachteiligen psychologischen Konsequenzen führen, da die bisherige psychische Belastung durch Ungewissheit durch die Gewissheit einer sich in Zukunft entwickelnden Krankheit und die Gefahr

der Übertragung der Krankheit an die Nachkommen ersetzt werden könnte. Die psychologischen Folgeerscheinungen können minimiert werden, wenn Personen angemessen beraten und an ein erfahrenes Team angebunden werden [479].

4.4.8 Therapeutische Implikationen bei bestimmten Genotypen

Aktuell ist die Risikostratifizierung von NCCM-Patienten weitestgehend unabhängig vom Genotyp. Beim Vorliegen einer *LMNA*-Variante ähnelt die Risikostratifizierung derjenigen von DCM-Patienten. Eine ICD-Implantation soll hier in Betracht gezogen werden, wenn bei NCCM-Patienten eine bestätigte kausale LMNA-Variante und dazu klinische Risikofaktoren nachgewiesen wurden. Diese sind nsVT im Langzeit-EKG, LV-EF < 45 % bei erster Evaluation, männliches Geschlecht und *Non-missense*-Varianten (INDELS-/trunkierende Varianten oder Varianten, die das Splicing beeinflussen) [125].

Bei Patienten mit fraglich pathologischer NCCM (Sportlern, Patienten mit normaler LV-EF) kann der Nachweis einer kausalen Variante die Diagnose sichern, was für den Betroffenen für die Lebens- und Berufsplanung entscheidend ist. So sollten NCCM-Patienten von kompetitiven Sportarten Abstand nehmen.

4.4.9 Logistische und ökonomische Vorteile einer Genotypisierung

Die Durchführung einer prädiktiven genetischen Testung bei NCCM ist ökonomisch sinnvoll, wenn mehrere Angehörige mit einem Erkrankungsrisiko vorliegen. Dann kann der Ausschluss einer kausalen Variantenträgerschaft ein serielles klinisches Screening über Jahrzehnte überflüssig machen [479]. Des Weiteren kann der entsprechende Proband ohne psychische Einschränkungen am Erwerbsleben teilnehmen.

Bei der Erstvorstellung und jedem *Follow-Up* gilt es, folgende wichtige Punkte zu adressieren:
– Handelt es sich um eine *Non-compaction* Kardiomyopathie oder eine benigne Normvariante?
– Welche Risikofaktoren für den SCD bestehen?
– Gibt es einen familiären/genetischen Hintergrund?
– Ist die Herzinsuffizienztherapie leitliniengerecht?

4.4.10 Aktuelle Leitlinien zur genetischen Testung bei NCCM

HRS/EHRA-Expertenkonsortium (2011) [15]:
– Genetische Testung **kann hilfreich sein** bei Patienten, bei denen ein Kardiologe die klinische Diagnose einer NCCM, basierend auf seiner Krankheitsgeschichte, Familienanamnese und seinem elektrokardiographischen/echokardiographischen Phänotyp, gestellt hat.

- Mutationsspezifische genetische Testung **ist empfohlen** bei Familienmitgliedern und bestimmten Verwandten, nachdem eine kausale NCCM-Variante beim Index-patienten entdeckt wurde.

ESC (2016) [285], basierend auf Empfehlungen von Charron et al. [479]:
- Die isolierte NCCM kann genetisch bedingt sein und **soll** für eine genetische Tes-tung **in Betracht gezogen werden**.
- Prädiktive genetische Testung **ist empfohlen** bei Verwandten ersten Grades, wenn bei dem Indexpatienten eine kausale Variante nachgewiesen wurde.

HFSA (2016) [382]:
- Die Genotypisierung **soll** bei der Person in Erwägung gezogen werden, die die deutlichsten Symptome präsentiert. Dies erleichtert das Familienscreening und -management (Evidenzstufe C).

DGK 2015 [127]:
- Die genetische Testung **kann** insbesondere zur Diagnosesicherung und hinsicht-lich weiterer, präventiver und/oder therapeutischer Maßnahmen relevant und da-mit **nützlich sein**.

Brenda Gerull

4.5 Arrhythmogene rechtsventrikuläre Kardiomyopathie

Die arrhythmogene rechtsventrikuläre Kardiomyopathie (ARVC) ist eine genetisch bedingte, primäre Herzmuskelerkrankung (MIM#107970, ORPHA247) [483], die mit einer Prävalenz von 1 : 2.000 bis 1 : 5.000 zu den seltenen Erkrankungen gehört [484, 485]. Wie die meisten primären Kardiomyopathien stellt auch die ARVC eine genetisch heterogene Erkrankung dar, wobei Varianten in fünf Genen, die Zell-Zell-Kontaktproteine kodieren, die Hauptursache darstellen [486, 487]. Klassischerweise manifestiert sich die Erkrankung im jungen Erwachsenenalter durch ventrikuläre Herzrhythmusstörungen und auch den plötzlichen Herztod, wobei immer wieder Leistungssportler betroffen sind [488, 489] (Abb. 4.5.17).

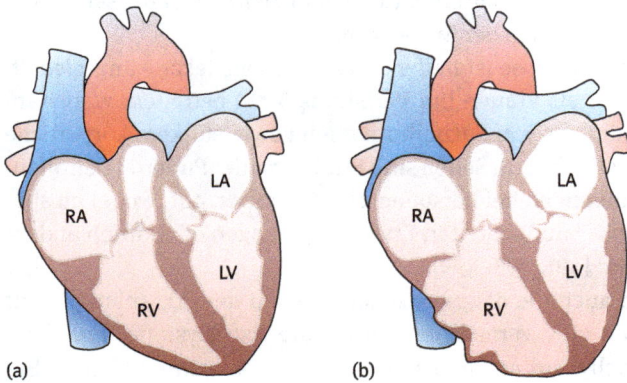

(a)   (b)

Abb. 4.5.17: Phänotyp der arrhythmogenen rechtsventrikulären Kardiomyopathie. (a) Gesundes Herz, (b) Sakkulationen und Aneurysmen des rechten Ventrikels.

Die erste Erwähnung von so genannten Aneurysmen im rechten Ventrikel des Herzens erfolgte bereits im 18. Jahrhundert, doch eine klinisch und pathologisch umfassende Beschreibung als so genannte rechtsventrikuläre Dysplasie fand erstmals 1982 statt [490, 491]. Schon damals wurde als pathologisches Substrat eine progressive Dystrophie von Herzmuskelgewebe des rechten Ventrikelmyokards mit nachfolgendem Ersatz mit Binde- und Fettgewebe beschrieben (Abb. 4.5.18(a)). Die Erkrankung beginnt oft epikardial mit einer regionalen Gewebeatrophie, die sich im Verlauf transmural ausbreitet. Das so genannte „Dreieck der Dysplasie" (Einflusstrakt, Herzspitze und Ausflusstrakt) im rechten Ventrikel ist häufig betroffen und durch einzelne oder mehrere aneurysmatische Ausweitungen gekennzeichnet [490, 492]. Neuere Untersuchungen zeigen, dass neben dem rechten Ventrikel auch sehr häufig (bis zu 76 %) der linke Ventrikel betroffen ist. Dies hat sich durch eine verbesserte Bildgebung, aber auch durch intensive Studien an *Post-mortem*-Geweben herausgestellt. Linksventrikulär ist vor allem die posterolaterale freie Wand betroffen. Diese Beobachtungen führten dazu, dass die früher als arrhythmogene rechtsventrikuläre Kardiomyopathie (ARVC) oder auch arrhythmogene rechtsventrikuläre Dysplasie (ARVD) bezeichnete Erkrankung heute umfassender arrhythmogene Kardiomyopathie (AC) genannt wird [493–496].

4.5.1 Klinik

Die frühen Symptome der AC sind unspezifisch und manifestieren sich häufig in Form von Rhythmusstörungen. So können Palpitationen, Schwindel oder Synkopen, vorzugsweise während oder kurz nach einer körperlichen Belastung, auftreten. Nicht selten ist die Erstmanifestation der plötzliche Herztod und die Diagnose einer AC wird in der Autopsie gestellt [484, 497]. Symptome einer Herzinsuffizienz sind eher selten und treten erst in fortgeschrittenen Stadien der Erkrankung auf.

Das mittlere Alter bei Erstdiagnose ist in der 2. bis 4. Lebensdekade angesiedelt. Es sind deutlich mehr Männer als Frauen (im Verhältnis 3 : 1) betroffen, wobei angenommen wird, dass der Einfluss von Sexualhormonen sowie stärkere körperliche Belastung und Aktivität ursächlich sind. Selten sind Kinder vor der Pubertät betroffen, auch treten selten Neuerkrankungen bei Personen über 70 Jahren auf, wobei im späteren Lebensalter die Diagnose häufig nicht in Erwägung gezogen oder durch andere Erkrankungen überlagert wird [491, 498, 499].

Wie die Symptome sind auch die diagnostischen Zeichen der Erkrankung nicht leicht zu deuten. So können eine vermehrte ventrikuläre Extrasystolie und nicht anhaltende ventrikuläre Tachykardien im Langzeit-EKG oder während eines Belastungstests auf eine AC hindeuten. Ventrikuläre Extrasystolen zeigen häufig eine Linksschenkelblock-Morphologie, da sie im rechtsventrikulären Ausflusstrakt (RVOT) entstehen (Abb. 4.5.18(b)). Hinweisgebend können Veränderungen im Ruhe-EKG, wie negative T-Wellen in den Brustwandableitungen V1 bis V3 (Abb. 4.5.18(c)) oder die so genannte Epsilon-Welle sein. Auch Auffälligkeiten in der Bildgebung, wie eine Vergrößerung und/oder Pumpfunktionseinschränkung des rechten oder auch linken

▸ **Abb. 4.5.18:** Diagnostische Merkmale der arrhythmogenen Kardiomyopathie (AC). (a) Histopathologie zeigt transmuralen Ersatz des Myokards durch Binde- und Fettgewebe (Trichromfärbung); (b) linksschenkelblockartige Tachykardie (inferiore Achse) aus dem rechtsventrikulären Ausflusstrakt (RVOT); (c) 12-Kanal-EKG mit typischen T-Negativierungen mit inferioren Achse (QRS pos. in II, III und aVF, nrg. in aVL) in den Brustwandableitungen V1–V3 (V4), angedeutete Epsilon-Welle in V1 (Pfeil); (d) 2-D-Echokardiographie, Vierkammerblick, RV vergrößert, stark trabekularisiert und mit kleinen Aneurysmen in der lateralen Wand, Nebenbefund: ICD-Elektrode im RV; (e) hochverstärktes EKG mit typischen Spätpotenzialen; (f) Elektropherogramm einer heterozygoten Variante im Plakophilin-2-Gen (*PKP2* c.2386T>C); (g) Familienstammbaum mit autosomal-dominant vererbter AC. Abkürzungen: RV, rechter Ventrikel; LV, linker Ventrikel; ICD, implantierbarer Cardioverter-Defibrillator.

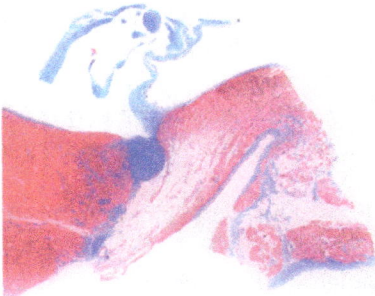

(a)

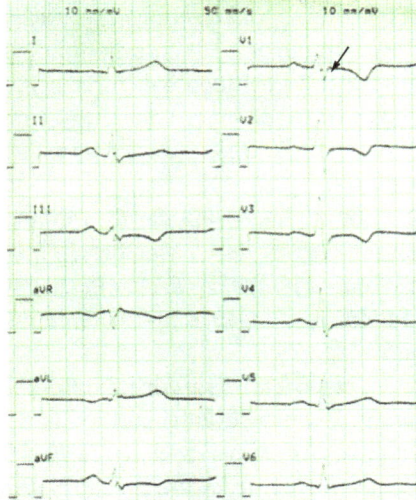

(b)

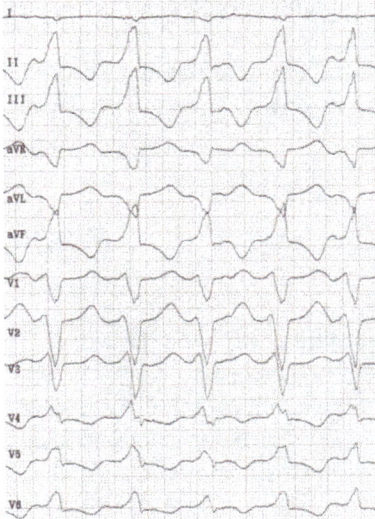

(c)

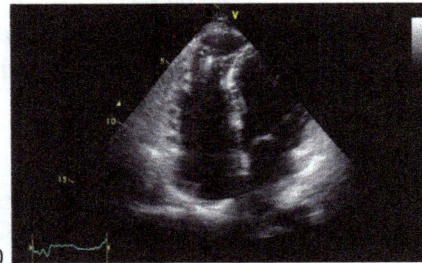

(d)

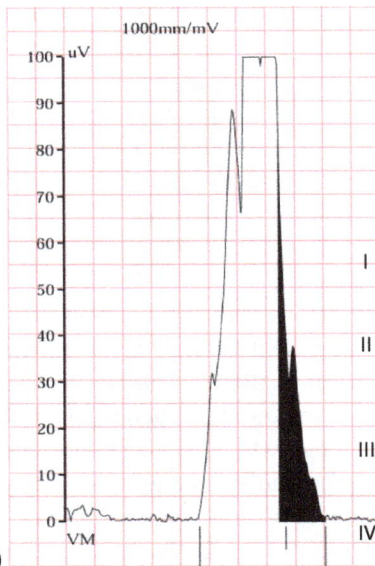

(e)

c. 2386T>C

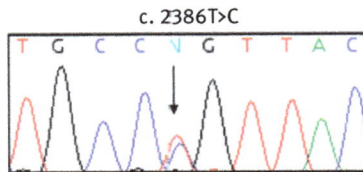

(f)

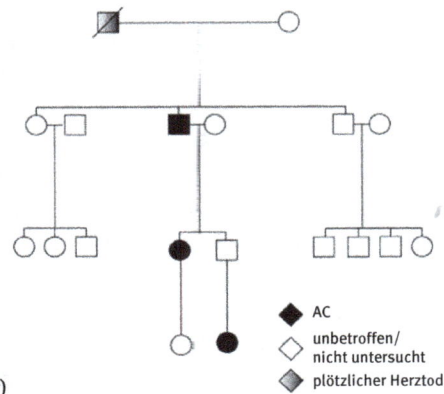

AC

unbetroffen/
nicht untersucht

plötzlicher Herztod

(g)

Ventrikels sowie lokalisierte Aneurysmen sind typische Kriterien (Abb. 4.5.18(d)) [500, 501]. In einigen Fällen treten plötzliche Herztodesfälle bei jungen, scheinbar herzgesunden Individuen auf, nicht selten auch bei Sportlern. So hat sich gezeigt, dass Sport im Sinne einer intensiven, vom Charakter her kompetitiven körperlichen Belastung die Erkrankung triggern und zur klinischen Manifestation und Prognose beitragen kann [488, 502–504].

Der natürliche Verlauf der AC wird in ihrer klassischen Form als rechtsventrikuläre Erkrankung in vier Phasen beschrieben [497]:

1. *concealed phase* (verdeckte Phase), mit subtilen strukturellen rechtsventrikulären Veränderungen – hier können auch schon lebensbedrohliche Arrhythmien auftreten,

2. *overt electrical disorder* (manifeste elektrische Erkrankung), mit symptomatischen, lebensbedrohlichen Rhythmusstörungen sowie klaren morphologischen Veränderungen des rechten Ventrikels,

3. *right ventricular failure* (Rechtsherzinsuffizienz), in Folge der weiteren morphofunktionellen Ausdehnung der Erkrankung,

4. *biventricular pump failure* (biventrikuläre Herzinsuffizienz), verursacht durch fortschreitende, auch den LV erfassende Erkrankung.

Diese klassische Beschreibung der Phasen bezieht primär linksventrikuläre Verläufe nicht mit ein. Im selben Zusammenhang wird mehr und mehr klar, dass Überlappungen der AC mit anderen hereditären Kardiomyopathien und Arrhythmien vorkommen [505, 506]. Weiterhin sind syndromale Formen bekannt, bei denen neben einer kardialen Beteiligung weiter Organsysteme vorzugsweise die Haut und Haarbeschaffenheit betroffen sein können (z. B. Naxos Erkrankung) [507, 508].

4.5.2 Diagnostik

Wie schon oben angemerkt, ist die Diagnose AC nicht immer einfach zu stellen, da es kein einzelnes „Goldstandard-Kriterium" gibt, welches eine Diagnose klar sichert. Hinzu kommt, dass der Kardiologe in Zeiten der prädiktiven Gendiagnostik zunehmend Merkmalsträger (Träger einer Mutation) mitbehandelt, die (noch) keine nachweisbaren klinischen Erkrankungszeichen aufweisen.

Die Diagnose einer AC wird anhand der ursprünglich 1994 entwickelten und im Jahr 2010 überarbeiteten Task-Force-Kriterien (TFC) gestellt [500, 509]. Die Kriterien setzen sich aus einer Kombination diagnostischer Information (zusammengefasst in **Major-** und **Minor-Kriterien**) zusammen. Hierzu werden Untersuchungsbefunde, bestehend aus elektrokardiographischen Informationen wie Depolarisation und Repolarisation, Arrhythmien, aber auch morphologische und funktionelle Bildgebung, Histopathologie und die Familiengeschichte sowie Genetik einbezogen (Tab. 4.5.13). Letztmalig wurden die Kriterien 2010 überarbeitet und obwohl die Überarbeitung eine bessere diagnostische Sensitivität ergab, haben auch diese Kriterien aus heutiger Sicht Limitierungen, die sich vor allem in der Nichteinbeziehung der linksventrikulären Beteiligung, neuerer Bildgebungsverfahren (*Strain*-Echokardiographie) sowie in der Wichtung und Beurteilung genetischer Information zusammenfassen lassen [510–513].

Beispielsweise hat ein Merkmalsträger zwar eine Prädisposition, kann aber klinisch unauffällig sein. Da die genetische Information innerhalb der TFC jedoch als ein Hauptkriterium definiert ist und daher eine starke Wichtung aufweist, bekommt ein asymptomatischer Merkmalsträger *per definitionem* die Diagnose „mögliche AC". Diese kann formal bei den in den Minor-Kritierien genannten, oft klinisch recht unspezifischen Befunden, auch zur Diagnose Borderline oder „definitive" AC führen, obwohl es nicht den tatsächlichen klinischen Status widerspiegelt [514–516].

Tab. 4.5.13: 2010 Task-Force-Kriterien für ARVC [500].

Major-Kriterien
1. Globale oder regionale Dysfunktion und strukturelle Veränderungen
2-D-Echokardiographie
Regionale RV-Akinesie, Dyskinesie oder Aneurysmen und eines der folgenden Kriterien (Ende der Diastole):
PLAX RVOT ≥ 32 mm (korrigiert [PLAX/BSA] ≥ 19 mm/m²)
PSAX RVOT ≥ 36 mm (korrigiert [PSAX/BSA] ≥ 21 mm/m²)
Fractional area change (FAC) ≤ 33 %
Kardiale MRT
Regionale RV-Akinesie, Dyskinesie oder dyssynchrone RV Kontraktion und eines der folgenden Kriterien:
Ratio of RV end-diastolic volume to BSA ≥ 110 mL/m² (männlich) oder ≥ 100 mL/m² (weiblich)
oder RV-EF ≤ 40 %
RV-Angiographie
Regionale RV-Akinesie oder Dyskinesie oder Aneurysmen
2. Gewebecharakterisierung aus der freien Wand des RVs
Verbleibende Myozyten < 60 % in der morphometrischen Analyse (oder < 50 %, wenn geschätzt), mit fibrotischem Ersatz des Myokards der freien Wand des RV ≥ 1-Probe, mit oder ohne Ersatz des Gewebes mit Fettgewebe in der Endomyokardbiopsie
3. Veränderungen der Repolarisation
Invertierte T-Wellen in den rechts-präkordialen Ableitungen (V1, V2, and V3) oder weiter distal in Individuen > 14 Jahre (ohne Rechtsschenkelblock, QRS ≥ 120 ms)
4. Veränderungen der Depolarisation/Überleitung
Epsilon-Wellen (reproduzierbare Low-amplitude-Signale zwischen dem Ende des QRS-Komplexes und dem Beginn der T-Welle) in den rechts-präkordialen Ableitungen (V1 bis V3)
5. Arrhythmien
Nicht anhaltende oder anhaltende VT mit Linksschenkelblock-Morphologie und superior Axis (negativ oder indifferent QRS in Ableitung II, III, und aVF und positiv in Ableitung aVL)

Tab. 4.5.13: (fortgesetzt)

---

6. Familienanamnese

AC bestätigt in einem erstgradigen Verwandten anhand der TFC

AC bestätigt anhand einer Autopsie oder Operation in einem erstgradigen Verwandten

Identifikation einer pathogenen Mutation, die mit AC assoziiert oder sehr wahrscheinlich assoziiert ist in dem Patienten unter Evaluation

---

Minor-Kriterien

1. Globale oder regionale Dysfunktion und strukturelle Veränderungen*

2-D-Echokardiographie

Regionale RV-Akinesie, Dyskinesie oder Aneurysmen und eines der folgenden Kriterien (Ende der Diastole):

PLAX RVOT ≥ 29 to < 32 mm (korrigiert [PLAX/BSA] ≥ 16 to < 19 m/m^2)

PSAX RVOT ≥ 32 to < 36 mm (korrigiert [PSAX/BSA] ≥ 18 to < 21 mm/m^2)

oder FAC > 33 % to ≤ 40 %

Kardiale MRT

Regionale RV-Akinesie, Dyskinesie oder dyssynchrone RV-Kontraktion und eines der folgenden Kriterien:

Ratio of RV end-diastolic volume to BSA ≥ 100 to < 110 mL/m^2 (männlich) oder ≥ 90 to < 100 mL/m^2 (weiblich)

oder RV-EF > 40 % to ≤ 45 %

Regionale RV-Akinesie oder Dyskinesie oder Aneurysmen

2. Gewebecharakterisierung aus der freien Wand des RVs

Verbleibende Myozyten 60–70 % in der morphometrischen Analyse (oder < 50–65 %, wenn geschätzt), mit fibrotischem Ersatz des Myokards der freien Wand des RV ≥ 1-Probe, mit oder ohne Ersatz des Gewebes mit Fettgewebe in der Endomyokardbiopsie

3. Veränderungen der Repolarisation

Invertierte T-Wellen in den Ableitungen V1 und V2 in Individuen > 14 Jahre (ohne Rechtsschenkelblock) oder V4, V5, oder V6

Invertierte T-Wellen in den Ableitungen V1, V2, V3, und V4 in Individuen > 14 Jahre in Anwesenheit eines kompletten Rechtsschenkelblocks

4. Veränderungen der Depolarisation/Überleitung

Spätpotenziale im hochverstärkten EKG in ≥ 1 von drei Parametern, in Abwesenheit einer QRS-Dauer ≥ 1 10 ms im Standard-EKG
– Gefilterte QRS-Dauer (fQRS) ≥ 114 ms
– Dauer des terminalen QRS < 40 μV ≥ 38 ms
– *Root-mean-square voltage* der terminalen 40 ms ≤ 20 μV

Terminale Aktivierungsdauer des QRS ≥ 55 ms gemessen vom Nadir der S-Welle bis zum Ende des QRS, eingeschlossen R′, in V1, V2, or V3, in Abwesenheit eines kompletten Rechtsschekelblocks

Tab. 4.5.13: (fortgesetzt)

5. Arrhythmien
Nicht anhaltende oder anhaltende VT aus dem RVOT mit Linksschenkelblock-Konfiguration und inferiorer Achse (positiver QRS in Ableitung II,III, und aVF und negativ in aVL) oder unbekannter Achse
> 500 ventrikuläre Extrasystolen in 24 h (Langzeit-EKG)

6. Familienanamnese
Familiengeschichte einer AC in einem erstgradigen Verwandten, in dem es nicht möglich ist, eindeutig zu ermitteln, ob die TFC erfüllt sind/waren
Vorzeitiger plötzlicher Herztod (unter 35 Jahre) in einem erstgradigen Verwandten, bei dem AC wahrscheinlich war
AC bestätigt in einem zweitgradigen Verwandten, entweder pathologisch oder durch TFC

2 Major- oder 1 Major- und 2 Minor- oder 4 Minor-Kriterien: definitive Diagnose einer AC
1 Major- und 1-Minor oder 3 Minor-Kriterien: borderline Diagnose
1 Major- oder 2 Minor-Kriterien von verschiedenen Kategorien: mögliche Diagnose
Abkürzungen: AC, arrhythmogene Kardiomyopathie; BSA, *body-service-area* (Körperoberfläche);
PLAX, parasternal lange Achse; PSAX, parasternal
kurze Achse; RV, rechter Ventrikel; RVOT, rechtsventrikulärer Ausflusstrakt; EF, Ejektionsfraktion;
TFC, Task-Force-Kriterien; VT, ventrikuläre Tachykardie.

Wie erfolgt praktischerweise die Diagnosestellung im Sinne der Task-Force-Kriterien? Zunächst müssen eine Reihe diagnostischer Tests durchgeführt werden, die ein Ruhe-EKG, Langzeit-EKG, hochverstärktes EKG, quantitativ bildgebende Verfahren, die den rechten Ventrikel beurteilen können (kardiale MRT, 2-D-Echokardiographie, RV-Angiographie), ggf. eine Herzbiopsie und deren quantitative Beurteilung sowie Familiengeschichte und genetische Information beinhalten (Tab. 4.5.13) [500]. Eine definitive klinische Diagnose einer AC wird durch das Vorhandensein von **zwei Major-Kriterien** oder **einem Major- und zwei Minor-Kriterien** oder auch **vier Minor-Kriterien** aus unterschiedlichen Kategorien definiert. Eine grenzwertige (Borderline-)Diagnose wird bei einem Major- und einem Minor- Kriterium oder drei Minor-Kriterien gestellt und eine „mögliche" AC durch ein Major-Kriterium oder zwei Minor-Kriterien aus unterschiedlichen Kategorien definiert. Dabei sind die Major-Kriterien vor allem durch das Vorhandensein der folgenden Hauptbefunde definiert (Tab. 4.5.13, Abb. 4.5.18(a)–(g)):
– regionale Akinesie, Dyskinesie oder dyssynchrone RV-Kontraktion in Kombination mit einer nominal definierten RV-Vergrößerung oder Funktionseinschränkung,
– mindestens eine Endomyokardbiopsie aus der freien Wand des RV sollte < 60 % (morphometrische Analyse) bzw. < 50 % (visuell ermittelt) residuale Kardiomyozyten zeigen (Ersatz durch u. a. fibrotisches Gewebe),

- negative T-Wellen in den Brustwandableitungen V1, V2 und V3 oder weiter distal im Ruhe-EKG in Individuen über 14 Jahre, die keinen Rechtsschenkelblock (QRS > 120 ms) zeigen,
- eine Epsilon-Welle in Brustwandableitung V1 bis V3,
- anhaltende oder nicht anhaltende ventrikuläre Tachykardien, linksschenkel-blockartig mit superiorer Achse,
- AC als Diagnose bestätigt in einem erstgradigen Verwandten nach den TFC oder AC bestätigt in der Autopsie oder im operativ entfernten Herzen eines erstgradigen Verwandten oder die Identifikation einer pathogenen Variante oder einer wahr-scheinlich pathogenen Variante in dem Individuum unter Evaluation.

Alle Major- und weitere Minor-Kriterien sind in Tab. 4.5.13 zusammengefasst [500].

Neben den oben genannten Untersuchungen ist es empfehlenswert, eine Belas-tungsuntersuchung (z. B. Ergometrie) durchzuführen, da EKG-Veränderungen sowie auch Rhythmusstörungen vor allem unter Belastung auftreten können [517–520]. Es kann daher dem behandelnden Kardiologen helfen, das arrhythmogene Risiko gerade unter physischer Belastung besser einzuschätzen und eine mögliche Limitation des Patienten aufzudecken. Andere Untersuchungen, wie eine Koronarangiographie, ein Computertomogramm des Herzens, eine elektrophysiologische Untersuchung sowie medikamentöse Provokationstests sind entsprechend der individuellen Fragestellung oder zur Differentialdiagnose zu erwägen [521, 522].

Fallbeispiel 1: Biventrikuläre ARVC

Der männliche Indexpatient erlag mit 21 Jahren einem plötzlichen Herztod. Die Au-topsie ergab ein zunächst makroskopisch nur wenig vergrößertes Herz, was mikro-skopisch lokalisierte Fibroseareale, sowie auch Gebiete mit Fetteinlagerungen und Inflammation vor allem in der Wand des linken Ventrikels und des Septums zeigte.

Nach Kontaktierung der Familie wurden die 26-jährige Schwester und beide El-ternteile einbestellt und kardiologisch untersucht. Die Schwester des Indexpatienten zeigte ein Ruhe-EKG mit negativen T-Wellen in V1–V5 und in der Bildgebung eine bi-ventrikuläre Kardiomyopathie mit einer LV-EF von 45 %. Der RV war gering vergrößert, stark trabekularisiert mit einer RV-EF von 50 %. Die Fibroseareale, die mittels LGE dargestellt wurden, waren vorzugsweise in der vorderen und septalen Wand des LV (Late Gadolinum Enhancement) zu sehen. Entsprechend den Bildgebungskriterien der Task Force würde diese MRT nicht die Kriterien einer ARVC erfüllen, trotz eines eindeutig pathologischen Befundes.

Der 56-jährige Vater stellte sich ebenfalls als klinisch betroffen heraus. Auch bei ihm zeigte die cMRT deutlich lokalisierte Fibroseareale im LV (LV-EF: 44 %) bei nur we-nig betroffenem RV (RV-EF: 48 %). Beide Fälle zeigten eine ausgeprägte ventrikuläre Extrasystolie in den erhobenen LZ-EKGs, jedoch ohne höhergradige Rhythmusstörun-gen. Die genetische Untersuchung ergab eine heterozygote Variante im Desmoplakin-Gen (*DSP* c.3337C>T; p.Arg1113*), die durch ein frühzeitiges Stopp-Codon zum vorzei-

Tab. 4.5.14: Genetischer Hintergrund der AC.

MIM	Locus	Krankheitsgen	Gen	Vererbungs-muster	Häufigkeit	Kommentar
Desmosomale Gene						
#611528, #601214	17q21.2	Plakoglobin	JUP	AD/AR[a]	selten	kardiokutanes Syndrom (AR)
#607450, #605676	6p24.3	Desmoplakin	DSP	AD/AR[a]	2–12%	kardiokutanes Syndrom (AR)
#609040	12p11.21	Plakophilin-2	PKP2	AD/AR[a]	25–40%	
#610193	18q12.1	Desmoglein-2	DSG2	AD/AR[a]	5–10%	
#610476	18q12.1	Desmocollin-2	DSC2	AD/AR[a]	2–7%	
Nicht desmosomale Gene						
#600996	1q43	Kardialer Ryanodinrezeptor	RYR2	AD	sehr selten	Phänokopie CPVT
#107970	14q24.3	Transforming growth factor beta 3	TGFB3	AD	sehr selten	modifizierender Faktor
#604400	3p25.2	Transmembranprotein 43	TMEM43	AD	selten	
	2q35	Desmin	DES	AD	selten	Überlappung mit DCM, Überleitungsstörungen
	6q22.31	Phospholamban	PLN	AD	selten	Überlappung mit DCM
	2q31.2	Titin	TTN	AD	selten	Überlappung mit DCM, Überleitungs-störungen
	1q22	Lamin A/C	LMNA	AD	selten	Überlappungssyndrom
#615616	10q21.3	Apha-T-catenin	CTNNA3	AD	selten	Überlappungssyndrom
	3p22.2	Alpha-Untereinheit des Typ V spannungsregulierten Natriumkanals	SCN5A	AD	selten	Überlappung mit Brugada-Syndrom

[a] auch digenisch und *compound* heterozygot

Abkürzungen: AD, autosomal-dominant; AR, autosomal-rezessiv; CPVT, katecholaminerge polymorphe ventrikuläre Tachykardie; DCM, dilatative Kardiomyopathie.

tigen Abbruch des Proteins führt (siehe Tab. 4.5.14 und Abschnitt 4.5.5). Es hat sich gezeigt, dass Varianten im Desmoplakin häufiger biventrikuläre und linksventrikuläre Verläufe aufweisen, was die Diagnose der AC erschwert.

Wie bereits angemerkt, umfassen die TFC von 2010 vor allem primär rechtsventrikuläre Verläufe und beziehen linksventrikuläre bzw. auch biventrikuläre Erkrankungen nur ungenügend mit ein, was anhand des Fallbeispiels deutlich wird. Es hat sich aber herausgestellt, dass Varianten in bestimmten Genen (z. B. Desmoplakin, Desmocollin 2) vorzugsweise linksventrikuläre oder biventrikuläre Phänotypen verursachen [495, 523, 524], und somit von der klassischen ARVC abweichen. Es ist von Bedeutung, die linksventrikulären Formen der AC von einer DCM abzugrenzen, da bei der AC die elektrische Instabilität und damit verbundenen Rhythmusstörungen häufig vor einer signifikanten linksventrikulären Dysfunktion auftreten. Dies ist ähnlich wie bei DCM-Patienten mit pathogenen *LMNA*-Varianten. Umgekehrt gibt es auch primär linksventrikuläre Phänotypen, die durch Varianten in DCM-Genen verursacht sind, aber eine auffällige rechtsventrikuläre Beteiligung zeigen und somit die TFC der ARVC erfüllen [506, 512, 526–529].

Zeichen für eine linksventrikuläre Beteiligung der AC sind EKG-Veränderungen wie invertierte T-Wellen lateral und inferolateral (V5, V6, aVL) sowie eine Niedervoltage des QRS-Komplexes in den Extremitätenableitungen. Die Morphologie von Extrasystolen kann rechtsschenkelblockartig sein, oft treten auch polymorphe Extrasystolen auf. In der kardialen MRT können mit Kontrastmittelgabe (*Late Gadolinum Enhancement*; LGE), besonders im linken Ventrikel, frühzeitig und sensitiv Veränderungen im Sinne einer Fibrose sichtbar gemacht werden, manchmal auch, bevor funktionelle Veränderungen beobachtet werden. LGE betrifft hier vor allem die inferolateralen und inferoseptalen Regionen des LV sowie vorzugsweise die sub-epikardialen und *Mid-wall*-Myokardschichten [494, 525]. LV-Funktionseinschränkungen sind im Gegensatz zur DCM öfter regional.

Neben der DCM und einigen primären Ionenkanalerkrankungen wie dem Brugada-Syndrom [505] gibt es weitere Differentialdiagnosen zur AC. Diese betreffen Erkrankungen, die häufig (sekundär) strukturelle Veränderungen des RV, aber auch Rhythmusstörungen aus dem rechtsventrikulären Ausflusstrakt (RVOT) zeigen [530]. Gutartige idiopathische RVOT-Tachykardien bieten eine wichtige Differentialdiagnose. Diese VTs haben meist monomorphen Charakter mit inferiorer QRS-Achse. Ruhe-EKG, Bildgebung sowie Familienanamnese sind unauffällig. Weitere Differentialdiagnosen sind die sehr seltene kongenitale Uhl-Erkrankung [50], angeborene Herzfehler wie Shuntvitien, pulmonale Hypertonie, rechtsventrikuläre Myokardinfarkte, Myokarditis und Sarkoidose. Schwierig kann vor allem die Abgrenzung zur Sarkoidose sein, die sich mit ähnlichen EKG-Veränderungen und Rhythmusstörungen präsentieren kann [502, 532, 533]. Hier können eine FDG-PET/CT und Myokardbiopsie in der Abgrenzung helfen.

Letztlich hat sich in den letzten Jahren immer mehr herausgestellt, dass der rechte Ventrikel auch als physiologische Adaptation bei Sportlern vergrößert sein kann und in diesem Zusammenhang EKG-Veränderungen und Arrhythmien auftreten können, die als Zeichen einer AC ggf. fehlgedeutet werden. Besonders bei Leistungssportlern ist dies als Anpassung der deutlich erhöhten Volumenbelastung zu sehen und hat nicht zwangsweise Krankheitswert [534–537].

4.5.3 Therapie

Ziele des klinischen Managements bei AC sind: 1) die Reduzierung der Mortalität verursacht durch Arrhythmien, die zum plötzlichen Herztod führen können, 2) die Verhinderung des Fortschreitens der Krankheit in Hinblick auf die Entwicklung einer Herzinsuffizienz, 3) die Verbesserung der Lebensqualität durch medikamentöse Kontrolle von Rhythmusstörungen und damit auch Verminderung der Häufigkeit von ICD-Schockabgaben (angemessen und nicht angemessen), 4) die Reduzierung von Symptomen der Herzinsuffizienz und Erhöhung der tolerierten individuellen Belastungsfähigkeit [538–540]. Hierfür ist wie bei den anderen Kardiomyopathien ein interdisziplinärer Ansatz notwendig. Entsprechend sind neben Kardiologen, Kinderkardiologen und Elektrophysiologen auch Humangenetiker sowie Psychologen und Sportmedizinern einzubeziehen. AC ist eine familiäre Erkrankung und somit sollte diese von Anfang an in den Überlegungen berücksichtigt werden. Vor allem heranwachsende Familienangehörige und asymptomatische Merkmalsträger erhalten oft divergente, teils irrationale Empfehlungen [541, 542].

Die Therapie und Risikostratifizierung von Patienten mit AC sind in einer kürzlich veröffentlichten internationalen Task-Force-Vereinbarung zusammengefasst [543]. Im Folgenden werden die wichtigsten Aspekte kurz angerissen. Insgesamt gibt es derzeit keine kausale Therapie, die den natürlichen Verlauf der Erkrankung aufhalten kann. Viele Behandlungsstrategien sind symptomatisch und auf die Vermeidung des plötzlichen Herztodes durch ventrikuläre Rhythmusstörungen/Kammerflimmern sowie allgemein auf die Therapie der Herzinsuffizienz ausgelegt. Insgesamt beträgt die geschätzte jährliche Mortalität der AC gemäß neueren Daten ca. 1%. Frühere Daten postulierten deutlich höhere Mortalitätsraten, die durch Selektion schwerer Fälle und Verläufe in tertiären Behandlungszentren erhoben wurden.

Wichtiger Aspekt bei der AC sind die Empfehlungen zur **Veränderung der Lebensführung**. Diese spielen nicht nur bei klinisch betroffenen Patienten, sondern auch bei **asymptomatischen Mutationsträgern** eine Rolle. Da es sich gezeigt hat, dass vor allem ausgeprägte sportliche Aktivität wie Leistungssport, aber auch intensiver Breitensport ein erhöhtes Risiko besonders für den plötzlichen Herztod darstellen, wird heute ein Konzept der Vermeidung physischer Belastung empfohlen. Demgegenüber steht häufig der Konflikt, dass viele der Betroffenen bei Diagnosestellung jung und sportlich sehr aktiv sind. Es ist somit empfehlenswert, dass individuelle Konzepte in Abhängigkeit von dem klinischen Bild und dem Risiko für Rhythmusstörungen erarbeitet werden. Da auch asymptomatische Mutationsträger durch starke sportliche

Aktivität ihr Risiko für die Entwicklung der Erkrankung erhöhen, muss hier besonders darauf hingewiesen werden [488, 503, 544, 545].

Die medikamentöse Therapie der AC sollte individuell angepasst werden und besteht aus Antiarrhythmika, der Gabe von Betablockern sowie Medikamenten für die Therapie der Herzinsuffizienz [540, 546]. Ziele der antiarrhythmischen Therapie sind eine Verbesserung der Lebensqualität und eine Reduzierung der Ereignisrate symptomatischer, ventrikulärer Rhythmusstörungen. Die Anwendung bleibt hier empirisch mit dem Ziel, individuelle Ereignisraten zu reduzieren und die Anzahl der ICD-Schocks zu limitieren. Die Betablocker-Therapie beruht auf einer Schutzwirkung vor adrenergem Stress und daraus resultierenden (belastungsinduzierten) ventrikulären Rhythmusstörungen [543]. Weiterhin werden Betablocker durch deren erprobte Wirkung in der Herzinsuffizienztherapie und auch hypothetisch bei der Verhinderung von Krankheitsprogression über Mechanismen, die den rechtsventrikulären Wandstress reduzieren, empfohlen. In Hinblick auf eine fortschreitende Herzinsuffizienz gelten die Empfehlungen gängiger Konzepte der Herzinsuffizienztherapie [547]. Herztransplantationen sind bei der AC selten und erfolgen als Folge von Herzinsuffizienz oder nicht kontrollierbaren ventrikulären Arrhythmien.

Zur Primärprophylaxe oder bei überlebtem SCD (Sekundärprophylaxe) kommt die Implantation eines ICD zum Einsatz [548]. Studien zeigen, dass Hochrisikopatienten eine geschätzte Reduzierung der Mortalität von 20–30 % aufzeigen. Insgesamt erhielten 48–78 % der Patienten in einem Beobachtungszeitraum von zwei bis sieben Jahren nach ICD-Implantation eine angemessene Schocktherapie [543, 550]. Außerdem haben diese Studien herausgearbeitet, welche Risikofaktoren zu lebensbedrohlichen Arrhythmien beitragen und in der Konsequenz zu adäquaten Schocktherapien. Entsprechend wurden Risikokategorien definiert und ein Schema erarbeitet, welches zur Risikostratifizierung und Indikation für eine ICD-Implantation (Abb. 4.5.19) genutzt werden kann. Neben dem statistischen Risiko werden auch Faktoren wie allgemeine Gesundheit, sozioökonomische Faktoren, psychologische Faktoren und ebenso Komplikationen durch nicht adäquate Schockabgaben der Defibrillatortherapie berücksichtigt. In die Hochrisikokategorie sind Patienten einzuordnen, die einen plötzlichen Herztod in Folge Kammerflimmerns überlebten oder anhaltende VTs hatten. Hier beträgt die Therapierate > 10 % pro Jahr und diese Patienten haben den größten Vorteil dieser Therapie. Im Gegensatz dazu steht die Kategorie mit niedrigem Risiko. Diese Kategorie beinhaltet Individuen ohne Risikofaktoren sowie asymptomatische, gesunde Merkmalsträger, die dann entsprechend keine Indikation für einen ICD aufweisen (**unabhängig von der Familienanamnese**). Die mittlere Risikokategorie, mit einer Ereignisrate zwischen 1 und 10 % pro Jahr, sollte auf individueller Entscheidungsbasis evaluiert und entsprechend mit oder ohne ICD behandelt werden. Hauptrisikofaktoren sind stattgehabte Synkopen, nicht anhaltende VTs und moderate RV/LV-Dysfunktion. Weitere Risikofaktoren mit geringerer Gewichtung (die teilweise auch kontrovers diskutiert werden) umfassen klinische Zeichen der Herzinsuffizienz, männliches Geschlecht, komplexe Genotypen wie *compound* oder

hohes Risiko	mittleres Risiko		niedriges Risiko
- überlebter plötzlicher Herztod bei KF - anhaltende VT - schwere RV- und/oder LV-Funktionsstörung	≥ 1 Major-Risikofaktor - Synkope - nicht-anhaltende VT - moderate RV- und/oder LV-Funktionsstörung	≥ 1 Minor-Risikofaktor	- keine Risikofaktoren - gesunde Mutations-träger unabhängig von Familienanamnese
ICD-Indikation Klasse I	ICD ist nützlich und sollte erwogen werden Klasse IIa	ICD kann im Einzelfall erwogen werden Klasse IIb	ICD nicht indiziert Klasse III

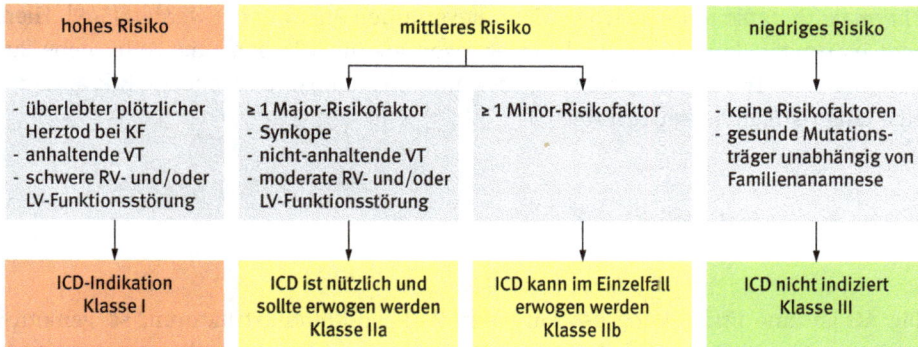

Abb. 4.5.19: Flussdiagramm für die Risikostatifizierung und ICD-Indikation, nach Corrado et al. [543]). *Major-Risikofaktoren: Synkope, nicht anhaltende ventrikuläre Tachykardien, moderate RV- und/oder LV-Dysfunktion (RV-EF 36–40 %; LV-EF: 36–45 %); *Minor-Risikofaktoren: klinische Zeichen der Herzinsuffizienz, männliches Geschlecht, komplexe Genotypen wie *compound* oder digenische heterozygote Trägerschaft, QRS-Komplex-Fragmentierung, geringe Amplitude des QRS-Komplexes, junges Alter bei Diagnose, Probanden-Status, Auslösbarkeit von VTs und Kammerflimmern in der elektrophysiologischen Untersuchung, elektroanatomische Narbe und Narben-bezogenes fraktioniertes Elektrogramm, Ausdehnung der T-Wellen-Negativierungen in die inferioren Ableitungen (II, III, aVF) oder über V1–V4 hinaus in den Brustwandableitungen. Abkürzungen: KF, Kammerflimmern; VT, ventrikuläre Tachykardie; RV, rechter Ventrikel; LV, linker Ventrikel; ICD, implantierbarer Cardioverter-Defibrillator.

digenische heterozygote Trägerschaft, QRS-Komplex Fragmentierung, geringe Amplitude des QRS-Komplexes, junges Alter bei Diagnose, Probanden-Status, Auslösbarkeit von VTs und Kammerflimmern in der elektrophysiologischen Untersuchung, elektroanatomische Narbe und Narben-bezogenes fraktioniertes Elektrogramm, Ausdehnung der T-Wellen-Negativierungen in die inferioren Ableitungen (II, III, aVF) oder über V1–V4 hinaus in den Brustwandableitungen [543]. Auch hier muss angemerkt werden, dass sich die Empfehlungen hauptsächlich auf klassische rechtsseitige Phänotypen beziehen und z. B. primär linksventrikuläre Formen und die Rolle von LGE in der Kontrast-MRT noch nicht genügend miteinbezogen wurden.

Zusammenfassend stellt die ICD-Implantation neben der Lebensstil-Modifikation (Abb. 4.5.22) die einzige Therapie dar, bei der eine Mortalitätssenkung gut belegt ist [551–555]. Demgegenüber stehen hohe Kosten und auch hohe kumulative Komplikationsraten der ICD-Elektroden im Langzeitverlauf sowie die Erkenntnis, dass nicht jeder Merkmalsträger eine ICD-Therapie benötigt. Insbesondere in der Gruppe von Patienten, die ein mittleres Risiko für den plötzlichen Herztod aufweisen, ist die Entscheidung für oder gegen eine ICD-Implantation individuell zu fällen, subkutane ICDs ohne intrakardiale Sonden könnten die Entscheidung in Zukunft vereinfachen. Entscheidend ist eine engmaschige klinische Kontrolle des Krankheitsverlaufs durch den betreuenden Kardiologen. Auch die Katheterablation von VTs kann im Einzelfall bei symptomatischen wiederkehrenden Rhythmusstörungen und nicht erfolgreicher

Pharmakotherapie mit modernen Mappingverfahren angewendet werden [549]. Hier geht es primär darum, kreisende Erregungen aus/um Narben und Fettgewebe zu unterbrechen. Trotz guter Akuterfolge besteht durch eine fortschreitende Erkrankung eine langfristig hohe Rezidivrate.

4.5.4 Genetische Ursachen

4.5.4.1 Bekannte Krankheitsgene der AC

Die AC ist eine Erkrankung der kardialen Zell-Zell-Kontaktstrukturen, so genannter Desmosomen [556, 557]. Desmosomen befinden sich in den Glanzstreifen und verbinden nebeneinanderliegende Kardiomyozyten miteinander. Sie verhindern ein Auseinanderweichen der Zellen während mechanischer Beanspruchung, wie der Kontraktion. Desmosomen sind Teil einer Adhäsionsstruktur, die sich *Area composita* nennt und hier mit anderen Zell-Zell-Kontaktstrukturen (*adherens junctions*) zur Integrität der Zellverbände beiträgt [558]. Desmosomen bestehen aus drei unterschiedlichen Proteinklassen, den so genannten Armadillo-Proteinen (Plakoglobin, Plakophiline), den desmosomalen Cadherinen (Desmocollin und Desmoglein) und den Plakinen (Desmoplakin), die die Verbindung zu den Intermediärfilamenten (Desmin) herstellen (Abb. 4.5.20) [559].

Im Jahr 2000 wurde zum ersten Mal beschrieben, dass homozygote Varianten im Plakoglobin-Gen zur so genannten Naxos-Erkrankung führen. Diese Erkrankung ist durch einen ARVC-ähnlichen Herzphänotyp mit palmo-plantaren keratodermen Hautveränderungen und veränderter Haarstruktur (gelocktes Haar) gekennzeichnet [508]. Ein sehr ähnlicher Phänotyp tritt bei homozygoten Varianten im Desmoplakin-Gen auf, dem so genannten Carvajal-Syndrom [507]. In den folgenden Jahren wurden weitere Gene, die desmosomale Proteine kodieren, vornehmlich für autosomal-dominante Formen der AC entdeckt.

4.5.4.2 Prävalenz spezifischer Varianten

Plakophilin ist mit ca. 25–40 % das am häufigsten betroffene Gen. Letztlich hat sich herausgestellt, dass alle am Aufbau eines kardialen Desmosomen beteiligten Proteine in mutierter Form zu einem AC-Krankheitsbild führen können (Abb. 4.5.20, Tab. 4.5.14). Varianten in desmosomalen Proteinen stellen somit die häufigste Ursache der Erkrankung mit 40–50 % betroffener Patienten dar [560–564]. Insgesamt handelt es sich bei der AC um eine genetisch heterogene Erkrankung mit derzeit zwölf bekannten Krankheitsgenen. Dabei macht die Gruppe der nicht desmosomalen Proteine einen eher geringen Anteil aus (Einzelbeschreibungen). Hier sind häufig überlappende Phänotypen mit anderen hereditären Kardiomyopathien und Arrhythmien beschrieben (Tab. 4.5.14). Pathophysiologisch sind die genauen Mechanismen gestörter Zelladhäsion Gegenstand der derzeitigen Forschung. Verschiedene Theorien

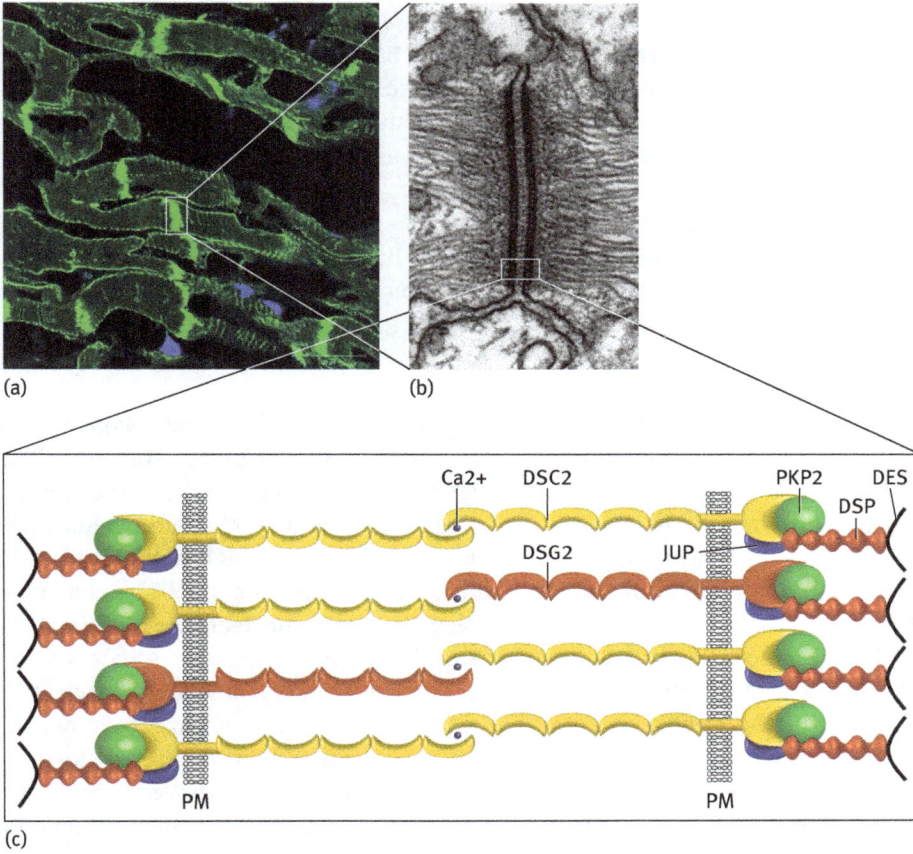

(a)　　　　　　　　　　　　　(b)

(c)

Abb. 4.5.20: Aufbau und Lokalisation eines kardialen Desmosomen. (a) Glanzstreifen in immunhistologischer Färbung von Herzgewebe; (b) Elektronmikroskopische Aufnahme eines Desmosomen; (c) Schematische Darstellung eines Desmosomen und der beteiligten Proteine: DSC2, Desmocollin-2; DSG2, Desmoglein-2; JUP, Plakoglobin; PKP2, Plakophilin-2; DSP, Desmoplakin; DES, Desmin. PM, Plasmamembran; Ca^{2+}-, Kalzium-Ionen. Quelle: Brenda Gerull

in Hinblick auf eine primär verminderte Zelladhäsion, aber auch das Anschalten bestimmter Signalwege, als Antwort auf mechanischen Stress bei noch intakter Zelladhäsion, werden diskutiert. Im Endresultat kommt es dann zu dem bekannten Ersatz von Kardiomyozyten durch Binde- und Fettgewebe [486, 557].

4.5.5 Vererbungsmuster und Familienanalyse

Schon 1982 wurde von Marcus und Kollegen die Erkrankung als hereditär beschrieben [490]. Später zeigte sich, dass die nicht syndromale AC meist einem autosomal-dominanten Erbgang folgt, der durch inkomplette Penetranz sowie variable klinische Expression (phänotypische Ausprägung) und Erkrankungsbeginn gekennzeichnet ist. Selbst innerhalb einer Familie kann die Ausprägung des Phänotyps sehr unterschiedlich sein, daraus folgend ergibt sich nicht selten eine unauffällige Familienanamnese des Indexfalls. Neben der genetischen Prädisposition beeinflussen noch weitere Faktoren die klinische Expression. Einige dieser Phänomene können noch nicht hinreichend erklärt werden, aber genetisch modifizierende Faktoren und auch Umweltfaktoren (z. B. intensive sportliche Belastung) spielen hierbei eine Rolle [565, 566]. Der Einfluss weiterer genetischer (auch modifizierender) Faktoren sowie intensiver sportlicher Belastung soll an zwei Beispielen erläutert werden.

Fallbeispiel 2: Interpretation komplexer genetischer Befunde bei AC

Eine 41-jährige Patientin soll an der Gallenblase operiert werden und bekommt präoperativ ein EKG geschrieben (Abb. 4.5.21(a)). Das EKG zeigt negative T-Wellen in allen inferioren und Brustwand-Ableitungen. Daraufhin erfolgt eine erweiterte Diagnostik, welche ein Langzeit-EKG, Echokardiogramm, eine kardiale MRT und schließlich auch ein hochverstärktes EKG beinhalten. Das Langzeit-EKG dokumentiert in 24 h über 3.000 multiforme isolierte ventrikuläre Extrasystolen, über 200 Couplets und drei Triplets (Abb. 4.5.21(b)). In der kardialen MRT sind eine deutliche RV-Dilatation (RVEDVI/BSA 142 ml/m^2) und eine reduzierte RV-EF von 45 % messbar. Areale von RV-Dyskinesie und Akinesie sowie eine verstärkte Trabekularisierung sind als typische Zeichen einer AC sichtbar und erfüllen ein Major-Kriterium. Gleichzeitig ist der LV nur gering vergrößert und zeigt eine normale Pumpfunktion mit einigen kleinen ausgedünnt wirkenden Myokardarealen. LGE-Kontrast zeigt Narbengewebe in der linksventrikulären und rechtsventrikulären Spitze und Teilen des rechtsventrikulären Septums (Abb. 4.5.21(c)). Das hochverstärkte EKG ist negativ für Spätpotenziale.

Die Familienanamnese ist zunächst unauffällig, beide Elternteile und der Bruder sind klinisch untersucht und keine auffälligen Befunde erhoben worden. Differentialdiagnostisch stand zunächst noch eine Sarkoidose im Raum, die aber durch Laborwerte und eine FDG PET/CT ausgeschlossen werden konnte. Der genetische Test ergab dann eine komplexe Situation. Es wurden drei verschiedene *Missense*-Varianten

▶ **Abb. 4.5.21:** Fallbeispiel 2: Mehrere genetische Varianten führen zur stärkeren Ausprägung des klinischen Phänotyps. (a) 12-Kanal-EKG mit negativen T-Wellen in allen Ableitungen; (b) polymorpher ventrikulärer Couplet und Triplet im Langzeit-EKG; N, normaler Sinusschlag; V, ventrikuläre Extrasystole; (c) MRT-Bilder von links nach rechts: 4-Kammerblick mit deutlich vergrößertem RV, Wandausdünnung und Aneurysmen, gut zu sehen in der Spitze des LV (Pfeil); RV-Darstellung mit Trabekularisierung; Zwei-Kammerblick mit Fibrosearealen im LV (LGE); 4-Kammerblick in der LGE-Darstellung. (d) Familienstammbaum mit Darstellung der betroffenen Indexpatientin (III:1) und ihrer Eltern (II:3 und II:4). III-1 ist Träger der drei dargestellten Varianten im *DSG2*-Gen, II:3 trägt zwei der dargestellten Varianten und II:4 eine Variante wie dargestellt. Abkürzungen: MRT, Magnetresonanztomographie; LV, linker Ventrikel; RV, rechter Ventrikel; LGE, *Late Gadolinium Enhancement*; DSG2, Desmoglein-2.

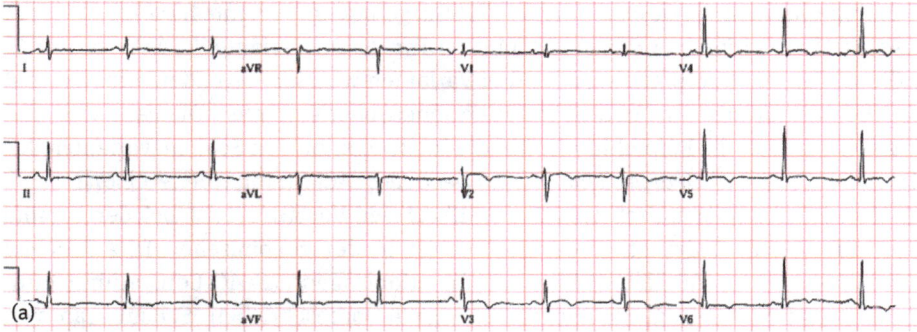

(a)

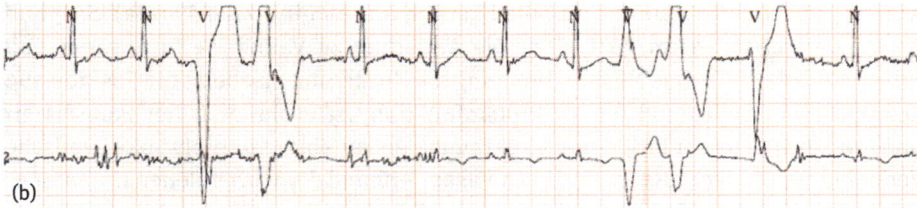

(b)

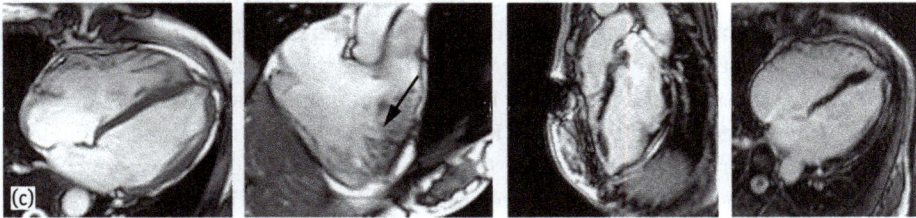

(c)

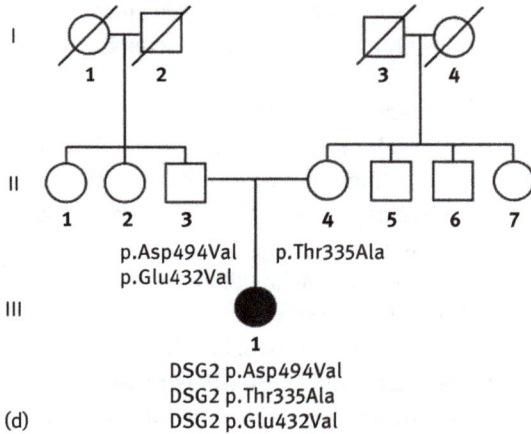

(d)

(Punktmutationen) im *Desmoglein 2 Gen* (DSG2) gefunden: Variante 1: *DSG2* c.1481A>T; p.Asp494Val; Variante 2: *DSG2* c.1003A>G; p.Thr335Ala; Variante 3: *DSG2* c.1295A>T; p.Glu432Val. Die Interpretation aller drei Varianten wird im Folgenden erläutert und erfordert Erfahrungen in der Interpretation genetischer Varianten. Die Varianten sind in Anlehnung an die Empfehlungen für die Interpretation von Sequenzvarianten des *American College of Medical Genetics and Genomics* (ACMG) interpretiert [567].

Der Nukleotidaustausch (*DSG2* c.1481A>T) der **Variante 1** ist bei der Familie neu aufgetreten, bedeutet, diese Variante ist in der genomischen DNA-Sequenz vormals weder für AC-Fälle [568] noch für „Kontrollen" (*ExAC* Consortium; http://exac.broadinstitute.org, September 2016) [569] vorbeschrieben. Schaut man sich allerdings den daraus resultierenden Austausch der Aminosäure an, so ist Asparaginsäure (Asn) in der Position 494 in Assoziation mit AC bzw. ARVC mehrfach beschrieben worden. Folgende Austausche gibt die Literatur an: Alanin (p.Asp494Ala) [570] und Asparagin (p.Asp494Asn) [571, 572]. Die Änderung zu Valin, wie in unserem Fall (p.Asp494Val), stellt eine Neubeschreibung dar. Insgesamt erscheint die Position 494 des DSG2 sehr bedeutend für die Proteinfunktion, ist evolutionär hochkonserviert und „*In-silico*"-Protein-Prädiktionsprogramme geben eine große physikochemische Veränderung für den Austausch Asp zu Val an. Anhand der vorhandenen Daten ist es eher wahrscheinlich, dass diese Veränderung krankheitsverursachend ist.

Interessanterweise ist **Variante 2** (*DSG* c.1003A>G; p.Thr335Ala) mehrfach in Assoziation mit AC (www.arvcdatabase.info/) [573] publiziert und auch in mehreren dieser Veröffentlichungen als pathogen oder krankheitsverursachend klassifiziert [514, 571, 574]. Trotzdem zeigt sich nach neueren Daten, dass die Variante mit einer *minor allele frequency* (MAF) von 0.1 % (ca. 1 in 1.000) in der europäischen Normalpopulation [569] vorkommt und somit als alleinige Krankheitsursache eher unwahrscheinlich ist, da zu häufig in der Normalpopulation. Auch ist diese Variante oft in Zusammenhang mit digenischen oder compound-heterozygoten Fällen vorbeschrieben [575]. Weiterhin ist die Aminosäureposition 335 hochkonserviert, wobei zwischen der ausgetauschten Aminosäure Alanin im Vergleich zum Threonin (p.Thr335Ala) nur eine geringe physikochemische Differenz besteht. Insgesamt kann diese Variante als modifizierender (wahrscheinlich verstärkender) Faktor des Phänotyps im Zusammenspiel mit der ersten Variante eingeschätzt werden.

Variante 3 (c.1295A>T; p.Glu432Val) ist bisher weder in Assoziation mit einer Erkrankung noch in Kontrollpopulationen beschrieben worden, somit also auch „privat". Allerdings ist die physikochemische Veränderung des AS-Austausches eher gering (Glutaminsäure vs. Valin) und Aminosäureposition 432 ist nur mäßig konserviert über Speziesgrenzen. Insgesamt handelt es sich hierbei um eine Variante unklarer Signifikanz (VUS). Die Auswirkung auf den klinischen Phänotyp bleibt offen.

Weitere Untersuchungen der Elternteile ergaben, dass väterlicherseits Variante 1 und 3 vererbt wurden und mütterlicherseits Variante 2 (Abb. 4.5.21(d)). Es kann also davon ausgegangen werden, dass bei unserem Indexfall beide Allele (*compound* heterozygot) des *DSG2*-Gens verändert und somit an der Ausprägung des klinischen Phänotyps beteiligt sind. Dies ist ein Beispiel für die so genannte ***More-than-one hit***-Hypothese. Der formale Erbgang sieht dann rezessiv aus und lässt sich wie in diesem Fall durch *compound* heterozygote Varianten desselben Gens erklären (hier sogar in Form von drei Varianten). Diese Art der Vererbung kommt bei AC relativ häufig vor. Neben mehreren Varianten im selben Gen, aber auf verschiedenen Allelen (*compound* heterozygot), treten auch mehrere Varianten in verschiedenen Genen (digenic/oligogenic) auf. Insgesamt wird geschätzt, dass ca. 10–25 % aller getesteten Patienten mehr als eine genetische Variante tragen, wobei es sich meist (wie im Fall beschrieben) um eine Kombination aus einer hauptverantwortlichen krankheitsverursachenden Variante und zusätzlich modifizierenden Varianten handelt, die in der entsprechenden Kombination zur stärkeren Ausprägung phänotypischer Merkmale führen kann [526, 565, 566].

Fallbeispiel 3: Leistungssport als modifizierender Faktor

Kardiomyopathien sind ätiologisch komplexe Erkrankungen. Die Penetranz genetischer Veränderungen ist oft nicht komplett und wird durch äußere Faktoren modifiziert (Gen-Umwelt-Interaktion).

Die Patientin im Alter von 25 Jahren stellte sich während ihrer ersten Schwangerschaft vor. Sie berichtete von nun sehr störenden Palpitationen, die an Intensität seit der Schwangerschaft deutlich zugenommen hätten. Körperlich sei sie gut trainiert und arbeite als Fitnesstrainerin. Synkopen traten nie auf, kurze Schwindelepisoden wurden bei Nachfrage bestätigt. Die Familienanamnese war leer für SCD oder andere Herzerkrankungen.

Die kardiologische Diagnostik ergab im Ruhe-EKG negative T-Wellen in den Brustwandableitungen V1–V4 sowie im LZ-EKG rezidivierende ventrikuläre Tachyarrhythmien mit bis zu 15 Schlägen (*Formal Lown* IVb). Die darauf initiierte Bildgebung inklusive kardialer MRT zeigte nur geringfügige Veränderungen des RV (milde Dilatation, grenzwertige RV-EF: 49 %) und ist somit im Sinne der TFC negativ.

Zur weiteren Eingrenzung wurde eine genetische Diagnostik empfohlen. Nach Eintreffen der Ergebnisse wurden die Befunde (eine pathogene *Splice-site*-Variante im *PKP2*-Gen (c.2146-1G >C)) mit der Patientin besprochen und weitere vorstellige Familienmitglieder klinisch und im Verlauf prädiktiv-genetisch untersucht. Gesunder Merkmalsträger war ihr Vater, der selbst in fortgeschrittenem Alter keine klinischen Zeichen einer AC zeigte. Andere Mitglieder hatten einen Ausschluss der Indexmutation.

Was hat zum klinischen Phänotyp der Indexpatientin geführt, der vor allem durch Herzrhythmusstörungen auffällt? Die Eigenanamnese der Patientin ergibt eine über viele Jahre ambitioniert verfolgte Karriere als Schwimmerin mit bis zu fünf Tagen intensiven Trainings pro Woche. Beruflich arbeitete sie später als Fitnesstrainerin. Sie war somit über viele Jahre (auch im Wachstum) einer kompetitiven körperlichen Belastung ausgesetzt. Es ist anzunehmen, dass der Leistungssport hier als ein Faktor für die Ausprägung der Erkrankung wirkte (Abb. 4.5.22).

Log-rank $p = 0.001$

Wahrscheinlichkeit von ventrikulären Tachyarrhythmien/Tod

Leistungssport

Freizeitsport   inaktiv

Alter

Zahl der Risikopatienten						
41	41(0,00)	35(0,15)	20(0,47)	15(0,61)	4(0,87)
48	48(0,00)	43(0,08)	37(0,17)	29(0,33)	15(0,60)
19	19(0,00)	19(0,00)	17(0,05)	14(0,22)	5(0,67)

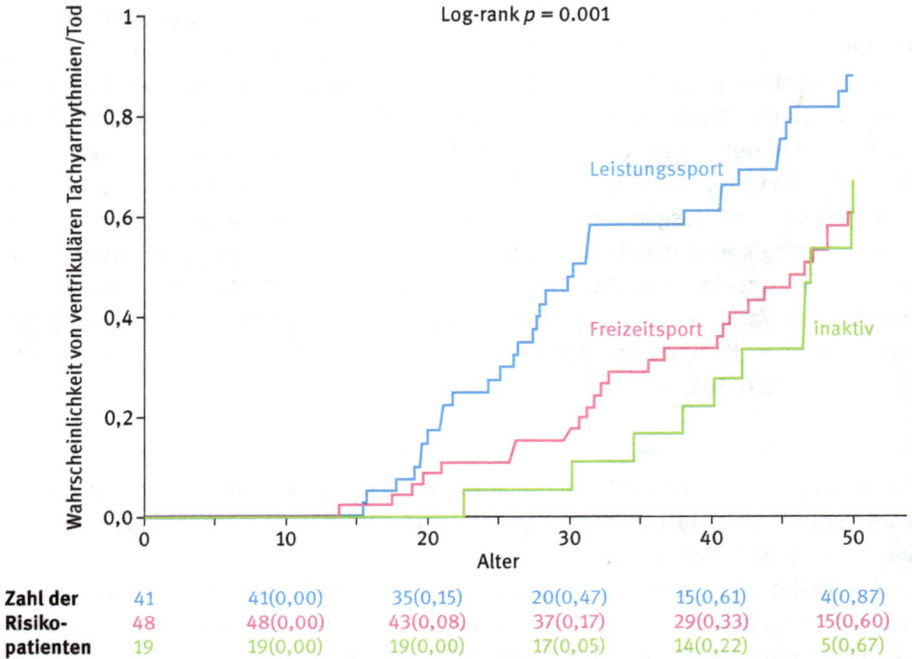

Abb. 4.5.22: Fallbeispiel 3: In diesem Beispiel hat eine ausgeprägte sportliche Betätigung wahrscheinlich zum ARVC-Phänotyp bei Vorliegen einer Variante geführt, die bei ihrem Vater keinen klinischen Ausbruch der Erkrankung bewirkte. In mehreren Studien konnte ein Zusammenhang zwischen sportlicher Betätigung und Prognose bei ARVC belegt werden [576].

Der Patientin wurde eine Lebensstil-Modifikation empfohlen und sie betätigte sich im Verlauf nur noch mäßig im Breitensport, wie von Fachgesellschaften und Expertengremien empfohlen [544, 545, 577–579]. Eine Betablocker-Therapie wurde noch in der Schwangerschaft eingeleitet, eine ICD-Implantation war zunächst nicht indiziert.

> Durch Lebensstil-Modifikationen kann die Prognose der ARVC wahrscheinlich erheblich verbessert werden. Daher ist das Wissen über eine genetische Anlage für den Einzelnen entscheidend.

Beide Fallbeispiele zeigen, dass klassisch autosomal-dominante Stammbäume mit vollständiger Penetranz eher selten anzutreffen sind und negative Familienanamnesen sowie klinisch unauffällige gesunde Merkmalsträger bei AC häufiger als bei anderen Kardiomyopathien vorkommen. Die Bedeutung komplexer Vererbung und modifizierender Faktoren ist Gegenstand der gegenwärtigen Forschung.

Wie bei anderen Kardiomyopathien auch, kann die AC autosomal-rezessiv vererbt werden. In diesen Fällen kommt es zu teilweise sehr schwereren Verläufen, die sich bereits im Kindesalter manifestieren können. Dies tritt vor allem in so genannten isolierten Populationen (*founder populations*, siehe Fallbeispiel Abb. 4.2.9) auf. Hier ist der Genpool „klein" und die wenigen vorhandenen Allele erhöhen durch Einkreuzung die Chance für homozygote Konstellationen und vermehrtes Auftreten rezessiver Erkrankungen. Ein typisches Beispiel bilden die nordamerikanischen Hutterer, eine Population, die auf ungefähr 100 Gründer (*Founder*) zurückzuführen ist und über viele Generationen seit dem 16. Jahrhundert bis heute vorwiegend isoliert lebt. Im 19. Jahrhundert sind die Hutterer von Europa nach Nordamerika ausgewandert und stellen heute eine Population von ungefähr 45.000 Menschen dar. Die *Founder*-Variante p.Q554X in *Desmocollin-2* (DSC2) tritt in dieser Population vermehrt auf und ist bei Homozygotie durch eine frühe Erkrankung von Kindern mit einem vornehmlich linksventrikulären Phänotyp verbunden [580, 581].

Eine andere homozygote *Founder*-Variante im *Plakoglobin-Gen* (JUP; Pk2157del2TG) verursacht die bereits erwähnte Naxos-Erkrankung, die nach der griechischen Insel Naxos benannt ist, wo diese Population isoliert war [508]. *Founder*-Varianten kommen ebenfalls als autosomal-dominante Varianten vor [529, 582].

4.5.6 Diagnostische genetische Testung

Bei einem klinischen Verdacht auf AC besteht die Möglichkeit der molekulargenetischen Untersuchung. Bei vollständiger exonischer Analyse (Panel-Sequenzierung) kann in ungefähr 45–50 % aller untersuchten AC-Fälle eine pathogene Variante in einem der bekannten desmosomalen oder nicht desmosomalen Genen identifiziert werden (Tab. 4.5.14) [487, 491]. Das Ergebnis sollte unbedingt im Kontext sämtlicher vorhandenen klinischen Befunde und unter Einbeziehung der Familienstruktur und -anamnese betrachtet werden. Hervorzuheben ist, dass ein „negatives" Testergebnis niemals die klinisch begründete Erkrankung des Probanden ausschließt. Umgekehrt erscheint es ebenfalls wichtig, dass die diagnostische Aussagekraft und Spezifität einer angenommenen pathogenen Variante („positives Ergebnis") vor dem Hintergrund der oben bereits dargestellten genetischen Komplexität immer kritisch zu beurteilen sind. Im Zweifelsfall sollten Spezialisten auf dem Gebiet der Erkrankung hinzugezogen werden, um in einer Beratung des Patienten und Familienangehörigen die Komplexität in verständlicher Sprache nahezubringen [541, 542, 583].

4.5.7 Prädiktive genetische Testung

Eine genetische Beratung (fachspezifisch oder fachübergreifend) ist bei der AC nicht nur bei prädiktiven genetischen Untersuchungen, sondern auch bei diagnostisch genetischen Untersuchungen vor und nach genetischer Diagnostik empfehlenswert. Außerdem sollte dem betroffenen Patienten eine ausreichende Bedenkzeit bis zur DNA-Untersuchung gegeben werden. Neben allgemeinen gesetzlichen Erfordernissen

(Kapitel 3.3 und 3.4) [585] sollte detailliert und entsprechend der individuellen und familiären Konstellation über Aussagekraft und Bedeutung des zu erwartenden Ergebnisses diskutiert und besonders auf die krankheitsspezifische Konstellation eingegangen werden.

Wichtig ist, nochmals zu bedenken, dass selbst, wenn eine eindeutig krankheitsassoziierte Variante identifiziert wird, zusätzlich eine weitere Variante oder auch modifizierende Varianten vorliegen können, die ggf. vom Test nicht erfasst wurden. Diese Varianten können in unbekannten Genen liegen, aber natürlich trotzdem zur Ausprägung des Phänotyps beitragen. Dies hat vor allem Konsequenzen, wenn das „positive" genetische Testergebnis zum Screening für weitere Familienmitglieder genutzt wird. Somit können Personen, die formal für die Hauptvariante negativ getestet werden, ein Restrisiko für die Erkrankung aufweisen (durch die unbekannte, nicht getestete Variante oder modifizierende Variante). Wie hoch dieses Risiko tatsächlich ausfällt, ist schwer zu beurteilen und muss im Einzelfall abgewogen werden. Vorstellbar sind für diese formal genetisch negativen Familienangehörigen individuell arrangierte klinische Untersuchungen, die sich ebenfalls am Lebensstil der Patienten orientieren (siehe Fallbeispiel 3).

Auch ohne molekular-genetische Untersuchung werden bei Verdacht auf AC im Indexfall eine genetische Beratung sowie die gezielte klinisch-kardiologische Untersuchung von Verwandten 1. Grades empfohlen. Liegt ein positiver genetischer Befund vor, kann entsprechend den oben genannten Einschränkungen eine so genannte Kaskadenuntersuchung (*cascade screening)* eingeleitet werden. Da die Kaskadenuntersuchung durch das Vorliegen eines genetischen Befundes beim Indexpatienten (Propositus) und (im Verlauf) bei weiteren Familienmitgliedern gesteuert wird, ist die Bedeutung der sorgfältigen Interpretation dieses genetischen Befundes besonders hervorzuheben. Träger einer kausalen Variante sollten einer kardiologischen Untersuchung nach den TFC [500] unterzogen und entsprechend den klinischen Zeichen engmaschig weiterverfolgt werden.

Asymptomatische, gesunde Merkmalsträger, die keinerlei klinische Zeichen der Erkrankung aufweisen (Variante zählt laut TFC als Major-Kriterium), sollten regelmäßigen klinischen Verlaufsuntersuchungen entsprechend ihrem Alter unterzogen werden [586]. Klinisches Screening sollte im Alter von zehn Jahren beginnen und im Abstand von zwei Jahren bis zum Alter von 18 Jahren durchgeführt werden. Zwischen dem 18. und 60. Lebensjahr kann der Untersuchungsabstand 5-jährig sein, wenn keine klinischen Symptome oder diagnostische Zeichen der AC ersichtlich sind. Eine klinische Untersuchung sollte ein Ruhe-EKG, hochverstärktes EKG, Echokardiogramm, eine kardiale MRT und ein Langzeit-EKG, ggf. auch ein Belastungs-EKG beinhalten. Diese Untersuchungsempfehlungen gelten ebenso für erstgradige Verwandte eines betroffenen Probanden, bei dem entweder ein negatives oder nicht eindeutiges genetisches Ergebnis vorliegt, sowie für alle Fälle, bei denen keine genetische Diagnostik vorgenommen wurde. Wichtig ist anzumerken, dass auch vor klinischkardiologischen Untersuchungen eine genetische Beratung der entsprechenden Verwandten nach GenDG erfolgen sollte.

Der plötzliche Herztod eines Familienangehörigen kann eine Erstmanifestation der Erkrankung sein. Somit kommen der Autopsie sowie der Entnahme und Aufbewahrung von Material für eine postmortale DNA-Diagnostik eine wichtige Rolle zu. Neben der entsprechenden pathologisch-histologischen Aufarbeitung, die Hinweise auf eine Diagnose der AC geben kann, sollte eine molekulare Autopsie angestrebt werden (postmortale DNA-Diagnostik) [587, 588]. Alle Befunde einer kardiopathologischen Untersuchung, Begleitumstände des Todes, retrospektive anamnestische Angaben und ggf. Untersuchungsbefunde sollten im Zusammenhang mit der Familie interdisziplinär diskutiert und ggf. eine genetische Diagnostik, die häufig ohne zusätzliche Befunde nur eine geringe Sensitivität hat, erwogen werden. Im oben dargestellten Fallbeispiel 1 der Familie mit einer Desmoplakin-Variante hat die Autopsie zur Untersuchung der Familienangehörigen geführt und schließlich eine AC genetisch bestätigt.

> Die Aufarbeitung eines Kardiomyopathie-Verdachts innerhalb einer Familie kann auch die (molekulare) Autopsie von plötzlich verstorbenen Familienmitgliedern und die Aufarbeitung von prämortem asservierten Blutproben miteinschließen. Diese für manche mühsam erscheinende Detektivarbeit kann Leben retten!

> Bei der Erstvorstellung und jedem *Follow-up* gilt es folgende wichtige Punkte zu adressieren:
> - Welche Major- und Minor-Kriterien liegen vor?
> - Gibt es einen familiären/genetischen Hintergrund?
> - Wie ist das individuelle SCD-Risiko?
> - Gibt es symptomatische antiarrhythmische Therapiekonzepte?
> - Wird die Herzinsuffizienz adäquat mitbehandelt?
> - Muss eine Lebensstil-Modifikation empfohlen werden?

4.5.8 Aktuelle Leitlinien zur genetischen Testung bei ARVC

DGK 2015 [127]:
- Bei einem Verdacht auf eine AC **sollte** aus diagnostischer Sicht eine genetische Untersuchung durchgeführt werden (**Empfehlung Klasse 1**). Hauptziel ist neben der Diagnosesicherung des Indexprobanden die Erkennung einer Anlageträgerschaft weiterer Familienmitglieder im Rahmen einer genetischen Kaskaden-Untersuchung der Familie.

HRS/EHRA-Expertenkonsortium (2011) [15]:
- Das deutsche Positionspapier unterscheidet sich von dem der entsprechenden europäischen und amerikanischen Gesellschaften (HRS/EHRA 2011) [102]. Hier wird für die AC ein Empfehlungsgrad **Klasse 2A bzw. 2B** ausgesprochen. Haupt-

unterschied der Empfehlungen ist, dass bei einer laut TFC „möglichen AC" von der HRS und EHRA keine genetische Diagnostik empfohlen wird. Begründet wird das mit der dann zu geringen Sensitivität. Weitere Überlegungen ergeben sich aus den oben diskutierten Aspekten, wie den häufig komplexen genetischen Vererbungsmodi (digenisch, oligogenisch, *compound* heterozygot, homozygot etc.) und anderen Faktoren (zusätzliche *confounder*) der Krankheitsbeeinflussung. Diese Aspekte müssen bei der Interpretation des genetischen Testergebnisses unbedingt beachtet werden.

Eric Schulze-Bahr, Patrick A. Schweizer
4.6 Genetisch bedingte Herzrhythmusstörungen

Familiäre (und damit genetisch bedingte) Herzrhythmusstörungen sind seit mehr als 20 Jahren im Fokus genetischer Untersuchungen [467, 589, 590]. Dabei basierten die ersten Studien zunächst auf sorgsamen, inzwischen historisch anmutenden Beschreibungen familiärer Formen (z. B. Romano-Ward-Syndrom im Jahr 1964). Die Identifizierung der zugrundeliegenden Krankheitsgene hat einerseits gezeigt, dass überwiegend Ionenkanäle bzw. ihre gestörte Funktion das primäre Substrat der Erkrankungen darstellen und dass oft keine weitere strukturelle Herzerkrankung (z. B. eine strukturelle Kardiomyopathie-Form) vorliegt. Die Erkrankungen werden daher auch als primär elektrische Herzerkrankungen (*primary electrical heart diseases*) bezeichnet. Die Kenntnis der zugrundeliegenden (Ionen-)Mechanismen wiederum eröffnet spezifische Therapieansätze (z. B. durch Ionenkanalmodulation) in der Behandlung der Arrhythmie-Formen; die funktionelle Charakterisierung der Genmutationen gibt darüber hinaus wichtige Erkenntnisse über die Struktur-Funktions-Beziehung der Ionenkanalproteine.

Unter klinischen Gesichtspunkten finden sich genetisch-bedingte Arrhythmien sowohl bei supraventrikulären als auch bei ventrikulären Herzrhythmusstörungen. Allen Arrhythmie-Formen ist eine ausgesprochene Locusheterogenität gemeinsam, d. h. in aller Regel > 10 verschiedene ursächliche Gene pro Erkrankung. Die Stärke der Empfehlung für eine Genotypisierung eines Indexpatienten mit einer genetisch bedingten Arrhythmie-Form ergibt sich aus der diagnostischen, therapeutischen und/oder prognostischen Relevanz der Kenntnis des Genbefunds. Zur Orientierung dessen liegen derzeit zwei Positionspapiere (Expertenmeinungen) vor, der HRS/EHRA-Expertenkonsensus (2011) [15] und das DGK/DGPK-Positionspapier (2015) [127]. Für die einzelnen Arrhythmie-Formen, wenn der Verdacht auf eine genetische Ursache besteht, sind orientierende Empfehlungsgrade zur Genotypisierung – unabhängig der diagnostischen Vorgehensweise (Stufen- vs. Parallel-/Paneldiagnostik) – formuliert [127], s. Tab. 4.6.15.

Grundsätzlich wird empfohlen, dass sich diese Patienten, da es sich zumeist um so genannte seltene Erkrankungen handelt, an erfahrene Kinder- und Erwachsenenkardiologen oder ausgewiesene Zentren wenden, die sowohl Kenntnis hinsichtlich der Erkrankungen als auch der genetischen Grundlagen haben [591].

> Da es sich bei genetisch bedingten Herzrhythmusstörungen oft um schwerwiegende Erkrankungen handelt, die auch andere Familienmitglieder potenziell betreffen können, sollten die unmittelbar Blutsverwandten eines Indexpatienten sorgfältig kardiologisch und ggf. genetisch abgeklärt werden.

Im Rahmen des folgenden Kapitels wird sich bewusst auf die klinisch relevanten ventrikulären Tachykardien fokussiert, da hier zudem die stärksten Empfehlungs-

Tab. 4.6.15: Übersicht zu genetisch-bedingten Arrhythmie-Formen und der Indikation für eine molekulargenetische Untersuchung.

	Klasse-I-Empfehlung	Klasse-IIA-Empfehlung	Klasse-IIB-Empfehlung
Supraventrikuläre Arrhythmien		Erregungsleitungsstörungen (AVB, QRS)	Sinusknotenerkrankungen
			Vorhofflimmern
Ventrikuläre Arrhythmien	Langes QT-Syndrom (LQTS)	Brugada-Syndrom (BrS)	Kurzes QT-Syndrom (SQTS)
	Stress-induzierte, polymorphe Kammertachykardien (CPVT)		Idiopathische Kammertachykardien bzw. Kammerflimmern (IVF, IVT)
	Seltene, syndromale Arrhythmien		Frühe Repolarisationsstörung (ERS)
			Medikamenten-induziertes Repolarisationsstörung
			Postmortale Autopsie (bei V. a. ungeklärte bzw. kardiale Todesursache)

grade zur Genotypisierung formuliert sind. Ergänzend wird für jede der Erkrankungen eine Liste ursächlicher Gene mit ihrem relativen Anteil an Mutationen aufgeführt und zwischen Hauptgenen (*core genes*, Mutationsdetektionsrate/Sensitivität > 10 %) und Nebengenen (1–10 %), sowie seltenen Genen und Einzelfallberichten (< 1 %) unterschieden.

4.6.1 Langes QT-Syndrom (*long QT-syndrome*; LQTS)

Die Bezeichnung Langes QT-Syndrom (LQTS) bezieht sich auf die phänotypisch auffällige kardiale Repolarisation im Oberflächen-EKG, die sich als Verlängerung des QT-Intervalls (frequenz-korrigiert) und auch in der T-Wellenmorphologie zeigt. Diese kann einzeln oder kombiniert in Ruhe und/oder bei höheren Herzfrequenzen beobachtet werden und ist ohne Symptome, oft ein Zufallsbefund.

Die Erkrankung ist mit einem erhöhten Risiko für polymorphe, ventrikuläre Tachykardien (typischerweise: vom *Torsade-de-pointes*-Typ, so genannte Spitzenumkehr-Tachykardien) vergesellschaftet. Man teilt das LQTS in kongenitale (angeborene) und erworbene Formen ein; letztere werden vor allem auf die Einwirkung repolarisationsverlängernder Medikamente und/oder Elektrolytstörungen zurückgeführt und sind damit meist reversibel.

Beim angeborenen LQTS handelt es sich um ein Paradebeispiel einer monogenen Erkrankung, die nach den Mendel'schen Regeln meist autosomal-dominant vererbt wird und typische Zeichen einer erblichen Herzerkrankung wie Locusheterogenität (derzeit 15 LQTS-Gene), allelische Heterogenität (> 400 pathogene Varianten) und inkomplette Penetranz (in 20–30 %) aufweist. Dies hat zu einer Einteilung des LQTS nach den zugrundeliegenden Mechanismen geführt. Hinsichtlich der Epidemiologie konnte in einer großen prospektiv angelegten EKG-Studie an Säuglingen gezeigt werden, dass 43 % der Kinder mit einem QTc-Intervall > 470 ms Träger einer krankheitsverursachenden Mutation sind. Die Prävalenz der Erkrankung wird auf ca. 1 : 2.000–3.000 geschätzt [14].

In verschiedenen Empfehlungen wird zur Genotypisierung von betroffenen Patienten geraten. Dies ist vor allem vor dem Hintergrund wichtig, dass sich die genetischen Subtypen hinsichtlich der Arrhythmieentstehung (Trigger), dem geschlechtsspezifischen Auftreten im Verlauf und möglicherweise auch therapeutisch unterscheiden.

4.6.1.1 Klinik

Patienten mit einem LQTS haben ein erhöhtes Risiko für rhythmogene Ereignisse, bei denen es in Abwesenheit einer strukturellen/ischämischen Herzerkrankung zu plötzlich einsetzenden ventrikulären Kammertachykardien (sog. *Torsade-de-pointes*) kommt. Die Patienten fallen durch Schwindel, Prä- oder Synkopen auf, schlimmstenfalls durch Degeneration in Kammerflimmern und plötzlichen Herztod. Ein Teil der unerkannten Fälle von LQTS verursacht den plötzlichen Kindstod (SIDS, *sudden infant death syndrome*) und Herztod (SUDS, *sudden unexpected death syndrome* bzw. SADS, *sudden arrhythmic death syndrome*).

> Bei jungen, anderweitig gesund wirkenden Patienten mit Synkopen (klinisch u. U. als Krampfanfall bzw. konvulsive Synkope eingestuft) muss an die Manifestation eines LQTS gedacht werden und ein Ruhe- wie auch Belastungs-EKG durchgeführt werden.

Das erhöhte Risiko für den plötzlichen Herztod ist die wesentliche Rationale für die Behandlung auch von asymptomatischen Patienten. Darüber hinaus kommen Vorhofarrhythmien bei Patienten mit LQTS vor. Die äußeren Umstände und Arrhythmie-Trigger, die einem kardialen Ereignis vorangehen, sind häufig genotyp-spezifisch (s. u.).

4.6.1.2 Diagnose

Die Diagnose eines LQTS basiert wesentlich auf der korrekten Messung des QT-Intervalls im Oberflächen-EKG (50 mm/s) und der Normierung auf eine Herzfrequenz von 60/min, wofür eine Reihe von Korrekturformeln zur Verfügung stehen. Bei Frequenzen zwischen 50–110/min wird üblicherweise die Bazett-Formel verwendet, unter 50/min bzw. über 110/min birgt diese Ungenauigkeiten in der Berechnung, weswegen dann andere Formeln (z. B. Fridericia) zur Anwendung kommen. Zusätzlich zur Verlängerung des QT-Intervalls kann es auch zu Auffälligkeiten der T-Welle kommen, z. B. in Form eines T-Wellen-Alternans und/oder verbreiterter, gekerbter, biphasischer T-Wellen sowie langem, isolelektrischem ST-Segment.

Auf Basis der 1979 initiierten Internationalen LQTS-Datenbank wurde erstmals 1985 ein so genannte Diagnose-Score veröffentlicht, der zuletzt 2011 modifiziert wurde (Abb. 4.6.23) [592]. Die klinische Diagnostik des LQTS wird bei Erwachsenen und auch bei Kindern heute mit Hilfe dieser inzwischen allgemein anerkannten Kriterien gestellt. Demzufolge gehen neben der Dauer des QT-Intervalls auch weitere Kriterien wie T-Wellen-Veränderungen, die klinische Symptomatik und die familiäre Anamnese in ein Punktesystem ein. Aus der Gesamtpunktezahl kann die Wahrscheinlichkeit für das Vorliegen eines LQTS berechnet werden. Die Diagnose eines LQTS ist ab einem Risiko-Score > 3,5 Punkte zu stellen, bei Nachweis einer als pathogen beschriebenen Mutation in einem LQTS-Gen oder bei einer QTc-Zeit > 500 ms in wiederholt durchgeführten EKGs [21].

EKG-Veränderungen		Eigenanamnese		Wahrscheinlichkeit für LQTS
QTc ≥ 480 ms	3	Synkope, stressinduziert	2	≤ 1: gering
QTc 460-479 ms	2	Synkope, andere Ursache	2	1,5–3: mittel
QTc 450-459 ms (Männer)	1	Innenohrschwerhörigkeit, kongenital	0,5	3,5: sehr hoch
QTc ≥ 480 ms 4 Minuten nach Belastung	1			
Torsade de Pointes	2	**Familienanamnese**		
T-Wellen-Alternans	1	LQTS bei Familienmitglied	1	
T-Wellen-Kerbungen	1	unerklärter plötzlicher Herztod < 30 J.	0,5	
niedrige Herzfrequenz	0,5			

Abb. 4.6.23: Schwartz-Score (Version 2011) zur Abschätzung des Vorliegens eines LQTS, modifiziert aus [592].

Die Schwierigkeit in der Diagnostik des LQTS besteht häufig darin, dass ca. 20–25 % der Patienten mit genetisch gesichertem LQTS normale QT-Intervalle im EKG aufweisen können. Zur Verbesserung der Trennschärfe wurden Provokationstests, wie z. B. Messung nach Wechsel von liegender in stehende Position (sog. Stand-up- Test), nach Ergometer-Belastung oder unter Infusion von Epinephrin vorgeschlagen.

Wichtig ist es zudem, an sekundäre Ursachen für eine QT-Intervallverlängerung zu denken bzw. diese auszuschließen; hierunter sind multiple Faktoren aufzulisten (z. B. Medikamente, Elektrolytstörungen, Schilddrüsenfunktionsstörungen, Diabetes, Myokardhypertrophie, Herzinsuffizienz, zerebrale Störungen).

4.6.1.3 Therapie

Klinisch erlaubt die Länge des QT-Intervalls eine Aussage über das rhythmogene Risiko: Patienten mit einem QTc > 500 ms sind einem hohen, bei Werten > 550 ms sogar einem sehr hohen Arrhythmierisiko ausgesetzt. Generell steigt das Risiko (und die Länge des QT-Intervalls) bei Nachweis multipler LQTS-Mutationen bei einem Patienten.

Genetische und klinische Kriterien ermöglichen eventuell eine Risikostratifizierung beim LQTS. Unter den häufigeren Formen gehen insbesondere LQT1-Mutationen im zytoplasmatischen Loop der Kanaluntereinheit und solche mit dominant-negativem Effekt sowie LQT2-Porenmutationen mit einem schwereren Phänotyp einher. Demgegenüber sind C-terminal gelegene LQT1-Mutationen klinisch eher mild. Seltene genetische Konstellationen wie z. B. das Jervell- und Lange-Nielsen-Syndrom und das sehr seltene Timothy-Syndrom (LQT-8) sind hochmaligne und erscheinen weniger zugänglich gegenüber einer medikamentösen Therapie.

Allgemeine Verhaltensregeln: Körperliche oder emotionale (Spitzen-)Belastung kann bei Patienten mit LQTS zur Begünstigung von Episoden führen (insbesondere bei LQT1). Vor allem bei abruptem Belastungsbeginn oder -ende, Kälte oder Druckschwankungen können Kammerarrhythmien ausgelöst werden. Daher wird vor allem vor Wassersport, aber auch vor diversen anderen kompetitiv betriebenen sportlichen Tätigkeiten abgeraten. Des Weiteren besteht bei lauten und unerwarteten Geräuschen (z. B. Telefon- oder Wecker-Klingeltönen) ein erhöhtes Risiko (vor allem bei LQT2). LQTS-Kinder werden mitunter oft vom Schulsport befreit. Die Ausübung von Freizeitsportarten sollte individuell besprochen werden [593, 594].

Vorsicht ist bei der Anwendung diverser Pharmaka mit QT-verlängernder Wirkung geboten. Generell sind I_{Kr}-blockierende Substanzen für Patienten mit kongenitalem LQTS kontraindiziert und sollten vermieden werden. Entsprechende Substanzlisten sind der einschlägigen Literatur zu entnehmen (inkl. PUBMED, www.crediblemeds.org) und mittlerweile auch als Mobiltelephon-App bzw. im Checkkartenformat als Handout verfügbar.

Betarezeptoren-Blocker: In der Behandlung des kongenitalen LQTS haben sich Betarezeptoren-Blocker als Grundpfeiler der Therapie zur Reduktion von katecholaminergen Einflüssen bewährt. Durch die Einnahme eines Betarezeptoren-Blockers kann die Rate an kardialen Ereignissen (Synkopen, plötzlicher Herztod) signifikant gesenkt [17, 18, 595] und so Symptomfreiheit erreicht werden. Bei asymptomatischen Mutationsträgern (mit QTc-Intervallen im Normbereich, < 440 ms) besteht allerdings ein sehr geringes kardiales Risiko und eine Medikation kann ggf. optional erfolgen.

Hinsichtlich einer genotyp-spezifischen Effektivität von Betarezeptoren-Blockern wurde eine effektive Wirksamkeit bei Patienten mit dem LQT1-Untertyp gezeigt, aber auch beim LQT2-Untertyp, wohingegen der Nutzen dieser Medikation bei LQT3-Patienten in Diskussion steht. Die Gründe hierfür sind, dass Ereignisse bei dieser Form zumeist in Ruhe, d. h. bei niedrigen Herzfrequenzen, auftreten und eine negative Auswirkung katecholaminerger Einflüsse nicht eindeutig belegt ist. Dennoch konnte bislang ein klinischer Nutzen von Propranolol gezeigt werden. Innerhalb der Betarezeptoren-Blocker scheint insbesondere Propranolol effektiv zu sein und eine Verkürzung des QT-Intervalls herbeizuführen. Bezüglich kardialer Ereignisse scheinen Propranolol und Nadolol ähnlich effektiv und evtl. gegenüber Metoprolol überlegen zu sein [596].

> Betarezeptoren-Blocker sind Mittel der Wahl zur Behandlung des symptomatischen wie auch des asymptomatischen LQTS. Die Gabe eines Betarezeptor-Blockers wird bei allen genetischen Subtypen empfohlen.

Mexiletin: Mexiletin ist ein Klasse-IB-Antiarrhythmikum, welches beim LQT3-Syndrom durch Blockade des kardialen Natriumkanals einen mechanistisch-kausalen Effekt ausübt und so die Plateauphase des Aktionspotenzials verkürzt. Entsprechend wurde eine genotyp-spezifische Therapie für LQT3-Patienten durchgeführt, die auch klinisch verdeutlicht hat, dass es zu einer Verkürzung des QT-Intervalls wie auch zu einer Senkung der kardialen Ereignisrate kommt [20]. Weitere Studien müssen zeigen, ob Mexiletin tatsächlich zur Standardtherapie bei LQT3 empfohlen werden sollte; eine geringe Anzahl von LQT3-Patienten kann hierunter auch ein Brugada-EKG entwickeln, insbesondere wenn die Genmutation zusätzliche *Loss-of-function*-Eigenschaften aufweist [597].

ICD-Therapie: Beim kongenitalen LQTS besteht eine Indikation zur Implantation eines ICD bei Patienten, die (1) einen plötzlichen Herztod überlebt haben (Sekundärprophylaxe), (2) unter adäquat dosierter Betarezeptor-Blockade, linksseitige, kardiale Sympathikus-Denervation (LCSD) und/oder DDD-Schrittmachertherapie weiterhin klinische Ereignisse haben [598]. Die Entscheidung zur primärprophylaktischen ICD-Therapie kann zudem in Einzelfällen (z. B. hohes (Familien-)Risiko oder ausgeprägtes, individuelles Sicherheitsbedürfnis, Medikamentenunverträglichkeit oder -abneigung) nach entsprechender Aufklärung über das Nutzen-Risiko-Verhältnis gestellt werden. Außerdem ist bei Patienten mit Jervell- und Lange-Nielsen-Syndrom oder multiplen Genmutationen oder sehr langen QTc-Intervallen (> 550 ms) die frühzeitige ICD-Implantation zu erwägen [598].

Linksseitige, kardiale Sympathikus-Denervation (LCSD): Die LCSD stellt eine Ultima-Ratio-Methode zur Protektion des Herzens dar, um adrenerg-getriggerte kardiale Ereignisse zu vermeiden: Sie kommt letztendlich aufgrund der Effektivität/Verträglichkeit von Betarezeptoren-Blockern nur selten zur Anwendung. Die Hauptindikation besteht bei schweren, hochsymptomatischen Verlaufsformen.

Kardiale Schrittmachertherapie: Eine Herzschrittmachertherapie hat sich bei jungen LQTS-Patienten als effektiv erwiesen, die (1) post-VES getriggerte Kammertachykardien zeigten (LQT2-Untertyp), (2) bradykardie-assoziierte Kammertachykardien hatten (LQT3-Untertyp) [599] oder (3) die Symptome der medikamenten-induzierten Bradykardie aufwiesen. In diesen Fällen wird oft die Implantation eines Zwei-Kammer-Herzschrittmachers vorgenommen werden, um den Anteil einer rechtsventrikulären Stimulation niedrig zu halten. Auch in Fällen mit ausgeprägter Sinusbradykardie unter Betablocker-Therapie kann die Implantation eines Zwei-Kammer-Schrittmachergerätes die Gabe einer ausreichend hohen Betablocker-Dosis ermöglichen und durch zusätzliches antibradykardes Pacing die Ereignisrate signifikant senken [600]. Alternativ kann hier *a priori* auch die Implantation eines Zwei-Kammer-ICDs erwogen werden [600].

Radiofrequenz-Katheterablation: Wenn monomorphe/monotope VES als Trigger für Kammertachykardien bei symptomatischen LQTS-Patienten fungieren (Abb. 4.6.24), kann u. U. eine gezielte Radiofrequenz-Katheterablation Symptomfreiheit erbringen [601]. Derzeit ist dieses Verfahren eine Einzelfallentscheidung in erfahrenen elektrophysiologischen Zentren.

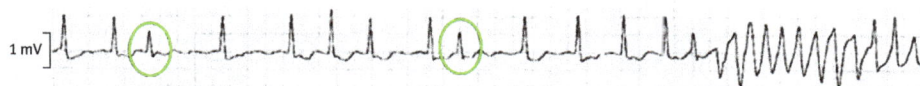

Abb. 4.6.24: Monitor-EKG einer Patientin mit LQT1-Syndrom (QTc: 510 ms) und Vorhofflimmern. Repetitive, vorzeitig einfallende monotope VES (markiert), die eine *Torsade-de-pointes*-Tachykardie initiiert.

4.6.1.4 Genetik

Es werden zwei verschiedene Formen des kongenitalen LQTS unterschieden, die sich in der Form ihrer Vererbung sowie in der Assoziation mit einer zusätzlichen Innenohrschwerhörigkeit unterscheiden: das Romano-Ward-Syndrom und das weniger häufige Jervell- und Lange-Nielsen-Syndrom. Das Romano-Ward-Syndrom wird autosomal-dominant vererbt und ist durch einen ausschließlich kardialen Phänotyp charakterisiert. Ursächlich sind eine Vielzahl an Ionenkanalgenen (Tab. 4.6.16). In 10–20 % entsteht ein LQTS durch Neumutationen, in 3–5 % findet sich eine Zweitmutation, die zu einem ausgeprägteren EKG- und klinischen Phänotyp führt. Als Jervell- und Lange-Nielsen-Syndrom (JLNS) wird die autosomal-rezessive Form der Erkrankung bezeichnet, bei der zusätzlich eine angeborene, sensorineurale Schwerhörigkeit des Innenohres vorhanden ist. Zwei JLNS-Gene sind derzeit bekannt, die in den Untereinheiten des I_{Ks}-Kaliumkanals liegen (Tab. 4.6.16). Der Phänotyp ist schwerwiegender. Bislang wurden 15 verschiedene Krankheitsgene für das LQTS identifiziert; die Unterformen LQT1–LQT3 sind die mit Abstand wichtigsten, während die übrigen Unterformen < 5 % ausmachen [15].

Tab. 4.6.16: Publizierte Gene für Langes QT-Syndrom (LQTS) (Stand: Februar 2017, n = 17).

Unterform	Gen	MIM	Protein (Mechanismus)	Vererbung	Häufigkeit
LQT1	*KCNQ1*	607542	KvLQT1 (I_{Ks} Kaliumkanal, α-Untereinheit), ↓	AD, AR	A (A: JLNS)
LQT2	*KCNH2*	152427	hERG (I_{Kr} Kaliumkanal α-Untereinheit), ↓	AD, AR	A
LQT3	*SCN5A*	600163	Nav1.5 (I_{Na} Natriumkanal α-Untereinheit), ↑	AD	B
LQT4	*ANK2*	106410	Ankyrin-B ↓	AD	C
LQT5	*KCNE1*	176261	MinK (I_{Ks} Kaliumkanal-Untereinheit), ↓	AD, AR	C (A: JLNS)
LQT6	*KCNE2*	603796	MiRP1 (I_{Kr} Kaliumkanal-Untereinheit), ↓	AD	C
LQT7	*KCNJ2*	600681	Kir2.1 (I_{K1} α-Untereinheit), ↓	AD	C (A: ATS)
LQT8	*CACNA1C*	114205	Cav1.2 (L-Typ Calciumkanal-Untereinheit), ↑	AD, s	C (A: TS)
LQT9	*CAV3*	601253	Caveolin-3, ↓	AD	C
LQT10	*SCN4B*	608256	Navβ4 (I_{Na} Natriumkanal-Untereinheit), ↑	AD	C
LQT11	*AKAP9*	604001	A-kinase anchoring protein 9 (via I_{Ks} ↓)	AD	C
LQT12	*STNA*	601017	α-1 Syntrophin	AD	C
LQT13	*KCNJ5*	600734	Kir3.4 (I_{K1} Kaliumkanal-Untereinheit), ↓	AD	C
LQT14	*CALM1*	114180	Calmodulin-1, ↓ (via $I_{Ca,L}$ und $I_{Na,late}$ ↑)	AD	C
LQT15	*CALM2*	114182	Calmodulin-2, ↓ (via $I_{Ca,L}$ und $I_{Na,late}$ ↑)	AD	C

JLNS, Jervell Lange Nielsen Syndrom; ATS, Andersen–Tawil syndrome.
MIM, Datenbankeintrag in der Online Inheritance in Man-Datenbank
(https://www.ncbi.nlm.nih.gov/omim/); Vererbung: AD, autosomal-dominant; AR,
autosomal-rezessiv; #: somatische Mutationen bekannt (nicht erblich).
Mutationshäufigkeit/Sensitivität: A (> 10 %), B (1–10 %), C (< 1 %, Einzelfälle; selten)
Krankheitsmechanismus: ↓, Funktionsverlust (loss-of-function) durch Genmutation(en); ↑,
Funktionsgewinn (gain-of-function) durch Genmutation(en); Ø: Mechanismus nicht definitiv
aufgeklärt.

> Es kann bei 70–80 % aller LQTS-Indexpatienten eine genetische Ursache in den LQTS-Hauptgenen
> (LQT1–3, d. h. *KCNQ1*, *KCNH2* und *SCN5A*) gefunden werden.

Im Folgenden werden die drei wichtigsten LQTS-Hauptgene (*core genes*) kurz vorgestellt. Weitere Details zu anderen LQTS-Genen finden sich in Tab. 4.6.16.

LQT1-Unterform (30–35 %): Dieser Subtyp wird durch so genannte *Loss-of-function*-Mutationen im *KCNQ1*-Gen hervorgerufen. Das Gen kodiert die α-Untereinheit des I_{Ks}-Kaliumkanals, der eine wichtige Rolle in der kardialen Repolarisation spielt. Bei dieser Form des Syndroms kommt es zu rhythmogenen Ereignissen, zumeist unter physischem oder emotionalem Stress, auch beim Schwimmen.

LQT2-Unterform (25–35 %): Dieser Subtyp wird durch so genannte *Loss-of-function*-Mutationen im *KCNH2*-Gen verursacht. Das Gen kodiert die α-Untereinheit des I_{Kr}-Kaliumkanals, der eine wichtige Rolle in der kardialen Repolarisation spielt und zusätzlich im Rahmen unerwünschter Arzneimittelwirkungen durch eine ganze Reihe von Pharmaka blockiert werden kann. Hierdurch kommt es zu einer Verlängerung des ventrikulären Aktionspotenzials. Die kardialen Ereignisse bzw. Arrhythmien entstehen insbesondere in Ruhesituationen mit plötzlichen, lauten Geräuschen (z. B. Wecker- oder Telefonklingeln).

LQT3-Unterform: hat einen Anteil von 5–10 % und wird durch so genannte *Gain-of-function*-Mutationen des *SCN5A*-Gens hervorgerufen, das für den schnellen depolarisierenden Natriumkanal kodiert. Solche Mutationen verhindern eine Inaktivierung des Kanals, wodurch eine Verlängerung des Aktionspotenzials resultiert. Kammertachykardien treten meist in Ruhe oder im Schlaf bei langsamen Herzfrequenzen auf.

4.6.1.5 Genetische Diagnostik

Bei klinischem Verdacht auf LQTS besteht eine Indikation zur Genotypisierung, da eine molekulare Diagnose spezifische Ratschläge für den Alltag (Verhaltensregeln, Vermeidung von bestimmten QT-verlängernden Medikamenten; „genotyp-spezifische Trigger" für kardiale Ereignisse) und eine spezifische, antiarrhythmische Therapie ermöglicht.

Eine Heterozygotentestung – nebst einer kardiologischen Abklärung – bei Familienangehörigen eines LQTS-Indexpatienten ist ein wichtiger Teil der Prävention, da hier wie im Indexfall eine frühzeitige Anwendung allgemeiner und medikamentöser Maßnahmen ermöglicht wird, um kardiale Ereignisse zu verhindern. Somit kann eine genetische Risikokonstellation, durch eine 50 %ige Weitergabe-Wahrscheinlichkeit an Nachkommen bedingt, in vielen Fällen rechtzeitig erkannt werden. Die alleinige Anwendung eines klinischen Screenings in dieser Patientengruppe kann mitunter durch die äußerst geringe Sensitivität (19 %) des „Schwartz-Scores" (Abb. 4.6.23; Spezifität: 99 %) limitiert sein. Daher ist eine zusätzliche **genetische Untersuchung** in solchen Familien **unerlässlich**. Hierfür sollte zudem eine ausführliche und ggf. interdisziplinäre kardiogenetische Beratung der Familienmitglieder erfolgen. Insbesondere bei betroffenen Kindern ergeben sich häufig unmittelbare Konsequenzen im Hinblick auf die pädiatrische und ggf. psychosoziale Versorgung.

4.6.2 Aktuelle Leitlinien zur genetischen Diagnostik bei LQTS

HRS/EHRA-Expertenkonsensus (2011) [15]:
- Eine genetische Diagnostik ist bei Indexpatienten mit V. a. LQTS **indiziert und sollte durchgeführt werden** (Patientengruppen: bei V. a. LQTS oder asymptomatischen Patienten mit QTc > 500 ms (präpubertär: > 480 ms) (Klasse-I-Empfehlung, Evidenzgrad C).
- Eine genetische Diagnostik bei Indexpatienten mit V. a. LQTS **kann im Einzelfall durchgeführt werden** (Patientengruppen: bei asymptomatischen Patienten mit QTc 480–500 ms (präpubertär: 460–480 ms) (Klasse-IIB-Empfehlung, Evidenzgrad C).

DGK/DGPK-Positionspapier (2015) [127]:
- Eine genetische Diagnostik ist bei Indexpatienten mit V. a. LQTS **indiziert und sollte durchgeführt werden** (Klasse-I-Empfehlung, Evidenzgrad C).
- Eine Heterozygotendiagnostik ist bei blutsverwandten Familienmitgliedern unabhängig von klinischen Zeichen **indiziert und sollte durchgeführt werden** (Klasse-I-Empfehlung, Evidenzgrad C).

Fallbeispiel Langes QT-Syndrom (Untertyp LQT3)
Ein 41-jähriger, sportlicher Patient (Abb. 4.6.25; II:2) stellt sich nach einer Synkope vor, die unerwartet beim Fernsehen auf dem Sofa auftrat. Seine Frau habe bemerkt, dass er plötzlich nicht mehr ansprechbar war, und den Notarzt verständigt. Bei dessen Eintreffen sei er aber wieder bei Bewusstsein gewesen. Bereits vor zwei Jahren kam es während einer Vollnarkose im Rahmen einer Operation zu einer polymorphen ventrikulären Tachykardie, die nicht richtungsweisend aufgeklärt werden konnte. Die Familienanamnese war positiv für Synkopen (die 70-jährige Mutter habe in der 4. Lebensdekade mehrfache Synkopen erlitten und wegen einer Sinusknotenerkrankung einen Herzschrittmacher implantiert bekommen, seitdem beschwerdefrei).

Im Oberflächen-EKG zeigten sich wiederholt eine Sinusbradykardie (45/min) und eine verlängerte QT-Zeit (QTc: 510 ms). Die weitere kardiologische Abklärung ergab keinen Anhalt für eine strukturelle oder ischämische Herzerkrankung. Genetisch wurde der Befund eines LQT3-Syndroms mit einer bekannten pathogenen Variante (*SCN5A* p.Glu1784Lys Mutation; [597]) nachgewiesen, Es wurde im Weiteren ein Zwei-Kammer-ICD implantiert und eine medikamentöse Therapie mit einem Beta-rezeptoren-Blocker (Propranolol) begonnen. Unter dieser Therapie ist der Patient beschwerdefrei. Im Falle weiterer Symptome wäre eine additive Therapie mit dem Natriumkanal-Blocker Mexiletin zu erwägen; dieser reduziert genotyp-spezifisch bei LQT3-Patienten das QTc-Intervall und die Arrhythmie-Neigung [20].

Im Rahmen der Heterozygotendiagnostik wurde die Genmutation bei der 70-jährigen, ebenfalls erkrankten Mutter (I:1) und einer 7-jährigen Tochter (III:3) nachgewiesen. Bei der Mutter zeigte sich ein QTc-Intervall von 450 ms, bei der asymptomati-

I:1 +/−   I:2 −/−

II:1 −/−   II:2 +/−   II:3 −/−   II:4

III:1 −/−   III:2 −/−   III:3 +/−   *SCN5A* p.Glu1784Lys

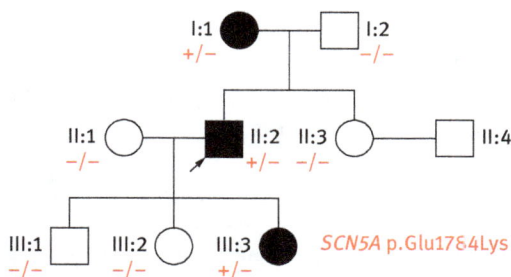

II:2: Herzfrequenz 47/min., QTc 510 ms   **III:3**: Herzfrequenz 70/min., QTc 470 ms

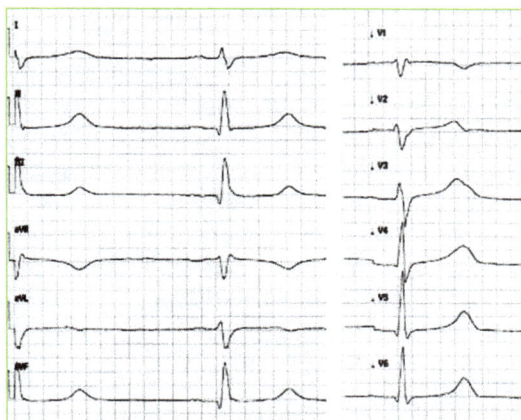

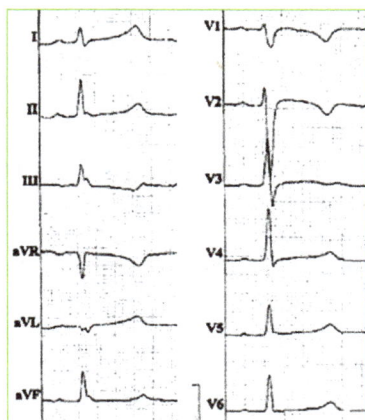

Abb. 4.6.25: Stammbaum der Familie mit LQT3-Syndrom. Die Träger der *SCN5A* p.Glu1784Lys Mutation sind mit plus markiert. Die Oberflächen-EKGs des Indexpatienten (links) und seiner ebenfalls betroffenen Tochter (rechts) sind untenstehend gezeigt.

schen Tochter ebenfalls eine QTc-Verlängerung von 470 ms (Herzfreuenz 70/min). Letztere erhielt nun eine Therapie mit Propranolol, die seitens der Patientin gut vertragen wird.

4.6.3 Katecholaminerge, polymorphe ventrikuläre Tachykardie (CPVT)

Die katecholaminerge, polymorphe ventrikuläre Tachykardie (CPVT) ist eine seltene Arrhythmie-Form, bei der es zu adrenerg-getriggerten, monomorphen und/oder bidirektionalen ventrikulären Extrasystolen (VES) und im Weiteren zu polymorphen, ventrikulären Tachykardien (VT) kommt. Die Erkrankung ist ebenfalls eine so genannte primär elektrische Herzerkrankung, da keine klinischen oder diagnostischen Zeichen einer strukturellen oder ischämischen Herzerkrankung vorhanden sind.

4.6.3.1 Klinik

CPVT-Patienten haben in Situationen mit einem erhöhten adrenergen Tonus (physisch, seltener emotional) Palpitationen, Synkopen oder auch Episoden von ventrikulären Tachykardien bzw. Kammerflimmern.

> Die CPVT macht sich typischerweise bereits in der Kindheit oder frühen Adoleszenz bemerkbar. Unbehandelt führt sie bei 20–30 % vor dem 30. Lebensjahr zum plötzlichen Herztod, weswegen eine Diagnostik bzw. die Früherkennung durch eine Genotypisierung wichtig ist. Das Belastungs-EKG ist diagnostisch wegweisend.

4.6.3.2 Diagnose

Das Ruhe-EKG von CPVT-Patienten ist i. d. R. unauffällig, gelegentlich findet sich eine Sinusbradykardie. Unter körperlicher Belastung (Herzfrequenz meist > 110–120/min) kommt es zunächst zu monomorphen VES, mit zunehmender Belastung steigert sich die ventrikuläre Arrhythmie-Neigung und geht über in nicht anhaltende bis anhaltende Kammerarrhythmien, typischerweise mit bidirektionalem oder polymorphem Charakter. Atriale Tachyarrhythmien und Vorhofflimmern werden ebenfalls angetroffen. Die diagnostische Mittel der Wahl zum Nachweis dieser Symptomatik sind das Belastungs- und ein Langzeit-EKG (ggf. Implantation eines Loop-Recorders) bei adrenerg-vermittelten Synkopen. Eine elektrophysiologische Untersuchung mit programmierter Ventrikelstimulation und/oder katecholaminerger Stimulation ist im Rahmen der CPVT-Diagnosestellung nicht erforderlich.

Differentialdiagnostisch müssen Digitalis-Intoxikationen, andere Formen von adrenerg-vermittelten VTs (z. B. aus dem RVOT, *Short-coupled torsades*, LQT4 und LQT7) und Frühformen der strukturellen Kardiomyopathien abgegrenzt werden.

4.6.3.3 Therapie

Allgemeine Verhaltensregeln: Die folgenden Lifestyle-Modifikationen sind bei Patienten mit CPVT dringend empfohlen: Verzicht auf kompetitiven Sport und Schwimmen, Verzicht auf körperlich oder psychisch fordernde Tätigkeiten mit Spitzenbelastungen, Stressreduktion im Alltag.

Betarezeptoren-Blocker: Das Mittel der Wahl in der Behandlung der CPVT stellt ein Betarezeptoren-Blocker ohne intrinsische (sympathikomimetische) Aktivität dar, z. B. der nicht selektive Betarezeptoren-Blocker Nadolol [602]. Da dieses Präparat in vielen Ländern nicht verfügbar ist, kann alternativ z. B. Propranolol verordnet werden. Die Eindosierung erfolgt schleichend und titriert (*go low, go slow*) und mit wiederholten Belastungs- und Langzeit-EKGs, um die Arrhythmie-Neigung bei höherer Herzfrequenz zu monitoren.

Flecainid: Oft ist eine additive Therapie mit dem Klasse-Ic-Antiarrhythmikum Flecainid erfolgreich, welches in der Lage ist, die Anzahl an VES-/ventrikulären Tachyarrhythmien zusätzlich signifikant zu senken. Die Kombination sollte als Mittel der Wahl betrachtet werden für Patienten, die unter Betarezeptoren-Blockern weiter symptomatisch sind [603, 604]. Bei Patienten mit Unverträglichkeit oder bestehender koronarer Herzkrankheit kann auf **Verapamil** ausgewichen werden.

ICD: Die Therapie mit einem implantierten Kardioverter-Defibrillator (ICD) ist indiziert bei CPVT-Patienten mit (1) ventrikulären Arrhythmien unter optimaler medikamentöser Therapie und (2) bei überlebtem plötzlichem Herzstillstand, zusätzlich zu einer medikamentösen Therapie. Unter adäquater wie auch inadäquater ICD-Therapie (Schocktherapie) kann es jedoch bei CPVT-Patienten durch die Sympathikus-Empfindlichkeit zu weiteren Arrhythmien oder gar einer *Electrical-storm*-Situation kommen, die fatal sein kann.

Linksseitige, kardiale Sympathikus-Denervation (LCSD): Äußerste Therapie-Maßnahme bei hoch-symptomatischen CPVT-Patienten, entweder alternativ oder komplementär zu einer ICD-Implantation [605].

Die verschiedenen Optionen der CPVT-Therapie sind in aktuellen Experten-empfehlungen zusammengefasst worden [591].

4.6.3.4 Genetik

Es gibt sowohl autosomal-dominante und seltener autosomal-rezessive Formen (Gene: *CASQ2*, *TRDN*) der CPVT. Die autosomal-dominante Form ist überwiegend hervorgerufen durch *Missense*-Varianten im kardialen Ryanodinrezeptor-Gen *RYR2* (CPVT1), welches den relativ großen kardialen Ca^{2+}-Freisetzungskanal des Sarkoplasmatischen Retikulums (4.967 Aminosäuren) kodiert. Pathogene Varianten sind über die gesamte kodierende Sequenz des sehr großen Gens (105 Exone, fast 800.000 Basenpaare genomische Sequenz) verteilt und mit einer so genannte *gain-of-function* assoziiert. Die Unterform CPVT1 hat mit > 60 % der Fälle die größte Bedeutung. Darüber hinaus sind mindestens sieben weitere Gene für CPVT bekannt, die jedoch eine untergeordnete Rolle spielen (siehe Tab. 4.6.17). Phänotypisch ähnliche klinische Erscheinungsbilder (Phänokopien) werden u. a. durch Mutationen im *KCNJ2*-Gen (verursacht Andersen-Tawil-Syndrom; LQT7) oder im *ANK2*-Gen (LQT4) hervorgerufen, bei denen ebenfalls bidirektionale VTs unter Belastung beobachtet werden können.

4.6.3.5 Genetische Diagnostik

Aufgrund des potenziell lebensbedrohlichen Charakters der Erkrankung und des häufig jugendlichen Alters der Patienten kommt einer frühen Diagnosesicherung mittels genetischer Testung eine hohe Bedeutung zu. Nationale und internationale Fachge-

Tab. 4.6.17: Publizierte Gene für CPVT (Stand: Februar 2017, n = 8).

Unterform	Gen	OMIM	Protein (Mechanismus)	Vererbung	Häufigkeit
CPVT1	*RYR2*	180902	**Ryanodin-Rezeptor,** ↑ (veränderte diastolische Ca_{2+}-Transienten)	**AD**	**A**
CPVT2	*CASQ2*	114251	Calsequestrin-2, ↓ (defekte Ca_{2+}-Freisetzung aus dem SR)	AR	C
CPVT3	*TECRL*	617242	Trans-2,3-enoyl-CoA Reduktase-like Protein, ↓	AR	C
CPVT4	*CALM1*	114180	Calmodulin-1, ↓	AD	C
CPVT5	*TRDN*	615441	Triadin, ↓	AR	C
CPVT	*CALM2*	114182	Calmodulin-2, Ø	AD	C
CPVT	*CALM3*	114183	Calmodulin-3, Ø	AD	C
CPVT	*SCN5A*	601144[#]	Nav1.5 (I_{Na} Natriumkanal α-Untereinheit), ↑	AD	C

OMIM, Datenbankeintrag in der Online Inheritance in Man-Datenbank
(https://www.ncbi.nlm.nih.gov/omim/);
Vererbung: AD, autosomal-dominant; AR, autosomal-rezessiv; #: somatische Mutationen bekannt
(nicht erblich).
Mutationshäufigkeit/Sensitivität: A (> 10 %), **B** (1–10 %), **C** (< 1 %, Einzelfälle; selten)
Krankheitsmechanismus: ↓ , Funktionsverlust (*loss-of-function*) durch Genmutation(en); ↑,
Funktionsgewinn (*gain-of-function*) durch Genmutation(en); Ø: Mechanismus nicht definitiv
aufgeklärt.
#: polymorphe, ektope ventrikuläre Extrasystolie (faszikulär)

sellschaften sprechen sich daher mit einer Klasse-I-Empfehlung für die genetische
Testung aus.

Ein familiäres Screening der Blutsverwandten mittels klinischer Untersuchung
und genetischer Testung (sofern eine Indexvariante identifiziert wurde) ist sehr
sinnvoll, um bislang unerkannte Patienten bzw. asymptomatische Mutationsträger
zu identifizieren. Letztere sind einem rhythmogenen Risiko ausgesetzt und sollten
frühzeitig prophylaktisch behandelt werden [602, 606].

4.6.4 Aktuelle Leitlinien zur genetischen Diagnostik bei CPVT

HRS/EHRA-Expertenkonsensus (2011) [15] und DGK/DGPK-Positionspapier (2015)
[127]:
1. Eine genetische Diagnostik ist bei Indexpatienten mit V. a. CPVT **indiziert und
   sollte durchgeführt werden** (Klasse-I-Empfehlung, Evidenzgrad C).

2. Eine Heterozygotendiagnostik ist bei blutsverwandten Familienmitgliedern unabhängig von klinischen Zeichen **indiziert und sollte durchgeführt werden** (Klasse-I-Empfehlung, Evidenzgrad C).

4.6.5 Brugada-Syndrom (BrS, BRGDA)

Das Brugada-Syndrom (BrS) ist eine autosomal-dominante genetische Erkrankung mit variabler alters- und geschlechtsabhängiger Penetranz, die mit einem erhöhten Risiko für den plötzlichen Herztod durch ventrikuläre Tachykardien einhergehen kann. Es handelt sich um eine primär elektrische Herzerkrankung, für deren Diagnose ein typisches EKG-Bild wegweisend ist: Klassischerweise findet sich ein rechtsschenkelblockähnliches Bild mit ST-Streckenelevationen und T-Negativierungen in rechtspräkordialen Brustwand-Ableitungen (V1–V3). Die Prävalenz des spezifischen EKGs wird in verschiedenen Ländern mit ca. 0,1 % angegeben [607] und liegt in manchen asiatischen Ländern höher [21]. Die kardiale Ereignisrate bei bekanntem oder neu diagnostiziertem Brugada-Syndrom wurde früher als hoch eingeschätzt [608], neuere Daten gehen aber von einer geringeren Ereignisrate von ca. 1,8 % pro Jahr aus [609]. Ursachen für die EKG-Veränderungen beim Brugada-Syndrom sind multifaktoriell und bedingen neben genetischen (angeborenen) Faktoren multiple Phänokopien, die in der Abklärung mit zu berücksichtigen und auszuschließen sind (Abb. 4.6.26). Bei der genetischen Form des Brugada-Syndroms handelt es sich meist um eine Ionenkanalstörung durch *Missense*-Varianten, insbesondere im kardialen Natriumkanal-Gen *SCN5A*. Al-

Medikamente
http://www.brugadadrugs.org

kardiale Erkrankungen
Ischämie und (fokale) Myokarditis (RV)
ARVC
RVOT-Kompression, Trichterbrust
„Early repolarization syndrome", RSB

extrakardialen Ursachen
Hypothermie, Hyperkaliämie, Hyperkalziämie
Friedreich-Ataxie, Chagas-Erkrankung,
Thiamindefizienz
Überdosierung trizyklischer Antidepressiva,
Lithium, Kokain, Alkohol

EKG
Fehlfixierung, Fehlfilterung (high-pass: > 0,5 Hz)

Abb. 4.6.26: Phänokopie-Ursachen für das Typ-1-Brugada-EKG.

lerdings sind mutmaßlich kausale genetische Veränderungen nur in ca. 30 % der betroffenen Patienten nachweisbar.

> Das Brugada-Syndrom (BrS) manifestiert sich trotz autosomalen Erbgangs überwiegend bei männlichen Merkmalsträgern (ca. 70–80 %) mit erhöhtem Risiko für kardiale Ereignisse und einer schlechteren Prognose [610], wohingegen weibliche Merkmalsträgerinnen meist prognostisch günstigere Erregungsleitungsstörungen zeigen [611].

4.6.5.1 Klinik

Die klinische Präsentation besteht aus den typischen EKG-Veränderungen und Symptomen, hervorgerufen durch schnelle ventrikuläre Tachykardien. In ca. 20 % der Patienten kommt es zu einem Kammerflimmern oder polymorpher ventrikulärer Tachykardie als Erstmanifestation, wohingegen in 80 % eine (rhythmogene) Synkope oder gelegentlich Vorhofflimmern auftreten. Als weiteres Anzeichen kann eine nächtliche Schnappatmung gelten.

4.6.5.2 Diagnose

Das EKG in den rechtspräkordialen Ableitungen (V1–V3) ist diagnose-hinweisend oder -beweisend, jedoch bei Patienten mit BrS nicht konstant nachweisbar; zudem sind verschiedene EKG-Konfigurationen möglich (sog. Brugada-Typ-1–3 EKG; [612]). Lediglich das Brugada-Typ-1-EKG ist diagnose-sichernd: Es besteht aus einer J-Punktelevation (> 2 mm in den Brustwandableitungen) mit anschließend deszendierender, gewölbter ST-Strecke und einer negativen T-Welle (Abb. 4.6.27), die entweder bereits in Ruhe oder nach medikamentöser Provokation (z. B. Ajmalin-Gabe) oder nach Spontankonversion eines Brugada-Typ-2/3 EKGs nachweisbar sind. Die Diagnosekriterien wurden überarbeitet [591, 613], nachdem Patienten mit Nachweis des Brugada-Typ-1-EKGs in einer Ableitung (entweder im 4. ICR abgeleitet oder auch höher, d. h. im 2. oder 3. ICR) klinisch ähnlich sind wie solche, die das wegweisende EKG in zwei oder mehr Ableitungen zeigen [614]. Abweichend von der typischen EKG-Manifestation in den rechtspräkordialen Ableitungen gibt es eine Variante mit inferolateraler EKG-Manifestation.

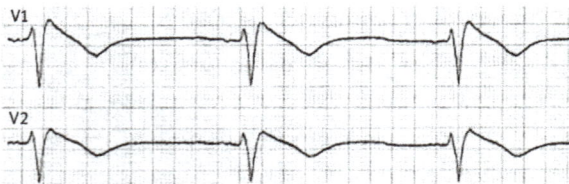

Abb. 4.6.27: Brugada-Typ-1-EKG mit J-Punktelevation > 2 mm und einer steil deszendierenden ST-Strecke, gefolgt von einer negativen T-Welle in den rechts präkordialen Ableitungen.

In einem aktuellen Positionspapier verschiedener internationaler Fachgesellschaften werden zusätzlich zum typischen EKG-Befund noch das Vorhandensein weiterer Kriterien im Rahmen der Diagnosestellung vorgeschlagen: Synkope, dokumentierte Kammertachykardien, positive Familienanamnese (vorzeitiger familiärer Herztod bei Blutsverwandten < 45. Lebensjahr oder Brugada-Typ-1-EKG) sowie nächtliche Schnappatmung [612].

4.6.5.3 Therapie

Allgemeine Verhaltensregeln, Life-style-Modifikationen: Fieber bzw. ein rascher Anstieg der Körpertemperatur ist ein wesentlicher Trigger für die Induktion des Typ-1-Brugada-EKGs und der ventrikulären Tachykardien. Daher sollte ein fieberhafter Temperaturanstieg möglichst vermieden bzw. frühzeitig (antipyretisch) behandelt werden. Erhöhter Alkohol- oder Kokaingenuss kann ebenfalls bei Patienten mit BrS auslösend für kardiale Ereignisse sein. Ausgeprägte Vagotonie (z. B. postprandial) stellt ebenfalls einen Risikofaktor dar.

Pharmaka mit natriumkanalhemmender Wirkung bzw. erregungsleitungs-verzögernder Wirkung sind primär kontraindiziert und werden diagnostisch (Ajmalin-Test zur Demaskierung eines Brugada-EKGs) eingesetzt. Die wichtigsten Medikamente, die kontraindiziert sind und ein Typ-1-Brugada-EKG bzw. ventrikuläre Tachykardien provozieren können, sind unter www.brugadadrugs.org gelistet. Generell sind solche Substanzen unabhängig von der Symptomatik eines BrS-Patienten bzw. dem Vorliegen einer Genmutation zu vermeiden [591].

Medikamentöse und Device-Therapie: Die einzige evidenzbasierte Therapie zur Prävention eines plötzlichen Herztodes liegt in der Versorgung des Patienten mit einem implantierbaren Kardioverter-Defibrillator (ICD) [591]. Aufgrund der Komplikationsrate durch eine langfristige ICD-Versorgung [615] wird die ICD-Implantation nur bei symptomatischen Patienten (Synkope bzw. dokumentierte ventrikuläre Tachykardie bzw. überlebter plötzlicher Herztod) uneingeschränkt empfohlen (Klasse-I-Empfehlung). Bei Patienten mit in einer invasiven elektrophysiologischen Untersuchung induzierbaren Kammertachykardien und bestehendem Typ-1-EKG kann eine ICD-Versorgung erwogen werden (Klasse-II-Empfehlung) [591]. Zur Behandlung von Tachykardien finden Chinidin, Orciprenalin, Isoproterenol oder Disopyramid Anwendung [616–618]. Zur Arrhythmie-Prophylaxe kann derzeit lediglich eine Therapie mit Chinidin in Erwägung erwogen werden [591].

Radiofrequenz-Katheterablation: Kürzlich wurde von verschiedenen Gruppen berichtet, dass hochsymptomatische Patienten mit multiplen Arrhythmie-Episoden mittels epikardialer Katheterablation bzw. Substrat-Modifikation im rechtsventrikulären Ausflusstrakt (RVOT) behandelt werden können [619–621]. Die vor Intervention registrierten Spätpotenziale und fraktionierten, bipolaren Elektrogramme im Bereich des RVOT konnten eliminiert werden, ebenso die Ausbildung des Brugada-Typ-1-EKGs und die Arrhythmie-Neigung. Diese potenzielle Therapieoption sollte jedoch in erfahrenen, spezialisierten Zentren durchgeführt werden.

4.6.5.4 Genetik

Das BrS wird autosomal-dominant vererbt, ist jedoch durch eine unvollständige und altersabhängige Penetranz gekennzeichnet. Lediglich ca. 30 % aller Patienten sind genetisch aufklärbar (Sensitivitätsrate) [612, 622], wobei bekannte pathogene Varianten-Gene kardiale Ionenkanäle oder interagierende Untereinheiten betreffen. Bisher sind > 15 Gene mit einem BrS in Verbindung gebracht worden [612, 622] (siehe Tab. 4.6.18). In ca. 1/4 aller Fälle tragen die Patienten eine Variante im Gen *SCN5A*, welches für die α-Untereinheit des kardialen Natriumkanals kodiert [623]. Es sind bislang > 300 pathogene Varianten in diesem Gen, teilweise mit überlappenden Phänotypen in derselben Familie, veröffentlicht worden. Da sowohl *SCN5A*- als auch andere BrS-Gene eine Vielzahl benigner Varianten (seltene und häufige) tragen, sollte die Interpretation wie bei den anderen Kardiomyopathien erfahrenen Laboren bzw. Zentren überlassen werden [624]. Es wird angenommen, dass der auf der Basis von experimentellen Studien nachgewiesene prominente I_{to}-Kaliumauswärtsstrom ausschlaggebend für die spezifische EKG-Manifestation ist, insbesondere wenn eine *Loss-of-function*-Mutation in *SCN5A* zu einem verminderten I_{Na}-Natriumeinwärtsstrom führt [625]. Zudem könnte es sein, dass androgene Steroide auf molekularer Ebene für die deutlich stärkere Ausprägung des Krankheitsbildes bei männlichen Anlageträgern durch einen prominenten I_{to}-Kaliumauswärtsstrom verantwortlich sind [625].

4.6.5.5 Genetische Diagnostik

Da die klinische Diagnose EKG-basiert ist und die EKG-Veränderungen eine hohe Phänokopie-Rate und Variabilität im Verlauf aufweisen können, kommt einer genetischen Diagnostik eine wichtige diagnostische Bedeutung zu (Krankheitsbestätigung). Die Genotypisierung dient daher insbesondere der Diagnosesicherung und Ätiologieabgrenzung und kann aufgrund spezifischer Hinweise für betroffene Patienten (siehe Lifestyle-Modifikation) von Bedeutung sein (Klasse-2A-Empfehlung). Eine genetische Testung wird nicht empfohlen, sofern die typischen EKG-Veränderungen nicht vorhanden sind. Als so genanntes Core-Gen (Sensitivitätsrate > 10 %) fungiert lediglich *SCN5A*, wohingegen alle anderen Gene im Einzelfall analysiert werden können.

Eine Heterozygotentestung bei blutsverwandten Familienangehörigen in Kenntnis der kausalen Variante wird grundsätzlich empfohlen, da sie eine frühzeitige Warnung und Anwendung protektiver Maßnahmen bei diesen Personen ermöglicht [591].

Tab. 4.6.18: Publizierte Gene für Brugada-Syndrome (BRGDA) (Stand: Februar 2017, n = 19).

Unterform	Gen	OMIM	Protein (Mechanismus)	Vererbung	Häufigkeit
BRGDA1	*SCN5A*	601144	Nav1.5 (I_{Na} Natriumkanal α-Untereinheit), ↓	AD	A
BRGDA2	*GPD1L*	611777	Glycerin-3-Phosphat De-hydrogenase 1-like Protein, ↓ (reduzierte Nav1.5 Membranexpression)	AD	C
BRGDA3	*CACNA1C*	611875	Cav1.2 (L-Typ Calciumkanal a-Untereinheit), ↓	AD	C
BRGDA4	*CACNB2*	611876	Cavß2b (L-Typ Calciumkanal a-Untereinheit), ↓	AD	C
BRGDA5	*SCN1B*	612838	Navß1 (I_{Na} Natriumkanal α-Untereinheit), ↓	AD	C
BRGDA6	*KCNE3*	613119	MiRP2 (I_K Kaliumkanal -Untereinheit), ↑	AD	C
BRGDA7	*SCN3B*	613120	Navß3 (I_{Na} Natriumkanal α-Untereinheit), ↓	AD	C
BRGDA8	*HCN4*	613123	HCN4 (I_f-Schrittmacherkanal), Ø	AD	C
BRGDA9	*KCND3*	605411	Kv4.3 (I_{to} Kaliumkanal-Untereinheit), ↑	AD	C
BRGDA	*KCNJ8*	600935	Kir6.1 (I_{K-ATP} Kaliumkanal-Untereinheit), ↑	AD	C
BRGDA	*SCN10A*	604427	Nav1.8 (I_{Na} Natriumkanal α-Untereinheit), Ø	AD	C
BRGDA	*ABCC9*	601439	SUR2A Ø	AD	C
BRGDA	*SCN2B*	601327	Navß2 (I_{Na} Natriumkanal α-Untereinheit), ↓	AD	C
BRGDA	*KCNE5*	300328	(I_K Kaliumkanal -Untereinheit), Ø	AD	C
BRGDA	*TRPM4*	606936	TRPM4 (Kationenkanal), Ø	AD	C
BRGDA	*SLMAP*	602701	Sarkolemmales, membran-assoziiertes Protein (reguliert Nav1.5 Membranexpression), ↓	AD	C
BRGDA	*CACNA2D1*	114204	Cavß2b (L-Typ Calciumkanal a-Untereinheit), Ø	AD	C
BRGDA	*PKP2*	602861	Plakophilin-2, Ø	AD	C

OMIM, Datenbankeintrag in der Online Inheritance in Man-Datenbank (https://www.ncbi.nlm.nih.gov/omim/)
Vererbung: AD, autosomal-dominant; AR, autosomal-rezessiv; #: somatische Mutationen bekannt (nicht erblich).
Mutationshäufigkeit/Sensitivität: A (> 10 %), **B** (1–10 %), **C** (< 1 %, Einzelfälle; selten)
Krankheitsmechanismus: ↓, Funktionsverlust (*loss-of-function*) durch Genmutation(en); ↑, Funktionsgewinn (*gain-of-function*) durch Genmutation(en); Ø: Mechanismus nicht definitiv aufgeklärt.

Tab. 4.6.19: Krankheitsgene für weitere genetisch bedingte ventrikuläre Herzrhythmusstörungen und postmortale Autopsie (Stand: Februar 2017).

Erkrankung	Gene	OMIM-Einträge Phänotyp	Vererbung	Häufigkeit
SQTS	*KCNQ1 (SQT1), KCNH2 (SQT2), KCNJ2 (SQT3), CACNA1C, CACNA2D1, CACNB2*	609620	AD	B
ERS	*ABCC9, CACNA1C, CACNA2D1, CACNB2, KCNJ8, SCN5A*	613610	AD	B
IVF	*CACNA1C, CACNA2D1, CACNB2, CALM1, IRX3, KCNE5, KCNJ8, KCNQ1, RYR2, SCN3B, SCN5A, TNNT2, DPP6-Locus (Chr. 7q36)*	613610, 603829	AD, ? AD	B
IVT	*SCN5A, KCNK2, KCNK17, GNAI2*		AD S	C
SIDS, SUDS	Diverse Gene *(postmortale Autopsie)*	e.g., 272120	AD, ?	B

SQTS, kurzes QT-Syndrom; **ERS**, frühe (pathologische) Repolarisationsstörung; **IVF**, idiopathisches Kammerflimmern;
IVT, idiopathische Kammertachykardien (diverse Formen unterschiedlicher, anatomischer Lokalisation);
SIDS/SUDS, *sudden infant death syndrome* (plötzlicher, unklarer Kindstod nach Autopsie), *sudden unexpected death syndrome* (plötzlicher, unklarer Herztod nach Autopsie; auch: *sudden arrhythmic death syndrome* (SADS))
MIM, Datenbankeintrag in der Online Inheritance in Man-Datenbank
(https://www.ncbi.nlm.nih.gov/omim/)
Vererbung: AD, autosomal-dominant; AR, autosomal-rezessiv; #: somatische Mutationen bekannt (nicht erblich).
Mutationshäufigkeit/Sensitivität pro Erkrankung nach Analyse sämtlicher bekannter Gene:
A (> 10 %), **B** (1–10 %), **C** (< 1 %, Einzelfälle; selten)

Die genetische Testung hat beim Brugada-Syndrom eine Sensitivität von nur ca. 30 %. Die überwiegende Zahl der als pathogen charakterisierten Varianten betrifft das *SCN5*-Gen.

4.6.6 Aktuelle Leitlinien zur genetischen Diagnostik bei anderen genetisch bedingten ventrikulären Herzrhythmusstörungen

HRS/EHRA-Expertenkonsensus (2011) [15] und DGK/DGPK-Positionspapier (2015) [127]:

1. Eine genetische Diagnostik bei Indexpatienten **kann im Einzelfall durchgeführt werden** (Klasse-IIB-Empfehlung, Evidenzgrad C).
2. Eine Heterozygotentestung ist bei blutsverwandten Familienmitgliedern unabhängig von klinischen Zeichen **indiziert und sollte durchgeführt werden** (Klasse-I-Empfehlung, Evidenzgrad C).

4.6.7 Aktuelle Leitlinien zur genetischen Diagnostik bei Brugada-Syndrom

HRS/EHRA-Expertenkonsensus (2011) [15] und DGK/DGPK-Positionspapier (2015) [127]:

1. Eine genetische Diagnostik bei Indexpatienten mit V. a. Brugada-Syndrom (= nachgewiesenes Typ-1-EKG) **kann durchgeführt werden** (Klasse-IIA-Empfehlung, Evidenzgrad C).
2. Eine Heterozygotentestung ist bei blutsverwandten Familienmitgliedern unabhängig von klinischen Zeichen **indiziert und sollte durchgeführt werden** (Klasse-I-Empfehlung, Evidenzgrad C).

4.6.8 Andere genetisch bedingte ventrikuläre Herzrhythmusstörungen und Ionenkanalerkrankungen

Es gibt eine Reihe weiterer genetischer Herzrhythmusstörungen, mit supraventrikulärer (WPW-Syndrome: *PRKAG2*-Gen; AV-Knoten-Reentry-Tachykardien, AVNRT) oder ventrikulärer Manifestation. Gerade für ventrikuläre Herzrhythmusstörungen, die alle potenziell zum plötzlichen Herztod führen können, ist es mitunter wichtig, eine kausale Genvariante zu identifizieren. Diese finden sich meist in Ionenkanalgenen, die zum Teil zu überlappenden oder isolierten Phänotypen (*J-wave syndromes*, z. B. idiopathisches Kammerflimmern oder Brugada-Syndrom mit früher Repolarisationsstörung) führen (siehe Tab. 4.6.19). Derzeit ist die Detektionsrate bei den einzelnen Erkrankungen noch niedrig (< 1 %), insgesamt erreicht sie über die vielen Phänotypen jedoch 1–10 %. Daher sollte eine Genotypisierung im Einzelfall erwogen und idealerweise an oder mit einem erfahrenen Zentrum durchgeführt werden. Bezüglich der Diagnosekriterien und weiterführender therapeutischer Empfehlungen wird auf entsprechende Literatur verwiesen [591, 612].

Farbod Sedaghat-Hamedani, Alexander May
4.7 Genetische Syndrome mit Kardiomyopathie

Kardiomyopathien können bei ganz unterschiedlichen syndromalen Erkrankungen auftreten. Juvenile Kardiomyopathien sind besonders häufig mit kongenitalen Entwicklungsstörungen (z. B. dem Noonan-Syndrom und Chromosomenaberrationen) oder metabolischen Erkrankungen (z. B. lysosomaler oder Glykogenspeicherkrankheit) assoziiert [119]. In diesem Kapitel werden die wichtigsten Syndrome mit einer Kardiomyopathie-Assoziation vorgestellt. Abb. 4.7.28 zeigt das diagnostische Vorgehen bei Myokardhypertrophie.

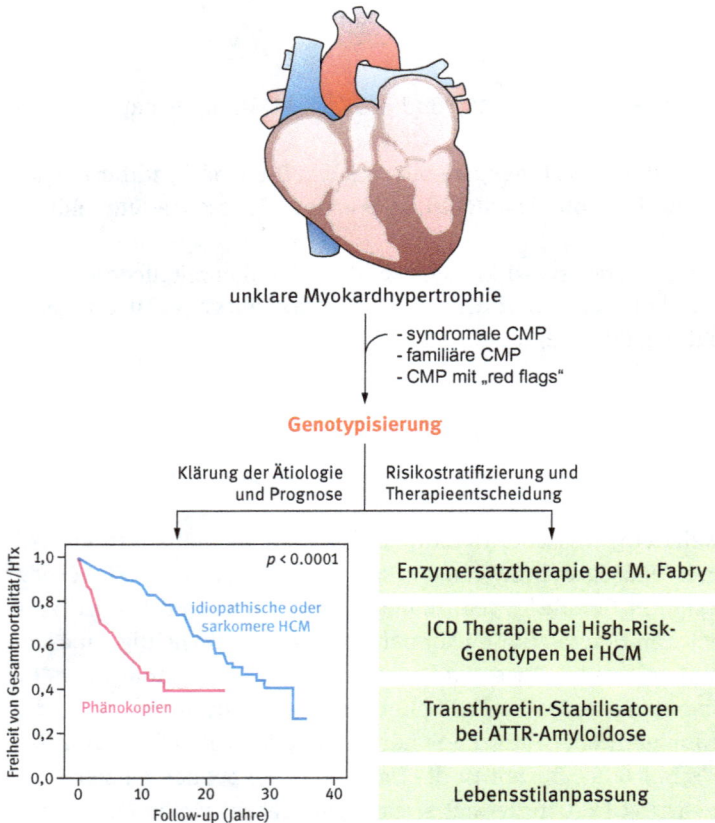

unklare Myokardhypertrophie

- syndromale CMP
- familiäre CMP
- CMP mit „red flags"

Genotypisierung

Klärung der Ätiologie und Prognose

Risikostratifizierung und Therapieentscheidung

$p < 0.0001$

idiopathische oder sarkomere HCM

Phänokopien

Freiheit von Gesamtmortalität/HTx

Follow-up (Jahre)

Enzymersatztherapie bei M. Fabry

ICD Therapie bei High-Risk-Genotypen bei HCM

Transthyretin-Stabilisatoren bei ATTR-Amyloidose

Lebensstilanpassung

Abb. 4.7.28: Implikationen einer detaillierten Diagnostik bei Myokardhypertrophie. Durch eine klinische und genetische Charakterisierung kann auf die Prognose geschlossen werden, aber auch ursachenspezifische Therapien können eingeleitet werden. Daten aus [626].

4.7.1 Morbus Fabry

Der so genannte Morbus (Anderson) Fabry ist eine lysosomale Speicherkrankheit und wurde 1898 von Johannes Fabry und William Anderson erstbeschrieben. Diese seltene Erkrankung (Prävalenz < 1 % aller initial als HCM diagnostizierten Erkrankungen) beruht auf einem Defekt der α-Galaktosidase, der zur intrazellulären Speicherung von Glykosphingolipiden, vor allem Globotriaosylceramid (Gb3), führt. Bei fehlender oder mangelhafter Enzymaktivität sammeln sich die Zwischenabbauprodukte in den Lysosomen, überwiegend im Herzen, in den Nieren und im Nervensystem an.

4.7.1.1 Klinische Manifestation

Trotz der vielfältigen Krankheitsmanifestation weisen Patienten mit M. Fabry charakteristische Leitsymptome auf. Frauen können ebenfalls erkranken, obgleich der M. Fabry X-chromosomal „rezessiv" vererbt wird. Die Ausprägung kann unterschiedlich stark sein und korreliert mit dem Alter der Patientinnen. Aufgrund dieser Tatsache sollte bei X-chromosomalen Erbgängen auf den Zusatz rezessiv verzichtet werden.

Nervensystem: Sowohl das zentrale Nervensystem (ZNS) als auch das periphere Nervensystem (PNS) können betroffen werden. Die Neuropathie führt im Kindes- und Jugendalter zu Belastungsintoleranz, typischen periodischen akuten Schmerzen in Händen und Füßen, Hypohidrose und Empfindlichkeitsstörungen wie Taubheit und Kribbeln. Die Dysfunktion des vegetativen Nervensystems zieht Magen-Darm-Trakt-Beschwerden wie Durchfall und Übelkeit nach sich. Etwa ein Viertel der Patienten entwickeln aufgrund von Durchblutungsstörungen ein zerebrovaskuläres Ereignis, wie z. B. eine transitatorische ischämische Attacke oder einen Schlaganfall. Nicht selten kann ein Schlaganfall die erste Manifestation des M. Fabry sein. Die Störungen des ZNS können auch zu Schwindel, Hörsturz und unspezifischen Symptomen führen [627, 628].

Haut: Angiokeratome gehören zur frühen Manifestation des M. Fabry. Die rötlich-violetten Hautausschläge treten häufig im Bereich des Bauchnabels, der Leiste, des Gesäßes und der Oberschenkel auf.

Augen: Die Analyse der Fabry Outcome Survey (FOS) bei 232 betroffene Kinder zeigt, dass es eine Augenbeteiligung bei 54,5 % der Mädchen und 47,3 % der Jungen gibt [629]. Das am häufigsten gefundene Zeichen ist die Cornea verticillata (Ablagerungen der Sphingolipide in der basalen Schicht des Hornhautepithels) (Abb. 4.7.29) bei 52,5 % der Mädchen und 42,0 % der Jungen, gefolgt von Tortuositas der Gefäße bei 17,3 % der Mädchen und 24,4 % der Jungen und posterioren speichenartigen Linsentrübungen, „FABRY-Katarakt", bei 3,1 % der Mädchen und 1,5 % der Jungen [629]. Des Weiteren besteht ein Zusammenhang zwischen einer okkulären Beteiligung, insbe-

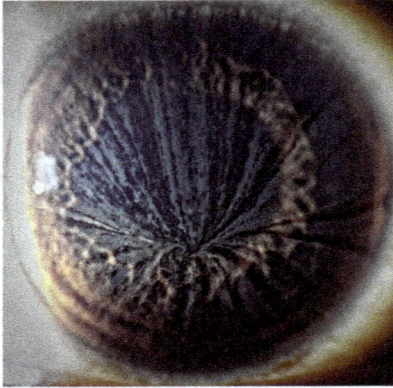

Abb. 4.7.29: Cornea verticillata bei Morbus Fabry. Bildquelle: Mit freundlicher Genehmigung Sanofi Genzyme

sondere der Cornea verticillata, und der Schwere des Morbus Fabry, gemessen am FOS Mainz *severity score index* (FOS-MSSI). Bei der Messung des Augendrucks bei Patienten mit cornealer Beteiligung einer lysosomalen Speicherkrankheit sollte darauf geachtet werden, dass die Werte der Goldmann-Aplanationstonometrie falsch zu hoch gemessen werden [630].

> Die häufigste ophthalmologische Beteiligung des M. Fabry ist die Cornea verticillata, ihr Auftreten ist ein Zeichen für einen schweren Krankheitsverlauf.

Nieren: Die Nierenbeteiligung bei M. Fabry zeigt sich häufig durch progressive Proteinurie und Niereninsuffizienz. Diese beginnt meist in der zweiten Lebensdekade [631]. Etwa die Hälfte der Patienten mit Niereninsuffizienz entwickelt eine arterielle Hypertonie [632].

Kardiale Beteiligung: Etwa 60 % der Fabry-Patienten zeigen eine kardiale Beteiligung. Die Hypertrophie des linken Ventrikels ist dabei die Hauptmanifestation. Zwischen dem Alter der Patienten und der Schwere der Hypertrophie besteht eine klare Korrelation, Patienten über 45 Jahren weisen fast immer eine manifeste hypertrophe Kardiomyopathie auf [633]. Der rechte Ventrikel kann ebenfalls betroffen sein, was zur schweren systolischen und diastolischen RV-Dysfunktion führen kann [634, 635]. In Myokardbiopsien werden typische lysosomale Anreicherungen als Lammellar- oder Zebrakörper in den Kardiomyozyten erkennbar [636, 637]. In der Elektrokardiographie (EKG) zeigen sich häufig kurze PQ-Intervalle, ausgeprägte Hypertrophiezeichen sowie ST-Streckensenkungen mit T-Wellen-Inversion. Eine Bradyarrhytmia absoluta bei Vorhofflimmern kann den klinischen Verlauf deutlich verschlechtern [638].

Etwa ein Viertel der Patienten zeigen Aortenklappen- und Mitralklappenverdickungen. Die Inzidenz des Myokardinfarktes beträgt 3–4 %, wahrscheinlich ausgelöst durch eine koronare endotheliale Dysfunktion und den erhöhten Sauerstoffverbrauch der hypertrophen Wand [639–641].

4.7.1.2 Genetischer Hintergrund

Der M. Fabry wird X-chromosomal vererbt und hat eine Prävalenz von 1 : 40.000–117.000 [642]. Die früher geschätzte Prävalenz des M. Fabry bei HCM-Patienten von 1–3 % [643] kann in neueren Erfassungen nicht nachvollzogen werden, ein Zuweisungsbias ist eine mögliche Erklärung. Aufgrund des X-chromosomalen Erbgangs und randomisierter X-chromosomaler Inaktivierungen können heterozygote Frauen trotzdem erkranken. Die durch die X-Inaktivierung verursachte Existenz unterschiedlicher genetischer Zelllinien im weiblichen Organismus wird als „Mosaik" bezeichnet. Entweder das normale oder das mutierte X-Chromosom ist in einer Zelle aktiv. Die Krankheitsexpression hängt dann mit den jeweiligen *GLA*-Varianten (*Galactosidase alpha*) und besonders mit dem Muster der X-Chromosom-Inaktivierung in jedem Organ ab, so dass die Frauen mit *GLA*-Variante sehr variable klinische Manifestationen, vom leichten bis hin zum aggressiven Verlauf, aufzeigen können [641].

4.7.1.3 Diagnose

Eine frühzeitige Diagnose des M. Fabry spielt eine entscheidende Rolle, da heutzutage der Enzymdefekt durch eine (kostspielige) Enzymersatztherapie teilkompensiert werden kann. Bei den betroffenen Patienten soll das gesamte klinische Spektrum beachtet werden. Eine ausführliche Familienanamnese ist entscheidend. Bei chronischer Niereninsuffizienz, Schlaganfällen und HCM unklarer Genese in der Familie wird der Verdacht auf M. Fabry konkreter. Bei Männern mit Fabry-Verdacht kann die Bestimmung der Enzymaktivität (α-Galaktosidase-A-Aktivität) Verwendung finden. Bei erniedrigter oder fehlender Aktivität in Kombination mit dem klinischen Bild wird die Diagnose fast sicher. Jedoch kommt es bei Frauen nicht selten vor, dass eine alleinige Enzymaktivität-Testung falsch-negative bzw. falsch-positive Ergebnisse liefert, so dass eine genetische Testung bei Frauen mit Verdacht auf M. Fabry zwingend notwendig ist [644].

Eine Komplettsequenzierung des *GLA*-Gens, das sich auf Xq22 befindet, wird empfohlen. Es wurden einige Familien mit *De-novo*-Varianten beschrieben, so dass der Erbgang zusammen mit den oben genannten Einschränkungen nicht immer eindeutig ist.

4.7.1.4 Therapie

Eine Enzymtherapie erfolgt in der Regel alle 14 Tage in einer mindestens zweistündigen Infusion. Allergische Reaktionen sind möglich. Etwa bei der Hälfte der Patienten können Kopfschmerzen, Muskelschmerzen, Übelkeit, Erbrechen, Fieber oder eine Flush-Symptomatik auftreten. Die Dauer der Therapie ist lebenslang. Von großer Bedeutung ist die frühzeitige Therapie, da sie zur deutlichen Verbesserung der Lebensqualität und Organfunktionen führt sowie den Progress der Krankheit aufhält [645, 646].

Fallbeispiel: Morbus Fabry – X-chromosomal-rezessiv oder nicht?

Die Abklärung der Myokardhypertrophie hat einen hohen Stellenwert für die Prognose und Therapie des Patienten (Abb. 4.7.28). In unserem Fallbeispiel suggeriert der Stammbaum eine autosomal-dominant vererbte Myokardhypertrophie wie bei einer HCM: Die Genotypisierung und anschließende Enzymmessung ergaben jedoch als Ursache einen M. Fabry beim Indexpatienten und seiner Mutter. Daher ist die Bezeichnung X-chromosomal-rezessiver Erbgang fehlleitend, es können eben auch Frauen betroffen sein. Unter einer inzwischen 15-jährigen Enzymersatztherapie (Replagal®; alpha-Galactosidase A) ist sowohl die Nieren- als auch Herzfunktion beider Patienten gut erhalten. Die Mutter berichte jedoch über thorakale Schmerzen, die teilweise belastungsabhängig auftreten würden, sowie eine Belastungsdyspnoe (NYHA II–III). Im EKG zeigten sich bei beiden typische verkürzte PQ-Zeiten (90–120 ms) sowie T-Negativierungen in II, III, aVF, V4–V6 bei der Mutter. Aufgrund einer langsam abnehmenden körperlichen Belastbarkeit, bedingt durch Dyspnoe sowie Angina pectoris, erfolgte zum Ausschluss einer koronaren Herzerkrankung bei der Mutter eine Herzkatheter-Untersuchung. Es zeigten sich unauffällige Koronararterien, mit leicht erhöhtem linksventrikulärem enddiastolischem Druck in Ruhe als Zeichen einer beginnenden diastolischen Herzinsuffizienz (Abb. 4.7.30).

> Beim M. Fabry können neuropathische Schmerzen eine Angina pectoris vortäuschen. Bei gleichzeitig oft vorkommenden EKG-Endstreckenveränderungen ist eine nicht invasive Abgrenzung zur KHK schwierig.

4.7.2 Noonan-Syndrom

Das autosomal-dominant vererbte Noonan-Syndrom ist mit einer Inzidenz von 1 : 1.000 bis 1 : 2.500 eines der häufigsten genetischen Syndrome mit Herzbeteiligung [647] nach dem Down-Syndrom [648]. Die Entdeckung des Noonan-Syndroms wird verschiedenen Ärzten zugeschrieben, der älteste dokumentierte Fall ist von 1883 (Abb. 4.7.31).

4.7.2.1 Klinische Manifestation

Die klinischen Symptome variieren mit dem Alter, jedoch gehören Hypertelorismus, Ptosis, tief sitzende Ohren, geschrägte Lidachsen, Strabismus, ein ausgeprägtes Philtrum und die Mikrognathie zum typischen Phänotyp, der so genannten „Noonan-Facies". Weiterhin zählt Kleinwuchs zur typischen Manifestation dieser Erkrankung. Das Syndrom ähnelt dem Turner-Syndrom. Neben Kleinwuchs haben die Betroffenen häufig eine Skoliose, eine Keilbrust oder eine Trichterbrust. Etwa 10 % der Patienten leiden unter einem Hörverlust. Innenohr-Anomalien wurden ebenfalls berichtet.

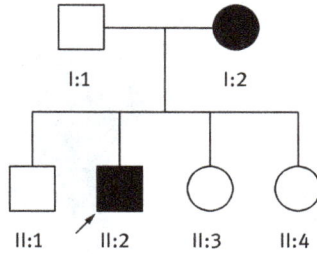

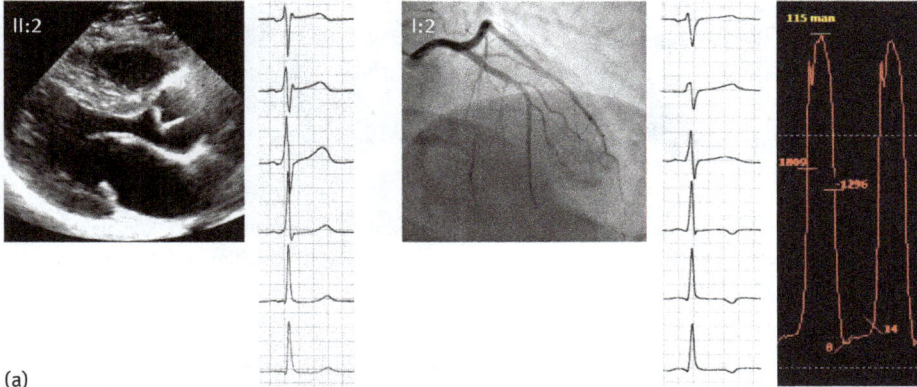

(a)

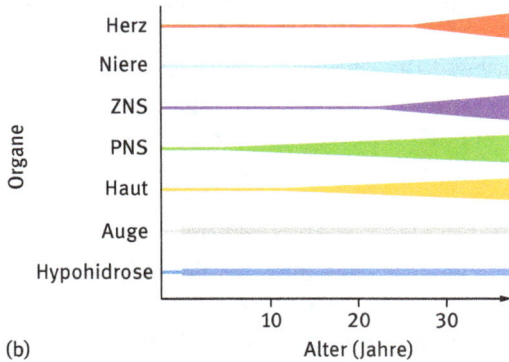

(b)

Abb. 4.7.30: Fallbeispiel Morbus Fabry. (a) Der Stammbaum der Familie suggeriert einen autosomal-dominanten Erbgang, wie er bei der HCM typisch ist. Jedoch liegt ein X-chromosomal vererbter M. Fabry vor. Die Echokardiographie zeigt bei dem männlichen Indexpatienten einen hypertro-phierten linken Ventrikel, mäßige Hypertrophiezeichen im EKG mit auffallend kurzer PQ-Zeit (V1–V6 dargestellt). Bei der Mutter finden sich zudem präterminal negative T-Wellen über der Vorderwand, in der Koronarangiographie konnte eine KHK ausgeschlossen werden. Die invasive Blutdruckmes-sung zeigt eine beginnende diastolische Herzinsuffizienz. (b) Während das periphere Nervensystem charakteristischerweise frühzeitig betroffen ist (Anamnese: brennende Schmerzen in Händen und Füßen), kann ein kardialer Phänotyp oft erst in der 2.–3. Lebensdekade auftreten, dann jedoch prognoselimitierend verlaufen.

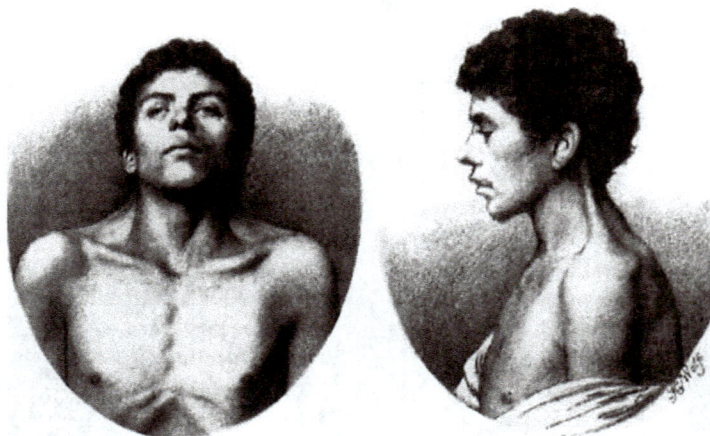

Abb. 4.7.31: Noonan-Syndrom. Der älteste bekannte Noonan-Fall wurde 1883 von O. Kobylinski dokumentiert, dem eine „flughautähnliche Ausbreitung am Halse" (Pterygium colli) auffiel, aus https://commons.wikimedia.org/wiki/File:Noonan1883.JPG.

Eine Augenbeteiligung besteht bei mehr als 95 % der Patienten mit NS. Hierbei werden hauptsächlich drei Kategorien unterschieden:
1. Anomalien der Sehschärfe und der Refraktion: Astigmatismus, Myopie, Amblyopie,
2. externe Augenbeteiligung: Epikanthus-Falte (sichelförmige Falte am inneren Randwinkel des Auges), Hypertelorismus (erhöhte Interpupillardistanz, bei Frauen > 65 mm, bei Männern > 70 mm), Ptosis, diverse Lidfehlstellungen,
3. Anomalien des vorderen Augenabschnitts: sichtbare corneale Nervenfasern, posteriores Embryotoxon.

Seltener finden sich auch eine nicht glaukomatöse Exkavation des Sehnerven, niedriger Augeninnendruck (< 10 mmHg) und eine Optikushypoplasie.

Bei einigen Betroffenen können Hautpigmentierungen und Café-au-lait-Flecken sowie häufig Naevi auftreten [649, 650]. Nicht selten treten bei Noonan-Patienten myeloproliferative Erkrankungen und die juvenile myelomonozytäre Leukämie (JMML) auf [651].

Kardiale Manifestation: Verschiedene kardiale Manifestationen wurden bei Noonan-Patienten berichtet. Die Pulmonalstenose tritt bei ca. 50–60 % der Betroffenen auf. Nicht selten ist ein Atriumseptumdefekt (6–10 %) zu finden. Ventrikelseptumdefekte, Aortenstenosen und Anomalien der Koronarien wurden ebenfalls beobachtet. Etwa 20 % der Patienten zeigen eine HCM, die in eine schwere Herzinsuffizienz im jungen Alter führen kann [648, 652]. Elektrokardiographisch ergeben sich meist ein Linkstyp oder überdrehter Linkstyp und kleine R-Zacken in den linken Brustwandableitungen sowie abnormale Q-Zacken [653].

4.7.2.2 Genetischer Hintergrund

2001 wurden erstmals Varianten im *PTPN11* (*protein tyrosine phosphatase, type 11*) identifiziert [654], welche den RAS/RAF-MAP-Kinase-Signalweg (RAS: *Rat sarcoma*, RAF: *Rat fibrosarcoma*, MAP: *mitogen-activated protein*) stören. *Missense*-Varianten in *PTPN11* werden in ca. 50 % aller Fälle nachgewiesen. Ebenfalls konnten Varianten in weiteren Genen des RAS/RAF-MAP-Kinase-Signalweg gefunden werden. Etwa 10–15 % der Patienten haben Varianten im *SOS1* (*Son of sevenless homolog 1*), 3–15 % im *RAF1* (*Raf-1 proto-oncogene, serine/threonine kinase*), 1–3 % im *KRAS* (*v-Ki-ras2 Kirsten rat sarcoma viral oncogene homolog*) und 1–2 % im *SHOC2*-Gen (*Leucine-rich repeat protein*). Es ist zu beachten, dass häufig auch G*ain-of-function*-Varianten beobachtet werden [655, 656]. Es gibt keine ganz klare Genotyp-Phänotyp-Korrelation, trotzdem treten einige Merkmale häufiger bei bestimmten Varianten auf (Tab. 4.7.20). Die Patienten mit *RAF1*-Variante haben häufiger einen HCM-Phänotyp (ca. 80–95 %). Im Gegensatz dazu zeigen Patienten mit *PTPN11*-Varianten häufiger einen Atriumseptumdefekt sowie eine Pulmonalklappenstenose und seltener eine HCM [657–659].

4.7.2.3 Diagnose

Die Diagnose des Noonan-Syndroms sollte zunächst klinisch gestellt werden. Obwohl die Symptome sehr heterogen sind, können typische Gesichtsdysmorphien und skelettomuskuläre Manifestationen in Kombination mit kardialen Phänotypen wie der Pulmonalklappenstenose (60 %) zur Diagnose führen. Die molekulargenetische Untersuchung und Sequenzierung von *PTPN-11*, *KRAS*, *SOS1*, und *RAF1* können der Sicherung der Diagnose dienen. Das Noonan-Syndrom ähnelt in seiner Manifestation dem Turner-Syndrom, dem Kardio-fazio-kutanen Syndrom, dem Aarskog- und Costello-Syndrom. Diese sollten bei der Diagnose unbedingt berücksichtigt werden.

4.7.2.4 Therapie

Zurzeit existieren keine ursächliche Therapie und keine Heilung der Noonan-Krankheit. Die Behandlung erfolgt symptomatisch. Angeborene Herzfehler können ggf. operativ behoben werden [659]. Eine Hormontherapie zur Verbesserung des Wachstums kann ebenfalls evaluiert werden. Zu erwähnen ist, dass die Erfolgsrate der Hormontherapie im Vergleich zu Turner-Patienten deutlich niedriger liegt [660, 661]. Weiterhin kann die Hörschwäche durch Implantation von Hörgeräten verbessert werden. Eine intensive Logopädie kann ebenfalls zur Verbesserung der Sprachentwicklung der Betroffenen führen. Eine begleitende HCM wird therapiert, wie in Kapitel 4.1 beschrieben.

Tab. 4.7.20: Liste der Glykogenspeicherkrankheiten.

Typ	Enzymdefekt	Gen	Vererbung	Kardiale Manifestation
Typ 0a	Glykogen Synthase 2 der Leber	GYS2	AR	–
Typ 0b	Glykogen Synthase der Muskeln	GYS1	AR	HCM
Typ 1, Morbus von Gierke	Glukose-6-Phosphatase	G6PC	AR	–
Typ 2, Morbus Pompe	A-1,4-Glukosidase	GAA	AR	HCM
Typ2B, Danon-Erkrankung	Lysosomen-assoziiertes Membranprotein 2	LAMP2	XD	HCM
Typ III, Morbus Cori/Morbus Forbes	Amylo-1,6-Glucosidase	AGL	AR	HCM
Typ IV, Morbus Andersen	1,4-α-Glucan-verzweigendes Enzym	GBE1	AR	DCM
Typ V, Morbus AcArdle	α-Glucan-Phosphorylase der Muskeln	PYGM	AR	–
Typ VI, Morbus Hers	α-Glucan-Phosphorylase der Leber	PYGL	AR	–
Typ VII, Morbus Tarui	Phosphofruktokinase	PFKM	AR	–
Typ VIII (IXa)	Phoshorylasekinase A der Leber	PHKA2	XR	–
Typ IXb	Phosphorylasekinase Y	PHKB	AR	–
Typ IXc	Phosphorylasekinase (Y-Subunit)	PHKG2	AR	–
Typ IXd	Phoshorylasekinase der Muskeln	PHKA1	XR	–
Typ X	Phosphoglycerate Mutase	PGAM2	AR	–
Typ XI, Fanconi-Bickel-Syndrom	Glukosetransporter 2	SLC2A2	AR	–
Typ XII	Fruktose-1,6-bisphosphate Aldolase	ALDOA	AR	–
Typ XIII	B-enolase	ENO3	AR	–
Typ XIV	Phosphoglucomutase 1 der Muskeln	PGM1	AR	DCM
Typ XV	Glycogenin 1	GYG1	AR	Ventrikuläre Arrhythmien, HCM

HCM: hypertrophe Kardiomyopathie, JMML: juvenile myelomonozytäre Leukämie.

4.7.3 LEOPARD-Syndrom

Bei dem LEOPARD-Syndrom handelt es sich um eine seltene kardiale und kutane angeborene Erkrankung mit hoher Ähnlichkeit zum Noonan-Syndrom (Gruppe der Noonan-Syndrom-ähnlichen Krankheitsbilder). Die Prävalenz der Erkrankung ist nicht systematisch untersucht. Ähnlich wie das Noonan-Syndrom entsteht die LEOPARD-Krankheit durch Störungen des RAS/RAF-MAP-Kinase-Signalweges. LEOPARD ist ein Akronym und steht für:

Lentiginose,
EKG-Reizleitungsstörung,
Okulärer Hypertelorismus,
Pulmonalklappenstenose,
Abnorme Genitalien,
Retardiertes Wachstum,
Taubheit (**D**eafness).

4.7.3.1 Klinische Manifestation
LEOPARD-Syndrom-Patienten zeigen oft Gesichtsdysmorphien wie Hypertelorismus und tiefsitzende Ohren, Wachstumsstörungen, skelettale Anomalien, Kryptorchismus, mentale Retardierung und Taubheit. Generell sind die Symptome sehr ähnlich wie beim Noonan-Syndrom. Jedoch ist die Lentiginose die typische Manifestation des LEOPARD-Syndroms und unterscheidet diese vom Noonan-Syndrom. Diese tritt bei allen Betroffenen sehr früh auf und nimmt im Alter weiter zu. Die Lentiginose ist häufig im Gesicht, am Oberkörper und am Nacken, seltener auch an Handinnenflächen und Fußsohlen lokalisiert [647, 662].

Kardiale Manifestation: Die Betroffenen haben häufig eine HCM (über 60 %) [662]. Bei etwa einem Viertel der Betroffenen kann eine Pulmonalklappenstenose vorliegen. Weitere Klappenvitien sowie Koronaranomalien wurden ebenfalls berichtet [663].

4.7.3.2 Genetischer Hintergrund
Wie das Noonan-Syndrom wird das LEOPARD-Syndrom autosomal-dominant vererbt [648]. Varianten in *PTPN11* konnten bei etwa 90 % der Patienten nachgewiesen werden. Bei etwa 5 % konnten Varianten im *RAF1* oder *BRAF* identifiziert werden [662, 664].

4.7.3.3 Diagnose

Die Verdachtsdiagnose wird klinisch gestellt. Die Unterscheidung der Krankheit vom Noonan-Syndrom ist beim Neugeborenen schwer. Die Diagnose wird meist durch eine molekulargenetische Untersuchung bestätigt [665].

4.7.3.4 Therapie

Die Therapie erfolgt wie beim Noonan-Syndrom symptomatisch. Diese sollte in einer multidisziplinären Form (v. a. durch die Kardiologie, Endokrinologie, HNO und Ophthalmologie) durchgeführt werden. Die Prognose ist durch die Herz- und ZNS-Beteiligung bestimmt.

4.7.4 Glykogenosen

Unter Glykogenosen (auch Glykogenspeicherkrankheiten genannt) wird eine Gruppe von metabolischen Erkrankungen verstanden, bei denen der Körper nicht in der Lage ist, Glykogen vollständig oder angemessen abzubauen. Die Ursache liegt hauptsächlich in genetischen Enzymdefekten. Die einzelnen Formen wurden chronologisch sowie nach dem Entdecker benannt (Tab. 4.7.21). Das Alter bei Erstdiagnose ist sehr unterschiedlich und reicht vom Fetus bis ins Erwachsenenalter.

Tab. 4.7.21: Genotyp-Phänotyp-Korrelation bei Noonan-Syndrom.

	Häufigkeit	Kardialer Phänotyp	Weitere Phänotypen
PTPN11	ca. 50 %	Häufige Pulmonalklappenstenose Häufiger Atriumseptumdefekt Seltener HCM	Häufiger Kleinwuchs Häufiger JMML
SOS1	ca. 10–15 %	Seltener Atriumseptumdefekt	Seltener Kleinwuchs
RAF1	ca. 3–15 %	Häufiger HCM	Häufige Naevi und Café-au-lait-Flecken
KRAS	ca. 1–3 %	–	Häufige kognitive Verzögerung
SCHOC2	ca. 1–2 %	Häufiger Atriumseptumdefekt Häufiger Mitralklappenprolaps	Häufiger Haarwachstumverzögerung, Häufiger Hauthyperpigmetierung

AD: autosomal-dominant, AR: autosomal-zezessiv, HCM: hypertrophe Kardiomyopathie, XR: X-chromosomal-rezessiv.

4.7.4.1 Morbus Pompe (Glykogenose Typ 2)

Morbus Pompe ist eine autosomal-rezessive Glykogenspeicherkrankheit, die durch einen Defekt der α-1,4-Glukosidase (GAA) entsteht. GAA ist ein lysosomales Enzym, das für die Spaltung der α-1,4- und α-1,6-glykosidischen Verbindungen des Glykogens zur Glukose notwendig ist. Der Enzymdefekt führt dann zur Akkumulation des Glykogens in den Lysosomen der unterschiedlichen Gewebe, vor allem der Muskulatur und des Herzens. Der Morbus Pompe ist eine seltene Erkrankung mit einer geschätzten Häufigkeit von etwa 1 : 40.000–1 : 100.000 [666, 667].

4.7.4.1.1 Klinische Manifestation
Die Krankheit kann in jedem Lebensalter auftreten und zeigt sich in zwei Formen: infantiler und juveniler/adulter Form. Die infantile Form verläuft, in der Regel mit ausgeprägtem Herzversagen bei HCM, im ersten Lebensjahr tödlich. In diesem Fall fehlt die α-1,4-Glukosidase komplett. Die Säuglinge zeigen in den früheren Wochen (etwa in der 6. Woche) eine Muskelschwäche, Hypotonie, Makroglossie und Gedeih-Störung. Im EKG zeigen sich verkürzte PQ-Intervalle mit ausgeprägten Hypertrophiezeichen und nicht selten auch Bradykardien. Echokardiographisch ergibt sich meist das Bild einer massiven H(O)CM. Laborchemisch zeigt sich ein deutlicher Anstieg der Creatinkinase (CK) als Zeichen der Muskelschädigung [668].

Der langsame Verlauf der adulten Form im Vergleich zur infantilen Form liegt an der verbliebenen Restaktivität des Enzyms. Der Phänotyp kann daher schleichend progredient sein (Muskelschwäche, Leistungsminderung) oder fulminant verlaufen (respiratorische Globalinsuffizienz und ausgeprägte HCM). Die Muskelschwäche tritt häufig proximal (Oberarm, Becken und Oberschenkel) auf. Arrhythmien, vor allem das Wolff-Parkinson-White-Syndrom, wurden ebenfalls bei der adulten Form berichtet. Bei frühzeitiger Diagnose kann der Progress der Krankheit verlangsamt werden.

4.7.4.1.2 Genetischer Hintergrund
Varianten im *GAA*-Gen können zur verringerten Bildung sowie Aktivität der α-1,4-Glukosidase führen. Über 200 Varianten im *GAA* sind bis dato bei Patienten mit Pompe-Erkrankung identifiziert [669, 670]. Die Erkrankung wird wie die meisten Enzymdefekt-Erkrankungen autosomal-rezessiv vererbt.

4.7.4.1.3 Diagnose
Bei Säuglingen mit Muskelschwäche und Herzinsuffizienz sollte an Morbus Pompe gedacht werden. Wie erwähnt (v. a. bei der infantilen Form) zeigt sich laborchemisch eine CK-Erhöhung. Eine erhöhte Laktatdehydrogenase (LDH) sowie Aspartat-Aminotransferase (AST) können ebenso beobachtet werden. Im EKG stellen kurze PQ-Zeiten und ein hohes Integral des QRS-Komplexes in allen Ableitungen einen Hinweis auf eine biventrikuläre Hypertrophie dar.

Bei Jugendlichen und Erwachsenen sollte bei progressiver Muskelschwäche ebenfalls an Morbus Pompe gedacht werden. In den Muskelbiopsien, Hautbiopsien sowie Myokardbiopsien zeigen sich Glykogen-Komponenten mit Vakuolenbildung. Die Diagnose wird durch Bestimmung der Enzymaktivität (α-1,4-Glukosidase) im Blut und Mutationsnachweis gesichert. [671]. Im Urin kann ebenfalls die Glukose

Tetrasaccharide (Glc-(4)) erhöht sein. Dieser Test kann zum Monitoring der Krankheit, z. B. bei Enzymtherapie, verwendet werden [666, 672].

4.7.4.1.4 Therapie

Zurzeit gibt es keine Heilung der Krankheit. Mit einer Enzymersatztherapie (α-Alglu-cosidase) kann seit 2006 der Progress der Krankheit verzögert werden. 20 mg/kg α-Alglucosidase werden alle 14 Tage intravenös substituiert. Zusätzlich sollte eine · symptomatische Behandlung erfolgen [673, 674]. Bei respiratorischer Insuffizienz sollte eine frühzeitige Ventilationstherapie stattfinden [675]. Eine Gentherapie zur Heilung der Krankheit befindet sich zurzeit in der Tierversuchsphase [676].

4.7.4.2 Danon-Erkrankung

Die Danon-Erkrankung ist eine seltene X-chromosomal-dominant vererbte Speicher-erkrankung. Männer sind häufiger betroffen. Die Danon-Erkrankung ist auch als lysosomale Glykogenspeicherkrankheit bekannt und wurde erstmalig 1981 von Danon et al. durch histopathologische Untersuchungen von Muskelbiopsaten beschrie-ben. Da Danon Glykogen-Partikel in Muskelzellen nachwies, wurde die Erkrankung initial trotz einer primär lysosomalen Ursache als Glykogenspeicherkrankheit klassi-fiziert [677].

4.7.4.2.1 Klinische Manifestation

Vier typische Phänotypen gehören zum Danon-Syndrom: die mentale Retardierung (etwa 70–100 %), Augenbeteiligung (etwa 70 %), Skelettmuskelerkrankung (etwa 80–90 %) sowie HCM (etwa 90 %) [678, 679]. Letztere limitiert meist die Prognose in der dritten Lebensdekade [680]. Die HCM ist nicht selten sogar die erste Manifestation des Danon-Syndroms [681]. Elektrokardiographische Veränderungen inklusive des Wolff-Parkinson-White-Syndroms und atrialer sowie ventrikulärer Arrhythmien sind mög-lich [682]. Laborchemisch zeigen sich erhöhte CK-Werte. Die Symptome treten bei Män-nern früher (etwa mit zwölf Jahren) und stärker auf. Muskelschwäche zeigt sich erst in der proximalen Muskulatur inkl. der Schulter, Oberschenkel und Oberarme. Die Symptome treten bei Frauen etwa 15 Jahre später als bei Männern auf. Die Prognose der Erkrankung ohne Therapie ist sehr schlecht.

4.7.4.2.2 Genetischer Hintergrund

Die Patienten haben einen Mangel an Lysosomen-assoziiertem Membranprotein 2 (*LAMP2*), welcher durch eine Variante des *LAMP2*-Gens verursacht wird [678]. *LAMP*-2 ist ein transmembranes lysosomales Protein, das vor allem in der Autophagie eine Rolle spielt. Drei Isoformen sind bekannt (*LAMP*-2A, *LAMP*-2B, *LAMP*-2C), die in unterschiedlichen Autophagie-Formen beteiligt sind. Während die *LAMP*-2A-Isoform hauptsächlich an Chaperon-assoziierter Autophagie beteiligt ist, ist die *LAMP*-2B Isoform für Makro-Autophagie zuständig [678]. Viele Punktmutationen sowie Splice-

Varianten im *LAMP2* wurden berichtet. Es wird allerdings vermutet, dass *LAMP*-2B eine wichtigere Rolle bei der Entwicklung der Danon-Krankheit spielt [683].

4.7.4.2.3 Diagnose

Wie erwähnt zeigen sich laborchemisch erhöhte CK-Werte. In der Muskelbiopsie sowie Myokardbiopsie lassen sich pathognomische Manifestationen mit intrazytoplasmatischen Vakuolen erkennen, die autophagische Komponenten beinhalten. Jedoch wird die Diagnose erst nach dem Nachweis der Variante bestätigt.

4.7.4.2.4 Therapie

Eine Heilung ist zurzeit nicht möglich. Die Therapie erfolgt rein symptomatisch. Bei der HCM kann eine frühzeitige Herztransplantation zur Besserung der Prognose sowie der Lebensqualität führen [684, 685].

4.7.5 Angeborene Kardiomyopathien bei Chromosomenaberrationen

Angeborene Herzfehler sind eine der wichtigsten Ursachen der Morbidität und Mortalität bei Säuglingen und kleinen Kindern. Etwa ein Drittel der Fälle wird durch genetische Veränderungen bedingt, wobei chromosomale Abberationen eine wichtige Rolle spielen [686]. Tab. 4.7.22 listet die wichtigsten chromosomalen Anomalien auf, die mit einem angeborenen Herzfehler assoziiert sind. Außer beim 1p36 Deletionssyndrom, bei dem etwa 10–25 % der Kinder eine DCM oder linksventrikuläre *Non-compaction* Kardiomyopathie (NCCM) zeigen, gibt es keine ausgesprochene Assoziation mit einer bestimmten Kardiomyopathie [687, 688]. Am häufigsten wird bei Chromosomenaberrationen eine NCCM berichtet. Deswegen sollte ungekehrt bei der Diagnose der NCCM eine syndromale Grunderkrankung evaluiert werden (Kapitel 4.4) [470].

4.7.5.1 1p36 Deletionssyndrom

Das 1p36 Deletionssyndrom gehört mit einer Inzidenz von etwa 1 : 5.000 zu den häufigen genetischen Erkrankungen, die durch genomische Deletion verursacht werden. Diese strukturelle Chromosomenaberration führt dann zu multiplen Anomalien sowie zur mentalen Retardierung [689]. 1980 wurde sie erstmalig von Hain et al. beschrieben [690].

4.7.5.1.1 Klinische Manifestation

Je nach Größe und Position der Deletion können unterschiedliche Phänotypen auftreten. Die Patienten zeigen faziale Anomalien, Mikrozephalien, mentale Retardierungen, Hypothyreosen, genitale und Nieren-Anomalien, Augen- und Skelettfehlbildungen sowie Muskelschwächen. Die Kinder weisen Verzögerungen in der allgemeinen

Tab. 4.7.22: Liste der wichtigsten chromosomalen Anomalien, die mit einer angeborenen Herzerkrankung assoziiert sind.

Syndrom	Genetische Ursache	Häufigkeit der angeborenen Herzfehler	Kardiale Manifestation
Down-Syndrom	Trisomie der Chromosomen 21	Etwa 50 %	Atriumseptumdefekt, Ventrikelseptumdefekt Fallot'sche Tetralogie
Turner-Syndrom	Monosomie des X-Chromosoms	Etwa 40 %	Aortenisthmusstenose Aortenklappestenose Bikuspide Aortenklappe Linksherzhypoplasie
Klinefelter-Syndrom	XXY	Etwa 50 %	Persistierender Ductus arteriosus Atriumseptumdefekt Mitralklappenprolaps
Trisomie 13	Trisomie von Chromosom 13	Etwa 80 %	Atriumseptumdefekt Ventrikelseptumdefekt Persistierender Ductus arteriosus Linksherzhypoplasie
Trisomie 18	Trisomie von Chromosom 18	Etwa 95 %	Atriumseptumdefekt Ventrikelseptumdefekt Persistierender Ductus arteriosus Fallot'sche Tetralogie Aortenisthmusstenose Bikuspide Aortenklappe
22q11.2 Deletionssyndrom (DiGeorge Syndrom)	Deletion von 22q11.2	Etwa 75 %	Persistierender Ductus arteriosus Aortenbogenanomalien Fallot'sche Tetralogie
Williams-Beuren-Syndrom	Deletion von 7q11.23	Etwa 80 %	Supravalvuläre Aortenstenose Pulmonalklappenstenose
1p36 Deletionssyndrom	Deletion von 1p36	Etwa 45 %	Dilatative Kardiomyopathie Non-Compaction Kardiomyopathie Offenes Foramen Ovale Persistierender Ductus arteriosus Atriumseptumdefekt Ventrikelseptumdefekt Ebstein-Anomalie

Entwicklung und nicht selten eine Selbstverletzungsneigung auf. Zerebrale Epilepsien treten bei etwa 50 % der Patienten auf [691–693].

4.7.5.1.2 Kardiale Manifestation
Etwa 40–70 % der Patienten zeigen Herzfehler. Zu diesen gehören ein offener Ductus arteriosus, die Fallot'sche Tetralogie und die Ebstein-Anomalien [691, 692]. Die DCM sowie NCCM treten bei etwa 20 % der Patienten auf [691].

4.7.5.1.3 Genetischer Hintergrund
Das 1p36 Deletionssyndrom wird durch eine variable Deletion des terminalen kurzen Armes von Chromosom 1 im Bereich der Banden 1p36.13 bis 1p36.33 verursacht. Die Deletion kann sowohl *de novo* als auch durch Translokation auftreten. Die wichtigsten Gene, die in diesem Bereich liegen, sind *CASZ1, ECE1, GABRD, HSPG2, KCNAB2, LUZP, MMP23, SKI, PRDM16, RERE, UBE4B, PDPN* und *SPEN*. Die unterschiedlichen Phänotypen treten abhängig von einer Haploinsuffizienz der Gene auf. Bei der Deletion von *PRDM16, REFE, UBE4B, CASZ1, PDPN* und *SPEN* ist häufiger eine DCM oder NCCM zu finden [448, 694].

4.7.5.1.4 Diagnose
Nach der Erstellung der Verdachtsdiagnose durch die klinische Evaluation muss zur Bestätigung der Diagnose eine molekulargenetische Testung mittels Fluoreszenz-in-situ-Hybridisierungs-(FISH-)Analyse oder Mikroarray/NGS zum Nachweis der Deletion durchgeführt werden [695, 696].

4.7.5.1.5 Therapie
Nach Feststellung der Diagnose sollte eine ausführliche diagnostische Untersuchung bezüglich weiterer Organbeteiligungen vorgenommen werden. Abhängig von begleitenden Anomalien und Fehlbildungen sollte dann eine spezielle symptomatische Behandlung erfolgen. Eine frühzeitige Logopädie und Physiotherapie verbessern die Lebensqualität [697]. Bei der DCM und NCCM sollte eine frühzeitige Herzinsuffizienz-Therapie stattfinden. Abhängig von der Deletionsgröße ändert sich die Prognose.

Philipp Ehlermann, Regina Pribe-Wolferts

4.8 Mitochondriale Kardiomyopathien

Mitochondriale Erkrankungen (Mitochondriopathien) umfassen eine heterogene Gruppe von Erkrankungen des Stoffwechsels, die auf Funktionsstörungen der Mitochondrien zurückzuführen sind [698]. Neben genetisch bedingten und somit angeborenen Mitochondriopathien gibt es auch erworbene Mitochondriopathien, welche bei neurodegenerativen Erkrankungen oder bei Diabetes mellitus eine Rolle spielen und sich zumeist im höheren Lebensalter manifestieren. Angeborene Mitochondriopathien führen in der Regel bereits in der frühen Kindheit oder bei Jugendlichen zu Symptomen.

Mitochondrien sind eine einzigartige Zellorganelle, die über eine eigene DNA verfügt, wie es auch bei den Chloroplasten in Pflanzen der Fall ist. Über die mitochondriale DNA (mtDNA) werden einige Enzyme der Atmungskette sowie Gene kodiert, welche für die Struktur und Reproduktion der Mitochondrien verantwortlich sind. Dennoch gibt es auch Enzyme der Atmungskette, die über die nukleäre DNA kodiert werden. Von der Gesamtheit der mitochondrialen Proteine werden mehr als 90 % von nukleärer DNA kodiert, im Zytoplasma synthetisiert und über komplexe Transportmechanismen in das Innere der Mitochondrien transportiert. Zumeist werden unter mitochondrialen Erkrankungen Störungen der oxidativen Phosphorylierung (OXPHOS-System) verstanden, welche allerdings nur eine von mehreren Funktionen der Mitochondrien ergeben. Die Prävalenz von mitochondrialen Erkrankungen wird auf bis zu 1:4.000 geschätzt. Da Mitochondrien eine ubiquitär vorhandene und essentielle Zellorganelle darstellen, können sich Störungen in diesem System entweder als Erkrankung eines einzelnen Organs manifestieren oder zu einem Syndrom mit einer Multiorganbeteiligung führen [699].

Einteilung der mitochondrialen Erkrankungen (Mitochondriopathien):
- angeborene Mitochondriopathien,
    - Varianten der mtDNA,
        * matrilineale Erbgänge,
        * sporadische Formen,
    - Varianten der nukleären DNA,
        * X-chromosomale Erbgänge,
        * autosomale Erbgänge,
- erworbene Mitochondriopathien.

4.8.1 Genetik mitochondrialer Erkrankungen

Die mitochondriale DNA (mtDNA) ist eine zirkuläre Doppelstrang-DNA im Inneren der Mitochondrien, die als Matrix bezeichnet wird. Die Besonderheit der mtDNA liegt in der konstant hohen Mutationsrate, zudem fehlen Reparaturmechanismen. Somit wird die mtDNA in der Anthropologie zur Bestimmung des Verwandtschaftsgrades von Populationen und zur Aufklärung der Dynamik der Besiedelung der Erde durch den Homo sapiens herangezogen.

Die humane mtDNA setzt sich aus 37 Genen zusammen, die für die Proteine der Atmungsketten-Komplexe I, III, IV und V kodieren. Im Gegensatz zur chromosomalen DNA ist die mtDNA äußerst kompakt aufgebaut und besteht fast nur aus kodierenden Abschnitten. Ein Mitochondrium besitzt mehrere Kopien der mtDNA, in der Regel zehn bis 15 Moleküle pro Mitochondrium. Je nach Anzahl der Mitochondrien einer Zelle verfügt eine Zelle somit über zwischen 10^2 und 10^4 Kopien der mtDNA. Die mtDNA wird maternal vererbt, also nur von der Mutter über die Eizelle an die Kinder weitergegeben. Spermien enthalten Mitochondrien und somit mtDNA im Hals, der nur teilweise an der Verschmelzung mit der Eizelle teilnimmt und durch Enzyme der Eizelle abgebaut wird. Selten scheint es aber trotzdem eine patrilineale Vererbung von mtDNA zu geben, deren Mechanismus allerdings noch nicht aufgeklärt ist.

Heteroplasmie bezeichnet eine weitere Besonderheit der mtDNA: Bei den zehn bis 15 Kopien pro Mitochondrium und 10^2–10^4 Kopien pro Zelle kann ein Mosaik aus mutierter und Wildtyp-mtDNA vorliegen. Der Heteroplasmiegrad bezeichnet den prozentualen Anteil der mutierten mtDNA im Gewebe und bestimmt die phänotypische Ausprägung sowie den Schweregrad der Erkrankung. Wenn alle mtDNA-Moleküle einer Zelle mutiert sind, dann wird von einer Homoplasmie gesprochen. Im Rahmen der matrilinealen Vererbung erfolgt die Verteilung der Mitochondrien zufällig und ist so für die hohe Variabilität des Krankheitsbildes bei Nachkommen innerhalb einer einzigen Familie verantwortlich.

Im Allgemeinen werden unter mitochondrialen Erkrankungen Störungen aufgrund von Veränderungen der mtDNA verstanden. Dennoch kodiert die mtDNA nur für einen Teil der Bestandteile von Mitochondrien, wie zum Beispiel die Enzyme der Atmungsketten-Komplexe. Neben der Atmungskette haben Mitochondrien jedoch auch andere Funktionen, wie zum Beispiel im Fettsäure-Stoffwechsel und beim Stoffwechsel von verzweigtkettigen Aminosäuren. Bestandteile dieser Stoffwechselwege werden jedoch nicht von der mtDNA, sondern von chromosomaler DNA kodiert. Dementsprechend finden sich für dadurch verursachte Krankheiten statt einer maternalen Vererbung auch autosomal-dominante und -rezessive sowie X-chromosomale Erbgänge. Abb. 4.8.32 zeigt eine Übersicht über die bekannten Krankheitsgene bei Mitochondriopathien mit Herzbeteiligung.

Während die Pränataldiagnostik bei Mitochondriopathien durch Varianten der mtDNA stark limitiert ist, kann diese bei nukleären Varianten routinemäßig durchgeführt werden. Ebenso ist die genetische Beratung bei Familien mit nukleären Varianten einfacher als bei mitochondrialen Varianten.

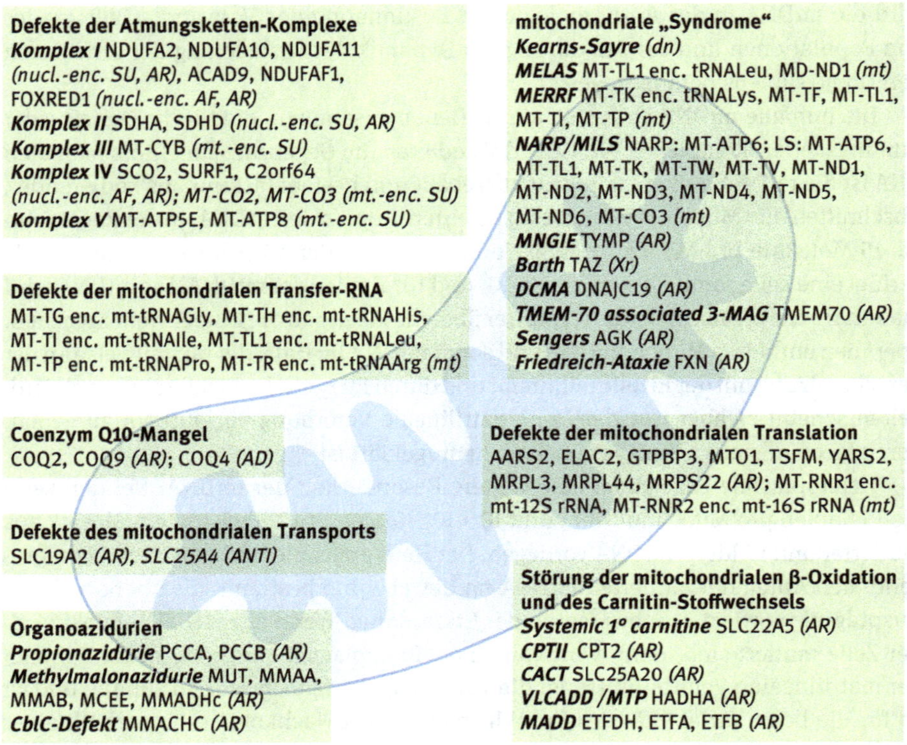

Defekte der Atmungsketten-Komplexe
Komplex I NDUFA2, NDUFA10, NDUFA11
(nucl.-enc. SU, AR), ACAD9, NDUFAF1,
FOXRED1 *(nucl.-enc. AF, AR)*
Komplex II SDHA, SDHD *(nucl.-enc. SU, AR)*
Komplex III MT-CYB *(mt.-enc. SU)*
Komplex IV SCO2, SURF1, C2orf64
(nucl.-enc. AF, AR); MT-CO2, MT-CO3 *(mt.-enc. SU)*
Komplex V MT-ATP5E, MT-ATP8 *(mt.-enc. SU)*

Defekte der mitochondrialen Transfer-RNA
MT-TG enc. mt-tRNAGly, MT-TH enc. mt-tRNAHis,
MT-TI enc. mt-tRNAIle, MT-TL1 enc. mt-tRNALeu,
MT-TP enc. mt-tRNAPro, MT-TR enc. mt-tRNAArg *(mt)*

Coenzym Q10-Mangel
COQ2, COQ9 *(AR)*; COQ4 *(AD)*

Defekte des mitochondrialen Transports
SLC19A2 *(AR)*, SLC25A4 *(ANTI)*

Organoazidurien
Propionazidurie PCCA, PCCB *(AR)*
Methylmalonazidurie MUT, MMAA,
MMAB, MCEE, MMADHc *(AR)*
CblC-Defekt MMACHC *(AR)*

mitochondriale „Syndrome"
Kearns-Sayre (dn)
MELAS MT-TL1 enc. tRNALeu, MD-ND1 *(mt)*
MERRF MT-TK enc. tRNALys, MT-TF, MT-TL1,
MT-TI, MT-TP *(mt)*
NARP/MILS NARP: MT-ATP6; LS: MT-ATP6,
MT-TL1, MT-TK, MT-TW, MT-TV, MT-ND1,
MT-ND2, MT-ND3, MT-ND4, MT-ND5,
MT-ND6, MT-CO3 *(mt)*
MNGIE TYMP *(AR)*
Barth TAZ *(Xr)*
DCMA DNAJC19 *(AR)*
TMEM-70 associated 3-MAG TMEM70 *(AR)*
Sengers AGK *(AR)*
Friedreich-Ataxie FXN *(AR)*

Defekte der mitochondrialen Translation
AARS2, ELAC2, GTPBP3, MTO1, TSFM, YARS2,
MRPL3, MRPL44, MRPS22 *(AR)*; MT-RNR1 enc.
mt-12S rRNA, MT-RNR2 enc. mt-16S rRNA *(mt)*

**Störung der mitochondrialen β-Oxidation
und des Carnitin-Stoffwechsels**
Systemic 1° carnitine SLC22A5 *(AR)*
CPTII CPT2 *(AR)*
CACT SLC25A20 *(AR)*
VLCADD /MTP HADHA *(AR)*
MADD ETFDH, ETFA, ETFB *(AR)*

Abb. 4.8.32: Schematische Darstellung der bekannten mitochondrialen und nukleären Krankheitsgene bei Mitochondriopathien mit Herzbeteiligung.

4.8.2 Pathophysiologie von Mitochondriopathien

Der Begriff mitochondriale Erkrankungen ist nicht eindeutig definiert. Unter Mitochondriopathien wurden daher zumeist Störungen durch Varianten in der mtDNA verstanden. Die mtDNA kodiert überwiegend für Proteine der Atmungskette, die Erkrankungen werden maternal vererbt. Defekte in der Atmungskette führen zu Störungen der oxidativen Phosphorylierung (OXPHOS). Das OXPHOS-System besteht aus fünf Multienzymkomplexen. Auf den Komplexen I–IV baut die Atmungskette auf, während der Komplex V die ATP-Synthase darstellt. Alle fünf OXPHOS–Multienzymkomplexe sind innerhalb der inneren Mitochondrienmembran lokalisiert.

Biochemische Einteilung der Mitochondriopathien:
– Pyruvat-Oxidation,
– Citratzyklus,
– Fettstoffwechsel,
– Atmungskette.

Bei Defekten der Pyruvat-Oxidation ist der Aufbau von Acetyl-CoA gestört, welches nicht in den Citratzyklus eingeschleust werden kann. Pyruvat ist ein Schlüsselsubstrat beim Abbau von Glucose durch Glykolyse. Die meisten Untereinheiten des Pyruvatdehydrogenase-Komplexes werden über X-chromosomale Gene kodiert und weisen somit einen entsprechenden Erbgang auf.

Bei Störungen des Citratzyklus sind bisher zwei Defekte bekannt, die jeweils zu einem Mangel an Ketoglutarat-Dehydrogenase (KDH) und Fumarase führen können. Die kodierenden Gene liegen innerhalb der nukleären DNA, es handelt sich um autosomal-rezessive Erbgänge. Durch einen Mangel an KDH wird die Oxoglutaraziduirie verursacht. Ein KDH-Mangel führt zu schwerwiegenden und früh auftretenden Symptomen wie psychomotorischer Retardierung, Muskelhypotonie, Ataxie, Krampfanfällen, Leigh-Syndrom, plötzlichem Tod, Myopathie, Kardiomyopathie und Leberfunktionsstörungen. Laborchemische Kennzeichen sind ein erhöhtes Laktat und Glutamin sowie eine vermehrte Ausscheidung von Glutarsäure im Urin. Da eine Erhöhung der Glutarsäure im Urin ein unspezifischer Befund sein kann, muss zur Bestätigung der Diagnose die Enzymaktivität gemessen werden. Ein Fumarasemangel führt zur Fumarazidurie, die eine sehr seltene Erkrankung darstellt und in den meisten Fällen durch frühen Beginn und unspezifische klinische Symptome gekennzeichnet ist. Es gibt aber auch Patienten mit einer nur geringen Beeinträchtigung. Symptome sind Muskelhypotonie, schwere psychomotorische Beeinträchtigung, Krämpfe, Ateminsuffizienz, Probleme bei der Nahrungsaufnahme, häufige Hirnfehlbildungen und eine charakteristische Fazies.

Bei Störungen des Fettstoffwechsels können sowohl Störungen der β-Oxidation als auch der Einschleusung von Fettsäuren in das Mitochondrium vorliegen. Diese Defekte des Fettstoffwechsels werden autosomal-rezessiv vererbt. Fettsäuren werden über Carnitin-Transporter in das Mitochondrium eingeschleust, Defekte können den Carnitin-Transporter und die Carnitinpalmitoyl-Transferase betreffen.

4.8.3 Phänotypen von mitochondrialen Erkrankungen mit kardialer Beteiligung

Da Mitochondriopathien in der Regel zu schwerwiegenden Veränderungen führen, die sich bereits in der frühen Kindheit manifestieren, werden diese zumeist von Pädiatern bzw. Neuropädiatern diagnostiziert. Es ist die seltene Ausnahme, dass die Diagnose alleine aufgrund eines kardialen Phänotyps gestellt wird. Dennoch gibt es auch milde Formen von Mitochondriopathien, die erst im späteren Lebensalter auffallen können und bei denen sich die Patienten somit nicht diagnostiziert zuerst beim Kardiologen vorstellen. Daher gilt es, bei der differentialdiagnostischen Abklärung von Kardiomyopathien auf besondere extrakardiale Phänotypen (Abb. 4.8.33) zu achten, die als so genannte *red flags* dem Kardiologen entscheidende Hinweise für die Diagnosestellung liefern können [700].

Ophthalmoplegie, Ptosis, Katarakt, pigmentierte Retinopathie, Optikusatrophie, Hemianopsie, kortikale Blindheit

Epilepsie, Ataxie, Myoklonie, Dystonie, Hemiparese, Migräne, psychomotorische Retardierung oder Regression

Diabetes mellitus, Hypoparathyreoidismus, Kleinwuchs

Schwerhörigkeit, sensoneurale Taubheit

exokrine Pankreasinsuffizienz, intestinale Pseudoobstruktion

Kardiomyopathie

periphere Neuropathie

Fanconi-Syndrom (De-Toni-Fanconi-Syndrom)

Schwäche und Belastungsintoleranz, „Ragged Red Fibers"

sideroblastische Anämie, Laktatazidose

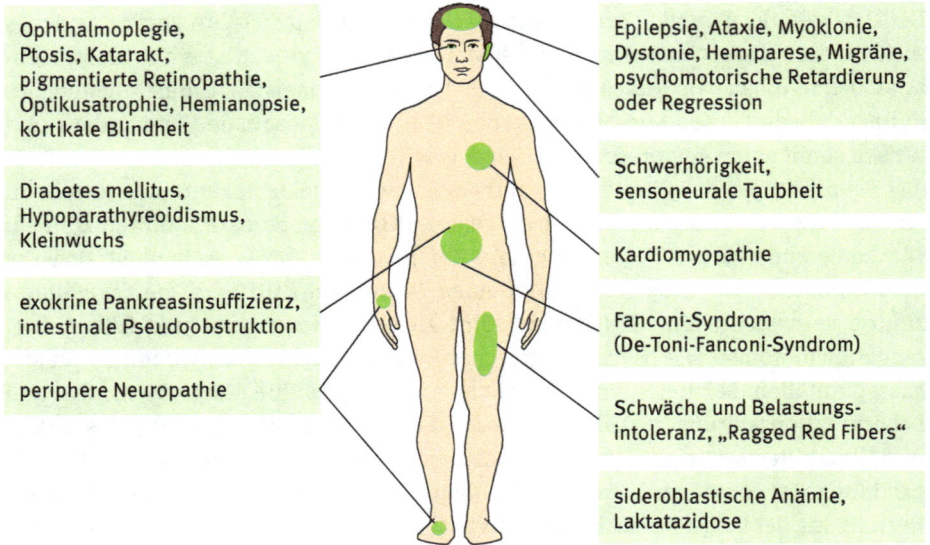

Abb. 4.8.33: Mögliche Organbeteiligung bei Mitochondriopathien.

Warnhinweise (red flags) für Mitochondriopathien als Ursache einer Kardiomyopathie
– **Nervensystem:** Epilepsie, Ataxie, Myoklonie, Dystonie, Hemiparese, Hemianopsie, kortikale Blindheit, Migräne, psychomotorische Retardierung oder Regression, periphere Neuropathie,
– **Skelettmuskel:** Schwäche und Belastungsintoleranz, Ophthalmoplegie, Ptosis, zerklüftete rote Fasern in Muskelbiospie (engl.: *Ragged Red Fibers*),
– **Auge:** pigmentierte Retinopathie, Optikusatrophie,
– **Gehör:** sensoneurale Taubheit,
– **Blut:** sideroblastische Anämie, Laktatazidose,
– **Endokrines System:** Diabetes mellitus, Hypoparathyreoidismus, Kleinwuchs,
– **Gastrointestinaltrakt:** exokrine Pankreasinsuffizienz, intestinale Pseudo-Obstruktion,
– **Niere:** Fanconi-Syndrom (De-Toni-Fanconi-Syndrom).

Mitochondriopathien mit kardialer Beteiligung:
– maternal,
  – MELAS-Syndrom,
  – Kearns-Sayre-Syndrom,
  – MILS (*maternally inherited leigh's syndrome),*
  – Aminoglykosid-induzierte Taubheit,
– X-chromosomal,
  – Barth-Syndrom,
– autosomal-rezessiv,
  – Sengers-Syndrom.

4.8.4 Mitochondriale Encephalomyopathie, Laktatazidose und schlaganfallähnliche Episoden (MELAS)

Das MELAS-Syndrom ist eine progrediente neurodegenerative Erkrankung mit der typischen Symptomkonstellation aus Schlaganfall-ähnlichen Episoden vor dem 40. Lebensjahr, einer mitochondrialen Myopathie und einer Laktatazidose. Meist manifestiert sich die Erkrankung im Kindesalter oder bei jungen Erwachsenen. Auslöser können Infektionen oder eine stärkere körperliche Belastung sein, die sich im Rahmen einer akuten Krise mit Kopfschmerzen, Erbrechen, Verwirrung, Halbseitenlähmung und Hemianopsie bemerkbar machen. Einige Patienten haben aber bereits bei der Diagnosestellung chronische Symptome, wie z. B. Muskelschwäche, Diabetes, Schwerhörigkeit, Minderwuchs, Herzinsuffizienz, verzögerte Entwicklung, Lernschwierigkeiten, Gedächtnis- und Aufmerksamkeitsstörungen. Die Prognose des MELAS-Syndroms fällt in der Regel sehr schlecht aus. Patienten können insbesondere während einer Schlaganfall-ähnlichen Episode versterben. Bei wiederholten Episoden kommt es zu zunehmenden encephalopathischen Erscheinungen sowie dem Verlust des Sehens und Hörens und somit zu einer schweren Behinderung. Es gibt kaum Studien zu dem klinischen Verlauf und den Therapieoptionen bei Patienten mit MELAS-Syndrom, jedoch finden sich Ansätze für eine supportive Therapie mit Coenzym Q10, Kreatin-Monohydrat und Arginin. Valproinsäure sollte als antikonvulsive Therapie unbedingt vermieden werden, da schwere Nebenwirkungen auftreten können.

Die Prävalenz dieser Erkrankung ist nicht bekannt. Als Ursache wurden verschiedene Varianten der mtDNA gefunden, allerdings weisen ca. 80 % aller Patienten mit MELAS-Syndrom die Variante 3243A>G im tRNA Leu-Gen für die Leucin-Transfer-RNA auf, die deshalb auch MELAS-Variante genannt wird. Dennoch kann diese Variante auch andere klinische Bilder verursachen und wird in der europäischen Allgemeinbevölkerung in 1 : 6.250 Personen nachgewiesen. Der Schweregrad in der Manifestation in den einzelnen Organen hängt auch vom Heteroplasmiegrad in den jeweiligen betroffenen Geweben ab, welcher innerhalb eines Patienten erheblich schwanken kann. Im Blut liegt der Heteroplasmiegrad häufig über 90 %, so dass dieses für die Mutationsanalyse geeignet ist.

Die Diagnose des MELAS-Syndroms ergibt sich durch die typische Klinik sowie Bildgebung durch eine kranielle MRT. Es finden sich oft eine schwere Hirnatrophie und Läsionen, die nicht einem vaskulären Versorgungsgebiet zuzuordnen sind und somit nicht zu einem typischen Schlaganfall passen. Laktatspiegel sind im Blut häufig, aber nicht immer erhöht. Dagegen ist das Laktat im Liquor fast immer erhöht. In der Muskelbiopsie zeigen sich zerklüftete rote Fasern (engl.: *Ragged Red Fibers*) und mitochondriale Proliferationen. Die Defekte in der Atmungskette betreffen den Komplex I und können mit Defekten im Komplex IV kombiniert sein.

Das MELAS-Syndrom ist ein typisches Beispiel für die Problematik einer genetischen Beratung bei Mitochondriopathien, da durch die sehr variable Heteroplasmie innerhalb der Zellen eines einzelnen Patienten nicht abgeschätzt werden kann, wie viel Prozent der Nachkommen erkranken werden und wie ausgeprägt dann die Erkrankung bei den Betroffenen sein wird. Auch eine Pränataldiagnostik kann dieses Problem nicht lösen, da das Gewebe des ungeborenen Kindes sehr große Unterschiede des Heteroplasmiegrades aufweisen kann.

MELAS-Syndrom:
- **Nervensystem:** Encephalopathie, Schlaganfall-ähnliche Episoden, Epilepsie, Ataxie, Myoklonie, psychomotorische Regression, Hemianopsie, kortikale Blindheit, Migräne, Dystonie, periphere Neuropathie,
- **Skelettmuskulatur:** Schwäche und Belastungsintoleranz, zerklüftete rote Fasern in Muskelbiospie (engl.: *Ragged Red Fibers*),
- **Blut:** Laktatazidose,
- **Gehör:** sensoneurale Taubheit,
- **endokrines System:** Diabetes mellitus, Kleinwuchs,
- **Gastrointestinaltrakt:** intestinale Pseudo-Obstruktion,
- **Niere:** Fanconi-Syndrom.

4.8.5 Kearns-Sayre-Syndrom

Das Kearns-Sayre-Syndrom (KSS) ist eine oculo-cranio-somatische Störung aufgrund einer Variante in der mtDNA, welches in der Regel vor dem 20. Lebensjahr zu gravierenden klinischen Symptomen führt. Bei dem KSS handelt es sich um die schwerwiegendere Variante der chronischen progressiven externen Ophthalmoplegie (CPEO, engl.: *Chronic Progressive External Ophthalmoplegia*). Die Patienten sind auffällig durch eine Ptosis und eine Ophthalmoplegie. Zusätzlich besteht eine Herz- und Skelettmuskelbeteiligung mit kardialen Reizleitungsstörungen sowie einer proximalen Muskelschwäche. Die Muskelschwäche kann unilateral beginnen, ist aber immer progredient und führt dann zu einer symmetrischen Beteiligung. Die kardialen Leitungsstörungen präsentieren sich zumeist als AV-Block bis zum III°, der dann eine Schrittmacherimplantation erfordert. Daher muss bei Patienten mit KSS auf das Neuauftreten klinischer Symptome wie Synkopen und eine Belastungstoleranz bedingt durch eine Bradykardie geachtet werden.

Das KSS tritt in der Mehrzahl der Fälle sporadisch auf. In manchen Fällen wurden sowohl ein matrilinealer Erbgang als auch sehr selten autosomal-dominante und -rezessive Erbgänge gefunden. Als Ursache des KSS konnten jedoch Deletionen der mtDNA nachgewiesen werden. Aufgrund eines vermehrten anaeroben Metabolismus sind im Blut Laktat und Pyruvat erhöht. Im Liquor finden sich ein erhöhtes Protein und Laktat.

Kearns-Sayre-Syndrom (KSS):
- **Auge:** Ptosis, Ophthalmoplegie und pigmentierte Retinopathie,
- **Muskulatur:** proximale Muskelschwäche und Belastungsintoleranz, zerklüftete rote Fasern in Muskelbiospie (engl.: *Ragged Red Fibers*),
- **Herz:** Reizleitungsstörung,
- **Nervensystem:** Ataxie, psychomotorische Regression, periphere Neuropathie,
- **Ohr:** sensoneurale Taubheit,
- **endokrines System:** exokrine Pankreasinsuffizienz, Hypoparathyreoidismus, Diabetes mellitus, Kleinwuchs,
- **Blut:** Laktatazidose, sideroblastische Anämie.
- **Niere:** Fanconi-Syndrom.

4.8.6 Maternally inherited leigh's syndrome (MILS)

Das maternal vererbte Leigh-Syndrom (MILS, engl.: *maternally inherited leigh's syndrome*) ist eine seltene mitochondriale Erkrankung, die eine starke Überlappung mit dem weniger schwerwiegenden NARP-Syndrom aufweist (NARP: Neuropathie, Ataxie, Retinitis pigmentosa). Das MILS manifestiert sich in der Regel in der Kindheit oder frühen Adoleszenz und ist charakterisiert durch encephalopathische Erscheinungen, epileptische Anfälle, Entwicklungsverzögerung und eine hypertrophe Kardiomyopathie.

MILS und NARP sind beide verursacht durch Varianten der mtDNA, welche für die ATPase Subeinheit 6 kodiert. Personen mit einem Heteroplasmiegrad von über 90 % werden in der Regel als MILS klassifiziert, während Patienten mit NARP zumeist 70–80 % der mutierten mtDNA aufweisen. Das klinische Erscheinungsbild kann selbst innerhalb einer betroffenen Familie erheblich schwanken, so dass es in ihr sowohl Personen mit NARP als auch MILS geben kann.

Maternally inherited leigh's syndrome (MILS):
- **Nervensystem:** Encephalopathie, Epilepsie, Ataxie, psychomotorische Retardierung, Dystonie,
- **Auge:** pigmentierte Retinopathie, Optikusatrophie,
- **Herz:** hypertrophe Kardiomyopathie,
- **Skelettmuskulatur:** Atmungsstörung, Schwäche und Belastungsintoleranz,
- **Blut:** Laktatazidose.

4.8.7 Aminoglykosid-induzierte Taubheit

Bei der Aminoglykosid-induzierten Taubheit (AID, engl.: *Aminoglycoside-Induced Deafness*) wurde eine Assoziation mit Varianten in mtDNA gefunden. Es gibt Fallberichte zu Familien, in denen gleichzeitig zur sensoneuralen Taubheit auch eine dilatative Kardiomyopathie mit matrilinealen Erbgang vorlag.

4.8.8 Barth-Syndrom (BTHS)

Das Barth-Syndrom ist eine X-chromosomal vererbte Erkrankung des Phospholipid-Stoffwechsels, welche durch eine dilatative Kardiomyopathie, Myopathie und Neutropenie gekennzeichnet ist. Weitere Erscheinungen der Erkrankung sind ein verzögertes Wachstum und eine Organoazidurie. Die Prävalenz unter lebend Geborenen wird auf 1 : 300.000–1 : 400.000 geschätzt, wobei es in Südwest-England und Süd-Wales eine erhöhte Prävalenz gibt.

Das BTHS betrifft das männliche Geschlecht und weist ein sehr variables klinisches Bild auf. Zumeist zeigt sich im Kindesalter eine Herzinsuffizienz durch eine DCM, NCCM oder Endokardfibroelastose aufweisen kann. Die Erkrankung kann sich bereits *in utero* manifestieren und zum fetalen Hydrops und zur Totgeburt im 2. oder 3. Trimenon führen. Ein Risiko besteht durch den plötzlichen Herztod in der Folge ventrikulärer Arrhythmien, welche insbesondere in der Adoleszenz auftreten können. Durch eine NCCM liegt ein erhöhtes Schlaganfallrisiko vor. Durch die zumeist proximale Myopathie bestehen eine Muskelhypotonie und Belastungsintoleranz sowie eine teilweise schwere Lethargie. Die Mehrzahl der Patienten zeigt eine milde bis schwere Neutropenie, die intermittierend auftreten oder persistierend sein kann. In der Folge können orale Aphten, aber auch schwere bakterielle Septikämien auftreten. In Laboruntersuchungen können eine Laktatazidose sowie eine leichte Anämie auffallen, bei Neugeboren besteht eine Neigung zur Hypoglykämie. Die Pubertät tritt in der Regel verzögert ein, das Wachstum geht teilweise bis über die zweite Lebensdekade hinaus und kann dann einen erheblichen Schub aufweisen. Manche Patienten haben aufgrund einer periodisch auftretenden Diarrhoe Probleme mit einer angemessenen Nahrungsaufnahme.

Die Ursache des BTHS sind Varianten im *Tafazzin*-Gen (*TAZ*), welches auf dem Locus Xq28 lokalisiert ist und für die TAZ1p-Acyltransferase kodiert. Dieses Enzym ist am Kardiolipinstoffwechsel beteiligt, das ein wichtiges Phospholipid der inneren Mitochondrienmembran darstellt. Eine Funktionsstörung der TAZ1p-Acyltransferase führt über ein defektes Kardiolipin wiederum zu einer Funktionsstörung der Atmungskette.

Die Therapie des BTHS orientiert sich an den allgemeinen Prinzipien einer Herzinsuffizienztherapie gemäß aktuellen Leitlinien. Bei terminaler Herzinsuffizienz kann als *Ultima Ratio* eine Herztransplantation in Frage kommen. Eine Besonderheit ist jedoch gegenüber anderen Ätiologien der Herzinsuffizienz das erhöhte Risiko für kardiale Embolien sowie den plötzlichen Herztod. Deshalb besteht bei Patienten mit Kardiomyopathie im Rahmen eines BTHS eine niedrigere Indikationsschwelle für eine orale Antikoagulation und implantierbare Kardioverter-Defibrillatoren (ICD). Bei intermittierender Leukopenie sowie Infektionen ist die Gabe von Granulozyten-Kolonie-stimulierendem Faktor (G-CSF) eine Behandlungsmöglichkeit. Die frühe Diagnose ermöglicht eine verbesserte Behandlung durch Früherkennung und Prävention der zuvor genannten Komplikationen. Viele Patienter. können damit das 40. Lebensjahr und ein deutlich darüber hinausgehendes Lebensalter erreichen.

> Bei allgemeinen Krankheitszeichen ist frühzeitig eine Leukopenie bei Patienten mit Barth-Syndrom auszuschließen.

Barth-Syndrom (BTHS):
- **Herz:** dilatative Kardiomyopathie, *Noncompaction* Kardiomyopathie,
- **Skelettmuskulatur:** Myopathie, Wachstumsverzögerung,
- **Blut:** Neutropenie,
- **Urin:** Organoazidurie.

4.8.9 Sengers-Syndrom

Das Sengers-Syndrom wird auch als Katarakt-Kardiomyopathie-Syndrom bezeichnet und ist durch die Kombination aus HCM, kongenitaler Katarakt, Myopathie und Laktazidose gekennzeichnet. Bei den betroffenen Personen entwickelt sich in den ersten Lebenswochen eine totale Katarakt, die rasch fortschreitet und eine Operation erfordert. Später können ein Nystagmus und ein Strabismus auftreten. Bei vielen Patienten besteht eine rasche Ermüdbarkeit, bereits bei leichten Belastungen kommt es zu einer ausgeprägten Laktaterhöhung im Blut. Symptome sind eine Muskelhypotonie und eine verzögerte motorische Entwicklung. Die Kardiomyopathie verläuft bei Patienten mit Sengers-Syndrom progredient und führt entweder in der Neugeborenenzeit oder im frühen Erwachsenenalter zum Tod. Die Intelligenz der Betroffenen ist normal. Das Sengers-Syndrom wird auf eine Störung im Komplex I des OXPHOS-Systems zurückgeführt und ist gekennzeichnet durch eine massive Überproduktion von Hydroxyl-Radikalen und eine starke Lipid-Peroxidation. In der Myokard- oder Skelettmuskelbiopsie zeigen sich mitochondriale Anomalien sowie die Speicherung von Lipiden und Glykogen. Der Erbgang ist vermutlich aber autosomal-rezessiv, da bei betroffenen Geschwistern häufig blutsverwandte Eltern gefunden wurden. Betroffenen wird empfohlen, eine körperliche Belastung zu vermeiden, da diese zu einer massiven Laktatazidose führen kann.

Sengers-Syndrom:
- kongenitale Katarakt,
- hypertrophe Kardiomyopathie,
- Myopathie,
- Laktatazidose.

4.9 Diagnostik und Therapie

4.9.1 Klinische Diagnostik

Die Diagnostik von Mitochondriopathien sollte in spezialisierten Zentren durchgeführt werden, da die diagnostische Aufarbeitung durch ihre Komplexität und Aufwendigkeit eine große Herausforderung darstellt. In der Regel liegt bei erwachsenen Patienten, die nicht schon zuvor im Kindesalter durch Pädiater diagnostiziert wurden, eine Skelettmuskelerkrankung vor. Präsentiert sich ein Patient zunächst beim Kardiologen, dann ist der entscheidende diagnostische Schritt eine Wachsamkeit für typische extrakardiale Erscheinungen, die sich in vielen Fällen durch eine gründliche Anamneseerhebung und körperliche Untersuchung finden lassen (S1-Leitlinie Mitochondriale Erkrankungen der Deutschen Gesellschaft für Neurologie: www.awmf.org/leitlinien/). Sofern sich aus der Basisdiagnostik ein Verdacht auf eine zusätzliche muskuläre Erkrankung ergibt, sollte eine Laktatbestimmung zunächst in Ruhe und ggf. auch unter Belastung stattfinden. Die Blutentnahme hierfür sollte möglichst immer ungestaut aus einem großlumigen Venenzugang erfolgen, da ansonsten falsch hohe Werte entstehen können.

Leitsatz: „Wenn ein Kardiomyopathie-Patient schwerhörig ist, muss der Kardiologe hellhörig werden."

Basisdiagnostik bei Kardiomyopathien:
- Familienanamnese mit 3-Generationen-Stammbaum,
- körperliche Untersuchung mit neurologischem und allgemein-internistischem Status,
- Routinelabor incl. CK, CK-MB,
- EKG,
- Echokardiographie.

Die weiterführende neurologische Diagnostik erfordert in der Regel die Expertise eines spezialisierten Neurologen. Die neurophysiologische Diagnostik beinhaltet die Elektromyographie, Neurographie und das EEG. In der Liquordiagnostik können sich ein erhöhtes Laktat und Gesamteiweiß ergeben. In der MRT oder CT des Schädels können sich fokale Läsionen als Hinweise auf Schlaganfall-ähnliche Episoden, Marklagerläsionen, Basalgangliensignalveränderungen oder -verkalkungen sowie eine allgemeine Hirnatrophie finden lassen.

Eine Muskelbiopsie ist in vielen Fällen zur Diagnosesicherung erforderlich, kann jedoch bei einer typischen klinischen Situation entfallen. Die histologische und enzymhistochemische Aufarbeitung sollte in einer spezialisierten Pathologie erfolgen und beinhaltet eine modifizierte Gomori-Trichrom-Färbung zum Nachweis von *Ragged Red Fibers* sowie Färbungen zur Succinatdehydrogenase (SDH) und Cytochrom-C-Oxidase (COX). Die biochemische Analytik umfasst die Bestimmung der isolierten

Aktivitäten der Komplexe I–V, des Pyruvatdehydrogenase-Komplexes, der Citratsynthase und der Coenzym-Q10-Konzentration

Erweiterte Diagnostik bei gesicherter Mitochondriopathie:
- Kardiologie: Langzeit-EKG, Kardio-MRT, ggf. Event Recorder,
- Endokrinologie: Diabetes mellitus, Hypothyreose, Hypoparathyreoidismus,
- Ophthalmologie: Fundoskopie (Pigmentdegeneration der Retina, Optikusatrophie), Bulbusmotilitätsstörungen,
- HNO: Innenohrschwerhörigkeit, Videofluoroskopie bei Dysphagie.

4.9.2 Molekulare Genetik

Über viele Jahre waren das pathophysiologische Verständnis und damit auch die diagnostischen Strategien bei Mitochondriopathien von der Analyse der mtDNA sowie der Struktur und Funktion von Bestandteilen der Atmungskette geprägt. Damit wurde aber nur ein Teilbereich der Funktion von Mitochondrien abgedeckt. Mit der Exomsequenzierung steht jetzt eine Methode zur Verfügung, mit der relativ einfach und damit kostengünstig alle Exons des menschlichen Genoms – inklusive der mitochondrialen DNA – untersucht werden können [701].

Somit kann die moderne molekulargenetische Diagnostik einen wichtigen Bestandteil der Diagnosesicherung liefern und in Einzelfällen auch zur Prognoseabschätzung beitragen. Die DNA-Analyse erfolgt bevorzugt aus Muskelgewebe zum Nachweis der häufigsten mtDNA-Varianten, in Einzelfällen kann auch eine DNA-Analyse aus Blut oder anderen Materialien erfolgen. Bei Verdacht auf eine nukleäre Variante kann primär eine genetische Diagnostik aus Blut stattfinden. Aufgrund der geringeren Invasivität und der zunehmend niedrigeren Kosten ist zu erwarten, dass die molekulare Diagnostik aus Blutproben in der zeitlichen Abfolge vor die Muskelbiopsie treten wird und diese in manchen Fällen sogar verzichtbar machen kann.

4.9.3 Therapie

Mitochondriopathien sind Multisystemerkrankungen und erfordern daher ein interdisziplinäres und multiprofessionales Behandlungsteam, was in der Regel nur in spezialisierten Zentren gewährleistet werden kann. Da es keine kausale Therapie für mitochondriale Erkrankungen gibt, liegen die Behandlungsschwerpunkte in der Prävention von Komplikationen sowie allgemeinen symptomatischen Maßnahmen. Ein leichtes Ausdauertraining in Kombination mit moderatem Krafttraining ist auch bei Mitochondriopathien sicher durchführbar und verbessert die körperliche Leistungsfähigkeit.

Die allgemeine Beratung beinhaltet Aspekte der Ernährung, des Reise-, Sport- und Freizeitverhaltens. Starke Hitze- und Kälteeinwirkungen sowie Aufenthalte in großen Höhen sollten vermieden werden. Patienten sollten einen Muskelpass erhalten, damit Medikamente mit einer Beeinträchtigung des mitochondrialen Stoffwechsels vermieden werden können. Dies spielt insbesondere bei Narkosen eine Rolle, betrifft aber auch die **Vermeidung von Valproinsäure, Statinen und Aminoglykosidantibiotika**. Bei fieberhaften Infekten droht eine krisenhafte Verschlechterung des Krankheitsbildes, daher sollte eine frühzeitige Fiebersenkung erfolgen. Weitere supportive Maßnahmen bei Infekten sind eine ausreichende Volumentherapie sowie eine frühzeitige Therapie mit Antibiotika. Bei krisenhafter Verschlechterung der Erkrankung kann eine Korrektur der Laktatazidose durch Bicarbonat oder Dichloroacetat erfolgen, als *Ultima Ratio* aber auch eine Dialyse erforderlich sein.

Fallbeispiel: Patientin mit Complex-I-Mitochondriopathie

Während einer routinemäßigen kinderärztlichen Untersuchung fällt bei einem 6-jährigen Mädchen ein leises Herzgeräusch auf, weshalb eine kardiologische Abklärung veranlasst wird. Bereits in dem 12-Kanal-EKG zeigen sich deutliche Zeichen einer linksventrikulären Hypertrophie sowie Repolarisationsstörungen mit T-Negativierungen in den Ableitungen I, II, III, aVL und aVF (Abb. 4.9.34). Passend zu dem EKG findet sich in der transthorakalen Echokardiographie eine Myokardhypertrophie, betont im Bereich der Hinterwand (initial 16 mm) und der Papillarmuskel. Zur weiteren Klärung folgen eine Herzkatheteruntersuchung sowie die Entnahme rechtsventrikulärer Biopsien. Die deutliche Hypertrophie und Texturstörung der Kardiomyozyten bestätigen die Verdachtsdiagnose der hypertrophen Kardiomyopathie vom apikalen Typ.

Gleichzeitig liegt bei dem Mädchen eine bisher nicht weiter differenzierte mäßige psychomotorische Retardierung im Sinne einer Entwicklungsverzögerung im kognitiven Wahrnehmungsbereich und in der Feinmotorik vor. Eine umfangreiche Untersuchung in der kinderneurologischen Abteilung ergibt weder eine Pathologie im Routine-Stoffwechselscreening noch Hinweise für ein Noonan-Syndrom oder eine Friedreich-Ataxie. Es finden sich jedoch wiederholt erhöhte Blut- und Liquorlaktatspiegel sowie eine pathologisch erhöhte Laktatresonanz im Groß- und Kleinhirn. Vor dem Hintergrund einer hypertrophen Kardiomyopathie stellt sich der Verdacht für das Vorliegen einer Mitochondriopathie. Eine zusätzliche Skelettmuskelbiopsie bleibt leider ohne überzeugende Zeichen einer mitochondrialen Myopathie. Die Fibroblastenanalyse ergibt jedoch eine erniedrigte Komplex-I-Aktivität (103 mU/U COX), so dass von einem Komplex-I-Defekt ausgegangen wird. Ein kausaler Defekt in der mitochondrialen DNA (Positionen 8344, 8993 und 3243) findet sich nicht.

Im Alter von 20 Jahren und der nun möglichen Ansätze mittels Ganz-Exome-Sequenzierung konnte schließlich eine *Missense*-Variante p.Ala326Pro im Gen *ACAD9* (Acyl-CoA *dehydrogenase family member* 9) identifiziert werden, welche ursächlich für einen Komplex-I-Defekt vorbeschrieben ist. Es handelt sich um ein nukleär kodiertes

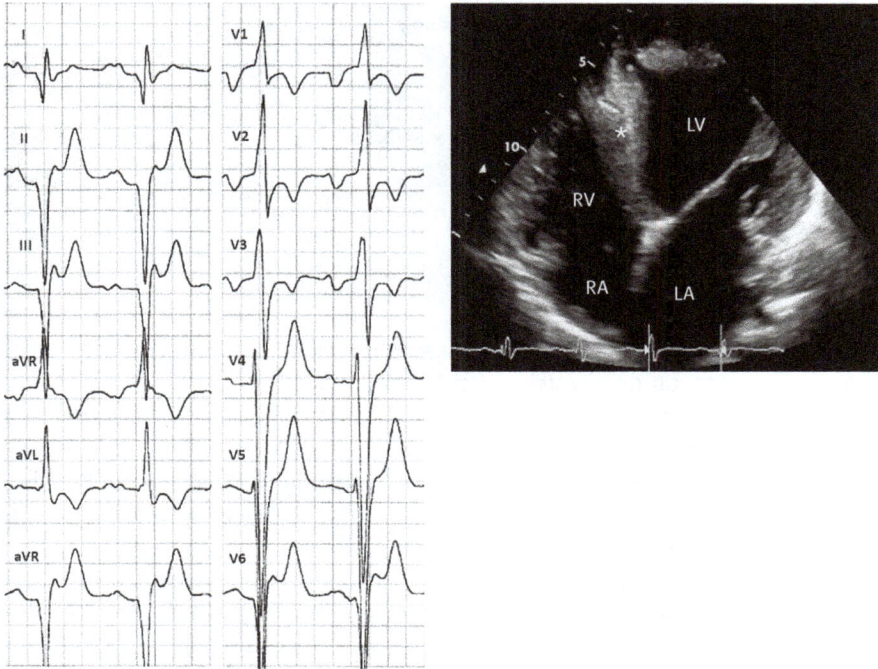

Abb. 4.9.34: Fallbeispiel Mitochondriopathie. Hohe Amplituden der R- und S-Zacke sowie T-Negativierungen als Zeichen der ausgeprägten Myokardhypertrophie. Apikaler Vierkammerblick mit deutlicher Hypertrophie beider Ventrikel, auffälliger Myokardtextur* und Dilatation des linken Vorhofs. *LA, linker Vorhof; LV, linker Ventrikel; RA, rechter Vorhof; RV, rechter Ventrike.*

mitochondriales Protein, welches an der Bildung von Komplex I durch Interaktion mit dem Assemblierungsfaktor NDUFAF1 beteiligt ist. So konnte 14 Jahre nach Erstdiagnose die Ätiologie der Erkrankung festgestellt werden. Für die weitere Beratung der gesamten Familie spielt dieses Ergebnis eine wichtige Rolle, da die Vererbungsmodi bei Mitochondriopathien sehr unterschiedlich sein können.

Zu vermeidende Medikamente bei Mitochondriopathie:
- Medikamente, die möglichst vermieden werden sollten:
    - Narkotika: Halothan, Enfluran, Isofluran, Desfluran, Sevofluran,
    - Muskelrelaxantien: Succinylcholin,
    - Barbiturate,
    - Antibiotika: Linezolid (Oxazolidinone), Aminoglykoside, Chloramphenicol, Tetrazykline,
    - Ringer-Laktat-Infusionen,
    - Metformin (Biguanide),
    - Valproat,
- Medikamente mit möglichen negativen Effekten:
    - Antidepressiva: Amitriptylin, Fluoxetin, Citalopram,

- – Antipsychotica: Chlorpromazine, Haloperidol,
- – Benzodiazepine,
- – Betablocker,
- – Statine, Fenofibrat,
- – Analgetika: Acytylsalicylsäure, Indomethacin, Diclofenac,
- – Antiarrhythmika: Amiodaron,
- – Steroide,
- – Interferon,
- – Zidovudine,
- – Zytostatika: Doxorubicin, Cisplatin, Tamoxifen.

Die Therapie bei Herzerkrankungen im Rahmen einer Mitochondriopathie orientiert sich im Wesentlichen an den bestehenden Leitlinien zur Herzinsuffizienz sowie zu Kardiomyopathien. Zum Nutzen einer primärprophylaktischen Defibrillator-Implantation gibt es jedoch so gut wie keine wissenschaftlichen Daten. Bei AV-Blockierung liegen bei bestimmten Erkrankungen wie dem Kearns-Sayre-Syndrom Fallberichte über einen raschen Progress zum kompletten AV-Block vor, so dass hier die Indikationsschwelle für eine Schrittmacherimplantation niedriger angesetzt werden sollte. Als *Ultima Ratio* bei therapierefraktärer Herzinsuffizienz bildet auch bei Patienten mit Mitochondriopathien eine Herztransplantation eine Option. Die Eignung für eine Transplantation ist jedoch vom Ausmaß weiterer Organbeteiligungen abhängig und stellt insbesondere an die Narkoseführung sowie nachfolgende Intensivtherapie besondere Herausforderungen. Daher sollten über die Basistherapie hinausgehende Entscheidungen an einem kardiologischen Zentrum mit besonderer Expertise auf dem Gebiet der neuromuskulären Erkrankungen und eingebettet in ein multidisziplinäres Team erfolgen.

Verweise
- – MITOMAP – Human Mitochondrial Genome Database:
  www.mitomap.org/MITOMAP
- – mitoNET – Deutsches Netzwerk für mitochondriale Erkrankungen:
  http://mitonet.org

5 Neue Entwicklungen

Frank Rühle, Monika Stoll

5.1 Bedeutung von genetischen Polymorphismen

Viele Erkrankungen treten gehäuft innerhalb einzelner Familien auf (familiäre Aggregation), wodurch auf eine genetische Komponente dieser Erkrankung geschlossen werden kann. Bei bis zu 60 % aller Patienten mit HCM und 35 % der Patienten mit DCM ist dies der Fall [702, 703]. Es kann sich hierbei sowohl um monogene (Mendel'sche) Erkrankungen handeln, die durch ein einzelnes fehlerhaftes Genprodukt verursacht werden, als auch um komplexere polygene Erkrankungen, deren Phänotyp sich aus dem Zusammenspiel vieler verschiedener genetischer Komponenten und dem Einfluss von Umweltfaktoren zusammensetzt.

Ein einzelner mit einer komplexen Erkrankung assoziierter Genlocus (Suszeptibilitätslocus) hat meist eine geringe Penetranz und trägt nur wenig zur phänotypischen Ausprägung bei. In der Summe können jedoch viele dieser genetischen Komponenten die beobachtete Heritabilität einer komplexen Erkrankung zu einem Teil, seltener komplett erklären. Erschwert wird die Analyse komplexer Erkrankungen durch die Phänomene der allelischen Heterogenität und der Locus-Heterogenität, wenn mehrere krankheitsverursachende Varianten in einem Gen auftreten bzw. Varianten an verschiedenen genetischen Loci zum gleichen Phänotyp führen.

Zur Aufklärung einer genetischen Heritabilität sind definierte polymorphe Regionen im Genom erforderlich, die mit anderen Genloci oder einem Phänotyp in Beziehung gesetzt werden können. Als polymorph gelten Genloci, wenn in verschiedenen Individuen unterschiedliche Allele auftreten können. Hierbei spielt es zunächst keine Rolle, ob sich diese Loci in protein-kodierenden Bereichen des Genoms befinden oder in intergenischen oder intronischen Abschnitten liegen. Ein genetischer Polymorphismus mit einer definierten Lokalisation im Genom wird auch als genetischer Marker bezeichnet.

5.1.1 Genetische Polymorphismen als Marker

Bei humanen Studien ist man auf die natürlich vorkommenden genetischen Polymorphismen als Marker angewiesen. Es wird unter anderem zwischen repetitiven Sequenzen mit variabler Wiederholungszahl (*variable number tandem repeat*, VNTR, u. a. Mikrosatellitenmarker) und den heute meist genutzten Einzelnukleotid-Polymorphismen (*single nucleotide polymorphism*, SNP, siehe Infobox-Markertypen) unterschieden. Ein SNP (ausgesprochen: „Snip") bezeichnet eine einzelne Basenposition im Genom, an der irgendwann in der Evolutionsgeschichte, z. B. durch eine Punktmutation, ein Nukleotidbaustein durch einen anderen ausgetauscht wurde.

https://doi.org/10.1515/9783110474428-005

Sofern diese Variante in Zellen der Keimbahn stattgefunden hat, wird sie nach den Mendel'schen Regeln an die Nachkommen weitergegeben und kann sich über Generationen innerhalb einer Population ausbreiten. In einer Population treten für diese Basenposition daher verschiedene Allele auf (Referenz-Allel und alternatives/disponierendes Allel) und es wirdvon einem Polymorphismus gesprochen.

SNPs bilden mit ca. zehn Millionen bekannten Loci – d. h., ein SNP tritt alle 300 Nukleotide auf – die von der Anzahl häufigste Art genetischer Variation im menschlichen Genom (strukturelle Varianten hingegen sind für die meisten ausgetauschten Basen in einem Genom verantwortlich) und eignen sich dadurch besonders gut als genetische Marker. Hierbei sind häufig auftretende SNPs (sog. *Common-SNPs*) mitgezählt, d. h. SNPs, bei denen das alternative Allel mit einer Häufigkeit von mindestens 5 % in der untersuchten Bevölkerung vorkommt. Darüber hinaus gibt es noch eine Vielzahl von moderat häufigen und raren SNPs mit einer geringeren Allel-Häufigkeit. Informationen zu bereits bekannten SNPs können in der Datenbank *db*SNP des *National Center for Biotechnology Information* (NCBI) abgerufen werden (www.ncbi.nlm.nih.gov/SNP) [704]. Die Verteilung und Ausprägung der SNPs variiert in verschiedenen ethnischen Bevölkerungsgruppen und hat sich in der Menschheitsgeschichte im Zusammenspiel mit den Evolutionsfaktoren Rekombination, Mutation, Selektion und Gendrift entwickelt.

Markertypen

Indel: kurze Insertionen oder Deletionen von bis zu 50 Nukleotiden Länge. Größere Insertionen und Deletionen werden als strukturelle Genvariationen (SV) bezeichnet.

RAPD (*random amplification of polymorphic* DNA): Kurze Nukleotid-Primer von acht bis zwölf Nukleotiden Länge hybridisieren zufällig an diversen Stellen im Genom und werden anschließend mit einer Polymerase-Kettenreaktion (PCR) amplifiziert. Je nach Vorliegen der Polymorphismen in den Primer-Bindestellen entstehen dabei charakteristische Muster an PCR-Amplifikaten.

RFLP (*restriction fragment length polymorphism*): Ein Restriktionsfragmentlängen-Polymorphismus tritt auf, wenn eine genetische Variation eine Bindestelle für ein Restriktionsenzym beseitigt oder neu hervorbringt. Nach Restriktionsverdau der DNA mit dem Restriktionsenzym ergibt sich ein charakteristisches Muster an DNA-Fragment-Längen. Optional kann in einem nächsten Schritt ein Teil der erhaltenen DNA-Fragmente noch mittels PCR amplifiziert werden. In diesem Fall wird von einem AFLP (*Amplified fragment length polymorphism*) gesprochen.

SNP (*single nucleotide polymorphism*): Austausch eines einzelnen Nukleotidbausteins. Diese Polymorphismen treten im Genom am häufigsten auf. Ein SNP kann bis zu vier verschiedene Allele aufweisen. Die überwiegende Mehrheit aller SNPs ist allerdings biallelisch. Der Begriff SNV (*single nucleotide variant*) kann alternativ verwendet werden und ist bezüglich der auftretenden Frequenz wertneutral.

VNTR (*variable number tandem repeat*): ein sich mehrfach wiederholendes Sequenzmotiv. Individuen können sich hinsichtlich der Anzahl der Motiv-Wiederholungen unterscheiden. Je nach Größe des Sequenzmotivs werden VNTRs weiter unterteilt:

Mikrosatelliten: kurze Motive von zwei bis fünf Nukleotiden Länge, die mit bis zu 50 Motiv-Wiederholungen auftreten können. Mikrosatelliten-Marker sind im gesamten Genom verteilt und werden auch *short tandem repeats* (STR) oder *simple sequence repeats* (SSR) genannt.

Minisatelliten: Motive von sechs bis 64 Nukleotiden Länge, die insbesondere in den Telomer-Regionen der Chromosomen zu finden sind.

Die meisten genetischen Varianten haben wahrscheinlich keinen messbaren positiven oder negativen Einfluss auf die Gesundheit oder Entwicklung des Organismus. Es hat sich jedoch gezeigt, dass die disponierenden Allele mancher Marker häufiger zusammen mit einer bestimmten Erkrankung auftreten und daher als Marker dieses Phänotyps dienen können. Die Variante kann direkt für einen zu Grunde liegenden biologischen Wirkmechanismus verantwortlich sein. Ist das der Fall, handelt es sich um eine kausale Mutation, die z. B. durch Änderung oder Abbruch der Aminosäuresequenz direkten Einfluss auf die Funktionalität des kodierten Proteins nimmt. Wird die Expression eines anderen Genprodukts durch die Variante beeinflusst, handelt es sich um einen so genannten *expression quantitative trait locus* (eQTL). Genetische Varianten im Bereich von Spleiß-Regionen können die Prozessierung eines Gens manipulieren und dazu führen, dass alternative Transkripte eines Gens gebildet und entsprechend in abgewandelte Proteine übersetzt werden. Ebenso kann die Variante als Modifikator den Effekt einer anderen Genvariante beeinflussen, indem die Penetranz dieser anderen Variante auf den Phänotyp modifiziert wird. Meist ist ein Marker aber nicht selbst kausativ, sondern befindet sich lediglich in der Nähe zu der eigentlichen kausalen Mutation, die noch nicht identifiziert wurde.

5.1.2 Kopplungsungleichgewicht

Wenn ein assoziierter Locus in der Nähe einer kausalen Variante auf dem gleichen Chromosom liegt, wird er wegen der zwischen ihnen bestehenden genetischen Kopplung gemeinsam mit der Variante vererbt und liefert dadurch einen Hinweis auf den benachbarten Genort mit phänotypischer Relevanz. Ursache hierfür ist die geringe Wahrscheinlichkeit von Rekombinationsereignissen zwischen nah benachbarten Genorten während der Meiose.

Ein Kopplungsungleichgewicht (*linkage disequilibrium*, LD [705]) liegt vor, wenn die Allele von zwei auf demselben Chromosom benachbarten Genorten in einer Population häufiger zusammen vererbt werden, als es bei zufälliger Verteilung gemäß den Mendel'schen Regeln zu erwarten wäre. Mit steigendem Abstand zwischen den Genorten nimmt die Rekombinationswahrscheinlichkeit wieder zu und das Kopplungsungleichgewicht ab. Die Zunahme der Rekombinationshäufigkeit verläuft dabei nicht linear mit der physikalischen Distanz auf dem Chromosom. Stattdessen gibt es längere Abschnitte mit geringer Rekombinationsrate, die unterbrochen sind von einzelnen Rekombinationshotspots mit sehr hoher Rekombinationswahrscheinlichkeit. Daraus ergeben sich Chromosomenabschnitte, die als Ganzes von einem Elternteil an die Nachkommen vererbt und als Haplotyp-Blöcke bezeichnet werden [706, 707]. Die Allele einer Gruppe von SNPs, die auf demselben elterlichen Chromosom liegen und aufgrund des LD blockweise zusammen vererbt werden, werden als Haplotypen bezeichnet. Ein solcher Block kann eine Vielzahl von SNPs beinhalten, aber einige wenige repräsentative SNPs (sog. *tag*-SNPs) sind ausreichend, um die Haplotypen eines Blocks eindeutig zu identifizieren. Das heißt, wenn ausreichend Daten zu der Haplotyp-Verteilung einer Referenz-Population zur Verfügung stehen, kann anhand einiger genotypisierter SNPs auf den Genotyp anderer, nicht genotypisierter SNPs geschlossen werden. Dieses Verfahren wird als Imputierung bezeichnet.

5.1.3 Datenbanken humaner genetischer Polymorphismen

Die Kenntnis und Charakterisierung möglichst vieler Marker-Genotypen und -Haplotypen in möglichst vielen Bevölkerungsgruppen birgt ein großes Potenzial zur Prädiktion und Aufklärung der molekularen Pathogenese von genetisch bedingten Erkrankungen. Nach dem Abschluss des humanen Genom-Projektes im Jahr 2003 [28, 29] wurde daher mit der Kartierung von genetischen Polymorphismen und ihrer Haplotyp-Verteilung im humanen Genom begonnen.

5.1.3.1 HapMap-Projekt

Wissenschaftler aus sechs Nationen schlossen sich 2002 zum International *HapMap-Consortium* (*haplotype map*, Haplotyp-Karte) zusammen, um im Rahmen des *International HapMap*-Projekts (www.hapmap.org) die genetischen Variationen des humanen Genoms zu kartieren und für die Öffentlichkeit nutzbar zu machen [708]. Insgesamt wurden in einer mehrstufigen Studie 3,1 Millionen SNPs in 270 Individuen aus vier geographisch getrennten Populationen genotypisiert und ihre Allel-Frequenzen sowie Korrelationen untereinander analysiert [709, 710]. Die Populationen setzen sich zusammen aus 90 Individuen (30 Mutter-Vater-Kind-Trios) aus Yoruba in Ibadan, Nigeria, (YRI), 90 Individuen (30 Mutter-Vater-Kind-Trios) mit zentraleuropäischer Abstammung aus Utah, USA, (CEU), 45 unverwandten Han-Chinesen aus Beijing, China (CHB), und 45 unverwandten japanischen Individuen aus Tokio, Japan (JPT).

Durch die Identifizierung von Haplotyp-Blöcken und der zugehörigen *tag*-SNPs reduziert sich die Komplexität der genetischen Variation im humanen Genom von ursprünglich zehn Millionen SNPs auf ca. 500.000 *tag* SNPs erheblich [710, 711]. Dadurch vereinfacht sich die Suche nach krankheitsassoziierten Genen oder Regionen im Genom, da deutlich weniger SNPs experimentell genotypisiert werden müssen. Das *HapMap*-Projekt leistete daher einen wertvollen Beitrag bei der Identifizierung neuer genetischer Komponenten von komplexen kardiovaskulären Erkrankungen [711, 712]. Außerdem führten die *HapMap*-Daten zu wichtigen Erkenntnissen über die Verteilung und Entstehung von Rekombinationshotspots [709, 713] sowie über das Auftreten struktureller Genvarianten [714, 715].

Im Juni 2016 wurde die *HapMap-Projekt*-Website wegen des Erfolges des Nachfolgeprojekts *1000 Genomes* vom NCBI vom Netz genommen. Die Daten des HapMap-Projektes stehen archiviert auf einem FTP-Server weiterhin zur Verfügung (ftp://ftp.ncbi.nlm.nih.gov/hapmap/).

5.1.3.2 1000-Genomes-Projekt

Mit der Weiterentwicklung und Kostensenkung von *Next-generation-sequencing*-Technologien (NGS) war es möglich, nicht nur einzelne SNPs, sondern ganze Genome vieler verschiedener Individuen zu charakterisieren. Im Jahr 2008 schloss sich ein Verbund aus internationalen Forschungseinrichtungen zum *1000 Genomes Project Consortium* zusammen und gründete das *1000-Genomes*-Projekt (www.1000genomes.org) mit dem Ziel, die genetischen Varianten mit Allel-Frequenzen von mindestens 1 % in den untersuchten menschlichen Populationen zu identifizieren und den größten Katalog genetischer Variation im humanen Genom zur Verfügung zu stellen [716]. Das *1000-Genomes*-Projekt gliedert sich in eine dreiteilige Pilotphase, die 2009 abgeschlossen wurde, und drei Hauptprojektphasen, deren Ergebnisse im Jahr 2015 im Fachmagazin Nature veröffentlicht wurden [103, 717, 718]. Ausgehend von dem *HapMap*-Projekt wurden unter Verwendung verschiedener Sequenzierungstechnologien die Genome von insgesamt 2.504 Individuen von 26 verschiedenen Populationen aus Afrika, Amerika, Europa, Ost- und Südasien mit im Mittel 7-facher Abdeckung (*low coverage*) sequenziert. Diese Daten wurden kombiniert mit Exomsequenzen dieser Individuen mit im Mittel 66-facher Abdeckung und hochparallelen Mikroarray-basierten Genotypdaten. Auf diese Weise konnten auch Genotypen einzelner Varianten bestimmt und einem Haplotypen zugeordnet werden, wenn in den entsprechenden Regionen keine Sequenz-Abdeckung vorlag.

Insgesamt wurden über 88 Millionen genomische Varianten identifiziert, davon 84,7 Millionen SNPs, 3,6 Millionen kurze Insertionen und Deletionen (Indels) sowie 60.000 strukturelle Varianten. Für alle Varianten wurde zudem die Haplotyp-Struktur bestimmt und der Öffentlichkeit zur Verfügung gestellt [718]. Ein typisches Genom unterscheidet sich an 4,1 bis 5,0 Millionen Stellen vom einheitlichen Referenz-Genom. Obwohl es sich dabei zu über 99,9 % um SNPs und Indels handelt, umfassen die größeren strukturellen Varianten, wie große Deletionen, Insertionen, Inversionen und Duplikationen, am meisten Nukleotide [103]. Die Gesamtzahl an Variationen eines Genoms hängt dabei stark von der jeweiligen Population ab. Individuen aus

Afrika und aus Populationen, die sich in jüngerer Vergangenheit gemischt haben, weisen die höchste Zahl an genomischen Varianten auf. Die Mehrzahl der insgesamt bei *1000 Genomes* identifizierten Varianten (64 Millionen) tritt sehr selten auf, d. h. mit einer Allel-Frequenz von niedriger als 0,5 %. Dennoch sind die meisten Varianten eines typischen Genoms häufig auftretende Varianten. Lediglich 1–4 % haben eine Allel-Frequenz < 0.5 % [718].

Über das Zugriffsportal des *1000-Genomes*-Projektes können die zur Verfügung stehenden Daten einzelner Probanden oder ganzer Populationen durchsucht und heruntergeladen werden. Für die Sequenzierung der Exome und der Gesamtgenome bei niedriger Sequenztiefe stehen die Daten im FASTQ-Format sowie ausgerichtet an dem humanen Referenzgenom im BAM-Format und als Sammlung genetischer Varianten im VCF-Format zur Verfügung.

Die Daten des *1000-Genomes*-Projekts leisten einen unschätzbaren Beitrag zum Verständnis der genetischen Architektur und der genetischen Variation einer breiten Repräsentation des globalen humanen Genoms [103, 718]. Sie werden für die Erforschung der evolutionsbiologischen Entwicklungsgeschichte des Menschen ebenso eingesetzt wie für die Untersuchung komplexer Erkrankungen. Im Rahmen genomweiter Assoziationsstudien helfen sie beim Aufspüren kausaler Varianten sowie bei der Identifizierung seltener Varianten. Durch die technologische Pionierleistung des *1000-Genomes*-Projekts wurde auch die NGS-Technologie maßgeblich vorangetrieben. Mittlerweile gibt es ähnliche Sequenzierungsprojekte in anderen Populationen von meist europäischer Abstammung, die das *1000-Genomes*-Projekt vom Umfang her sogar übertreffen [719–721].

5.1.4 Genetische Assoziationsstudien

Liegen die Genotypen eines Markers für eine ausreichende Anzahl von Individuen vor, können statistische Methoden der genetischen Epidemiologie genutzt werden, um einzelne Marker mit dem zu untersuchenden Phänotyp in Beziehung zu setzen, d. h. zu testen, ob eine statistische Assoziation zwischen einem Allel und dem Phänotyp besteht [722]. Es kann sich dabei sowohl um einen binären Phänotyp (z. B. Vorliegen einer DCM oder nicht) oder um einen quantitativen Phänotyp (z. B. gemessene LDL-Konzentration im Blutplasma) handeln.

Hierfür stehen verschiedene familien- [723, 724] oder populationsbasierte [725, 726] Studienansätze zur Auswahl. Ein familienbasierter Untersuchungsansatz bietet den Vorteil, (z. B. Trios bestehend aus Kernfamilien mit gesunden Eltern und betroffenem Kind), dass die Probanden einen einheitlichen genetischen Hintergrund aufweisen. Bei populationsbasierten Studien (z. B. Fall-Kontroll-Ansatz, Kohorten-Ansatz) sind die Probanden dagegen nicht miteinander verwandt und können einfacher in großer Zahl rekrutiert werden, wodurch sich die statistische Aussagekraft der Studie erhöhen lässt. Während in einer Fall-Kontroll-Studie untersucht wird, ob ein Allel des Markers in einer Probandengruppe (betroffene Patienten, Fälle) überproportional häufiger vorkommt als in einer Vergleichsgruppe (gesunde Kontrollen) [727], werden in einer Kohorten-Studie Probanden ohne Kenntnis ihres Krankheitsstatus rekrutiert. Anschließend wird untersucht, ob Probanden mit einem bestimmten Marker-Genotyp häufiger den Krankheitsphänotyp aufweisen als andere bzw. im Laufe der Studie ausbilden. Für jeden Studienansatz haben sich statistische Methoden etabliert. Im Fall-Kontroll-Ansatz beispielsweise kann ein Chi-Quadrat-Test verwendet werden. Bei allen Tests wird ein p-Wert bestimmt, der die Wahrscheinlichkeit für das Auftreten der beobachteten Effektgröße (z. B. Quotenverhältnis oder relatives Risiko) angibt, wenn von keinem Zusammenhang zwischen Marker und Phänotyp ausgegangen wird. Unterschreitet der p-Wert jedoch ein vorher festgesetztes Signifikanzniveau von z. B. 5 %, kann vom Vorliegen eines Zusammenhangs ausgegangen werden. Wenn die Assoziation eines Markers statistisch signifikant nachzuweisen ist, kann ein möglicher Einfluss dieser Region auf den Phänotyp die Ursache sein. Der zugrunde liegende biologische Zusammenhang ist dabei noch völlig unklar und muss in funktionellen Folgeuntersuchungen geklärt werden.

Die untersuchten Marker können genomweit durch hoch-parallele DNA-*Microarrays* und Sequenzierungstechnologien oder einzeln durch PCR-basierte (Polymerase-Kettenreaktion) Methoden genotypisiert werden. Wird die Untersuchung gleichzeitig für eine Vielzahl von Markern durchgeführt, die über das ganze Genom verteilt sind, wird von einer genomweiten Assoziationsstudie (GWAS) gesprochen. Da die verwendeten Marker, z. B. eines Mikroarrays, normalerweise ohne Bezug zu einem später untersuchten Phänotyp ausgewählt werden, handelt es sich bei einer GWAS um einen hypothesen-freien Ansatz. Das bedeutet, es können auch relevante Genorte identifiziert werden, von denen bisher keinerlei Zusammenhang mit dem untersuchten Phänotyp bekannt war. Dadurch unterscheidet sich der Ansatz von einem Kandidatengen-Ansatz, bei dem im Vorfeld des Experiments auf Basis bereits bekannter Informationen eine Auswahl an möglichen Kandidaten-Genen oder -Loci getroffen wurde und auf die die Untersuchung begrenzt wird. Um die Durchführung genetischer Assoziationsstudien transparent und vergleichbar zu machen, wurde 2009 mit dem STREGA-Manifest (*STrengthening the REporting of Genetic Association studies*) eine Liste mit Empfehlungen erstellt, die Wissenschaftlern als Leitlinie bei der Ausführung und Veröffentlichung ihrer Studien helfen soll [728, 729].

Eine statistisch signifikante Assoziation kann verschiedene Ursachen haben. Bei einer direkten Assoziation ist der Marker selbst die kausale Mutation, die direkten Einfluss auf einen biologischen Prozess nimmt [730]. Bei einer indirekten Assoziation ist der Marker nicht selbst kausativ, sondern befindet sich in LD zu einer bisher unbekannten kausalen Variante [730], die im Anschluss z. B. durch Sequenzierung identifiziert werden kann. Als dritte Möglichkeit kann eine Assoziation zwischen Marker und Phänotyp auch ungewollt durch Störvariablen (*Confounder*) zu Stande kommen [730]. Hierbei ist der gemessene Marker nicht wirklich mit dem untersuchten Phänotyp verknüpft, sondern mit dem *Confounder*, der seinerseits zufällig mit dem untersuchten Phänotyp korreliert ist. Ein häufiges Beispiel in genetischen Assoziationsstudien ist das Auftreten von Populationsstratifikation, d. h. von abstammungsbedingt unterschiedlichen Allel-Frequenzen in Subpopulationen innerhalb der untersuchten Kohorte. Wurden die Fall- und Kontroll-Populationen aus unterschiedlichen ethnischen Gruppen zusammengesetzt, kann dieser Effekt die Analyse verfälschen und zu falsch-positiven Ergebnissen führen. Potenzielles *Confounding* durch Populationsstratifikation kann kontrolliert werden, z. B. durch die Wahl eines familienbasierten Studien-Designs anstelle des Fall-Kontroll-Designs, durch Anwendung des *Genomic-Control*-Verfahrens (GC) [731, 732] oder durch Adjustierung mit Hauptkomponenten, die mittels Hauptkomponentenanalyse aus den Genotyp-Informationen aller Marker berechnet werden (*principal components*, PC) [733, 734].

Bei der Auswertung von GWAS muss außerdem das Problem des multiplen Testens berücksichtigt werden. Die statistische Assoziation wird für jeden Marker einzeln berechnet, d. h., jeder Marker stellt einen eigenen Test dar. Bei hunderttausenden Markern, die im Rahmen einer GWAS getestet werden, würde ein Signifikanzniveau von 5 % sehr viele falsch-positive Testergebnisse erzeugen. Für genomweite Studien hat sich daher ein Signifikanz-Niveau von $p = 5 \times 10^{-8}$ etabliert (genomweite Signifikanz) [735]. Es gibt verschiedene Verfahren, das Signifikanzniveau entsprechend der Studie anzupassen, wie die Bonferroni-Methode [736], die Kontrolle der *False Discovery Rate* (FDR) [737] und Permutationsverfahren [738].

5.1.5 GWAS-Katalog

Um die rasant zunehmende Zahl an veröffentlichten GWAS-Ergebnissen zu sammeln und öffentlich verfügbar zu machen, wurde im Jahr 2008 der GWAS-Katalog vom *National Human Genome Research Institute* (NHGRI) eingerichtet [147]. Für diesen händisch gepflegten Katalog wird die wissenschaftliche Literatur wöchentlich nach neu publizierten GWA-Studien mit mindestens 100.000 untersuchten Marker-SNPs durchsucht. Aus jeder GWAS werden die statistisch signifikanten SNP-Phänotyp-Assoziationen mit einem p-Wert $< 10^{-5}$ aufgenommen und über ein Web-Portal verfügbar gemacht (https://www.ebi.ac.uk/gwas). Im August 2016 waren in diesem Katalog 2520 Studien mit insgesamt 24.218 SNP-Phänotyp-Assoziationen verzeichnet (Abb. 5.1.1). Zu den insgesamt 1849 berücksichtigten phänotypischen Merkmalen zählen u. a. Herzinsuffizienz, DCM und HCM sowie weitere kardiovaskuläre Erkrankungen. Derzeit sind insgesamt vier verschiedene GWAS-Studien zu primären Kardiomyopathien im Katalog verzeichnet (Tab. 5.1.1, Stand 08.09.2016) [739–742].

Inhalte des Katalogs können über die Suchmaske des Web-Interface, über eine dynamische Visualisierung des humanen Karyogramms (Abb. 5.1.1), als Text-Datei oder als *OWL knowledge base* (*Web Ontology Language*) abgerufen werden [147]. Über die Suchmaske können die Katalogeinträge nach diversen Kriterien wie phänotypischem Merkmal, Gen- und SNP-Namen oder Studienautor durchsucht und gefiltert werden.

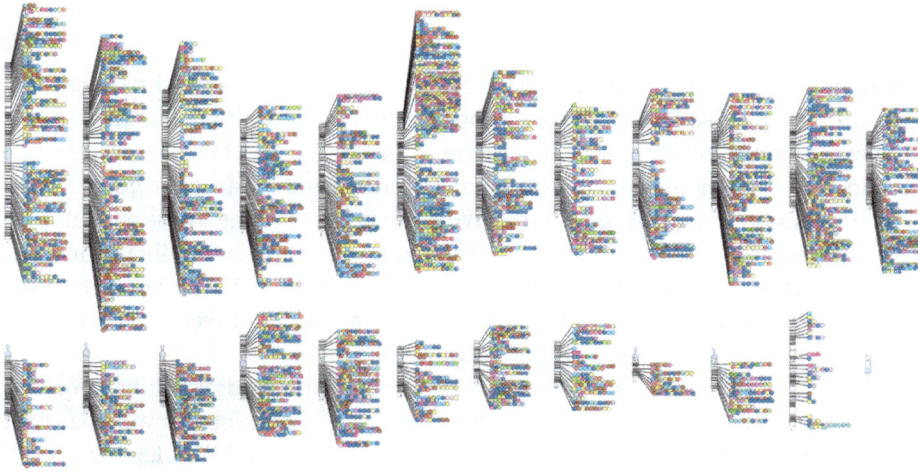

Abb. 5.1.1: Karyogramm mit den im GWAS Katalog verzeichneten SNP-Phänotyp Assoziationen im Kontext ihrer chromosomalen Position. Jeder Punkt bezeichnet einen SNP oder mehrere benachbarte SNPs, die mit einem p-Wert $\leq 5 \times 10^{-8}$ mit einem phänotypischen Merkmal assoziiert sind. Assoziationen mit kardiovaskulären Merkmalen sind rot eingezeichnet. Quelle: The NHGRI-EBI Catalog of published genome-wide association studies, https://www.ebi.ac.uk/gwas, Stand 08.09.2016.

Tab. 5.1.1: Assoziationsstudien zu primären Kardiomyopathien, gelistet im GWAS-Katalog. Aufgeführt sind SNPs mit genomweiter Signifikanz. Im GWAS Katalog nicht aufgeführte Angaben wurden den zugehörigen Literatur-Referenzen entnommen. Chr: Chromosom. Pos: Basenpaar-Position nach Genomversion GRCh38. P-Wert: Assoziations-p-Wert unadjustiert für multiples Testen. DCM: dilatative Kardiomyopathie. HCM: hypertrophische Kardiomyopathie. PPCM: peripartale Kardiomyopathie. Nicht syn.: nicht synonymer Basenaustausch.

Kardio-myo-pathie	SNP	Chr	Pos	Effekt	Gen	p-Wert	Referenz
DCM	rs2234962	10	119670121	nicht syn.	*BAG3*	4.00E-12	[739] (Villard et al.)
DCM	rs10927875	1	15972817	intronisch	*ZBTB17*	1.00E-09	[739] (Villard et al.)
DCM	rs9262636	6	31058071	intronisch	*HCG22*	7.09E-09	[737] (Meder et al.)
HCM	rs2303510	18	36744128	nicht syn.	*FHOD3*	1.76E-09	[738] (Wooten et al.)
HCM	rs12341266	9	113594236	nicht syn.	*RGS3*	1.32E-07	[738] (Wooten et al.)
PPCM	rs258415	12	27864589	intergenisch	*PTHLH - LOC105369709*	2.06E-08	[740] (Horne et al.)

Darüber hinaus verlinken auch andere renommierte Datenportale wie *Ensembl* [743], der *UCSC Genome Browser* [744, 745] oder der *Phenotype-Genotype Integrator* (Phe-GenI) [746] ihre Informationen mit dem GWAS-Katalog und erlauben einen kontextbezogenen Zugriff auf die Daten.

5.1.6 Suszeptibilitätsloci für Kardiomyopathien

Für Kardiomypathien wurden in diversen Studien bisher dutzende Krankheitsloci identifiziert und der Einfluss der zugehörigen Genprodukte auf den Krankheitsphänotyp untersucht [289, 747]. Besondere Aufmerksamkeit galt dabei bisher den protein-kodierenden Genen. Viele Krankheitsgene beeinflussen über gemeinsame Wirkmechanismen verschiedene Kardiomyopathien. Die Wirkungsweise der pathogenen Genmutationen umfasst u. a. Beeinträchtigungen in den kontraktilen Elementen des Herzmuskels (z. B. β-Myosin *heavy chain*, *MYH7*) [223], in Z-Scheiben der Sarkomere von Muskelfibrillen (*Titin*, *TTN*) [748] oder in mit dem Zytoskelett verbundenen Membranproteinen (*Dystrophin*, *DMD*) [749].

Allerdings können die Einflüsse aller bisher bekannten Suszeptibilitätsloci zusammengenommen die genetische Heritabilität einer komplexen Erkrankung nicht vollständig erklären. Eine Ursache dieser noch fehlenden Heritabilität könnte auf seltene Varianten zurückzuführen sein. Bisher orientierten sich GWAS an der *Common-Disease-Common-Variant*-Hypothese, wonach in einer Population häufig auftretende Erkrankungen wie Kardiomyopathien (relativ häufig) auf häufig auftretende Genvarianten zurückzuführen sind. Doch durch die Erkenntnisse der groß angelegten Sequenzierungsprojekte wie *1000 Genomes* rücken nun die raren Varianten mit Allel-Frequenzen < 0,5 % vermehrt in den Fokus. Es hat sich herausgestellt, dass die Zahl an potenziell auch pathogenen raren Varianten in der Bevölkerung erheblich höher ist als erwartet [750, 751]. Diese raren Varianten können mit genomweiten Assoziationsanalysen kaum identifiziert werden und erfordern den Einsatz von Sequenzierungstechnologien in großen Patienten-Kollektiven. Der Einfluss von vielen seltenen Varianten könnte einen Teil der fehlenden Heritabilität komplexer Erkrankungen erklären [752, 753]. Daneben sind allerdings auch epigenetische Mechanismen (Kapitel 5.2) zu nennen. Nicht kodierende Genprodukte wie microRNAs (miRNAs) [754], lange nicht kodierende RNA-Moleküle (lncRNAs, RNA-Moleküle mit einer Länge von mindestens 200 Nukleotiden) oder Chromatin- und chemische DNA-Modifikationen bieten hierfür eine Fülle an möglichen epigenetischen Regulierungsmechanismen [755, 756].

Genetische Varianten in miRNA-Genen oder in den Bindestellen der betreffenden Ziel-mRNA protein-kodierender Gene können die Stabilität dieser mRNAs und damit die Protein-Konzentration im Herzgewebe regulieren. Für verschiedene miRNAs wie u. a. miR-451a und miR-29a wurde der Einfluss auf die HCM bereits beschrieben (Tab. 5.1.2) [757, 758]. Ebenso können Varianten in lncRNA-Genen die Sekundärstruktur der RNA-Moleküle modifizieren und so Einfluss auf die Bindungseigenschaften dieser Moleküle mit Proteinen, DNA- oder anderen RNA-Molekülen nehmen. In einer GWAS zu DCM mit 909 Patienten und 2.120 Kontrollen befand sich die stärkste Assoziation in einem Locus mit der lncRNA HCG22 (*HLA complex group* 22) [739]. Die Funktion dieser lncRNA ist noch unbekannt, aber ihre Lokalisation im Haupthistokompatibilitätskomplex auf Chromosom 6 sowie nachfolgende eQTL und Pathway-Analysen verweisen auf einen möglichen Zusammenhang zwischen Inflammationsmechanismen

Tab. 5.1.2: Nicht kodierende Gene assoziiert mit humanen Kardiomyopathien.

Kardio-myopathie	lncRNA	miRNA
ARVC		*MIR135B*
DCM	*HCG22, LINCMD1, SRA1*	*MIR124-1, MIR142, MIR155, MIR222, MIR340, MIR636, MIR639, MIR646, MIRLET7I*
HCM	*H19, LINC-ROR, NPPA-AS1, RMRP, RN7SK*	*MIR1-1, MIR27A, MIR29A, MIR29C, MIR133-1, MIR195, MIR199A1, MIR208A, MIR451A*

ARVC: arrhythmogene rechtsventrikuläre Kardiomyopathie. DCM: dilatative Kardiomyopathie. HCM: hypertrophische Kardiomyopathie.

und sporadischen DCM-Fällen [166]. Darüber hinaus können miRNAs und lncRNAs auch in Wechselwirkung treten und sich in ihrer Konzentration gegenseitig beeinflussen [759].

5.1.7 Genetische Polymorphismen & personalisierte Medizin

Die Möglichkeit, eine Vielzahl genetischer Polymorphismen im Genom von Patienten zu bestimmen, unterstützt das Konzept der personalisierten Medizin, Therapien für individuelle Personen maßzuschneidern [760]. Genau genommen handelt es sich bei diesem Konzept um eine stratifizierte Medizin, da sich dieser Ansatz bisher eher an Patientengruppen mit ähnlichem genetischem oder physiologischem Hintergrund richtet statt an einzelne Personen. Eine Therapie wird dabei nicht allein anhand der Krankheitsdiagnose verordnet, sondern unter Einbeziehung zusätzlicher patientenspezifischer Informationen. Hierbei handelt es sich um vielfältige Biomarker, die im Idealfall leicht im Blut des Patienten gemessen werden können und Aufschluss über Art und Verlauf der Erkrankung geben. Standard-Biomarker für Herzinsuffizienz sind die Blutspiegel der natriuretischen Peptide sowie des Herzmuskelproteins TNNT2 = Gen Vielleicht hs-Troponin-T/Troponin T/hs-TNT [761]. Daneben spielen auch genetische Varianten eine wichtige Rolle als Biomarker, sofern sie klinische Relevanz haben (siehe Kapitel 2 und 4). Die Heart Rhythm Society (HRS) und die European Heart Rhythm Association (EHRA) haben hierfür eine Leitlinie mit Empfehlungen für genetisches Testen in Kardiomyopathien erarbeitet. Je nach Vorliegen einer genetischen Variante kann die Therapie entsprechend angepasst werden.

Die Pharmakogenomik beschäftigt sich zudem mit dem Einfluss genetischer Polymorphismen auf die Wirkung und Verträglichkeit von Medikamenten [762]. Je nach genetischem Hintergrund des Patienten kann eine andere Therapie oder Medikation sinnvoll sein und zum Erfolg führen. Ist ein Zusammenhang zwischen Marker und Medikation bekannt, kann durch einen vorgelagerten genetischen Test direkt die am besten geeignete Medikation für den Patienten gewählt werden, anstatt verschiedene Medikamente nacheinander auszuprobieren. Dieser Ansatz wurde als Erstes in der Onkologie eingesetzt [763]. Bei Herzinsuffizienz wurden verschiedene genetische Polymorphismen im Endothelin-1-Gen sowie in den β_1-, β_2- und α_{2c}-adrenergen Rezeptoren identifiziert, die den Therapie-Erfolg von Betablockern beeinflussen [764–767]. Eine homozygote Deletion im Gen des Angiotensin-I-Konversionsenzyms (*ACE*) ist mit einer höheren Aktivität des Enzyms assoziiert und vermindert die Wirkung von ACE-Inhibitoren bei Patienten mit Herzinsuffizienz [768]. Bisher ist das Portfolio solcher genetischer Tests im Vorfeld einer kardiologischen Therapie noch überschaubar. Bis weitere Erkenntnisse aus Genomsequenzierungen und GWA-Studien ihren Weg in die klinische Anwendung finden, ist noch viel Forschungsarbeit erforderlich.

Marco Hagenmüller, Dominik Siede, Johannes Backs
5.2 Epigenetische Mechanismen bei Kardiomyopathien

In den vergangenen Jahren rückte eine neue wissenschaftliche Disziplin immer stärker in den Fokus der kardiologischen Grundlagenforschung: die Epigenetik. Etymologisch ist das Wort Epigenetik vom griechischen *epigenesis* abgeleitet, das mit **„nachträgliche Entstehung"** übersetzt werden kann. Wird die auf der DNA kodierte Erbinformation als struktureller Bauplan für unterschiedliche Lebewesen angesehen, so impliziert der Begriff bereits, dass die Epigenetik eine weitere Informationsebene darstellt, die – unabhängig vom genetischen Code – für die Entwicklung eines biologischen Organismus sehr bedeutsam ist. Plakativer ausgedrückt, beschreibt die Epigenetik nicht, wie Gene kodiert sind, sondern wie sie an- oder ausgeschaltet werden.

5.2.1 Unterschied zwischen Genetik und Epigenetik

Die Erbinformation aller Körperzellen eines Individuums ist im Idealfall identisch. Über einen Triplet-Code werden die Nukleotidsequenzen der DNA zu mRNA transkribiert und in Aminosäuren übersetzt, die schließlich durch Aneinanderreihung die Proteine bilden, die den Körperzellen ihre Gestalt und ihre spezifische Funktion verleihen. Dieser Prozess wird als Proteinexpression bezeichnet und repräsentiert in seiner Abfolge ein molekulargenetisches Dogma.

Anders als der fixierte genetische Code sind epigenetische Regulationsmechanismen in starkem Maße abhängig von Umwelteinflüssen, Alterungsprozessen bzw. von Gen-Umwelt-Interaktionen, die auf das Individuum wirken [769]. Sehr anschaulich ist hierbei das Bespiel der Entwicklung der Königin eines Bienenvolkes. Zwar ist die auf der DNA kodierte Erbinformation im ganzen Bienenvolk nahezu identisch, der Verzehr von *Gelee Royal* reicht jedoch aus, damit aus einer Bienenlarve statt einer Arbeiterbiene eine Königin entsteht, die sich nicht nur in ihrer Körpergröße vom übrigen Bienenvolk unterscheidet (Abb. 5.2.2), sondern auch in ihrer Fertilität. Bemerkenswerterweise hängt diese ausgeprägte phänotypische Veränderung von einem epigenetischen Faktor ab *(DNA Methyltransferase 3, DNMT3)*, dessen alleinige Inaktivierung die Entwicklung zur Bienenkönigin zu induzieren vermag [770].

Die epigenetische Informationsweitergabe geschieht durch enzymatisch vermittelte chemische Modifikation, die entweder die DNA selbst oder andere Chromatinbestandteile erfahren. Dies können beispielsweise die Verbindung von Methylgruppen mit Basenpaaren innerhalb der DNA-Sequenz sein (Abb. 5.2.2 unten) oder die enzymatische Übertragung von Acetylgruppen an Histone. Die Modifikationen und die damit einhergehenden Veränderungen der strukturellen Eigenschaften von DNA und Histon-Proteinen werden als *Chromatin Remodeling* bezeichnet. Je nach Modifikation wird das entsprechende Gen für Transkriptionsfaktoren zugänglich oder blockiert,

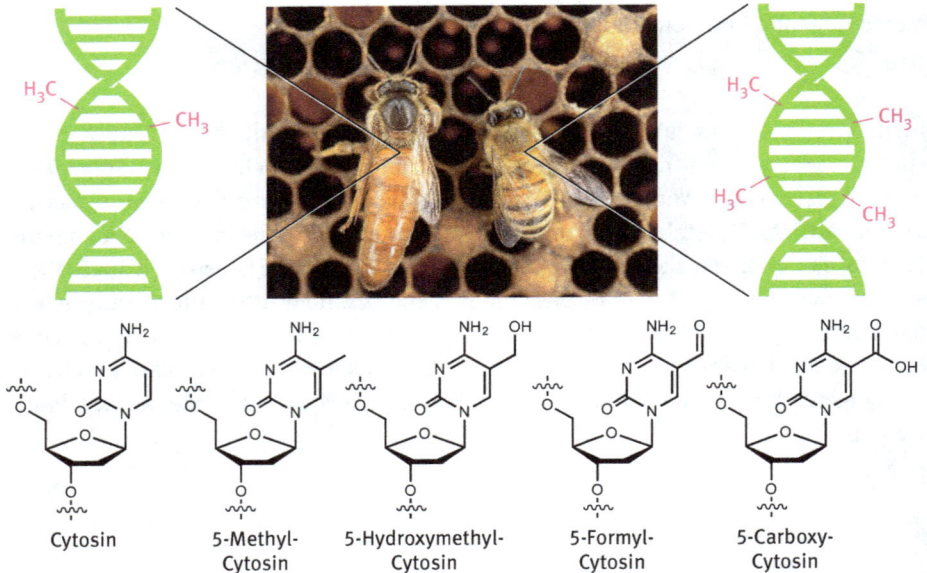

Cytosin   5-Methyl-Cytosin   5-Hydroxymethyl-Cytosin   5-Formyl-Cytosin   5-Carboxy-Cytosin

Abb. 5.2.2: Durch Fütterung mit *Gelee Royal* entwickelte sich aus der linken Biene eine Königin, während aus der vom Basencode nahezu identischen Schwester eine Arbeiterin wurde. Lediglich die Methylierung bestimmter DNA-Bereiche führte zu dieser hohen phänotypischen Variabilität. Quelle: Getty Images

was sich in der Folge auf die Expressionsstärke des kodierten Proteins auswirkt. Die Modifikationen können auf Tochterzellen während der Mitose, aber auch die nächste Generation (Meiose) übertragen werden [771]. Da epigenetische Informationen nicht zwingend fixiert sind, kann die Informationsweitergabe an die nächste Generation sehr variabel erfolgen (Abb. 5.2.3) und das gesamte Ausprägungsspektrum eines Merkmals umfassen. Bei der Weitergabe von genetischem Code nach den Mendel'schen Regeln ist die Variation eingeschränkt (geringe *De-novo*-Mutationsrate) und hängt im Wesentlichen vom Vorhandensein eines bestimmten Allels im Nachkommen ab.

> Zu den epigenetischen Regulationsmechanismen zählen alle vererblichen zellulären Prozesse, welche die Expression von Genen steuern und dabei nicht im genetischen Code der DNA determiniert sind.

5.2.2 Klassen epigenetischer Mechanismen

Epigenetische Modifikationen sind mannigfaltig. Neben den bereits erwähnten DNA-Methylierungen und Histon-Acetylierungen wurden in den letzten Jahren immer mehr Mechanismen identifiziert, die die Expressionsstärke der Gene beeinflussen. Die Entdeckung von nicht kodierender RNA (non-coding RNA, ncRNA) als regulatorisch agie-

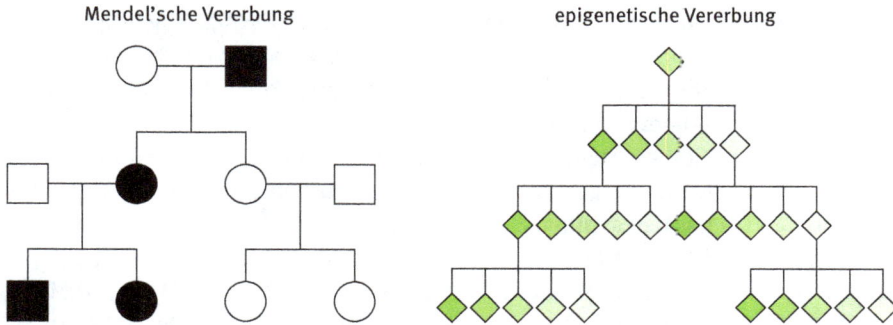

Abb. 5.2.3: Staumbaum bei Weitergabe einer genetischen (hier autosomal-dominant) und einer epigenetischen Eigenschaft. Während das Vorhandensein der DNA-Variante über die Ausprägung gesund/krank entscheidet, ist bei der Weitergabe des epigenetischen Merkmals in jeder Generation prinzipiell die gesamte phänotypische Merkmalsbreite gegeben. Nachkommen übernehmen jedoch eher das Merkmal der Vorgeneration.

rende Komponente sei hier genannt. Der Einbezug dieser RNA-Familie unter den Überbegriff der Epigenetik macht auch die Komplexität dieser Wissenschaft deutlich, denn im Gegensatz zu den enzymatisch vermittelten Modifikationen von DNA oder Histon-Proteinen beeinflussen die nicht kodierenden RNA-Moleküle das Chromatin nicht unmittelbar, sondern regulieren die Genexpression unter anderem durch komplementäre Bindung an bereits transkribierte RNA-Moleküle oder durch Bindung an DNA oder Histon-modifizierende Proteine.

Im Folgenden soll auf die wichtigsten epigenetischen Regulationsmechanismen des *Chromatin Remodeling* eingegangen werden.

DNA-Modifikation

Zu den am besten charakterisierten epigenetischen Modifikationen zählt die DNA-Methylierung. Sie erfolgt fast ausschließlich an Cytosin-Resten von CpG-(Cytosin-phosphat-Guanin-)Dinukleotiden. siehe Abb. 5.2.2. Durch die Übertragung einer Methylgruppe auf die 5'-Position des aromatischen Cytosin-Ringes entsteht 5-Methylcytosin (m5C), eine modifizierte DNA-Base, die jedoch von DNA- und RNA-Polymerasen weiterhin korrekt wie Cytosin behandelt wird.

Das Genom von Eukaryoten ist insgesamt arm an CpG-Dinukleotiden, da durch die spontane Desaminierung von 5-Methyldesoxycytidin Desoxythymidin entsteht. Diese Transition kann von DNA-Reparaturmechanismen nicht als fehlerhaft erkannt werden, eine Variante ist entstanden. DNA-Abschnitte, die trotzdem eine sehr hohe Häufigkeit an CpG-Dinukleotiden aufweisen, werden als CpG-Inseln bezeichnet und die Methylierung der Grenzen (*Shores*) dieser Inseln sowie im Bereich der 5'-UTR-/Start-Codon-Grenze korreliert in hohem Maße mit einer Repression der *Downstream*-Gene [772]. Die Formierung von stark verdichtetem Heterochromatin, das für die Transkription von Genen unzugänglich ist, wird neben der streng regulierten Koordinierung von RNA- und Histon-Modifizierungen auch durch DNA-Methylierung organisiert. Die DNA-Methylierung ist für viele zelluläre Prozesse, wie die Stilllegung von repetitiven und centromeren Sequenzen und die Inaktivierung des X-Chromosoms bei weiblichen Säugetieren, von Relevanz.

Katalysiert wird die kovalente Veränderung von DNA durch Methyltransferasen (DNMT), die Methylverbindungen entweder *de novo* synthetisieren oder Methylgruppen auf Nukleotide des neu synthetisierten, komplementären DNA-Stranges übertragen. Gegenwärtig sind fünf Mitglieder der DNMT-Familie bekannt: DNMT1, eine so genannte Maintenance- oder Erhaltungs-Methyltransferase DNMT2, DNMT3A, DNMT3B und DNMT3L, die als *De-novo*-Methyltransferasen beschrieben werden [773]. In einem feinen Zusammenspiel regulieren die Enzyme zum einen die Neusynthese von Methylverbindungen und zum anderen den Erhalt von DNA-Methylierungsmustern, die an die Tochterzelle weitergegeben werden. Somit stellt die DNA-Methylierung eine vererbliche Komponente der epigenetischen Regulation dar und bildet eine Art epigenetisches Gedächtnis.

Sowohl die *De-novo-* als auch die *Maintenance-*DNMTs sind für die Embryonalentwicklung von Säugetieren von essentieller Bedeutung, wie Untersuchungen von DNMT-*knockout*-Mäusen belegen. So konnte gezeigt werden, dass *knock-out* des DNMT1-Gens bereits in einem sehr frühen Stadium der Entwicklung, kurz nach der Gastrulation, mit dem Absterben der Embryonen einherging [774]. DNMT3B-deletierte Mäuse starben ebenfalls noch im Embryonalstadium durch vielzählige Entwicklungsdefekte, wie Wachstumsbeeinträchtigungen und Missbildungen des Neuralrohres. DNMT3A-*knockout*-Mäuse wurden mit unauffälligen körperlichen Merkmalen geboren, jedoch verblieben diese zwergwüchsig und starben bereits in der vierten Lebenswoche [775]. Eine weitere Rolle wird der DNA-Methylierung hinsichtlich der Prägung von Genen (*genome imprinting*) zugeordnet [776].

Geprägte Gene sind Gene, deren Expression in Abhängigkeit des elterlichen Chromosoms selektiv reguliert wird. Die Prägung findet bereits in den Keimzellen der Eltern statt und kann durch mitotische Zellteilung somatischer Zellen weitergegeben werden. Durch die elterliche Prägung wird nur ein Allel des Genes exprimiert. Ist das paternale Gen geprägt, so wird das maternale Gen exprimiert und umgekehrt. Es ist hier zu erwähnen, dass die genetische Prägung einen reversiblen Prozess darstellt.

Histon-Modifikation

Die im Nukleus lokalisierten Histone bilden das Grundgerüst für die Organisationstruktur des Chromatins (Abb. 5.2.4). Sie formieren sich zu positiv geladenen Oktameren, die sich aus je zwei Kern-Histonen (H2A, H2B, H3 und H4) zusammensetzen, um die sich exakt 147 Basenpaare der negativ geladenen DNA-Doppelhelix winden und zusammen das Nukleosom bilden. Zusätzlich vermittelt Histon H1 die internukleosome Organisation und sorgt somit für eine dichtere Verpackung des Chromatins [777]. Neben ihrer strukturbildenden Funktion stellen Histone auch ein wichtiges Ziel epigenetischer Regulationsmechanismen dar, die durch post-translationale Modifika-

(a)

ncRNA   Acetylierung Methylierung

(b)

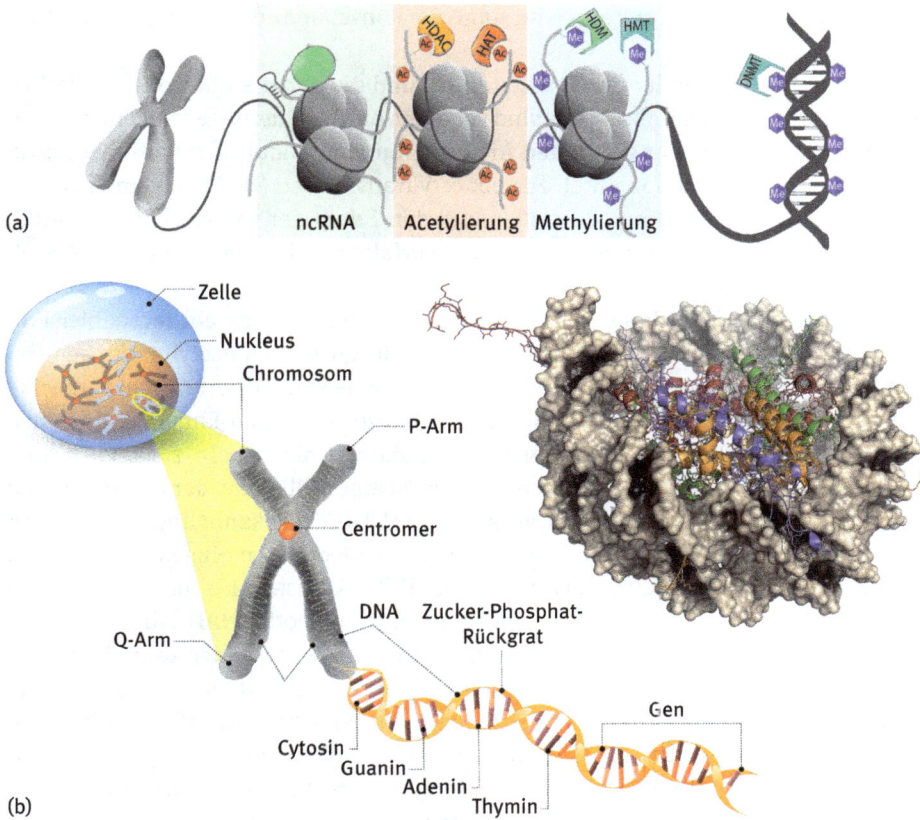

Abb. 5.2.4: (a) Typen epigenetischer Modifikationen: Epigenetische Prozesse werden durch ncRNA, Histon- und DNA-Modifikationen reguliert. (Ac, Acetylierungen; Me, Methylierungen). (b) Ein Chromosom besteht daher nicht nur aus DNA, sondern aus einer Fülle von struktur- und funktions- bildenden Proteinen. Quelle: Getty Images

tionen dieser Proteine organisiert werden [778]. Die Modifikationen sind unterschied- licher Natur und zielen weitestgehend auf das N-terminale Ende der Kern-Histone ab. Bekannte Modifikationen sind enzymatisch vermittelte Acetylierungen, Methylierun- gen, Phosphorylierungen, Ubiquitinylierungen und Sumoylierungen, durch die die Struktur und/oder Funktion der Nukleosomen verändert wird. Mit Ausnahme der Me- thylierung resultiert die Kopplung der unterschiedlichen Molekülgruppen an Histon- Proteine in einer Veränderung der Netto-Ladung der Nukleosomen, die möglicher- weise zu einer Lockerung der DNA-Histon-Interaktion führt. Unterstützt wird diese Hypothese durch die Beobachtung, dass sich acetylierte Histone leichter von der DNA ablösen [779–783]. Zudem werden unterschiedliche Modifikationsmuster der Histone von anderen Proteinen erkannt und sind für diese zugänglich, wodurch die Dynamik und die Funktion des Chromatins beeinflusst werden können [784]. In Abhängigkeit des spezifischen Effektorproteins wird somit die Konsequenz der jeweiligen Modifikation festgelegt.

Durch die Öffnung der Chromatinstruktur und die damit einhergehende Verfügbarkeit bestimmter DNA-Abschnitte sind vor allem die Acetylierungen mit einer gesteigerten Genexpression der geöffneten Areale verbunden. Katalysiert wird diese posttranslationale Modifikation durch Histonacetyltransferasen (HAT), die eine mannigfaltige Gruppe von Proteinen darstellen und den Erhalt der genomischen Integrität gewährleisten. Die Acetyierung von Histonen erfolgt durch Übertragung von Acetyl-CoA auf Lysin-Reste der Histon-Proteine.

Wie auch die DNA-Methylierung ist die Histon-Acetylierung ein reversibler Prozess. Durch Histondeacetylasen (HDAC) werden die kovalenten Acetylbindungen von den Histonen entfernt, wodurch das Chromatin in eine kondensierte, dicht verpackte Konformation überführt wird, bei der definierte Promotor- und Enhancer-Regionen der DNA für die Bindung von Transkriptionsfaktoren nicht mehr zugänglich sind [785–788]. Die Folge der Histon-Deacetylierung ist eine Stilllegung der Genexpression der betroffenen DNA-Abschnitte. Insgesamt sind 18 HDACs bekannt und werden nach strukturellen und funktionellen Kriterien in vier Unterklassen eingeteilt [786, 789]. Die katalytische Funktion der Klasse I-, II- und IV-HDACs ist zink-abhängig, während die der Klasse III HDACs Nikotinamid-Adenin-Dinukleotid-(NAD-)abhängig sind [789, 790]. Vor allem HDACs der Klasse II rückten ins Zentrum der kardiologischen Forschung. Begründet ist dies durch deren Fähigkeit, unmittelbar auf spezifische Stress-Signale wie z. B. Katecholamine zu reagieren. Anders als HDACs der Klassen I, III und IV scheinen sie ihre Funktion auch unabhängig von ihrer Deacetylasefunktion ausüben zu können. Dies kann durch Bindung an Transkriptionsfaktoren innerhalb spezifischer Regionen am Chromatin erfolgen oder durch Rekrutierung Chromatin-modifizierender Enzyme, die in der Folge die Repression der transkriptionellen Aktivität einleiten. Im Herzen repräsentieren die HDACs der Klasse II wichtige Knotenpunkte für die Transduktion neurohumoraler, adrenerger und metabolischer Signale und sind daher für die zelluläre Antwort auf physiologische und pathologische Umwelteinflüsse essentiell [791–793].

Nicht kodierende RNA (ncRNA)

Mit Hilfe neuartiger technologischer Entwicklungen wie der *Deep-sequencing*- Technologie und ambitionierter Projekte wie ENCODE [794] und das FANTOM-Konsortium [795] wurde eine weitere Ebene epigenetischer Regulation aufgedeckt, die von den klassischen epigenetischen Mechanismen wie den DNA- und den Histon-Modifikationen abweicht: die regulatorische Funktion von ncRNA-Transkripten bei der Proteinexpression, die entweder vom RNA-Molekül selbst oder von deren Interaktion mit DNA und/oder Proteinen abhängt. Die Bezeichnung ,junk DNA', mit der früher DNA-Abschnitte beschrieben wurden, die nicht für ein Protein kodieren und als biologisch nutzlos betrachtet wurden, ist heute nicht mehr zu halten.

Die Wissenschaft der RNA-Biologie ist von einer sehr großen Dynamik geprägt und beinhaltet neben der Charakterisierung der unterschiedlichen ncRNA-Typen und deren Biogenese auch mechanistische Aspekte und Funktionsanalysen. Erhöht wird diese Komplexität durch die Diversität der Zelltypen und den Einfluss von Umweltfaktoren. ncRNA werden in Abhängigkeit von der Länge des Moleküls in kurze (short noncoding RNA, ca. 18–34 Nukleotide) und lange (long non-coding RNA, über 200 Nukleotide) ncRNA unterschieden. Die Gruppe der sncRNAs beinhaltet *small nuclear* RNAs (snRNAs), die in Splicing-Prozesse eingebunden sind, *small nucleolar* RNAs (snoRNAs), die Nukleotide in ribosomaler RNA (rRNA) modifizieren, microRNAs (miRNAs) und *short interfering* RNAs (siRNAs) [796]. Die beiden letztgenannten RNAs werden zwar vor allem mit der RNA-Interferenz in Verbindung gebracht, jedoch sind mittlerweile weitere Mechanismen bekannt, die die Regulation der Genexpression unter Einbezug von sncRNAs und lncRNAs steuern [797–799]. So sind ncRNA direct in die Regulation epigenetischer Prozesse, wie die Methylierung von Histonen, eingebunden. Als Beispiel sei hier die als HOTAIR bezeichnete lncRNA genannt, die einen Multiproteinkomplex (*Polycomb Repressive Complex* 2, PRC2) bindet und dann als Guide-DNA fungiert, die den gebundenen Komplex an definierte Areale des Chromatins leitet. Durch die PRC2 vermittelte Methylierung von Histon H3 an Lysin 27 wird schließlich die Transkription des benachbarten HOX-Genes inhibiert [800]. Das Beispiel veranschaulicht, wie die Interaktion von ncRNAs und Chromatin-modifizierenden Enzymen die transkriptionelle Aktivität eines Gens steuern.

Eine weitere identifizierte Klasse der ncRNAs bilden die zirkulären RNAs (circRNA), die durch eine kovalente Verbindung von deren 5′- und 3′-Ende in einem Backsplicing-Prozess ihre namensgebende ringförmige Struktur erhalten. Funktionell wird die circRNA zum einen als molekularer „Schwamm" (*sponge*) beschrieben, an dem zytoplasmatische miRNAs und RNA bindende Proteine akkumulieren und somit ihre regulatorische Funktion nicht mehr ausüben können [801]. Zum anderen bilden die im Zellkern lokalisierten exon-intron circRNAs einen Komplex aus RNA bindenden Proteinen und nuklearen Transkriptionsfaktoren, der an eine spezifische Promotor-Region auf der DNA bindet. Der Bindekomplex rekrutiert die Polymerase II zu dem gebundenen DNA-Promotor und induziert somit die Transkription des Gens [802].

5.2.3 Epigenetische Mechanismen bei Kardiomyopathien

Die Genexpression und der Fluss der genetischen Information in einer Zelle werden neben der auf der DNA kodierten Erbinformation auch durch Veränderungen der Chromatin-Struktur reguliert, die durch epigenetische Modifikationen der DNA und der Histone, aber auch durch nicht kodierende RNA-Transkripte vermittelt werden. Die Komplexität dieser Prozesse verlangt eine strenge Koordination, um die Integrität einer Zelle oder eines Organsystems zu gewährleisten und auf Umwelteinflüsse zu reagieren. Vor allem Gen-Umwelt-Interaktionen können die Mechanismen der epigenetischen Regulation stark beeinflussen und veränderte Expressionsmuster der Gene provozieren. Es liegt daher nahe, dass eine Störung der epigenetischen Regulationsebene und eine Veränderung des transkriptionellen Netzwerkes zur Pathogenese und Progression kardialer Erkrankungen beitragen können. Tatsächlich wurde in den vergangenen Jahren der Einfluss epigenetischer Modifikationen bei unterschiedlichen kardiologischen Krankheitsbildern dokumentiert.

DNA-Methylierung und Kardiomyopathie

Die DCM ist eine häufige Erkrankung und eine der Hauptursachen für die Entwicklung einer Herzinsuffizienz [803]. Im Verlauf der Erkrankung ist das Herz durch maladaptive Umbauprozesse, die als *kardiales Remodeling* bezeichnet werden, nicht mehr in der Lage, das Kreislaufsystem mit ausreichend Blut zu versorgen. Zu den bekannten Ursachen der DCM zählen genetische Mechanismen, infektiöse, inflammatorische, toxische, metabolische und neuro-humorale Veränderungen. Dies unterstreicht, dass eine Vielzahl verschiedener Mechanismen in die Entstehung eines morphofunktionell ähnlichen Phänotyps münden. Die DCM ist daher prädistiniert, epigenetische Mechanismen zu studieren, da diese als Integration von Gen-Umwelt-Einflüssen gelten.

In der ersten genomweiten Analyse des DNA-Methylierungsmusters von DCM-Patienten und Kontrollen wurden unterschiedliche Methylierungsprofile von Signalwegen beobachten, die unmittelbar mit kardiologischen Erkrankungen in Verbindung stehen [804]. Zwar korrelierte der Grad der Methylierungen zwischen den beiden Untersuchungskohorten insgesamt stark, jedoch konnten CpG-Inseln identifiziert werden, die bei DCM-Patienten im Vergleich zu den Kontrollen hypo- oder hypermethyliert vorlagen. Ein Mechanismus, der bei der Pathogenese der DCM beteiligt sein könnte, ist also die epigenetische Regulation von Zielgenen. Durch mRNA-Analysen und funktionelle Studien konnte für einige dieser Gene eine epigenetische Regulation nachgewiesen werden (z. B. *LY75*, *ERBB3*, *HOXB13* und *ADORA2A*). So führt eine Hypermethylierung von *LY75* zu einer starken Herunterregulation seiner mRNA, was im Zebrafisch-Modell die Entwicklung einer DCM nach sich zieht. Bestimmte DNA-Methylierungssignaturen aus diesen DCM-Patienten lassen sogar auf das Alter der Patienten schließen, was die Dynamik der epigenetischen Flexibilität belegt [805].

In einer genomweiten Analyse des DNA-Methylierungsmusters aus Herz-Biopsien von Patienten mit Herzinsuffizienz im Endstadium zeigte der Vergleich mit gesunden Herzen einen veränderten Grad der DNA-Methylierung von CpG-Inseln in Promotor-Regionen und von CpG-Inseln insbesondere in intergenischen Regionen [806]. Auch in dieser Studie konnte ein bislang im kardiopathologischen Zusammenhang unbekanntes Gen *(DUX4)* identifiziert werden, das für die funktionelle Integrität der Herzmuskelzelle essentiell zu sein scheint. Die Transkription des *DUX4*-Gens korrelierte stark mit dem veränderten Methylierungsmuster. Zudem konnte in Kardiomyozyten mit siRNA vermittelter Depletion von *DUX4* eine reduzierte Viabilität der Zellen beobachtet werden.

Histon-modifizierende Enzyme und Kardiomyopathie

Lokale Modifikationen der Chromatinstruktur stellen einen integralen Bestandteil regulatorischer Signaltransduktionskaskaden dar und kontrollieren die Expression vieler Gene in eukaryotischen Zellen [807]. In den vergangenen Jahren wurde durch epigenetische Studien deutlich, dass strukturelle Veränderungen des Chromatins, die durch Histon-modifizierende Enzyme reguliert werden, zur Entstehung kardialer Erkrankungen beitragen. In dieser Hinsicht wurde ein kausaler Zusammenhang von Histon-Acetyltransferasen (HATs) und Deacetylasen (HDACs) und der Pathogenese der kardialen Hypertrophie hergestellt.

Die Histon-Acetyltransferasen CREB-*binding* protein (CBP) und p300 fungieren als transkriptionelle Co-Aktivatoren bei einer Vielzahl entwicklungsbiologischer Signalwege und haben eine wichtige Funktion bei physiologischen und pathologischen Wachstumprozessen von Kardiomyozyten. Die Proteine besitzen eine intrinsische HAT-Aktivität, mit der die Architektur des Chromatins durch enzymatische Übertragung einer Acetylgruppe beeinflusst werden kann. Durch Interaktion mit dem Transkriptionsfaktor GATA4 vermittelt der CBP/p300-Komplex die Formation von Euchromatin und somit die Aktivierung bestimmter Gene [308, 809]. In Zellkultur-basierten Experimenten mit isolierten neonatalen Kardiomyozyten induzierte die Überexpression von CBP/p300, die mit einer erhöhten HAT-Aktivität einherging, ein hypertrophes Wachstum der Zellen. Umgekehrt konnte durch Inhibition von CBP oder p300 eine durch pathologischen Stimulus (Phenylephrin) induzierte Hypertrophie signifikant gehemmt werden.

Wie die HATs beeinflusst auch die Aktivität von HDACs die Chromatinstruktur und reguliert durch Deacetylierung von Histonen, also die Umkehr der HAT-vermittelten Modifikationen, die Expression bestimmter Zielgene. HATs und HDACs sind jedoch nicht als Antipoden zu verstehen. Vielmehr tragen beide Enzymklassen zur Koordination komplexer Signalkaskaden bei, die für die Aufrechterhaltung der zellulären Integrität von hoher Bedeutung ist [810].

Wie bereits oben geschildert, sind gerade HDACs der Klasse II im kardio-pathologischen Zusammenhang von besonderem Interesse, da diese unmittelbar auf Stress-Signale wie Katecholamine reagieren und bei der Weiterleitung pathologischer Signale eine wichtige Funktion einnehmen. Externe Stimulatoren können die Organisation epigenetischer Netzwerke stören und sowohl die Funktion als auch die Viabilität von Zellen beeinträchtigen. Diesbezüglich konnte anhand von HDAC5- und HDAC9-defizienten Mausmodellen gezeigt werden, dass das Herz auf externe Impulse wie eine erhöhte Druckbelastung und die konstitutive Aktivierung von Calcineurin mit hypertrophem Wachstum reagiert [811, 812].

In Zellkultur-basierten Experimenten konnte ein Mechanismus offengelegt werden, der die Funktion von HDAC4 innerhalb des Calcium-/Calmodulin-abhängigen Kinase-II-(CaMKII-)Signalweges beschreibt und die Genexpression unabhängig von Histon-Modifikationen reguliert [813]. Hierbei wird CaMKII durch chronische Stimulation β-adrenerger Rezeptoren aktiviert und interagiert mit HDAC4 über eine spezifische Bindestelle, die bei anderen HDACs der Klasse IIA nicht präsent ist. Die Phosphorylierung durch CaMKII induziert unter Beteiligung des Gerüstproteins 14-3-3 die Translokation von HDAC4 aus dem Zellkern ins Zytoplasma. Gleichzeitig wird der Rückimport von HDAC4 in den Zellkern blockiert. Die Folge ist eine Akkumulation von HDAC4 im Zytoplasma, wodurch dessen repressive Wirkung auf den Transkriptionsfaktor MEF2 aufgehoben wird und spezifische HDAC4-Zielgene exprimiert werden (Abb. 5.2.5). Isolierte Kardiomyozyten reagieren auf die CaMKII-vermittelte Phosphorylierung von HDAC4 mit hypertrophem Wachstum, das durch Überexpression einer Signal-resistenten HDAC4-Mutante inhibiert werden kann. Die Arbeit verdeutlicht die zentrale Rolle von HDAC4 innerhalb der CaMKII-Signalkaskade und liefert mechanistische Details bezüglich der Kontrolle der Genexpression bei Calcium-vermittelten Signalwegen. Die spezifische Inhibition der CaMKII/HDAC4 Bindung könnte darüber hinaus in Zukunft eine neue therapeutische Strategie zur Behandlung von Kardiomyopathien darstellen.

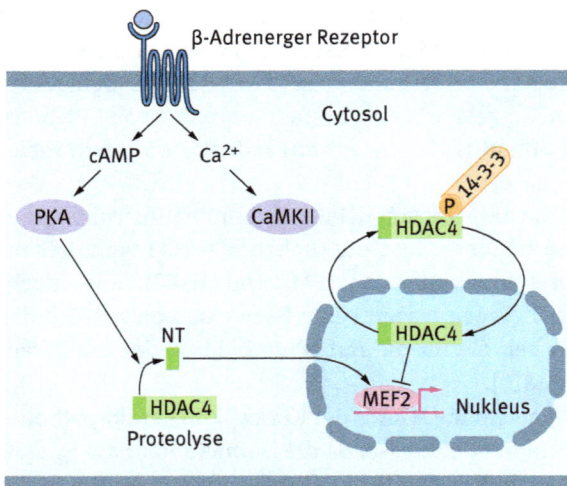

Abb. 5.2.5: CaMKII- und PKA-abhängige Regulation von HDAC4. Chronische β-adrenerge Stimulation vermittelt in einem CaMKII-abhängigen Mechanismus die Akkumulation von HDAC4 im Zytoplasma und aktiviert dadurch MEF2-regulierte Genprogramme. Akute Stimulation hingegen induziert die cAMP-abhängige Aktivierung von PKA, die letztlich die proteolytische Spaltung von HDAC4 vermittelt. HDAC4-NT agiert unabhängig von CaMKII als Repressor des Transkriptionsfaktors MEF2 (cAMP, cyklisches Adenosinmonophosphat; PKA, Proteinkinase A; CaMKII, Kalzium/Calmodulin-abhängige Kinase II; HDAC4, Histondeacetylase 4; MEF2, *myocyte enhancer factor*-2).

Bei einer akuten Stimulation β-adrenerger Rezeptoren kann die CaMKII-vermittelte Aktivierung des Transkriptionsfaktors MEF2 allerdings umgangen werden, indem die Protein-Kinase A (PKA) eine kontrollierte Proteolyse von HDAC4 einleitet [814]. PKA induziert in einem cAMP-abhängigen Mechanismus hierbei die Abspaltung eines N-terminalen Fragmentes von HDAC4 (HDAC4-NT), das spezifisch die Aktivität von MEF2 inhibiert und dabei dem pro-hypertrophen Effekt der CaMKII-Signalkaskade entgegenwirkt, ohne jedoch dabei die Viabilität der Kardiomyozyten zu beeinträchtigen. HDAC4 kann daher als zentraler Knotenpunkt angesehen werden, der die Transduktion CaMKII- und PKA-vermittelter Signale entscheidend beeinflusst. Das N-terminale Spaltprodukt von HDAC4 hingegen ist für CaMKII-vermittelte Signale nicht empfänglich und agiert als Repressor des Transkriptionsfaktors MEF2 (Abb. 5.2.5). Deshalb kann HDAC4-NT im Verlauf einer chronischen Herzinsuffizienz eine kardioprotektive Funktion zugeordnet werden. Gen-therapeutische Ansätze, die auf Überexpression von HDAC4-NT in Patienten abzielen, könnten daher eine innovative Therapieform darstellen, jedoch sind weitere *In-vivo*-Studien notwendig, um diese vielversprechende Möglichkeit zu validieren.

ncRNA und Kardiomyopathie

Obwohl ca. 90 % der genomischen DNA in RNA-Moleküle transkribiert werden, kodieren nur 1–2 % des gesamten Genoms tatsächlich für ein funktionelles Protein (Abb. 3.1.2). Die große Mehrheit der in den Körperzellen befindlichen RNA-Transkripte übt daher als nicht kodierende RNA (ncRNA) regulatorische Funktionen aus [815]. Eine Störung dieser RNA-basierten Regulationsmechanismen kann die Entstehung und den Verlauf kardialer Erkrankungen maßgeblich beeinflussen.

In dieser Hinsicht sind microRNAs (miRNAs) und die lncRNAs die wohl am besten charakterisiertesten Gruppen der ncRNA-Familie [816]. In einem transgenen Mausmodell der Herzinsuffizienz (β1-adrenerge Rezeptor-Überexpression) konnte eine, im Vergleich mit gesunden Tieren, gesteigerte Expression von miR21 beobachtet werden, die mit dem Schweregrad der Herzinsuffizienz korrelierte [817]. Durch die Aktivierung des ERK-MAP-Kinase-Signalweges, die selektiv in kardialen Fibroblasten beobachtet wurde, waren die Struktur und die Funktion der Herzen der transgenen Tiere stark beeinträchtigt. Mechanistisch basierten die phänotypischen Veränderungen auf der miR21-induzierten Steigerung der ERK-MAP-Kinase-Aktivität, die letztlich auf die Inhibition des Proteins Spry1 zurückzuführen war. Offenbar reguliert dieser Mechanismus das Überleben der kardialen Fibroblasten und die Sezernierung von Wachstumsfaktoren, die für den erhöhten Grad der interstitiellen Fibrose und die kardiale Hypertrophie verantwortlich gemacht wurden. Funktionelle *In-vivo*-Analysen, bei denen die Aktivität von miR21 durch Applikation eines chemisch modifizierten Antisense-Oligonukleotids (antagomir-21) blockiert wurde, unterstreichen die Rolle von miR21 beim Verlust der kardialen Integrität. Die Inhibition von miR21 in einem Mausmodell der pathologischen Hypertrophie (TAC-Modell) resultierte nicht nur in einer reduzierten ERK-MAP-Kinase-Aktivität, sondern verminderte auch den Grad der interstitiellen Fibrose und der kardialen Dysfunktion. Durch die Validierung von miR21 als therapeutisches Ziel im kardiopathologischen Kontext unterstreicht die Studie das therapeutische Potenzial miRNA-basierter Interventionen.

Ein unterschiedliches Expressionsmuster von lncRNAs wurde bei Patienten mit ischämischer und nicht ischämischer Kardiomyopathie beobachtet und lässt auf eine Beteiligung dieser Gruppe der nicht kodierenden RNAs bei kardialen Erkrankungen schließen [818, 819]. In dieser Hinsicht konnte ein Cluster von lncRNAs (*Myheart*, Mhrt) identifiziert werden, deren Expression im TAC-Modell signifikant reduziert war [820]. Die Charakterisierung eines transgenen Mausmodells mit herzspezifischer Überexpression der lncRNA Mhrt779 zeigte im gleichen pathologischen Kontext eine deutliche Verbesserung der kardialen Funktion. Während bei den Kontrolltieren bereits sechs Wochen nach Induktion der Druckbelastung eine schwere Herzinsuffizienz zu beobachten war, die mit kardialer Fibrose, der Dilatation des linken Ventrikels und einer Reduktion der Kontraktilität einherging, waren die Mhrt779-transgenen Tiere von den Folgen der pathologischen Intervention weitestgehend geschützt. Darüber hinaus konnte die kardio-protektive Wirkung von Mhrt779 bei bereits manifestierter Hypertrophie bestätigt werden.

5.2.4 Zukünftige Bedeutung für Diagnostik und Therapie

Neben genetischen Varianten, die für Entstehung und den Krankheitsverlauf bei einem Großteil der Patienten mit Kardiomyopathien verantwortlich sind, gibt es weitere Mechanismen, die einen Teil der bisher nicht vollständig aufgeklärten Heritabilität erklären könnten. So spielen epigenetische Veränderungen eventuell auch eine Rolle bei der bei Kardiomyopathien beobachteten phänotypischen Variabilität.

Die Entschlüsselung epigenetischer Veränderungen ist von besonderem Interesse, da die Manipulation epigenetischer Regulationsmechanismen eine wesentliche therapeutische Strategie sein könnte. Obwohl die Verbindung zwischen epigenetischen Modifikationen und kardiovaskulären Erkrankungen experimentell unter Beweis gestellt wurde und basierend auf aktuellen Forschungsergebnissen auch spezifische Zielstrukturen für potenzielle Wirkstoffe identifiziert werden konnten, hat bisher noch kein auf die Epigenetik abzielender Therapieansatz den Weg in eine klinische Studie gefunden. Daher ist derzeit noch kein von der Food and Drug Administration (FDA) zugelassener Wirkstoff verfügbar [821]. Es gibt jedoch bereits verschiedene Klassen epigenetischer Wirkstoffe wie Inhibitoren der DNA-Methylierung, Bromodomäne-Inhibitoren, HAT-Inhibitoren, Protein-Methyltransferase-Inhibitoren und Inhibitoren der Histon-Methylierung, die als Epi-Drugs bezeichnet werden [822]. Da epigenetische Veränderungen im Gegensatz zu genetischen Varianten grundsätzlich leichter umkehrbar sind, könnte die Applikation von Epi-Drugs die Expression epigenetisch aktivierter oder inaktivierter Gene beeinflussen und somit die Ursache der Erkrankung gezielt therapieren. Der Gebrauch von so genannten *small molecule inhibitors*, die die epigenetische Inaktivierung von Genen umkehren, wird gegenwärtig als Therapiesatz von Krebs in klinischen Studien getestet. Einige dieser Inhibitoren wurden von der FDA und der European Medicines Agency (EMEA) zur Behandlung von Krebspatienten bereits zugelassen [823].

Aber auch im Bereich der molekularen Diagnostik versprechen sich Kardiologen in Zukunft neuartige Ansätze. Während die Entwicklung von Biomarkern zur Abschätzung des individuellen Risikos und zur Früherkennung in der Tumordiagnostik schon klinische Anwendung findet, hat eine epigenetische Diagnostik bei Kardiomyopathien noch keinen Stellenwert. Erschwert wird die Translation epigenetischer Forschung in der Kardiologie durch die limitierte Verfügbarkeit geeigneter Gewebeproben von Herzpatienten, die für organ-spezifische epigenetische Analysen benötigt werden. Anders als bei Krebspatienten, bei denen das Tumorgewebe chirurgisch entfernt wird und dann für Analysen zur Verfügung steht, sind solche Entnahmen in der Kardiologie eine Seltenheit. Darüber hinaus bildet der Herzmuskel einen Gewebekomplex aus verschiedenen Zelltypen, deren epigenetische Profile sich stark voneinander unterscheiden können.

Trotz dieser gegenwärtig noch bestehenden Limitationen kann das enorme klinische Potenzial der kardiologischen Epigenetik, vor allem im Bereich der personalisierten Medizin, erahnt werden.

Andreas Keller, Benjamin Meder

5.3 Von der Variante zur spezifischen Therapie

In den vergangenen Jahren hat sich die klassische empirische Medizin zu einer Evidenz-basierten Medizin weiterentwickelt. Diese Entwicklung hat für die hochprävalenten Volkserkrankungen und häufig verordneten Therapieformen ein hohes Maß an wissenschaftlicher Evidenz geschaffen. Allerdings kann durch immer größere Megastudien nicht jedes medizinische Problem angegangen werden. Gerade bei Kardiomyopathien existieren viele individuelle Faktoren, die eine Anwendung eines *One-size-fits-all*-Konzepts nicht zulassen.

Durch den technologischen und wissenschaftlichen Fortschritt bewegen wir uns daher aktuell in Richtung einer Medizin, die durch individualisierte Daten und Algorithmen unterstützt wird. Das ermöglicht es beispielsweise, die bestmögliche Therapie für einen Patienten, basierend auf seiner genetischen Konstitution oder Lebensweise, aus vorhandenen Therapieoptionen auszuwählen. In den Vereinigten Staaten wurde zu diesem Zweck im Jahre 2015 die *Precision Medicine* Initiative gestartet (https://www.whitehouse.gov/precision-medicine). Auch in der Kardiologie und insbesondere bei den Kardiomyopathien spielt *Precision Medicine* inzwischen eine wichtige Rolle [824], was im Folgenden an beispielhaften Konzepten aufgezeigt werden soll.

5.3.1 One size fits some – die richtige Therapie für Patientengruppen

Behandlungen für Kardiomyopathien haben nie das Prinzip *one size fits all*, also das gleiche Medikament für alle Patienten, angewendet. Es wurde stattdessen das Prinzip *one size fits some* etabliert: Medikamente oder Device-Therapie sind für bestimmte Subgruppen indiziert [825].

Die Indikation für Herzinsuffizienzmedikamente orientiert sich am NYHA-Stadium, eine primärprophylaktische ICD-Implantation wird anhand der LV-Pumpfunktion, eine Resynchronisationstherapie anhand der QRS-Dauer indiziert. Bei diesen Kriterien kommen überwiegend klinische Parameter zum Einsatz, da genetische Variablen lange Zeit schwer zu generieren waren. Da jedoch der Genotyp die Grundlage der individuellen Beschaffenheit darstellt, wäre die Berücksichtigung in der Therapieentwicklung und -anwendung von großer Bedeutung. Gerade ein Beispiel aus der Kardiologie zeigt aber auch das hohe Konfliktpotenzial einer auf (genetische) Subgruppen zugeschnittenen Medizin: 2005 wurde von der FDA das Medikament *Isosorbide and hydralazine in a fixed-dose combination* (BiDil) ausschließlich für die Behandlung einer Herzinsuffizienz bei Patienten mit afrikanischer Abstammung zugelassen. Dies hatte seine Begründung in Subgruppenanalysen des *Vasodilator-Heart Failure Trial* und des nachfolgenden *African American Heart Failure Trial* (A-HeFT). Die sich entflammende Diskussion über diese so genannte *Blacks-Only*-Therapie, die gezielt eine genetisch definierte Subpopulation adressiert, nötigte die FDA 2007 zu einer Stellungnahme [826] und BiDil wurde 2008 als „Flop" bezeichnet [827].

Ein weiteres Bespiel soll zeigen, dass bei sorgloser Bildung von Patientengruppen essentielle Therapieansätze ihr Ziel – zumindest statistisch für die untersuchte Gesamtpopulation – verfehlen können. In der DANISH-Studie wurde der Nutzen einer primärprophylaktischen ICD-Implantation bei nicht ischämischer Herzinsuffizienz überprüft, eine Mortalitätsreduktion konnte nicht gefunden werden [329]. Obwohl bereits durch die vielen verschiedenen eingeschlossenen Ätiologien und Altersklassen vorhersehbar war, dass es sich nicht um einen einheitlichen Phänotyp und damit Risiko handeln kann, generalisierten und überbewerteten die Autoren die Aussagekraft der LVEF für die Risikoprädiktion eines plötzlichen Herztodes. Gerade junge Patienten hatten aber eine signifikante Reduktion der Mortalität und genetische Daten wurden in der Riskostratifizierung erst gar nicht eingesetzt.

Ansätze, die Patienten in spezifische Subgruppen stratifizieren und darauf Therapieentscheidungen begründen, haben also prinzipiell einen großen Stellenwert. Werden die Subgruppen zu eng definiert, verlieren sie an statistischer Aussagekraft und sind für Pharmafirmen ökonomisch oftmals uninteressant, werden sie zu breit formuliert, „verdünnt" sich der positive Effekt für Einzelne durch die Masse der Patienten mit geringem, keinem oder gar negativem Effekt.

5.3.2 Personalisierte Genotyp-gesteuerte Therapie

Es gibt zahlreiche Beispiele in der Kardiologie, die den Einfluss genetischer Varianten auf die Wirksamkeit bestimmter Pharmaka eindrucksvoll belegen. Anhand dreier Beispiele aus dem Bereich der Kardiomyopathien soll das Potenzial, aber auch die gegenwärtige Limitation beschrieben werden.

Betablocker sind ein wesentlicher Stützpfeiler in der Therapie der Herzinsuffizienz und Arrhythmien bei Kardiomyopathien. Patienten mit bestimmten Cytochrom-P450-Polymorphismen (CYP2D6) weisen jedoch eine erhöhte nicht selektive β-Blockade durch Metoprolol auf, damit einhergehend aber auch eine relativ erniedrigte β1-Kardioselektivität und verminderte Wirkung auf die Herzinsuffizienz. Diese Patienten würden daher von einem alternativen Präparat besser profitieren – eine Selektion, die in der Praxis bisher jedoch nicht gehandhabt wird. Während dieser Mechanismus auf einen veränderten Abbau eines Medikaments zurückzuführen ist, kann auch die Zielstruktur (*drug target*) genetische und damit strukturelle Veränderungen aufweisen. Bucindolol, zum Beispiel, ist ein β-Blocker der 3. Generation und hat mit seiner Unselektivität bezüglich β1- und β2-Rezeptoren sowie einer α1-antagonistischen Wirkung ein ähnliches Profil wie Carvedilol. Die BEST-Studie untersuchte als erste Studie Patienten unterschiedlicher ethnischer Gruppen mit fortgeschrittener Herzinsuffizienz und hohem weiblichem Anteil. Es zeigte sich insgesamt jedoch kein Mortalitätsvorteil der Bucindolol-Gruppe, eine Zulassung wurde nicht erteilt. Eine genetische Analyse des β1-Rezeptor-Gens (ADRB1) ergab schließlich, dass ein recht häufiger Polymorphismus (p.Arg389Gly) zu einem besonders schlechten Outcome in einigen Patienten geführt hat, während die erwünschte Wirkung bei einem homozygoten Allel Arg/Arg einen Überlebensvorteil erbrachte [828]. Eine neue Studie, die Bucindolol bei Patienten mit Herzinsuffizienz und Vorhofflimmern untersucht, wurde 2013 initiiert. Diese Studie schließt nun lediglich Patienten mit dem homozygoten ADRB1-Wildtyp-Allel (Arg/Arg) ein (https://clinicaltrials.gov/ct2/show/NCT01970501).

In tierexperimentellen Studien konnte durch eine Modulation des kardiomyozytären Calcium-Haushalts durch Diltiazem ein HCM-Krankheitsausbruch aufgrund Sarcomer-Varianten teilweise verhindert werden. Bei Probanden, die Träger einer pathogenen HCM-Variante waren, wurde daraufhin eine der ersten prophylaktischen Pharmakotherapien bei Kardiomyopathien noch vor manifestem klinischem Phänotyp durchgeführt [208]. Dabei wurden Probanden mit Varianten in *MYBPC3*, *MYH7* oder *TNNT2* eingeschlossen und mit Placebo oder Diltiazem behandelt. Trotz der kleinen Gruppengrößen und einer Behandlungsdauer von im Mittel nur 25 Monaten zeigte sich bei den *verum*-behandelten *MYBPC3*-Trägern eine Regression des subklinischen HCM-Phänotyps, was bei der Placebo-Kontrolle und den anderen Mutationsträgern nicht beobachtet wurde. Der sehr frühe Therapiebeginn ist wahrscheinlich essentiell, da bei manifester HCM bisherige Studien ernüchternde Ergebnisse bezüglich des Endpunktes Regression der LV-Hypertrophie lieferten (z. B. INHERIT-Studie [829]). Ein mögliches Problem der INHERIT-Studie lag jedoch auch in der fehlenden Berücksichtigung des kausalen Genotyps bzw. modifzierender Polymorphismen im ACE-Gen (siehe Kapitel 5.1).

Als drittes Beispiel sei die molekular-genetische Medikamentenselektion beim LQTS angeführt, was in entsprechenden Kardiomyopathiezentren bereits einen etablierten Algorithmus darstellt. Während die Therapie des LQTS1 mittels Betablocker eine wesentliche Reduktion der Ereignisraten nach sich zieht, ist der Effekt auf LQTS2- und -3-Patienten oft deutlich weniger positiv. Das molekulare Substrat des Typs 3 ist meist eine *Gain-of-function*-Variante des NaV1.5-Natriumkanals (kodiert von *SCN5A*). Eine in der Theorie effiziente Therapie mittels eines Natriumkanalinhibitors (Mexiletin) zeigte sich unlängst auch in der klinischen Behandlung von Patientin mit einem entsprechenden Genotyp erfolgreich [20]. So konnte nicht nur die QRS-Dauer um durchschnittlich 63 ms (± 6 ms) reduziert werden, sondern auch die Anzahl der Patienten, welche lebensbedrohliche Arrhythmien entwickelten (von 22 % auf 3 %; p = 0.031). Damit liefert die Genotypisierung eine direkte Entscheidungsgrundlage für die Selektion des entsprechenden Medikaments.

Die Pharmakogenetik spielt für zahlreiche andere kardiovaskuläre Medikamente eine wichtige Rolle (ACE-Hemmer, Antihypertensiva, Thrombozytenaggregationshemmer, orale Antikoagulanzien [830]), der Einsatz genetischer Marker wird jedoch (noch) erstaunlich wenig berücksichtigt [831, 832]. Ebenso existieren im Bereich der Risikostratifizierung bestimmte Hochrisikovarianten, die zu einer Änderung der therapeutischen Strategien führen sollten.

5.3.3 Personalisierte Genotyp-modifizierende Therapie

Pathogene Varianten bei Kardiomyopathien können durch ganz unterschiedliche Effekte zur Ausbildung der Erkrankung führen. Für viele Gene (*MYH7*) sind fast ausschließlich dominant-negative (Störeffekt-)Auswirkungen einer veränderten Aminosäure auf die Proteinfunktion gezeigt worden, wohingegen bei anderen Genen bzw. bestimmten Varianten ein *Loss-of-function*-(LOF-)Effekt (Funktionsverlust; *LMNA*, *RBM20*) oder *gain-of-function* (Funktionsverstärkung; *SCN5A*) zugrunde liegen kann. Zahlreiche gentherapeutische Ansätze im experimentellen Stadium (Zellkultur inkl. Patienten-spezifischer pluripotenter Stammzellen (iPSC), diverse „humanifizierte" Tiermodelle) bzw. in ersten klinischen Studien (*SERCA2a*) zielen auf eine Re-Etablierung eines durch LOF oder sekundäre Ursachen verursachten Mangels an Gen-Dosis [833]. Andere Strategien evaluieren kurze Antisense-Oligonucleotide, die zu verändertem Spleißen der Zielgene führen und damit ein zwar kürzeres, aber ohne die Variante funktionsfähiges Protein nach sich ziehen [834, 835]. Letztlich haben alle Ansätze den Nachteil, dass eine kontinuierlich und konstante Wirkung des Vektors durch wiederkehrende Applikation (Adeno-assoziierte Viren, AVV; direkte Injektion kurzer RNA) oder stabile Integration in das Wirtsgenom erfolgen muss. Hierbei spielen Faktoren wie sich entwickelnde Immunität gegen Virus-Vektorbestandteile oder systemische Wirkungen bei direkten RNA-Therapien eine potenziell limitierende Rolle. Die denkbar sinnvollste Therapie wäre daher eine einmalige Reparatur der pathogenen Variante im somatischen Genom des Patienten.

Seit einigen Jahren werden fortschrittliche biotechnologische Methoden entwickelt, um Gene oder Gen-Abschnitte einer somatischen oder Keimbahnzelle gezielt zu verändern. Neben Zinkfingernukleasen (ZFNs) [836] und *transcription activator-like effector nucleases* (TALENs) [837] hat vor allem die Entwicklung des *clustered regularly-interspaced-short-palindromic-repeats*-(CRISPR)-*associated-9*-(Cas9-)Systems [838] dazu geführt, dass eine gezielte Veränderung des eukaryoten Genoms (*gene editing*) effizient und mit verhältnismäßig geringem Aufwand möglich ist. *Gene editing* stellt daher eine wesentliche Zukunftshoffnung für die Heilung genetischer Erkrankungen dar [839, 840].

Das CRISPR/Cas9-System basiert auf einem antiviralen Abwehrmechanismus. Die palindromischen CRISPR-Sequenzen finden sich im Genom von etwa der Hälfte aller Bakterien. Zwischen den CRISPR-Repeat-Sequenzen sind variable Sequenzbereiche zu erkennen, die häufig DNA-Abschnitten von Bakteriophagen und Viren entsprechen. Es wird daher angenommen, dass wirtsfremde DNA im Bereich der CRISPR-Sequenzen (Spacer-Bereich) zuvor eingefügt wurde. Der „immunisierte" CRISPR-Bereich wird abgelesen und bildet die pre-crRNA, welche in kürzere crRNA geschnitten wird und dann im Sinne der RNA-Interferenz die komplementären Fremdsequenzen durch Cas9-Nucleaseverdau eliminiert. Durch Modifikation der crRNA-Sequenz kann im Prinzip fast jeder Bereich auch im humanen Genom erkannt und durch die Cas9-Endonuklease geschnitten werden (Abb. 5.3.6). Durch die endogenen

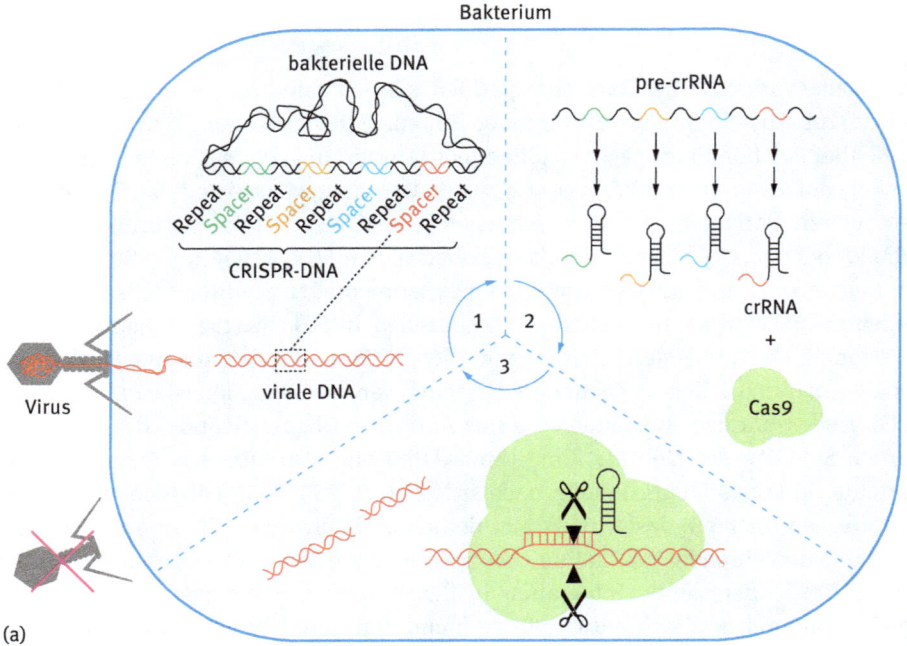

(a)

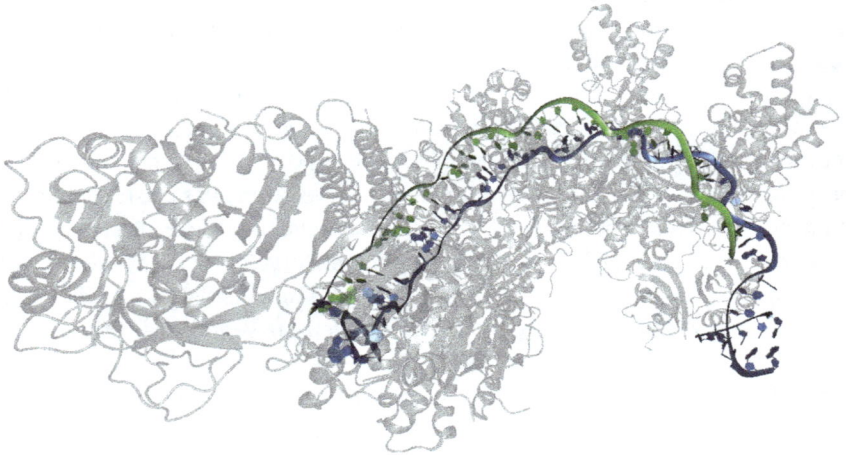

(b)

Abb. 5.3.6: (a) Rolle von CRISPR/Cas9 in der Immunität von Bakterien. Innerhalb der bakteriellen DNA wird der CRIPR-Bereich in RNA umgeschrieben und zu reifen crRNA-Molekülen prozessiert. Erkennt die crRNA einen komplementären Bereich auf einer wirtsfremden DNA, wird die Cas9-Endonuklease aktiviert und schneidet die Fremd-DNA. (b) CRIPR/Cas9/gRNA „Genreparatur"-Komplex an einer Zielsequenz mit der pathogenen Kardiomyopathie-Variante. Die Cas9-Endonuklease (grau) erkennt über die so genannte sequenzspezifische Guide-RNA (gRNA; blau) die komplementäre Ziel-DNA (grün) und führt dort zum Strangbruch. Über eine Donor-DNA (hier nicht abgebildet) kann schließlich im Rahmen einer Homologie-basierten DNA-Reparatur (HDR) eine „gesunde" DNA integriert werden.

DNA-Reparaturmechanismen kann dann entweder eine Insertion oder Deletion resultieren (nicht homologe DNA-Reparatur) oder durch Zugabe eines *Templates* eine beliebige Wunschsequenz, z. B. die wildtypische Basenfolge anstatt der ursprünglichen mutanten, integriert werden (homologe DNA-Reparatur).

Die CRISPR-Technik wird derzeit insbesondere für die Generierung von *Knockout*-Tiermodellen verwendet. Dabei findet der Transfer von Guide-RNA (gRNA) und Cas9-Protein/-mRNA meist in embryonalen Zellen statt. Kürzlich konnte jedoch auch in einem adulten Mausmodell der *MYH6*-Locus selektiv in Kardiomyozyten deletiert werden, was in einer DCM der entsprechenden Tiere mündete [841]. In therapeutischen Vorstudien konnte gezeigt werden, dass zumindest in Zellkultur von humanen iPSC-abgeleiteten Kardiomyozyten eine Reparatur z. B. einer *PLN*-Mutation (R14del) möglich ist und dadurch der pathologische Phänotyp abgemildert werden kann. Dies gelang konsekutiv auch in 3-D-Gewebekulturen (*Engineered Heart Tissue, EHT*) aus den entsprechenden Zellen [842]. Inzwischen gibt es mehrere Studien, die das therapeutische Potenzial im Mausmodell demonstrieren. Mittels viralen Transfers von CRISPR/Cas9-Komponenten konnten in einem adulten Mausmodell für die Duchenne-Muskeldystrophie durch Exon-*Editing* des Dystrophin-Gens eine Re-Expression und partielle Verbesserung der Organfunktion erreicht werden [843].

Am 21.06.2016 wurde von der NIH die erste klinische Studie bewilligt, in der menschliche T-Zellen *ex vivo* mittels CRIPR/Cas9 editiert und später autolog transplantiert werden sollen. Noch bevor die Studie initiiert werden konnte, wurde in Chengdu, China, ein ähnliches Konzept im Dezember 2016 erstmals am Menschen getestet. Zahlreiche weitere Studien werden folgen.

5.3.4 Ausblick

Genetische Faktoren werden für die Diagnose und Auswahl der bestmöglichen Therapie eine immer wichtigere Rolle spielen. Was im Labor bereits mit großer Routine angewandt wird – das gezielte Verändern des genetischen Codes –, muss sich im Bereich der Medizin in vielen Dingen beweisen: effizienter Transfer der Gen-Modifikation in Kardiomyozyten und ggf. andere beteiligte Herzzellen, Korrektur der „defekten" Basen, ohne dabei *Off-target*-Effekte zu haben, und richtiges Timing, da manche initialen Trigger in einen irreversiblen Phänotyp auch ohne weiterhin vorhandenes genetisches Korrelat führen können.

Appendix

Diese Tabelle stellt eine Zusammenstellung der in diesem Buch dargestellten Krankheitsgene dar. Da für einige der Kardiomyopathien unterschiedliche Angaben für bestimmte Krankheitsgene, Hotspots oder Vererbungsmodi existieren, haben sich die Autoren auf eine Auswahl beschränkt.

Gensymbol	Name	Anzahl der Exonen	Häufigkeit	Hotspots/häufig betroffene Exone
Hypertrophe Kardiomyopathie				
MYBPC3	Myosin binding protein C	35	A	16, 18, 19, 22, 24, 28, 30, 31, 34
MYH7	Myosin heavy chain 7	40	A	9, 13, 14, 15, 16, 19, 23
TNNT2	Troponin T2	17	B	16
TNNI3	Troponin I	8	C	–
TPM1	Tropomyosin 1 (alpha)	15	C	2,5
TTN	Titin	364	C	14, 49, 103, 104
MYL3	Myosin light chain 3	7	C	–
MYL2	Myosin light chain 2	7	C	–
ACTC	Actin	7	C	–
CSRP3	Cysteine and glycine rich protein 3	7	C	–
PLN	Phospholamban	2	C	–
Restriktive Kardiomyopathie				
MYH7	Myosin heavy chain 7	40	B	–
TNNI3	Troponin I	8	B	–
MYBPC3	Myosin binding protein C	35	C	–
TNNT2	Troponin T2	17	C	–
TPM1	Tropomyosin 1 (alpha)	15	C	–
LMNA	Lamin A/C	17	C	–

https://doi.org/10.1515/9783110474428-006

OMIM ID	Überwiegender Vererbungsmodus	Kommentar
600958	AD	R403Q oder E451Q sind mit einer erhöhten Mortalität assoziiert. R502W Mutation hat eine relativ hohe Prävalenz.
160760	AD	R403Q, R453C, G716R und R719W Mutationen sind mit einem erhöhten Risiko für SCD verbunden. R403Q, R453C sind als hot-spots identifiziert worden.
191045	AD	R92W Mutation ist als eine häufige Mutation mit einem erhöhten SCD Risiko assoziiert.
191044	AD	K183del Mutation ist mit einem progressiven Übergang ins systolischen Herzinsuffizienz verbunden
191010	AD	Übergang in DCM sind in bestimmten Patientenpopulationen häufiger beobachtet
188840	AD, AR	Erhöhte Bindungsaffinitäten zu α–actinin wurden berichtet. Anderseits, eine erniedrigte Affinität zu α–actinin wurde in DCM beobachtet.
160790	AD	
160781	AD	
102540	AD	
600824	AD	
172405	AD	
160760	AD	
191044	AD	
600958	AD	
191045	AD	
191010	AD	
150330	AD	Atrioventrikulärer Block, SVT und VTs sind häufiger beobachtet. Erhöhtes Risiko für plötzlichen Herztod.

Gensymbol	Name	Anzahl der Exonen	Häufigkeit	Hotspots/häufig betroffene Exone
TCAP	Titin-cap	2	C	–
CRYAB	AlphaB-Crystallin	6	C	–
DES	Desmin	9	C	–
ACTC	Actin	7	C	–
TTN	Titin	364	C	267
LAMP2	Lysosomal associated membrane protein 2	10	C	–
MYPN	Myopalladin	27	C	–
MYL2	Myosin light chain 2	7	C	–
MYL3	Myosin light chain 3	7	C	–
Dilatative Kardiomyopathie				
TTN	Titin	364	A	3, 14, 18, 28, 49, 50, 220, 234, 244, 246, 263, 267, 278, 300, 302, 303, 305, 319, 320, 322, 324, 325
RyR2	Ryanodine receptor 2	107	B	
LMNA	Lamin A/C	17	B	1, 3, 4
TNNT2	Troponin T2	17	C	13
SCN5A	Sodium voltage-gated channel alpha subunit 5	29	C	–
TPM1	Tropomyosin 1 (alpha)	15	C	7
RBM20	RNA binding motif protein 20	17	B	6, 9
JUP	Plakoglobin	19	C	–
MYH6	Myosin heavy chain 6	39	C	–
DMD	Dystrophin	89	C	2–19, 44–55
DSP	Desmoplakin	24	B	–
VCL	Vinculin	22	C	–
MYH7	Myosin heavy chain 7	40	B	–

OMIM ID	Überwiegender Vererbungsmodus	Kommentar
604488	AD	
123590	AD, AR	Atrioventrikulärer Block und Myopathien sind gehäuft zu sehen.
125660	AD, AR	Atrioventrikulärer Block und Myopathien sind gehäuft zu sehen.
102540	AD	
188840	AD, AR	
309060	XLD	
608517	AD	
160781	AD	
160790	AD	
188840	AD, AR	Abgesenkte Bindungsaffinität zu α-actinin wurde berichtet. Assoziation mit Myopathien sind berichtet. Vor allem trunkierende Varianten (tv) können klinisch interpretiert werden.
180902	AD	
150330	AD, AR	Atrioventrikulärer Block, SVT und VTs sind häufiger beobachtet. Heterogene Spektrum der Phänotyp-Expression (kardial und extrakardial) und Assoziation mit Syndromen sind berichtet. Erhöhtes Risiko für plötzlichen Herztod, Indikation für ICD bei zusätzlichen klinischen Risikofaktoren.
191045	AD	
600163	AD	Erhöhte Arrhythmogenität wurde berichtet.
191010	AD	
613171	AD	Assoziiert mit progredienten klinischen Verläufen.
173325	AD, AR	
160710	AD	
300377	XL(R)	Männliche betroffenen leiden häufig an einer Duchenne- / Becker- Muskeldystrophie
125647	AD, AR	
193065	AD	
160760	AD	In Assoziation mit distaler Myopathie Typ Laing gebracht.

Gensymbol	Name	Anzahl der Exonen	Häufigkeit	Hotspots/häufig betroffene Exone
SGCD	Sarcoglycan delta	14	C	–
DES	Desmin	9	C	–
MYBPC3	Myosin binding protein C	35	A	–
BAG3	BCL2 associated athanogene 3	4	C	–
ACTC	Actin	7	C	–
TNNI3	Troponin I	8	C	Arg145Gly
MYL2	Myosin light chain 2	7	C	–
CSRP3	Cysteine and glycine rich protein 3	7	C	–
PLN	Phospholamban	2	C (höher in Founder Populationen)	–
TNNC1	Troponin C	6	C	–
MYL1	Myosin light chain 1	9	C	–
NEXN	Nexilin	13	C	–
PKP2	Plakophilin	14	B	–
CRYAB	alphaB-Crystallin	6	C	–
TUBB	Tubulin	5	C	–
SERCA2a	ATPase sarcoplasmic/endoplasmic reticulum Ca2+ transporting 2	20	C	–
SGCB	Sarcoglycan beta	6	C	–
EMD	Emerin	6	C	–
SYNE1	Nesprin 1	152	C	–
SYNE2	Nesprin 2	123	C	–
LAP2α	Thymopoietin	11	C	–
TAZ	Tafazzin	12	C	–
LAMP2	Lysosomal associated membrane protein 2	10	C	–

OMIM ID	Überwiegender Vererbungsmodus	Kommentar
601411	AD, AR	
125660	AD, AR	Atrioventrikulärer Block und Myopathien sind gehäuft zu finden.
600958	AD	
603883	AD	
102540	AD	
191044	AD	
160781	AD	
600824	AD	
172405	AD	Die R14del Founder-Mutation ist mit einer hoher Arrhythmogenität assoziiert.
191040	AD	
160780	AD	
613121	AD	
602861	AD	
123590	AD, AR	Atrioventrikulärer Block und Myopathien sind gehäuft zu sehen.
191130	AD	
108740	AD	
600900	AD, AR	Rezessive Varianten mit Gleidergürtel-Muskeldystrophie assoziiert.
300384	XLR	Mutation in Emerin sind auch ursachlich mit Emery-Dreifuss-Muskeldystrophie assoziiert. Teilweise *LMNA*-ähnliche Verläufe.
608441	AD	
608442	AD	
188380	AD	
300394	XLR	Barth-Syndrom
309060	XLD	

Gensymbol	Name	Anzahl der Exonen	Häufigkeit	Hotspots/häufig betroffene Exone
Non-compaction Kardiomyopathie				
LDB3	Z-Band alternatively spliced PDZ motif-containing protein	21	B	–
MYH7	Myosin heavy chain 7	40	C	8, 9
MYBPC3	Myosin binding protein C	35	C	–
TNNT2	Troponin T	17	C	–
TPM1	Tropomyosin 1 (alpha)	15	C	–
ACTC	Actin	7	C	–
TTN	Titin	364	A [#]	–
RBM20	RNA binding motif protein 20	17	C	–
DSP	Desmoplakin	24	C	–
PKP2	Plakophilin	14	C	–
LMNA	Lamin A/C	17	C	–
RyR2	Ryanodine receptor 2	107	C	–
SCN5A	Sodium voltage-gated channel alpha subunit 5	29	C	–
TAZ	Tafazzin	12	C	–
HCN4	Hyperpolarization-activated cyclic nucleotide-gated potassium channel 4	9	C	–
DTNA	Dystrobrevin	30	C	–
NKX2.5	NK2 homeobox 5	3	C	–
ABCC9	ATP binding cassette subfamily C member 9	42	C	–
ACTN2	Alpha-actinin 2	23	C	–
CASQ2	Calsequestrin 2	11	C	–
DTNA	Dystrobrevin	30	C	–
LAMP2	Lysosomal associated membrane protein 2	10	C	–
MIB1	Mindbomb, homolog of, Drosophila	26	C	–

OMIM ID	Überwiegender Vererbungsmodus	Kommentar
605906	AD	
160760	AD	R281T Mutation ist mit ASD und Ebstein-Anomalie in Verbindung gebracht.
600958	AD	
191045	AD	
191010	AD	
102540	AD	E101K Mutation ist mit angeborenen Herzfehler, wie ASD und VSD, assoziiert.
188840	AD, AR	
613171	AD	
125647	AD, AR	
602861	AD	
150330	AD, AR	
180902	AD	
600163	AD	
300394	XLR	
605206	AD	
601239	AD	Mit hypoplastischen Linksherz-Syndrom in Verbindung gebracht.
600584	AD	Mit ASD assoziiert.
601439	AD	
102573	AD	
114251	AR	
601239	AD	
309060	XLD	
608677	AD	

Gensymbol	Name	Anzahl der Exonen	Häufigkeit	Hotspots/häufig betroffe-ne Exone
PLEKHM2	Pleckstrin homology and RUN domain containing M2	22	C	-
PRDM16	PR domain protein 16	18	C	–
ARFGEF2	ADP-ribosylation factor guanine nucleotideex-change factor 2	39	C	–
DNAJC19	DNAJ/HSP40 homolog, subfamily c, member 19	7	C	–
GLA	Alpha-galactosidase	8	C	–
MLYCD	Malonyl–coenzyme A decarboxylase deficiency	5	C	–
MMACHC	Cobalamin C deficiency; methylmalonic aciduria and homocystinuria, cblC type	4	C	–
NNT	Nicotinamide nucleotide transhydrogenase	26	C	–
NSD1	Nuclear receptor binding SET domain protein1	25	C	–
RSK2	Ribosomal S6 kinase 2	27	C	–
YWHAE(14-3-3ε)	Tyrosine 3-monooxy-genase/tryptophan 5-monooxygenase activation protein epsilon	8	C	–
Arrhythmogene Kardiomyopathie				
PKP2	Plakophilin	14	A	–
TTN	Titin	364	A	–
DSP	Desmoplakin	24	B	–
DSG2	Desmoglein 2	15	B	–
DSC2	Desmocollin 2	18	B	–
JUP	Plakoglobin	19	C	–
PLN	Phospholamban	2	C	–
TGFB	Transforming growth factor beta 3	7	C	–
TMEM43	Transmembrane protein 43	13	C	–
CTNNA3	Catenin alpha 3	27	C	–
DES	Desmin	9	C	–

OMIM ID	Überwiegender Vererbungsmodus	Kommentar
609613	AD	
605557	AD	
605371	AR	
608977	AR	
300644	XL	
606761	AR	
609831	AR	
687878	AR	
606681	AD	Sotos-Syndrom.
300075	XLD	Coffin-Lowery-Syndrom.
605066	AD	
602861	AD, AR	
188840	AD, AR	Überleitungsstörungen.
125647	AD, AR	Kardiokutanes Syndrom (AR).
125671	AD, AR	
125645	AD, AR	
173325	AD, AR	Kardiokutanes Syndrom (AR).
172405	AD	
190230	AD	Modifizierender Faktor.
612048	AD	
607667	AD	
125660	AD, AR	Atrioventrikulärer Block wird gehäuft berichtet.

Gensymbol	Name	Anzahl der Exonen	Häufigkeit	Hotspots/häufig betroffene Exone
LMNA	Lamin A/C	17	B	–
RyR2	Ryanodine receptor 2	107	B	–
SCN5A	Sodium voltage-gated channel alpha subunit 5	29	C	–
Long-QT-Syndrom				
KCNQ1	Potassium voltage-gated channel subfamily Q member 1	17	A (A: JLNS)	–
KCNH2	Potassium voltage-gated channel subfamily H member 2	19	A	–
SCN5A	Sodium voltage-gated channel alpha subunit 5	29	B	–
ANK2	Ankyrin 2	58	C	–
KCNE1	Potassium voltage-gated channel subfamily E regulatory subunit 1	7	C (A: JLNS)	–
KCNE2	Potassium voltage-gated channel subfamily E regulatory subunit 2	2	C	–
KCNJ2	Potassium voltage-gated channel subfamily J member 2	2	C (A: ATS)	–
CACNA1C	Calcium voltage-gated channel subunit alpha1 C	56	C (A: TS)	–
CAV3	Caveolin 3	2	C	–
SCN4B	Sodium voltage-gated channel beta subunit 4	5	C	–
AKAP9	A-kinase anchoring protein 9	55	C	–
STNA	Syntrophin alpha 1	8	C	–
KCNJ5	Potassium voltage-gated channel subfamily J member 5	5	C	–
CALM1	Calmodulin 1	7	C	–
CALM2	Calmodulin 2	8	C	–

OMIM ID	Überwiegender Vererbungsmodus	Kommentar
150330	AD, AR	Überleitungsstörungen, Überlappung mit DCM.
180902	AD	Phänokopie CPVT.
600163	AD	Überlappung mit Brugada-Syndrom.
607542	AD, AR	LQT1
152427	AD, AR	LQT2
600163	AD	LQT3
106410	AD	LQT4
176261	AD, AR	LQT5
603796	AD	LQT6
600681	AD	LQT7
114205	AD	LQT8
601253	AD	LQT9
608256	AD	LQT10
604001	AD	LQT11
601017	AD	LQT12
600734	AD	LQT13
114180	AD	LQT14
114182	AD	LQT15

Gensymbol	Name	Anzahl der Exonen	Häufigkeit	Hotspots/häufig betroffene Exone
Katecholaminerge, polymorphe ventrikuläre Tachykardie (CPVT)				
RYR2	Ryanodine receptor 2	107	A	–
CASQ2	Calsequestrin 2	11	C	–
TECRL	Trans-2,3-enoyl-CoA reductase like	15	C	–
CALM1	Calmodulin 1	7	C	–
TRDN	Triadin	42	C	–
CALM2	Calmodulin 2	8	C	–
CALM3	Calmodulin 3	6	C	–
SCN5A	Sodium voltage-gated channel alpha subunit 5	29	C	–
Brugada Syndrom				
SCN5A	Sodium voltage-gated channel alpha subunit 5	29	A	–
GPD1L	glycerol-3-phosphate dehydrogenase 1 like	8	C	–
CACNA1C	Calcium voltage-gated channel subunit alpha1 C	56	C	–
CACNB2	Calcium voltage-gated channel auxiliary subunit beta 2	20	C	–
SCN1B	Sodium voltage-gated channel beta subunit 1	7	C	–
KCNE3	Potassium voltage-gated channel subfamily E regulatory subunit 3	6	C	–
SCN3B	Sodium voltage-gated channel beta subunit 3	7	C	–
HCN4	Hyperpolarization activated cyclic nucleotide gated potassium channel 4	9	C	–
KCND3	Potassium voltage-gated channel subfamily D member 3	14	C	–
KCNJ8	Potassium voltage-gated channel subfamily J member 8	5	C	–
SCN10A	Sodium voltage-gated channel alpha subunit 10	27	C	–

OMIM ID	Überwiegender Vererbungsmodus	Kommentar
180902	AD	CPVT1
114251	AR	CPVT2
617242	AR	CPVT3
114180	AD	CPVT4
603283	AR	CPVT5
114182	AD	
114183	AD	
600163	AD	
600163	AD	BRGDA1
611778	AD	BRGDA2
114205	AD	BRGDA3
600003	AD	BRGDA4
600235	AD	BRGDA5
604433	AD	BRGDA6
608214	AD	BRGDA7
605206	AD	BRGDA8
605411	AD	BRGDA9
600935	AD	
604427	AD	

Gensymbol	Name	Anzahl der Exonen	Häufigkeit	Hotspots/häufig betroffene Exone
ABCC9	ATP binding cassette subfamily C member 9	42	C	–
SCN2B	Sodium voltage-gated channel beta subunit 2	4	C	–
KCNE5	Potassium voltage-gated channel subfamily E regulatory subunit 5	1	C	–
TRPM4	Transient receptor potential cation channel subfamily M member 4	25	C	–
SLMAP	Sarcolemma associated protein	27	C	–
CACNA2D1	Calcium voltage-gated channel auxiliary subunit alpha2delta 1	45	C	–
Morbus Fabry				
GLA	Alpha-galactosidase	8	A	–
Noonan Syndrom				
PTPN11	Protein tyrosine phosphatase, non-receptor type 11	16	A	–
SOS1	SOS Ras/Rac guanine nucleotide exchange factor 1	26	A	–
KRAS	KRAS proto-oncogene, GTPase	8	B	–
SHOC2	leucine rich repeat scaffold protein	14	C	–
RAF1	Raf-1 proto-oncogene, serine/threonine kinase	20	B	–
Danon Erkrankung				
LAMP2	Lysosomal associated membrane protein 2	10	A	–

OMIM: Online Mendelian Inheritance in Man, (https://www.ncbi.nlm.nih.gov/omim)
Vererbung: AD, autosomal dominant; AR, autosomal rezessiv; XL, X chromosomal; XLD, X chromosomal dominant; XLR, X chromosomal rezessiv
Mutationshäufigkeit: A (> 10 %), B (1–10 %), C (< 1 %, Einzelfälle; selten)
[#]: unter Revision
JLNS: Jervell und Lange-Nielsen Syndrom; **ATS**: Andersen-Tawil Syndrom; **TS**: Timothy Syndrom; **ASD**: Atriumseptumdefekt; **VSD**: Ventrikelseptumdeft

OMIM ID	Überwiegender Vererbungsmodus	Kommentar
601439	AD	
601327	AD	
300328	AD	
606936	AD	
602701	AD	
114204	AD	
300644	XL	Durch Enzymsubstitution therapierbar. Männer und Frauen können betroffen sein, je nach verbleibender Enzymaktivität.
176876	AD	
182530	AD	
190070	AD	
602775	AD	
164760	AD	
309060	XLD	

Literatur

[1]   Norton N, et al. *Exome sequencing and genome-wide linkage analysis in 17 families illustrate the complex contribution of TTN truncating variants to dilated cardiomyopathy.* Circ Cardiovasc Genet. 2013; **6**(2): 144–153.

[2]   Schulze-Bahr E, et al. *[Molecular diagnosis for cardiovascular diseases].* Dtsch Med Wochenschr. 2015; **140**(20): 1538.

[3]   Teslovich TM, et al. *Biological, clinical and population relevance of 95 loci for blood lipids.* Nature. 2010; **466**(7307): 707–713.

[4]   Global Lipids Genetics C, et al. *Discovery and refinement of loci associated with lipid levels.* Nat Genet. 2013; **45**(11): 1274–1283.

[5]   Samani, NJ, et al. *Genomewide association analysis of coronary artery disease.* N Engl J Med. 2007; **357**(5): 443–453.

[6]   Schunkert H, et al. *Large-scale association analysis identifies 13 new susceptibility loci for coronary artery disease.* Nat Genet. 2011; **43**(4): 333–338.

[7]   Consortium CAD, et al. *Large-scale association analysis identifies new risk loci for coronary artery disease.* Nat Genet. 2013; **45**(1): 25–33.

[8]   Nikpay M, et al. *A comprehensive 1,000 Genomes-based genome-wide association meta-analysis of coronary artery disease.* Nat Genet. 2015; **47**(10): 1121–1130.

[9]   Kessler T, Vilne B, Schunkert H. *The impact of genome-wide association studies on the pathophysiology and therapy of cardiovascular disease.* EMBO Mol Med. 2016; **8**(7): 688–701.

[10]   Braenne I, et al. *Systematic analysis of variants related to familial hypercholesterolemia in families with premature myocardial infarction.* Eur J Hum Genet. 2016; **24**(2): 191–197.

[11]   Khera AV, et al. *Diagnostic Yield and Clinical Utility of Sequencing Familial Hypercholesterolemia Genes in Patients With Severe Hypercholesterolemia.* J Am Coll Cardiol. 2016; **67**(22): 2578–2589.

[12]   Catapano AL, et al. *ESC/EAS Guidelines for the management of dyslipidaemias The Task Force for the management of dyslipidaemias of the European Society of Cardiology (ESC) and the European Atherosclerosis Society (EAS).* Atherosclerosis. 2011; **217**(1): 3–46.

[13]   Goldberg AC, et al. *Familial hypercholesterolemia: screening, diagnosis and management of pediatric and adult patients: clinical guidance from the National Lipid Association Expert Panel on Familial Hypercholesterolemia.* J Clin Lipidol. 2011; **5**(3 Suppl): S1–8.

[14]   Schwartz, PJ, et al. *Prevalence of the congenital long-QT syndrome.* Circulation. 2009; **120**(18): 1761–1767.

[15]   Ackerman MJ, et al. *HRS/EHRA expert consensus statement on the state of genetic testing for the channelopathies and cardiomyopathies: this document was developed as a partnership between the Heart Rhythm Society (HRS) and the European Heart Rhythm Association (EHRA).* Europace. 2011; **13**(8): 1077–1109.

[16]   Zhang L, et al. *Spectrum of ST-T-wave patterns and repolarization parameters in congenital long-QT syndrome: ECG findings identify genotypes.* Circulation. 2000; **102**(23): 2849–2855.

[17]   Schwartz PJ, et al. *Genotype-phenotype correlation in the long-QT syndrome: gene-specific triggers for life-threatening arrhythmias.* Circulation. 2001; **103**(1): 89–95.

[18]   Moss AJ, et al. *Effectiveness and limitations of beta-blocker therapy in congenital long-QT syndrome.* Circulation. 2000; **101**(6): 616–623.

[19]   Ruan Y, et al. *Gating properties of SCN5A mutations and the response to mexiletine in long-QT syndrome type 3 patients.* Circulation. 2007; **116**(10): 1137–1144.

[20]   Mazzanti A, et al. *Gene-Specific Therapy With Mexiletine Reduces Arrhythmic Events in Patients With Long QT Syndrome Type 3.* J Am Coll Cardiol. 2016; **67**(9): 1053–1058.

https://doi.org/10.1515/9783110474428-007

[21] Priori SG, et al. *Executive summary: HRS/EHRA/APHRS expert consensus statement on the diagnosis and management of patients with inherited primary arrhythmia syndromes.* Heart Rhythm. 2013; **10**(12): e85–108.

[22] Moretti A, et al. *Patient-specific induced pluripotent stem-cell models for long-QT syndrome.* N Engl J Med. 2010; **363**(15): 1397–1409.

[23] Chen Z, et al. *Subtype-specific promoter-driven action potential imaging for precise disease modelling and drug testing in hiPSC-derived cardiomyocytes.* Eur Heart J. 2016.

[24] Watson JD, Crick FH. *Molecular structure of nucleic acids; a structure for deoxyribose nucleic acid.* Nature. 1953; **171**(4356): 737–738.

[25] Franklin RE, Gosling RG. *Molecular configuration in sodium thymonucleate.* Nature. 1953; **171**(4356): 740–741.

[26] Wilkins MH, Stokes AR, Wilson HR. *Molecular structure of deoxypentose nucleic acids.* Nature. 1953; **171**(4356): 738–740.

[27] Pearson H. *Genetics: what is a gene?* Nature. 2006; **441**(7092): 398–401.

[28] Lander ES, et al. *Initial sequencing and analysis of the human genome.* Nature. 2001; **409**(6822): 860–921.

[29] Venter JC, et al. *The sequence of the human genome.* Science. 2001; **291**(5507): 1304–1351.

[30] Bromham L, Eyre-Walker A, Smith NH, Smith JM, Mitochondrial S. Paternal inheritance of mitochondria in humans, Trends in Ecology & Evolution. 2003; 18(1): 2–4.

[31] Genomes Project C, et al. *A map of human genome variation from population-scale sequencing.* Nature. 2010; **467**(7319): 1061–1073.

[32] Conrad DF, et al. *Origins and functional impact of copy number variation in the human genome.* Nature. 2010; **464**(7289): 704–712.

[33] Mills RE. et al. *Mapping copy number variation by population-scale genome sequencing.* Nature. 2011; **470**(7332): 59–65.

[34] Fletcher H, Hickey I. *Genetik für Biologen, Biochemiker, Pharmazeuten und Mediziner.* 2013; Wiley-VCH Verlag GmbH.

[35] Grimm T, et al. *Taschenlehrbuch Humangenetik.* 2011, Thieme.

[36] Markl J. *Markl Biologie/Schülerband Oberstufe: 11./12. Schuljahr.* 2010; Klett.

[37] Chargaff E. *Chemical specificity of nucleic acids and mechanism of their enzymatic degradation.* Experientia. 1950; **6**(6): 201–209.

[38] Robert W, Holley JTM, Zamir A. *A new method for sequence determination of large oligonucleotides.* Biochemical and Biophysical Research Communications. 1964.

[39] Holley RW, et al. *Structure of a Ribonucleic Acid.* Science. 1965; **147**(3664): 1462–1465.

[40] Wu R. *Nucleotide sequence analysis of DNA.* Nat New Biol. 1972; **236**(68): 198–200.

[41] Sanger F, et al. *Use of DNA polymerase I primed by a synthetic oligonucleotide to determine a nucleotide sequence in phage fl DNA.* Proc Natl Acad Sci USA. 1973; **70**(4): 1209–1213.

[42] Padmanabhan R, Jay E, Wu R. *Chemical synthesis of a primer and its use in the sequence analysis of the lysozyme gene of bacteriophage T4.* Proc Natl Acad Sci USA. 1974; **71**(6): 2510–2514.

[43] Sanger F, Brownlee GG, Barrell BG. *A two-dimensional fractionation procedure for radioactive nucleotides.* J Mol Biol. 1965; **13**(2): 373–398.

[44] Sanger F, Coulson AR. *A rapid method for determining sequences in DNA by primed synthesis with DNA polymerase.* J Mol Biol. 1975; **94**(3): 441–448.

[45] Maxam AM, Gilbert W. *A new method for sequencing DNA.* Proc Natl Acad Sci USA. 1977; **74**(2): 560–564.

[46] Sanger F, Nicklen S, Coulson AR. *DNA sequencing with chain-terminating inhibitors.* Proc Natl Acad Sci USA. 1977; **74**(12): 5463–5467.

[47] Ansorge W, et al. *A non-radioactive automated method for DNA sequence determination.* J Biochem Biophys Methods. 1986; **13**(6): 315–323.

[48] Hunkapiller T, et al. *Large-scale and automated DNA sequence determination.* Science. 1991; **254**(5028): 59–67.

[49] Studier FW. *A strategy for high-volume sequencing of cosmid DNAs: random and directed priming with a library of oligonucleotides.* Proc Natl Acad Sci USA. 1989; **86**(18): 6917–6921.

[50] Martin-Gallardo A, et al. *Automated DNA sequencing and analysis of 106 kilobases from human chromosome 19q13.3.* Nat Genet. 1992; **1**(1): 34–39.

[51] Adams MD, Fields C, Venter JC. *Automatic DNA Sequencing and Analysis.* San Diego: Academic Press. 1996.

[52] Saiki RK, et al. *Enzymatic amplification of beta-globin genomic sequences and restriction site analysis for diagnosis of sickle cell anemia.* Science. 1985; **230**(4732): 1350–1354.

[53] Saiki RK, et al. *Primer-directed enzymatic amplification of DNA with a thermostable DNA polymerase.* Science. 1988; **239**(4839): 487–491.

[54] Frohman MA,. Dush MK, Martin GR. *Rapid production of full-length cDNAs from rare transcripts: amplification using a single gene-specific oligonucleotide primer.* Proc Natl Acad Sci USA. 1988; **85**(23): 8998–9002.

[55] Nelson DL, et al. *Alu polymerase chain reaction: a method for rapid isolation of human-specific sequences from complex DNA sources.* Proc Natl Acad Sci USA. 1989; **86**(17): 6686–6690.

[56] Botstein D, et al. *Construction of a genetic linkage map in man using restriction fragment length polymorphisms.* Am J Hum Genet. 1980; **32**(3): 314–331.

[57] Lathrop GM, Lalouel JM. *Easy calculations of lod scores and genetic risks on small computers.* Am J Hum Genet. 1984; **36**(2): 460–465.

[58] Morton NE. *Sequential tests for the detection of linkage.* Am J Hum Genet. 1955; **7**(3): 277–318.

[59] Orita M, et al. *Detection of polymorphisms of human DNA by gel electrophoresis as single-strand conformation polymorphisms.* Proc Natl Acad Sci USA. 1989; **86**(8): 2766–2770.

[60] Myers RM, Maniatis T, Lerman LS. *Detection and localization of single base changes by denaturing gradient gel electrophoresis.* Methods Enzymol. 1987; **155**: 501–527.

[61] Hassel D, et al. *Nexilin mutations destabilize cardiac Z-disks and lead to dilated cardiomyopathy.* Nat Med. 2009; **15**(11): 1281–1288.

[62] Bentley DR. *Whole-genome re-sequencing.* Curr Opin Genet Dev. 2006; **16**(6): 545–552.

[63] Harris TD, et al. *Single-molecule DNA sequencing of a viral genome.* Science. 2008; **320**(5872): 106–109.

[64] Margulies M, et al. *Genome sequencing in microfabricated high-density picolitre reactors.* Nature. 2005; **437**(7057): 376–380.

[65] Shendure J, et al. *Accurate multiplex polony sequencing of an evolved bacterial genome.* Science. 2005; **309**(5741): 1728–1732.

[66] Haas J, Barb I, Meder B, Katus HA. *Targeted next-generation sequencing: the clinician's stethoscope for genetic disorders.* Personalized Medicine. 2014; **11**(6), 5: 81–592.

[67] Caruccio N. *Preparation of next-generation sequencing libraries using Nextera technology: simultaneous DNA fragmentation and adaptor tagging by in vitro transposition.* Methods Mol Biol. 2011; **733**: 241–255.

[68] Fisher S, et al. *A scalable, fully automated process for construction of sequence-ready human exome targeted capture libraries.* Genome Biol. 2011; **12**(1): R1.

[69] Joneja A, Huang X. *A device for automated hydrodynamic shearing of genomic DNA.* Biotechniques. 2009; **46**(7): 553–556.

[70] Adessi C, et al. *Solid phase DNA amplification: characterisation of primer attachment and amplification mechanisms.* Nucleic Acids Res. 2000; **28**(20): E87

[71] Dressman D, et al. *Transforming single DNA molecules into fluorescent magnetic particles for detection and enumeration of genetic variations.* Proc Natl Acad Sci USA. 2003; **100**(15): 8817–8822.

[72] Fedurco M, et al. *BTA, a novel reagent for DNA attachment on glass and efficient generation of solid-phase amplified DNA colonies.* Nucleic Acids Res. 2006; **34**(3): e22.

[73] Kim JB, et al. *Polony multiplex analysis of gene expression (PMAGE) in mouse hypertrophic cardiomyopathy.* Science. 2007; **316**(5830): 1481–1484.

[74] Mitra RD, et al. *Fluorescent in situ sequencing on polymerase colonies.* Anal Biochem. 2003; **320**(1): 55–65.

[75] Turcatti G, et al. *A new class of cleavable fluorescent nucleotides: synthesis and optimization as reversible terminators for DNA sequencing by synthesis.* Nucleic Acids Res. 2008; **36**(4): e25.

[76] Glenn TC. *Field guide to next-generation DNA sequencers.* Mol Ecol Resour. 2011; **11**(5): 759–769.

[77] Goodwin S McPherson, JD, McCombie WR. *Coming of age: ten years of next-generation sequencing technologies.* Nat Rev Genet. 2016; **17**(6): 333–351.

[78] https://www.veritasgenetics.com/

[79] Keller A, et al. *Identification of Novel SNPs in Glioblastoma Using Targeted Resequencing.* PLoS ONE. 2011; **6**(6): e18158.

[80] Meder B, et al. *Targeted next-generation sequencing for the molecular genetic diagnostics of cardiomyopathies.* Circ Cardiovasc Genet. 2011; **4**(2): 110–122.

[81] Gnirke A, et al. *Solution hybrid selection with ultra-long oligonucleotides for massively parallel targeted sequencing.* Nat Biotechnol. 2009; **27**(2): 182–189.

[82] Hodges E, et al. *Genome-wide in situ exon capture for selective resequencing.* Nat Genet. 2007; **39**(12): 1522–1527.

[83] Rybin VO, Buttrick PM, Steinberg SF. *PKC-lambda is the atypical protein kinase C isoform expressed by immature ventricle.* Am J Physiol. 1997; **272**(4 Pt 2): H1636–1642.

[84] Sabri A, Steinberg SF. *Protein kinase C isoform-selective signals that lead to cardiac hypertrophy and the progression of heart failure.* Mol Cell Biochem. 2003; **251**(1–2): 97–101.

[85] Melum E, et al. *SNP discovery performance of two second-generation sequencing platforms in the NOD2 gene region.* Hum Mutat. 2010; **31**(7): 875–885.

[86] Tewhey R, et al. *Microdroplet-based PCR enrichment for large-scale targeted sequencing.* Nat Biotechnol. 2009; **27**(11): 1025–1031.

[87] Turner EH, et al. *Massively parallel exon capture and library-free resequencing across 16 genomes.* Nat Methods. 2009; **6**(5): 315–316.

[88] Dahl F, et al. *Multiplex amplification enabled by selective circularization of large sets of genomic DNA fragments.* Nucleic Acids Res. 2005; **33**(8): e71.

[89] Stenberg J, et al. *PieceMaker: selection of DNA fragments for selector-guided multiplex amplification.* Nucleic Acids Res. 2005; **33**(8): e72.

[90] Johansson H, et al. *Targeted resequencing of candidate genes using selector probes.* Nucleic Acids Res. 2011; **39**(2): e8.

[91] Porreca GJ, et al. *Multiplex amplification of large sets of human exons.* Nat Methods. 2007; **4**(11): 931–936.

[92] Dahl F, et al. *Multigene amplification and massively parallel sequencing for cancer mutation discovery.* Proc Natl Acad Sci USA. 2007; **104**(22): 9387–9392.

[93] Turner EH, et al. *Methods for genomic partitioning.* Annu Rev Genomics Hum Genet. 2009; **10**: 263–284.

[94] Sarikas A, et al. *Impairment of the ubiquitin-proteasome system by truncated cardiac myosin binding protein C mutants.* Cardiovasc Res. 2005; **66**(1): 33–44.

[95]   Samorodnitsky E, et al. *Evaluation of Hybridization Capture Versus Amplicon-Based Methods for Whole-Exome Sequencing.* Hum Mutat. 2015; **36**(9): 903–914.

[96]   Robin JD, et al. *Comparison of DNA Quantification Methods for Next Generation Sequencing.* Sci Rep. 2016; **6**: 24067.

[97]   Aigrain L, Gu Y, Quail MA. *Quantitation of next generation sequencing library preparation protocol efficiencies using droplet digital PCR assays - a systematic comparison of DNA library preparation kits for Illumina sequencing.* BMC Genomics. 2016; **17**: 458.

[98]   Gargis AS, et al. *Assuring the quality of next-generation sequencing in clinical laboratory practice.* Nat Biotechnol. 2012; **30**(11): 1033–1036.

[99]   Laboratory NCG. *REFLEX to Exome Sequencing.* http://uwcpdx.org/exome-sequencing-reflex/

[100]   Jamuar SS, Tan EC. *Clinical application of next-generation sequencing for Mendelian diseases.* Hum Genomics. 2015; **9**: 10.

[101]   Richards S, et al. *Standards and guidelines for the interpretation of sequence variants: a joint consensus recommendation of the American College of Medical Genetics and Genomics and the Association for Molecular Pathology.* Genet Med. 2015; **17**(5): 405–423.

[102]   Shen T, et al. *Clinical applications of next generation sequencing in cancer: from panels, to exomes, to genomes.* Front Genet. 2015; **6**: 215.

[103]   Sudmant PH, et al. *An integrated map of structural variation in 2,504 human genomes.* Nature. 2015; **526**(7571): 75–81.

[104]   Green MJ, Botkin JR. *„Genetic exceptionalism" in medicine: clarifying the differences between genetic and nongenetic tests.* Ann Intern Med. 2003; **138**(7): 571–575.

[105]   Motulsky AG. *Predictive genetic diagnosis.* Am J Hum Genet. 1994; **55**(4): 603–605.

[106]   Wolff K, et al. *How to handle genetic information: a comparison of attitudes among patients and the general population.* Public Health Genomics. 2010; **13**(7-8): 396–405.

[107]   Hodgson JM, et al. *Improving family communication after a new genetic diagnosis: a randomised controlled trial of a genetic counselling intervention.* BMC Med Genet. 2014; **15**: 33.

[108]   Joly Y, Ngueng Feze I, Simard J. *Genetic discrimination and life insurance: a systematic review of the evidence.* BMC Med. 2013; **11**: 25.

[109]   *[Guideline of the Genetic Diagnosis Committee (GEKO) for requirements regarding the content of patient information in genetic studies for medical purposes in accordance with 23 Abs. 2 no. 3 GenDG].* Bundesgesundheitsblatt Gesundheitsforschung Gesundheitsschutz. 2012; **55**(8): 1071–1075.

[110]   Fisher E, Achilles S, Tönnies H, et al. Konzepte zur Mitteilung genetischer Zusatzbefunde in der medizinischen Diagnostik und Forschung. Bundesgesundheitsbl. 2015; 58: 166–173.

[111]   Gendiagnostik-Kommission am Robert Koch-Institut. Richtlinie der Gendiagnostik-Kommission (GEKO) über die Anforderungen an die Qualifikation zur und Inhalte der genetischen Beratung gemäß 23 Abs. 2 Nr. 2a und 23 Abs. 2 Nr. 3 GenDG. In: Bundesgesundheitsbl. 2011; (54): 1248–1256.

[112]   Deutsche Gesellschaft für Humangenetik: S2-Leitlinie Humangenetische Diagnostik und genetische Beratung. Med Genetik. 2011; (23): 281–323.

[113]   Haugaa KH, et al. *Management of patients with Arrhythmogenic Right Ventricular Cardiomyopathy in the Nordic countries.* Scand Cardiovasc J. 2015; **49**(6): 299–307.

[114]   Gendiagnostik-Kommission am Robert Koch-Institut. Richtlinie der Gendiagnostik-Kommission (GEKO) zu genetischen Untersuchungen bei nicht-einwilligungsfähigen Personen nach 14 in Verbindung mit 23 Abs. 2 Nr. 1c GenDG. Bundesgesundheitsbl. 2011; (54): 1257–1261.

[115]   Deutscher Ethikrat. Die Zukunft der genetischen Diagnostik – Von der Forschung in die klinische Anwendung. [Abruf 14.08.2016]. Abgerufen von: www.ethikrat.org/publikationen/stellungnahmen.

[116] Schulze-Bahr E, et al. *Molecular diagnostics of cardiovascular diseases.* Der Kardiologe. 2015; **9**(3): 213–243.

[117] Ackerman MJ, et al. *HRS/EHRA expert consensus statement on the state of genetic testing for the channelopathies and cardiomyopathies this document was developed as a partnership between the Heart Rhythm Society (HRS) and the European Heart Rhythm Association (EHRA).* Heart Rhythm. 2011; **8**(8): 1308–1339.

[118] Gersh BJ, et al. *2011 ACCF/AHA guideline for the diagnosis and treatment of hypertrophic cardiomyopathy: executive summary: a report of the American College of Cardiology Foundation/American Heart Association Task Force on Practice Guidelines.* Circulation. 2011; **124**(24): 2761–2796.

[119] Elliott P, et al. *Classification of the cardiomyopathies: a position statement from the European Society Of Cardiology Working Group on Myocardial and Pericardial Diseases.* Eur Heart J. 2008; **29**(2): 270–276.

[120] Ingles J, et al. *Guidelines for genetic testing of inherited cardiac disorders.* Heart Lung Circ. 2011; **20**(11): 681–687.

[121] Marian AJ, et al. *Sudden cardiac death in hypertrophic cardiomyopathy. Variability in phenotypic expression of beta-myosin heavy chain mutations.* Eur Heart J. 1995; **16**(3): 368–376.

[122] Maron BJ. *Hypertrophic cardiomyopathy: a systematic review.* Jama. 2002; **287**(10): 1308–1320.

[123] Maron BJ, et al. *Prevalence of hypertrophic cardiomyopathy in a general population of young adults. Echocardiographic analysis of 4111 subjects in the CARDIA Study. Coronary Artery Risk Development in (Young) Adults.* Circulation. 1995; **92**(4): 785–789.

[124] Harakalova M, et al. *A systematic analysis of genetic dilated cardiomyopathy reveals numerous ubiquitously expressed and muscle-specific genes.* Eur J Heart Fail. 2015; **17**(5): 484–493.

[125] Arbustini E, et al. *Left Ventricular Noncompaction: A Distinct Genetic Cardiomyopathy?* J Am Coll Cardiol. 2016; **68**(9): 949–966.

[126] Hoedemaekers YM, et al. *The importance of genetic counseling, DNA diagnostics, and cardiologic family screening in left ventricular noncompaction cardiomyopathy.* Circ Cardiovasc Genet. 2010; **3**(3): 232–239.

[127] Klaassen S, et al. *Mutations in sarcomere protein genes in left ventricular noncompaction.* Circulation. 2008; **117**(22): 2893–2901.

[128] Sen-Chowdhry S, et al. *Arrhythmogenic cardiomyopathy: etiology, diagnosis, and treatment.* Annu Rev Med. 2010; **61**: 233–253.

[129] Haugaa KH, et al. *Arrhythmogenic right ventricular cardiomyopathy, clinical manifestations, and diagnosis.* Europace. 2016; **18**(7): 965–972.

[130] Marcus FI, et al. *Diagnosis of arrhythmogenic right ventricular cardiomyopathy/dysplasia: proposed modification of the Task Force Criteria.* Eur Heart J. 2010; **31**(7): 806–814.

[131] Schubert-Zsilavecz M, Dingermann T. *[Statement of the DPhG: Opinion of the DPhG of the draft of a Law on genetic studies in humans (genetic diagnosis)].* Pharm Unserer Zeit. 2008; **37**(5): 425.

[132] Jung C. Grundsätze humangenetischer Beratung. In: Moog/Rieß (Hrsg.), Medizinische Genetik für die Praxis (2014), Thieme, Stuttgart. 34–50.

[133] Rehm HL, et al. *ACMG clinical laboratory standards for next-generation sequencing.* Genet Med. 2013; **15**(9): 733–747.

[134] Mogensen J. et al. *The current role of next-generation DNA sequencing in routine care of patients with hereditary cardiovascular conditions: a viewpoint paper of the European Society of Cardiology working group on myocardial and pericardial diseases and members of the European Society of Human Genetics.* Eur Heart J. 2015; **36**(22): 1367–1370.

[135] Haas J, et al. *Atlas of the clinical genetics of human dilated cardiomyopathy.* Eur Heart J. 2015; **36**(18): 1123–1135a.

[136] MacArthur DG, et al. *Guidelines for investigating causality of sequence variants in human disease.* Nature. 2014; **508**(7497): 469–476.

[137] Richards S, et al. *Standards and guidelines for the interpretation of sequence variants: a joint consensus recommendation of the American College of Medical Genetics and Genomics and the Association for Molecular Pathology.* Genet Med. 2015; **17**(5): 405–424.

[138] Stenson PD, et al. *The Human Gene Mutation Database (HGMD) and its exploitation in the fields of personalized genomics and molecular evolution.* Curr Protoc Bioinformatics. 2012; **Chapter 1:** Unit1 13.

[139] Bahcall OG. *Genetic variation: ExAC boosts clinical variant interpretation in rare diseases.* Nat Rev Genet. 2016; **17**(10): 584.

[140] Lek M, et al. *Analysis of protein-coding genetic variation in 60,706 humans.* Nature. 2016; **536**(7616): 285–291.

[141] Walsh R, et al. *Reassessment of Mendelian gene pathogenicity using 7,855 cardiomyopathy cases and 60,706 reference samples.* Genet Med. 2016.

[142] McKusick VA. *Mendelian Inheritance in Man and its online version, OMIM.* Am J Hum Genet. 2007; **80**(4): 588–604.

[143] Stenson PD, et al. *The Human Gene Mutation Database: building a comprehensive mutation repository for clinical and molecular genetics, diagnostic testing and personalized genomic medicine.* Hum Genet. 2014; **133**(1): 1–9.

[144] Solomon BD, et al. *Clinical genomic database.* Proc Natl Acad Sci USA. 2013; **110**(24): 9851–9855.

[145] Sherry ST, Ward M, Sirotkin K. *dbSNP-database for single nucleotide polymorphisms and other classes of minor genetic variation.* Genome Res. 1999; **9**(8): 677–679.

[146] Landrum MJ, et al. *ClinVar: public archive of interpretations of clinically relevant variants.* Nucleic Acids Res. 2016; **44**(D1): D862–868.

[147] Welter D, et al. *The NHGRI GWAS Catalog, a curated resource of SNP-trait associations.* Nucleic Acids Res. 2014; **42**(Database issue): D1001–1006.

[148] Yip YL. et al. *The Swiss-Prot variant page and the ModSNP database: a resource for sequence and structure information on human protein variants.* Hum Mutat. 2004; **23**(5): 464–470.

[149] Pinero J, et al. *DisGeNET: a discovery platform for the dynamical exploration of human diseases and their genes.* Database (Oxford). 2015; bav028.

[150] Cooper GM, Shendure J. *Needles in stacks of needles: finding disease-causal variants in a wealth of genomic data.* Nat Rev Genet. 2011; **12**(9): 628–640.

[151] Cooper GM, et al. *Single-nucleotide evolutionary constraint scores highlight disease-causing mutations.* Nat Methods. 2010; **7**(4): 250–251.

[152] Kondrashov AS, Sunyaev S, Kondrashov FA. *Dobzhansky-Muller incompatibilities in protein evolution.* Proc Natl Acad Sci USA. 2002; **99**(23): 14878–14883.

[153] Mueller SC, et al. *Pathogenicity prediction of non-synonymous single nucleotide variants in dilated cardiomyopathy.* Brief Bioinform. 2015; **16**(5): 769–779.

[154] Li M, et al. *Predicting the Impact of Missense Mutations on Protein-Protein Binding Affinity.* J Chem Theory Comput. 2014; **10**(4): 1770–1780.

[155] Guerois R, Nielsen JE, Serrano L. *Predicting changes in the stability of proteins and protein complexes: a study of more than 1000 mutations.* J Mol Biol. 2002; **320**(2): 369–387.

[156] Mueller, SC, et al. *BALL-SNP: combining genetic and structural information to identify candidate non-synonymous single nucleotide polymorphisms.* Genome Med. 2015; **7**(1): 65.

[157] Capriotti E, Fariselli P, Casadio R. *I-Mutant2.0: predicting stability changes upon mutation from the protein sequence or structure.* Nucleic Acids Res. 2005; **33**(Web Server issue): W306–310.

[158] Mueller SC, et al. *From Single Variants to Protein Cascades: MULTISCALE MODELING OF SINGLE NUCLEOTIDE VARIANT SETS IN GENETIC DISORDERS.* J Biol Chem. 2016; **291**(4): 1582–1590.

[159] Jochen H, et al. *Algorithms for association rule mining — a general survey and comparison.* SIGKDD Explor. Newsl. %@ 1931-0145. 2000; **2**(1): 58–64.

[160] Aloy P, et al. *The relationship between sequence and interaction divergence in proteins.* J Mol Biol. 2003; **332**(5): 989–998.

[161] Wang D, et al. *SNP2Structure: A Public and Versatile Resource for Mapping and Three-Dimensional Modeling of Missense SNPs on Human Protein Structures.* Comput Struct Biotechnol J. 2015; **13**: 514–519.

[162] Adzhubei IA, et al. *A method and server for predicting damaging missense mutations.* Nat Methods. 2010; **7**(4): 248–249.

[163] Gress A, et al. *StructMAn: annotation of single-nucleotide polymorphisms in the structural context.* Nucleic Acids Res. 2016; **44**(W1): W463–468.

[164] Hwang S. *Comparison and evaluation of pathway-level aggregation methods of gene expression data.* BMC Genomics. 2012; **13**(7): S26.

[165] Xu J, et al. *Investigation of Pathogenic Genes in Chinese sporadic Hypertrophic Cardiomyopathy Patients by Whole Exome Sequencing.* Sci Rep. 2015; **5**: 16609.

[166] Backes C, et al. *Systematic permutation testing in GWAS pathway analyses: identification of genetic networks in dilated cardiomyopathy and ulcerative colitis.* BMC Genomics. 2014; **15**: 622.

[167] Li B, et al. *Automated inference of molecular mechanisms of disease from amino acid substitutions.* Bioinformatics. 2009; **25**(21): 2744–2750.

[168] Ferrer-Costa C, et al. *PMUT: a web-based tool for the annotation of pathological mutations on proteins.* Bioinformatics. 2005; **21**(14): 3176–3178.

[169] Choi Y, et al. *Predicting the functional effect of amino acid substitutions and indels.* PLoS One. 2012; **7**(10): e46688.

[170] Capriotti E, et al. *WS-SNPs&GO: a web server for predicting the deleterious effect of human protein variants using functional annotation.* BMC Genomics. 2013; **14**(3): S6.

[171] Bromberg Y, Yachdav G, Rost B. *SNAP predicts effect of mutations on protein function.* Bioinformatics. 2008; **24**(20): 2397–2398.

[172] Ng PC, Henikoff S. *SIFT: Predicting amino acid changes that affect protein function.* Nucleic Acids Res. 2003; **31**(13): 3812–3814.

[173] Thomas PD, et al. *PANTHER: a library of protein families and subfamilies indexed by function.* Genome Res. 2003; **13**(9): 2129–2141.

[174] Capriotti E, Calabrese R, Casadio R. *Predicting the insurgence of human genetic diseases associated to single point protein mutations with support vector machines and evolutionary information.* Bioinformatics. 2006; **22**(22): 2729–2734.

[175] Yue,P, Melamud E, Moult J. *SNPs3D: candidate gene and SNP selection for association studies.* BMC Bioinformatics. 2006; **7**: 166.

[176] Reva B, Antipin Y, Sander C. *Predicting the functional impact of protein mutations: application to cancer genomics.* Nucleic Acids Res. 2011; **39**(17): e118.

[177] Bendl J, et al. *PredictSNP: robust and accurate consensus classifier for prediction of disease-related mutations.* PLoS Comput Biol. 2014; **10**(1): e1003440.

[178] Gonzalez-Perez A, Lopez-Bigas N. *Improving the assessment of the outcome of nonsynony-mous SNVs with a consensus deleteriousness score, Condel.* Am J Hum Genet. 2011; **88**(4): 440–449.

[179] Kircher M, Witten D, Jain P. et al. A general framework for estimating the relative pathogeni-city of human genetic variants. Nature Genetics. 2014; 46: 310–315.

[180] Backes C, et al. *Pathway-based variant enrichment analysis on the example of dilated cardio-myopathy.* Hum Genet. 2016; **135**(1): 31–40.

[181] Mangino M, et al. *Integrated multiomics approach identifies calcium and integrin-binding protein-2 as a novel gene for pulse wave velocity.* J Hypertens. 2016; **34**(1): 79–87.

[182] Eales JM, et al. *A multi-omics glimpse into the biology of arterial stiffness.* J Hypertens. 2016; **34**(1): 32–35.

[183] Stockel D, et al. *Multi-omics enrichment analysis using the GeneTrail2 web service.* Bioinfor-matics. 2016; **32**(10): 1502–1508.

[184] Alexandar V, et al. *CardioGenBase: A Literature Based Multi-Omics Database for Major Car-diovascular Diseases.* PLoS One. 2015; **10**(12): e0143188.

[185] Kayvanpour E, et al. *Towards Personalized Cardiology: Multi-Scale Modeling of the Failing Heart.* PLoS One. 2015; **10**(7): e0134869.

[186] Meder B, Katus HA, Keller A. *Computational Cardiology – A New Discipline of Translational Research.* Genomics Proteomics Bioinformatics. 2016; **14**(4): 177–178.

[187] Meder B, et al. *A single serine in the carboxyl terminus of cardiac essential myosin light chain-1 controls cardiomyocyte contractility in vivo.* Circ Res. 2009; **104**(5): 650–659.

[188] Vogel B, et al. *In-vivo characterization of human dilated cardiomyopathy genes in zebrafish.* Biochem Biophys Res Commun. 2009; **390**(3): 516–522.

[189] Witjas-Paalberends ER, et al. *Mutations in MYH7 reduce the force generating capacity of sarcomeres in human familial hypertrophic cardiomyopathy.* Cardiovasc Res. 2013; **99**(3): 432–441.

[190] Witjas-Paalberends ER, et al. *Gene-specific increase in the energetic cost of contraction in hypertrophic cardiomyopathy caused by thick filament mutations.* Cardiovasc Res. 2014; **103**(2): 248–257.

[191] Das KJ, et al. *Determining pathogenicity of genetic variants in hypertrophic cardiomyopathy: importance of periodic reassessment.* Genet Med. 2014; **16**(4): 286–293.

[192] Dewey FE, et al. *Clinical interpretation and implications of whole-genome sequencing.* JAMA. 2014; **311**(10): 1035–1045.

[193] Goldstein DB, et al. *Sequencing studies in human genetics: design and interpretation.* Nat Rev Genet. 2013; **14**(7): 460–470.

[194] Bell CJ, et al. *Carrier testing for severe childhood recessive diseases by next-generation sequencing.* Sci Transl Med. 2011; **3**(65): 65ra4.

[195] Xue Y, et al. *Deleterious- and disease-allele prevalence in healthy individuals: insights from current predictions, mutation databases, and population-scale resequencing.* Am J Hum Genet. 2012; **91**(6): 1022–1032.

[196] Norton N, et al. *Evaluating pathogenicity of rare variants from dilated cardiomyopathy in the exome era.* Circ Cardiovasc Genet. 2012; **5**(2): 167–174.

[197] MacArthur DG, et al. *A systematic survey of loss-of-function variants in human protein-coding genes.* Science. 2012; **335**(6070): 823–828.

[198] Nouhravesh N, et al. *Analyses of more than 60,000 exomes questions the role of numerous genes previously associated with dilated cardiomyopathy.* Mol Genet Genomic Med. 2016; **4**(6): 617–623.

[199] Maron BJ, et al. *Contemporary definitions and classification of the cardiomyopathies: an American Heart Association Scientific Statement from the Council on Clinical Cardiology,*

Heart Failure and Transplantation Committee; Quality of Care and Outcomes Research and Functional Genomics and Translational Biology Interdisciplinary Working Groups; and Council on Epidemiology and Prevention. Circulation. 2006; **113**(14): 1807–1816.

[200] Maron MS, et al. *Occurrence of Clinically Diagnosed Hypertrophic Cardiomyopathy in the United States.* Am J Cardiol. 2016; **117**(10): 1651–1654.

[201] Elliott PM, Anastasakis A, Borger MA, et al. *2014 ESC Guidelines on diagnosis and management of hypertrophic cardiomyopathy: the Task Force for the Diagnosis and Management of Hypertrophic Cardiomyopathy of the European Society of Cardiology (ESC).* Eur Heart J. 2014; **35**(39): 2733–2779.

[202] Frey N, Luedde M, Katus HA. *Mechanisms of disease: hypertrophic cardiomyopathy.* Nat Rev Cardiol. 2011; **9**(2): 91–100.

[203] Rapezzi C, et al. *Diagnostic work-up in cardiomyopathies: bridging the gap between clinical phenotypes and final diagnosis. A position statement from the ESC Working Group on Myocardial and Pericardial Diseases.* Eur Heart J. 2013; **34**(19): 1448–1458.

[204] Frey N, et al. *Kommentar zu den 2014 ESC-Guidelines zur Diagnostik und Therapie der hypertrophen Kardiomyopathie.* Der Kardiologe. 2016; **10**(1): 24–27.

[205] Gersh BJ, et al. *2011 ACCF/AHA Guideline for the Diagnosis and Treatment of Hypertrophic Cardiomyopathy: a report of the American College of Cardiology Foundation/American Heart Association Task Force on Practice Guidelines. Developed in collaboration with the American Association for Thoracic Surgery, American Society of Echocardiography, American Society of Nuclear Cardiology, Heart Failure Society of America, Heart Rhythm Society, Society for Cardiovascular Angiography and Interventions, and Society of Thoracic Surgeons.* J Am Coll Cardiol. 2011; **58**(25): e212–260.

[206] Schulze-Bahr E, et al. *Gendiagnostik bei kardiovaskulären Erkrankungen.* Der Kardiologe. 2015; **9**(3): 213–243.

[207] Axelsson A, et al. *Efficacy and safety of the angiotensin II receptor blocker losartan for hypertrophic cardiomyopathy: the INHERIT randomised, double-blind, placebo-controlled trial.* Lancet Diabetes Endocrinol. 2015; **3**(2): 123–131.

[208] Ho CY, et al. *Diltiazem treatment for pre-clinical hypertrophic cardiomyopathy sarcomere mutation carriers: a pilot randomized trial to modify disease expression.* JACC Heart Fail. 2015; **3**(2): 180–188.

[209] Maron BJ, et al. *What Do Patients With Hypertrophic Cardiomyopathy Die from?* Am J Cardiol. 2016; **117**(3): 434–435.

[210] Maron BJ, et al. *Hypertrophic Cardiomyopathy in Children, Adolescents, and Young Adults Associated With Low Cardiovascular Mortality With Contemporary Management Strategies.* Circulation. 2016; **133**(1): 62–73.

[211] Maron MS, et al. *Contemporary Natural History and Management of Nonobstructive Hypertrophic Cardiomyopathy.* J Am Coll Cardiol. 2016; **67**(12): 1399–1409.

[212] Sen-Chowdhry S, et al. *Update on hypertrophic cardiomyopathy and a guide to the guidelines.* Nat Rev Cardiol. 2016; **13**(11): 651–675.

[213] Lopes LR, et al. *Novel genotype-phenotype associations demonstrated by high-throughput sequencing in patients with hypertrophic cardiomyopathy.* Heart. 2015; **101**(4): 294–301.

[214] Garcia-Giustiniani D, et al. *Phenotype and prognostic correlations of the converter region mutations affecting the beta myosin heavy chain.* Heart. 2015; **101**(13): 1047–1053.

[215] Briasoulis A, et al. *Myocardial fibrosis on cardiac magnetic resonance and cardiac outcomes in hypertrophic cardiomyopathy: a meta-analysis.* Heart. 2015; **101**(17): 1406–1411.

[216] Nagueh S,. Zoghbi WA. *Role of Imaging in the Evaluation of Patients at Risk for Sudden Cardiac Death: Genotype-Phenotype Intersection.* JACC Cardiovasc Imaging. 2015; **8**(7): 828–845.

[217] Maron BJ, et al. *Eligibility and Disqualification Recommendations for Competitive Athletes With Cardiovascular Abnormalities: Task Force 3: Hypertrophic Cardiomyopathy, Arrhythmogenic Right Ventricular Cardiomyopathy and Other Cardiomyopathies, and Myocarditis: A Scientific Statement From the American Heart Association and American College of Cardiology.* Circulation. 201;. **132**(22): e273–280.

[218] O'Mahony C, et al. *A novel clinical risk prediction model for sudden cardiac death in hypertrophic cardiomyopathy (HCM risk-SCD).* Eur Heart J. 2014; **35**(30): 2010–2020.

[219] Priori SG, et al. *2015 ESC Guidelines for the management of patients with ventricular arrhythmias and the prevention of sudden cardiac death: The Task Force for the Management of Patients with Ventricular Arrhythmias and the Prevention of Sudden Cardiac Death of the European Society of Cardiology (ESC)Endorsed by: Association for European Paediatric and Congenital Cardiology (AEPC).* Eur Heart J. 2015; **36**(41): 2793–2867.

[220] Vriesendorp PA, et al. *Validation of the 2014 European Society of Cardiology guidelines risk prediction model for the primary prevention of sudden cardiac death in hypertrophic cardiomyopathy.* Circ Arrhythm Electrophysiol. 2015; **8**(4): 829–835.

[221] Maron BJ, et al. *Independent Assessment of the European Society of Cardiology Sudden Death Risk Model for Hypertrophic Cardiomyopathy.* Am J Cardiol. 2015; **116**(5): 757–764.

[222] Galderisi M, et al. *The multi-modality cardiac imaging approach to the Athlete's heart: an expert consensus of the European Association of Cardiovascular Imaging.* Eur Heart J Cardiovasc Imaging. 2015; **16**(4): 353.

[223] Geisterfer-Lowrance AA, et al. *A molecular basis for familial hypertrophic cardiomyopathy: a beta cardiac myosin heavy chain gene missense mutation.* Cell. 1990; **62**(5): 999–1006.

[224] Ashrafian H, et al. *Hypertrophic cardiomyopathy:a paradigm for myocardial energy depletion.* Trends Genet. 2003; **19**(5): 263–268.

[225] Belus A, et al. *The familial hypertrophic cardiomyopathy-associated myosin mutation R403Q accelerates tension generation and relaxation of human cardiac myofibrils.* J Physiol. 2008; **586**(15): 3639–3644.

[226] Guinto PJ, et al. *Temporal and mutation-specific alterations in Ca^{2+} homeostasis differentially determine the progression of cTnT-related cardiomyopathies in murine models.* Am J Physiol Heart Circ Physiol. 2009; **297**(2): H614–626.

[227] Lechin M, et al. *Angiotensin-I converting enzyme genotypes and left ventricular hypertrophy in patients with hypertrophic cardiomyopathy.* Circulation. 1995; **92**(7): 1808–1812.

[228] Tesson F, et al. *The influence of the angiotensin I converting enzyme genotype in familial hypertrophic cardiomyopathy varies with the disease gene mutation.* J Mol Cell Cardiol. 1997; **29**(2): 831–838.

[229] Perkins MJ, et al. *Gene-specific modifying effects of pro-LVH polymorphisms involving the renin-angiotensin-aldosterone system among 389 unrelated patients with hypertrophic cardiomyopathy.* Eur Heart J. 2005; **26**(22): 2457–2462.

[230] Lind JM, et al. *Sex hormone receptor gene variation associated with phenotype in male hypertrophic cardiomyopathy patients.* J Mol Cell Cardiol. 2008; **45**(2): 217–222.

[231] Daw EW, et al. *Genome-wide mapping of modifier chromosomal loci for human hypertrophic cardiomyopathy.* Hum Mol Genet. 2007; **16**(20): 2463–2471.

[232] Elliott, P, et al. *European Cardiomyopathy Pilot Registry: EURObservational Research Programme of the European Society of Cardiology.* Eur Heart J. 2016; **37**(2): 164–173.

[233] Ingles J, et al. *Application of Genetic Testing in Hypertrophic Cardiomyopathy for Preclinical Disease Detection.* Circ Cardiovasc Genet. 2015; **8**(6): 852–859.

[234] Alfares AA, et al. *Results of clinical genetic testing of 2,912 probands with hypertrophic cardiomyopathy: expanded panels offer limited additional sensitivity.* Genet Med. 2015; **17**(11): 880–888.

[235] Semsarian C, Ingles J, Wilde AA. *Sudden cardiac death in the young: the molecular autopsy and a practical approach to surviving relatives.* Eur Heart J. 2015; **36**(21): 1290–1296.

[236] Keren A, Syrris P, McKenna WJ. *Hypertrophic cardiomyopathy: the genetic determinants of clinical disease expression.* Nat Clin Pract Cardiovasc Med. 2008; **5**(3): 158–168.

[237] Watkins H, et al. *Characteristics and prognostic implications of myosin missense mutations in familial hypertrophic cardiomyopathy.* N Engl J Med. 1992; **326**(17): 1108–1114.

[238] Varnava AM, et al. *Hypertrophic cardiomyopathy: histopathological features of sudden death in cardiac troponin T disease.* Circulation. 2001; **104**(12): 1380–1384.

[239] Watkins H, et al. *Mutations in the genes for cardiac troponin T and alpha-tropomyosin in hypertrophic cardiomyopathy.* N Engl J Med. 1995; **332**(16): 1058–1064.

[240] Gimeno JR, et al. *Hypertrophic cardiomyopathy. A study of the troponin-T gene in 127 Spanish families.* Rev Esp Cardiol. 2009; **62**(12): 1473–1477.

[241] Li Q, et al. *Genotype-positive status in patients with hypertrophic cardiomyopathy is associated with higher rates of heart failure events.* Circ Cardiovasc Genet. 2014; **7**(4): 416–422.

[242] van Velzen HG, et al. *Value of Genetic Testing for the Prediction of Long-Term Outcome in Patients With Hypertrophic Cardiomyopathy.* Am J Cardiol. 2016; **118**(6): 881–887.

[243] Kelly M, Semsarian C. *Multiple mutations in genetic cardiovascular disease: a marker of disease severity?* Circ Cardiovasc Genet. 2009; **2**(2): 182–190.

[244] Tsoutsman T, et al. *Severe heart failure and early mortality in a double-mutation mouse model of familial hypertrophic cardiomyopathy.* Circulation. 2008; **117**(14): 1820–1831.

[245] Olivotto I, et al. *Myofilament protein gene mutation screening and outcome of patients with hypertrophic cardiomyopathy.* Mayo Clin Proc. 2008; **83**(6): 630–638.

[246] Richard P, et al. *Hypertrophic cardiomyopathy: distribution of disease genes, spectrum of mutations, and implications for a molecular diagnosis strategy.* Circulation. 2003; **107**(17): 2227–2232.

[247] Van Driest SL, et al. *Myosin binding protein C mutations and compound heterozygosity in hypertrophic cardiomyopathy.* J Am Coll Cardiol. 2004; **44**(9): 1903–1910.

[248] Girolami F, et al. *Clinical features and outcome of hypertrophic cardiomyopathy associated with triple sarcomere protein gene mutations.* J Am Coll Cardiol. 2010; **55**(14): 1444–1453.

[249] Wang J, et al. *Malignant effects of multiple rare variants in sarcomere genes on the prognosis of patients with hypertrophic cardiomyopathy.* Eur J Heart Fail. 2014; **16**(9): 950–957.

[250] Ingles J. et al. *A cost-effectiveness model of genetic testing for the evaluation of families with hypertrophic cardiomyopathy.* Heart. 2012; **98**(8): 625–630.

[251] Wordsworth S, et al. *DNA testing for hypertrophic cardiomyopathy: a cost-effectiveness model.* Eur Heart J. 2010; **31**(8): 926–935.

[252] Goodwin JF. *Congestive and hypertrophic cardiomyopathies. A decade of study.* Lancet. 1970; **1**(7650): 732–739.

[253] Goodwin JF. *Prospects and predictions for the cardiomyopathies.* Circulation. 1974; **50**(2): 210–219.

[254] Shabetai R. *Cardiomyopathy: How far have we come in 25 years, how far yet to go?* Journal of the American College of Cardiology. 1983; **1**(1): 252–263.

[255] *Report of the WHO/ISFC task force on the definition and classification of cardiomyopathies.* Br Heart J. 1980; **44**(6): 672–673.

[256] Benotti JR, Grossman W. Cohn PF. *Clinical profile of restrictive cardiomyopathy.* Circulation. 1980; **61**(6): 1206–1212.

[257] Kushwaha SS, Fallon JT, Fuster V. *Restrictive cardiomyopathy.* N Engl J Med. 1997; **336**(4): 267–276.

[258] Nihoyannopoulos P, Dawson D. *Restrictive cardiomyopathies.* Eur J Echocardiogr. 2009; **10**(8): iii23–33.

[259] Kaski JP, et al. *Restrictive cardiomyopathy and hypertrophic cardiomyopathy overlap: the importance of the phenotype.* Cardiogenetics. 2012; **2**(1): 10.

[260] Arbustini E, et al. *The MOGE(S) classification for a phenotype-genotype nomenclature of cardiomyopathy: endorsed by the World Heart Federation.* J Am Coll Cardiol. 2013; **62**(22): 2046–2072.

[261] Ammash NM, et al. *Clinical profile and outcome of idiopathic restrictive cardiomyopathy.* Circulation. 2000; **101**(21): 2490-6.

[262] Mogensen ,. Arbustini E. *Restrictive cardiomyopathy.* Curr Opin Cardiol. 2009; **24**(3): 214–220.

[263] Peddy SB, et al. *Infantile restrictive cardiomyopathy resulting from a mutation in the cardiac troponin T gene.* Pediatrics. 2006; **117**(5): 1830–1833.

[264] Rivenes SM, et al. *Sudden death and cardiovascular collapse in children with restrictive cardiomyopathy.* Circulation. 2000; **102**(8): 876–882.

[265] Sen-Chowdhry S, Syrris P, McKenna WJ. *Genetics of restrictive cardiomyopathy.* Heart Fail Clin. 2010; **6**(2): 179–186.

[266] Lubitz SA, Goldbarg S, Mehta D. *Sudden cardiac death in infiltrative cardiomyopathies: sarcoidosis, scleroderma, amyloidosis, hemachromatosis.* Prog Cardiovasc Dis. 2008; **51**(1): 58–73.

[267] Fitzpatrick AP, et al. *Familial restrictive cardiomyopathy with atrioventricular block and skeletal myopathy.* Br Heart J. 1990; **63**(2): 114–118.

[268] Katritsis D, et al. *Primary restrictive cardiomyopathy: clinical and pathologic characteristics.* J Am Coll Cardiol. 1991; **18**(5): 1230–1235.

[269] Hancock EW. *Differential diagnosis of restrictive cardiomyopathy and constrictive pericarditis.* Heart. 2001; **86**(3): 343–349.

[270] Vaitkus PT, Kussmaul WG. *Constrictive pericarditis versus restrictive cardiomyopathy: a reappraisal and update of diagnostic criteria.* Am Heart J. 1991; **122**(5): 1431–1441.

[271] Asher CR, Klein AL. *Diastolic heart failure: restrictive cardiomyopathy, constrictive pericarditis, and cardiac tamponade: clinical and echocardiographic evaluation.* Cardiol Rev. 2002; **10**(4): 218–229.

[272] Zwas DR, et al. *Advances in the differentiation of constrictive pericarditis and restrictive cardiomyopathy.* Herz. 2012; **37**(6): 664–673.

[273] Selvaganesh M, et al. *An unusual ECG pattern in restrictive cardimyopathy.* Indian Heart J. 2015; **67**(4): 362–367.

[274] Walsh MA, et al. *Conduction abnormalities in pediatric patients with restrictive cardiomyopathy.* Circ Heart Fail. 2012; **5**(2): 267–273.

[275] Parakh N, et al. *NT pro B type natriuretic peptide levels in constrictive pericarditis and restrictive cardiomyopathy.* Indian Heart J. 2015; **67**(1): 40–44.

[276] Leya FS, et al. *The efficacy of brain natriuretic peptide levels in differentiating constrictive pericarditis from restrictive cardiomyopathy.* J Am Coll Cardiol. 2005; **45**(11): 1900–1902.

[277] Sengupta PP, et al. *Comparison of usefulness of tissue Doppler imaging versus brain natriuretic peptide for differentiation of constrictive pericardial disease from restrictive cardiomyopathy.* Am J Cardiol. 2008; **102**(3): 357–362.

[278] Nagueh, SF, et al. *Recommendations for the evaluation of left ventricular diastolic function by echocardiography.* J Am Soc Echocardiogr. 2009; **22**(2): 107–133.

[279] Seward JB, Casaclang-Verzosa G. *Infiltrative cardiovascular diseases: cardiomyopathies that look alike.* J Am Coll Cardiol. 2010; **55**(17): 1769–1779.

[280] Kusunose K, et al. *Biventricular mechanics in constrictive pericarditis comparison with restrictive cardiomyopathy and impact of pericardiectomy.* Circ Cardiovasc Imaging. 2013; **6**(3): 399–406.

[281] Garcia MJ. *Constrictive Pericarditis Versus Restrictive Cardiomyopathy?* J Am Coll Cardiol. 2016; **67**(17): 2061–2076.

[282] Gupta A, et al. *Cardiac MRI in restrictive cardiomyopathy.* Clin Radiol. 2012; **67**(2): 95–105.

[283] Arbustini E, et al. *Cardiac ultrastructure in primary restrictive cardiomyopathy.* Chest. 1983; **84**(2): 236-8.

[284] Hosenpud JD, Niles NR. *Clinical, hemodynamic and endomyocardial biopsy findings in idiopathic restrictive cardiomyopathy.* West J Med. 1986; **144**(3): 303–306.

[285] Ponikowski P, et al. *2016 ESC Guidelines for the diagnosis and treatment of acute and chronic heart failure: The Task Force for the diagnosis and treatment of acute and chronic heart failure of the European Society of Cardiology (ESC)Developed with the special contribution of the Heart Failure Association (HFA) of the ESC.* Eur Heart J. 2016; **37**(27): 2129–2200.

[286] DePasquale EC, Nasir K, Jacoby DL. *Outcomes of adults with restrictive cardiomyopathy after heart transplantation.* J Heart Lung Transplant. 2012; **31**(12): 1269–1275.

[287] Kristen AV, et al. *Prophylactic implantation of cardioverter-defibrillator in patients with severe cardiac amyloidosis and high risk for sudden cardiac death.* Heart Rhythm. 2008; **5**(2): 235–240.

[288] Lin G, et al. *Implantable cardioverter defibrillators in patients with cardiac amyloidosis.* J Cardiovasc Electrophysiol. 2013; **24**(7): 793–798.

[289] Kimura A. *Molecular genetics and pathogenesis of cardiomyopathy.* J Hum Genet. 2016; **61**(1): 41–50.

[290] Gallego-Delgado M. et al. *Idiopathic Restrictive Cardiomyopathy Is Primarily a Genetic Disease.* J Am Coll Cardiol. 2016; **67**(25): 3021–3023.

[291] Wu W, et al. *Novel Phenotype-Genotype Correlations of Restrictive Cardiomyopathy With Myosin-Binding Protein C (MYBPC3) Gene Mutations Tested by Next-Generation Sequencing.* J Am Heart Assoc. 2015; **4**(7).

[292] Mogensen J, et al. *Idiopathic restrictive cardiomyopathy is part of the clinical expression of cardiac troponin I mutations.* J Clin Invest. 2003; **111**(2): 209–216.

[293] Kubo T, et al. *Prevalence, clinical significance, and genetic basis of hypertrophic cardiomyopathy with restrictive phenotype.* J Am Coll Cardiol. 2007; **49**(25): 2419–2426.

[294] Kostareva A, et al. *Deletion in TNNI3 gene is associated with restrictive cardiomyopathy.* Int J Cardiol. 2009; **131**(3): 410–412.

[295] Kaski JP, et al. *Idiopathic restrictive cardiomyopathy in children is caused by mutations in cardiac sarcomere protein genes.* Heart. 2008; **94**(11): 1478–1484.

[296] Gambarin FI, Tagliani M, Arbustini E. *Pure restrictive cardiomyopathy associated with cardiac troponin I gene mutation: mismatch between the lack of hypertrophy and the presence of disarray.* Heart. 2008; **94**(10): 1257.

[297] Karam S, et al. *A de novo mutation of the beta cardiac myosin heavy chain gene in an infantile restrictive cardiomyopathy.* Congenit Heart Dis. 2008; **3**(2): 138–143.

[298] Ware SM, et al. *Pediatric restrictive cardiomyopathy associated with a mutation in beta-myosin heavy chain.* Clin Genet. 2008; **73**(2): 165–170.

[299] Menon SC, et al. *Cardiac troponin T mutation in familial cardiomyopathy with variable remodeling and restrictive physiology.* Clin Genet. 2008; **74**(5): 445–454.

[300] Caleshu C, et al. *Furthering the link between the sarcomere and primary cardiomyopathies: restrictive cardiomyopathy associated with multiple mutations in genes previously associated with hypertrophic or dilated cardiomyopathy.* Am J Med Genet A. 2011; **155A**(9): 2229–2235.

[301] Purevjav E, et al. *Molecular basis for clinical heterogeneity in inherited cardiomyopathies due to myopalladin mutations.* Hum Mol Genet. 2012; **21**(9): 2039–2053.

[302] Peled Y. et al. *Titin mutation in familial restrictive cardiomyopathy.* Int J Cardiol. 2014; **171**(1): 24–30.

[303] Ruan YP, et al. *Restrictive Cardiomyopathy Resulting from a Troponin I Type 3 Mutation in a Chinese Family*. Chin Med Sci J. 2016; **31**(1): 1–7.

[304] Arbustini E, et al. *Restrictive cardiomyopathy, atrioventricular block and mild to subclinical myopathy in patients with desmin-immunoreactive material deposits*. J Am Coll Cardiol. 1998; **31**(3): 645–653.

[305] Arbustini E, et al. *Desmin accumulation restrictive cardiomyopathy and atrioventricular block associated with desmin gene defects*. Eur J Heart Fail. 2006; **8**(5): 477–483.

[306] Falk RH, Dubrey SW. *Amyloid heart disease*. Prog Cardiovasc Dis. 2010; **52**(4): 347–361.

[307] Bauer R, et al. *The „Wagshurst study":Val40Ile transthyretin gene variant causes late-onset cardiomyopathy*. Amyloid. 2014; **21**(4): 267–275.

[308] Gertz MA, Kyle RA. *Amyloidosis: prognosis and treatment*. Semin Arthritis Rheum. 1994; **24**(2): 124–138.

[309] Thomas PK. *Genetic factors in amyloidosis*. J Med Genet. 1975; **12**(4): 317–326.

[310] Pettersson T, Konttinen YT. *Amyloidosis-recent developments*. Semin Arthritis Rheum. 2010; **39**(5): 356–368.

[311] Shah KB, Inoue Y, Mehra MR. *Amyloidosis and the heart: a comprehensive review*. Arch Intern Med. 2006; **166**(17): 1805–1813.

[312] Jacobson DR, et al. *Variant-sequence transthyretin (isoleucine 122) in late-onset cardiac amyloidosis in black Americans*. N Engl J Med. 1997; **336**(7): 466–473.

[313] Benson MD. *The hereditary amyloidoses*. Best Pract Res Clin Rheumatol. 2003; **17**(6): 909–927.

[314] Heart Failure Society of America, et al. *HFSA 2010 Comprehensive Heart Failure Practice Guideline*. J Card Fail. 2010; **16**(6): e1–194.

[315] Brodehl A, et al. *Mutations in FLNC are Associated with Familial Restrictive Cardiomyopathy*. Hum Mutat. 2016; **37**(3): 269–279.

[316] Grimm W, Maisch B. *Sudden cardiac death in dilated cardiomyopathy – therapeutic options*. Herz. 2002; **27**(8): 750–759.

[317] Goldberger JJ, et al. *Sudden cardiac death risk stratification in patients with nonischemic dilated cardiomyopathy*. J Am Coll Cardiol. 2014; **63**(18): 1879–1889.

[318] Maron BJ, et al. *Contemporary definitions and classification of the cardiomyopathies: an American Heart Association Scientific Statement from the Council on Clinical Cardiology, Heart Failure and Transplantation Committee; Quality of Care and Outcomes Research and Functional Genomics and Translational Biology Interdisciplinary Working Groups; and Council on Epidemiology and Prevention*. Circulation. 2006; **113**(14): 1807–1816.

[319] Bagger JP, et al. *Cardiomyopathy in western Denmark*. Br Heart J. 1984; **52**(3): 327–331.

[320] Codd MB, et al. *Epidemiology of idiopathic dilated and hypertrophic cardiomyopathy. A population-based study in Olmsted County, Minnesota. 1975-1984*. Circulation. 1989; **80**(3): 564–572.

[321] Fatkin D, Otway R, Richmond Z. *Genetics of Dilated Cardiomyopathy*. Heart Fail Clin. 2010; **6**(2): 129–140.

[322] Petretta M, et al. *Review and metaanalysis of the frequency of familial dilated cardiomyopathy*. Am J Cardiol. 2011; **108**(8): 1171–1176.

[323] Taylor MR, et al. *Natural history of dilated cardiomyopathy due to lamin A/C gene mutations*. J Am Coll Cardiol. 2003; **41**(5): 771–780.

[324] Keren A, et al. *Mildly dilated congestive cardiomyopathy*. Circulation. 1985; **72**(2): 302–309.

[325] Lehrke S, et al. *Use of cardiovascular magnetic resonance for risk stratification in chronic heart failure: prognostic value of late gadolinium enhancement in patients with non-ischaemic dilated cardiomyopathy*. Heart. 2011; **97**(9): 727–732.

[326] Leong DP, et al. *Effects of myocardial fibrosis and ventricular dyssynchrony on response to therapy in new-presentation idiopathic dilated cardiomyopathy: insights from cardiovascular magnetic resonance and echocardiography.* Eur Heart J. 2012; **33**(5): 640–648.

[327] Cooper LT, et al. *The role of endomyocardial biopsy in the management of cardiovascular disease: a scientific statement from the American Heart Association, the American College of Cardiology, and the European Society of Cardiology. Endorsed by the Heart Failure Society of America and the Heart Failure Association of the European Society of Cardiology.* J Am Coll Cardiol. 2007; **50**(19): 1914–1931.

[328] Alfares AA, et al. *Results of clinical genetic testing of 2,912 probands with hypertrophic cardiomyopathy: expanded panels offer limited additional sensitivity.* Genet Med. 2015.

[329] Kober L, et al. *Defibrillator Implantation in Patients with Nonischemic Systolic Heart Failure.* N Engl J Med. 2016; **375**(13): 1221–1230.

[330] Meder B, Katus HA. *[Clinical and genetic aspects of hypertrophic and dilated cardiomyopathy].* Internist (Berl). 2012; **53**(4): 408–414, 417–418.

[331] Fuster V, et al. *The natural history of idiopathic dilated cardiomyopathy.* Am J Cardiol. 1981; **47**(3): 525–531.

[332] Merlo M, et al. *Long-term prognostic impact of therapeutic strategies in patients with idiopathic dilated cardiomyopathy: changing mortality over the last 30 years.* Eur J Heart Fail. 2014; **16**(3): 317–324.

[333] Muntoni F, et al. *Brief report: deletion of the dystrophin muscle-promoter region associated with X-linked dilated cardiomyopathy.* N Engl J Med. 1993; **329**(13): 921–925.

[334] Suomalainen A, et al. *Inherited idiopathic dilated cardiomyopathy with multiple deletions of mitochondrial DNA.* Lancet. 1992; **340**(8831): 1319–1320.

[335] Oehler D, Katus HA, Meder B. ESC Textbook „Genetics of cardiomyopathies – Dilated cardiomyopathy". 2017 in press.

[336] Kamisago M, et al. *Mutations in sarcomere protein genes as a cause of dilated cardiomyopathy.* N Engl J Med. 2000; **343**(23): 1688–1696.

[337] Morimoto S, et al. *Ca(2+)-desensitizing effect of a deletion mutation Delta K210 in cardiac troponin T that causes familial dilated cardiomyopathy.* Proc Natl Acad Sci USA. 2002; **99**(2): 913–918.

[338] Mirza M, et al. *Dilated cardiomyopathy mutations in three thin filament regulatory proteins result in a common functional phenotype.* J Biol Chem. 2005; **280**(31): 28498–28506.

[339] Willott RH, et al. *Mutations in Troponin that cause HCM, DCM AND RCM: what can we learn about thin filament function?* J Mol Cell Cardiol. 2010; **48**(5): 882–892.

[340] Morimoto S, et al. *Ca(2+)-sensitizing effects of the mutations at Ile-79 and Arg-92 of troponin T in hypertrophic cardiomyopathy.* Am J Physiol. 1998; **275**(1 Pt 1): C200–207.

[341] Lu QW, Wu XY, Morimoto S. *Inherited cardiomyopathies caused by troponin mutations.* J Geriatr Cardiol. 2013; **10**(1): 91–101.

[342] Schmitt JP. et al. *Cardiac myosin missense mutations cause dilated cardiomyopathy in mouse models and depress molecular motor function.* Proc Natl Acad Sci USA. 2006; **103**(39): 14525–14530.

[343] Herman DS, et al. *Truncations of titin causing dilated cardiomyopathy.* N Engl J Med. 2012; **366**(7): 619–628.

[344] Itoh-Satoh M, et al. *Titin mutations as the molecular basis for dilated cardiomyopathy.* Biochem Biophys Res Commun. 2002; **291**(2): 385–393.

[345] Granzier HL, et al. *Deleting titin's I-band/A-band junction reveals critical roles for titin in biomechanical sensing and cardiac function.* Proc Natl Acad Sci USA. 2014; **111**(40): 14589–14594.

[346] Guo W, et al. *RBM20, a gene for hereditary cardiomyopathy, regulates titin splicing.* Nat Med. 2012; **18**(5): 766–773.

[347] Olson TM, et al. *Metavinculin mutations alter actin interaction in dilated cardiomyopathy.* Circulation. 2002; **105**(4): 431–437.

[348] Lopez-Ayala JM, et al. *Desmoplakin truncations and arrhythmogenic left ventricular cardiomyopathy: characterizing a phenotype.* Europace. 2014; **16**(12): 1838–1846.

[349] Asimaki A, et al. *A novel dominant mutation in plakoglobin causes arrhythmogenic right ventricular cardiomyopathy.* Am J Hum Genet. 2007; **81**(5): 964–973.

[350] Haas J, et al. *Atlas of the clinical genetics of human dilated cardiomyopathy.* Eur Heart J. 2014.

[351] van Spaendonck-Zwarts KY, et al. *Desmin-related myopathy.* Clin Genet. 2011; **80**(4): 354–366.

[352] Campuzano O, et al. *Genetics and cardiac channelopathies.* Genet Med. 2010; **12**(5): 260–267.

[353] Zaklyazminskaya E, Dzemeshkevich S. *The role of mutations in the SCN5A gene in cardiomyopathies.* Biochim Biophys Acta. 2016; **1863**(7 Pt B): 1799–1805.

[354] Campbell MD, et al. *Dilated cardiomyopathy mutations in delta-sarcoglycan exert a dominant-negative effect on cardiac myocyte mechanical stability.* Am J Physiol Heart Circ Physiol. 2016; **310**(9): H1140–1150.

[355] Pasternak C, Wong S, Elson EL. *Mechanical function of dystrophin in muscle cells.* J Cell Biol. 1995; **128**(3): 355–361.

[356] Hoffman EP, Brown Jr RH, Kunkel LM. *Dystrophin: the protein product of the Duchenne muscular dystrophy locus.* Cell. 1987; **51**(6): 919–928.

[357] Monaco AP, et al. *An explanation for the phenotypic differences between patients bearing partial deletions of the DMD locus.* Genomics. 1988; **2**(1): 90–95.

[358] McNally EM. *New approaches in the therapy of cardiomyopathy in muscular dystrophy.* Annu Rev Med. 2007; **58**: 75–88.

[359] Verhaert D, et al. *Cardiac involvement in patients with muscular dystrophies: magnetic resonance imaging phenotype and genotypic considerations.* Circ Cardiovasc Imaging. 2011; **4**(1): 67–76.

[360] McNally EM, Golbus JR, Puckelwartz MJ. *Genetic mutations and mechanisms in dilated cardiomyopathy.* J Clin Invest. 2013; **123**(1): 19–26.

[361] Malhotra R, Mason PK. *Lamin A/C deficiency as a cause of familial dilated cardiomyopathy.* Curr Opin Cardiol. 2009; **24**(3): 203–208.

[362] Spencer CT. et al. *Cardiac and clinical phenotype in Barth syndrome.* Pediatrics. 2006; **118**(2): e337–346.

[363] Acehan D, et al. *Cardiac and skeletal muscle defects in a mouse model of human Barth syndrome.* J Biol Chem. 2011; **286**(2): 899–908.

[364] Villard E, et al. *A genome-wide association study identifies two loci associated with heart failure due to dilated cardiomyopathy.* Eur Heart J. 2011; **32**(9): 1065–1076.

[365] Kayvanpour E, et al. *Genotype-phenotype associations in dilated cardiomyopathy: meta-analysis on more than 8000 individuals.* Clin Res Cardiol. 2016.

[366] Roberts AM, et al. *Integrated allelic, transcriptional, and phenomic dissection of the cardiac effects of titin truncations in health and disease.* Sci Transl Med. 2015; **7**(270): 270ra6.

[367] Taylor MR, Carniel E, Mestroni L. *Cardiomyopathy, familial dilated.* Orphanet J Rare Dis. 2006; **1**: 27.

[368] Hershberger RE, Morales A, Siegfried JD. *Clinical and genetic issues in dilated cardiomyopathy: a review for genetics professionals.* Genet Med. 2010; **12**(11): 655–667.

[369] Fatkin D. *Guidelines for the diagnosis and management of familial dilated cardiomyopathy.* Heart Lung Circ. 2011; **20**(11): 691–693.

[370] Jefferies JL, Towbin JA. *Dilated cardiomyopathy.* Lancet. 2010; **375**(9716): 752–762.

[371] Burkett EL, Hershberger RE. *Clinical and genetic issues in familial dilated cardiomyopathy.* J Am Coll Cardiol. 2005; **45**(7): 969–981.

[372] Towbin JA, Bowles NE. *The failing heart.* Nature. 2002; **415**(6868): 227–233.

[373] Akinrinade O, et al. *Genetics and genotype-phenotype correlations in Finnish patients with dilated cardiomyopathy.* Eur Heart J. 2015; **36**(34): 2327–2337.

[374] Charron P, et al. *Genetic counselling and testing in cardiomyopathies: a position statement of the European Society of Cardiology Working Group on Myocardial and Pericardial Diseases.* Eur Heart J. 2010; **31**(22): 2715–2726.

[375] McMurray JJ, et al. *ESC Guidelines for the diagnosis and treatment of acute and chronic heart failure 2012: The Task Force for the Diagnosis and Treatment of Acute and Chronic Heart Failure 2012 of the European Society of Cardiology. Developed in collaboration with the Heart Failure Association (HFA) of the ESC.* Eur Heart J. 2012; **33**(14): 1787–1847.

[376] Arbustini E, et al. *The MOGE(S) classification of cardiomyopathy for clinicians.* J Am Coll Cardiol. 2014; **64**(3): 304–318.

[377] Ehlermann P, et al. *Sudden cardiac death in a patient with lamin A/C mutation in the absence of dilated cardiomyopathy or conduction disease.* Clin Res Cardiol. 2011; **100**(6): 547–551.

[378] van Rijsingen IA, et al. *Risk factors for malignant ventricular arrhythmias in lamin a/c mutation carriers a European cohort study.* J Am Coll Cardiol. 2012; **59**(5): 493–500.

[379] Quarta G, et al. *Mutations in the Lamin A/C gene mimic arrhythmogenic right ventricular cardiomyopathy.* Eur Heart J. 2012; **33**(9): 1128–1136.

[380] Anselme F, et al. *Implantable cardioverter-defibrillators in lamin A/C mutation carriers with cardiac conduction disorders.* Heart Rhythm. 2013; **10**(10): 1492–1498.

[381] McMurray JJ, et al. *ESC Guidelines for the diagnosis and treatment of acute and chronic heart failure 2012: The Task Force for the Diagnosis and Treatment of Acute and Chronic Heart Failure 2012 of the European Society of Cardiology. Developed in collaboration with the Heart Failure Association (HFA) of the ESC.* Eur Heart J. 2012; **33**(14): 1787–1847.

[382] Hershberger RE, et al. *Genetic evaluation of cardiomyopathy–a Heart Failure Society of America practice guideline.* J Card Fail. 2009; **15**(2): 83–97.

[383] Mestroni L, et al. *Guidelines for the study of familial dilated cardiomyopathies. Collaborative Research Group of the European Human and Capital Mobility Project on Familial Dilated Cardiomyopathy.* Eur Heart J. 1999; **20**(2): 93–102.

[384] van Spaendonck-Zwarts KY, et al. *Genetic analysis in 418 index patients with idiopathic dilated cardiomyopathy: overview of 10 years' experience.* Eur J Heart Fail. 2013; **15**(6): 628–636.

[385] Fazio G, et al. *Noncompaction of the right ventricle.* Pediatr Cardiol. 2010; **31**(4): 576–578.

[386] Ranganathan A, et al. *Isolated noncompaction of right ventricle–a case report.* Echocardiography. 2012; **29**(7): E169–172.

[387] Tigen K. et al. *Biventricular noncompaction: a case report.* Echocardiography. 2008; **25**(9): 993–996.

[388] Towbin JA, Lorts A, Jefferies JL. *Left ventricular non-compaction cardiomyopathy.* Lancet. 2015.

[389] Sedmera D, McQuinn T. *Embryogenesis of the heart muscle.* Heart Fail Clin. 2008; **4**(3): 235–245.

[390] Jeter JR Jr, Cameron IL. *Cell proliferation patterns during cytodifferentiation in embryonic chick tissues: liver, heart and erythrocytes.* J Embryol Exp Morphol. 1971; **25**(3): 405–422.

[391] Sedmera D, et al. *Developmental patterning of the myocardium.* Anat Rec. 2000; **258**(4): 319–337.

[392] Stollberger C, Finsterer J, Blazek G. *Left ventricular hypertrabeculation/noncompaction and association with additional cardiac abnormalities and neuromuscular disorders.* Am J Cardiol. 2002; **90**(8): 899–902.

[393] Ichida F, et al. *Novel gene mutations in patients with left ventricular noncompaction or Barth syndrome.* Circulation. 2001; **103**(9): 1256–1263.

[394] Steffel J, Duru F. *Rhythm disorders in isolated left ventricular noncompaction.* Ann Med. 2012; **44**(2): 101–108.

[395] Attenhofer-Jost CH, et al. *Noncompacted myocardium in Ebstein's anomaly: initial description in three patients.* J Am Soc Echocardiogr. 2004; **17**(6): 677–680.

[396] Stahli BE, et al. *Left ventricular non-compaction: prevalence in congenital heart disease.* Int J Cardiol. 2013; **167**(6): 2477–2481.

[397] Hofer M, Stollberger C, Finsterer J. *Acquired noncompaction associated with myopathy.* Int J Cardiol. 2007; **121**(3): 296–297.

[398] Markovic NS, et al. *Isolated ventricular noncompaction in patients with chronic renal failure.* Clin Nephrol. 2008; **70**(1): 72–76.

[399] Piga A, et al. *Left ventricular noncompaction in patients with beta-thalassemia: uncovering a previously unrecognized abnormality.* Am J Hematol. 2012; **87**(12): 1079–1083.

[400] Gati S, et al. *Increased left ventricular trabeculation in individuals with sickle cell anaemia: physiology or pathology?* Int J Cardiol. 2013; **168**(2): 1658–1660.

[401] Gati S, et al. *Reversible de novo left ventricular trabeculations in pregnant women: implications for the diagnosis of left ventricular noncompaction in low-risk populations.* Circulation. 2014; **130**(6): 475–483.

[402] D'Ascenzi F. et al. *Exercise-induced left-ventricular hypertrabeculation in athlete's heart.* Int J Cardiol. 2015; **181**: 320–322.

[403] Oechslin EN, et al. *Long-term follow-up of 34 adults with isolated left ventricular noncompaction: a distinct cardiomyopathy with poor prognosis.* J Am Coll Cardiol. 2000; **36**(2): 493–500.

[404] Weiford .C,. Subbarao VD, Mulhern KM. *Noncompaction of the ventricular myocardium.* Circulation. 2004; **109**(24): 2965–2971.

[405] Stollberger C, et al. *Neuromuscular and cardiac comorbidity determines survival in 140 patients with left ventricular hypertrabeculation/noncompaction.* Int J Cardiol. 2011; **150**(1): 71–74.

[406] Niemann M, Stork S, Weidemann F. *Left ventricular noncompaction cardiomyopathy: an overdiagnosed disease.* Circulation. 2012; **126**(16): e240–243.

[407] Chin TK, et al. *Isolated noncompaction of left ventricular myocardium. A study of eight cases.* Circulation. 1990; **82**(2): 507–513.

[408] Jenni R. et al. *Echocardiographic and pathoanatomical characteristics of isolated left ventricular non-compaction: a step towards classification as a distinct cardiomyopathy.* Heart. 2001; **86**(6): 666–671.

[409] Stollberger C, Finsterer J. *Left ventricular hypertrabeculation/noncompaction.* J Am Soc Echocardiogr. 2004; **17**(1): 91–100.

[410] Kohli SK, et al. *Diagnosis of left-ventricular non-compaction in patients with left-ventricular systolic dysfunction: time for a reappraisal of diagnostic criteria?* Eur Heart J. 2008; **29**(1): 89–95.

[411] Saleeb SF, et al. *Reproducibility of echocardiographic diagnosis of left ventricular noncompaction.* J Am Soc Echocardiogr. 2012; **25**(2): 194–202.

[412] Bennett CE, Freudenberger R. *The Current Approach to Diagnosis and Management of Left Ventricular Noncompaction Cardiomyopathy: Review of the Literature.* Cardiol Res Pract. 2016; **2016**: 5172308.

[413] Wan J. et al. *Varied distributions of late gadolinium enhancement found among patients mee-ting cardiovascular magnetic resonance criteria for isolated left ventricular non-compaction.* J Cardiovasc Magn Reson. 2013; **15**: 20.

[414] Petersen SE, et al. *Left ventricular non-compaction: insights from cardiovascular magnetic resonance imaging.* J Am Coll Cardiol. 2005; **46**(1): 101–105.

[415] Kawel N, et al. *Trabeculated (noncompacted) and compact myocardium in adults: the multi-ethnic study of atherosclerosis.* Circ Cardiovasc Imaging. 2012; **5**(3): 357–366.

[416] Jacquier A, et al. *Measurement of trabeculated left ventricular mass using cardiac magnetic resonance imaging in the diagnosis of left ventricular non-compaction.* Eur Heart J. 2010; **31**(9): 1098–1104.

[417] Li J, et al. *Effects of beta-blocker therapy on electrocardiographic and echocardiographic characteristics of left ventricular noncompaction.* Clin Res Cardiol. 2015; **104**(3): 241–249.

[418] Caliskan K, et al. *Indications and outcome of implantable cardioverter-defibrillators for primary and secondary prophylaxis in patients with noncompaction cardiomyopathy.* J Cardiovasc Electrophysiol. 2011; **22**(8): 898–904.

[419] Cevik C, et al. *Multiple left ventricular thrombi in a patient with left ventricular noncompac-tion.* Tex Heart Inst J. 2012; **39**(4): 550–553.

[420] Stollberger C, et al. *Frequency of stroke and embolism in left ventricular hypertrabecula-tion/noncompaction.* Am J Cardiol. 2011; **108**(7): 1021–1023.

[421] Stollberger C, Wegner C, Finsterer J. *CHADS2- and CHA2DS2VASc scores and embolic risk in left ventricular hypertrabeculation/noncompaction.* J Stroke Cerebrovasc Dis. 2013; **22**(6): 709–712.

[422] Towbin JA, Lorts A, Jefferies JL. *Left ventricular non-compaction cardiomyopathy.* Lancet. 2015; **386**(9995): 813–825.

[423] Homma S, et al. *Warfarin and aspirin in patients with heart failure and sinus rhythm.* N Engl J Med. 2012; **366**(20): 1859–1869.

[424] Connolly SJ, et al. *Dabigatran versus warfarin in patients with atrial fibrillation.* N Engl J Med. 2009; **361**(12): 1139–1151.

[425] Patel MR, et al. *Rivaroxaban versus warfarin in nonvalvular atrial fibrillation.* N Engl J Med. 2011; **365**(10): 883–891.

[426] Granger CB, et al. *Apixaban versus warfarin in patients with atrial fibrillation.* N Engl J Med. 2011; **365**(11): 981–992.

[427] Giugliano RP, et al. *Edoxaban versus warfarin in patients with atrial fibrillation.* N Engl J Med. 2013; **369**(22): 2093–2104.

[428] Azevedo O, et al. *Left ventricular noncompaction in a patient with fabry disease: overdia-gnosis, morphological manifestation of fabry disease or two unrelated rare conditions in the same patient?* Cardiology. 2011; **119**(3): 155–159.

[429] Stollberger C, et al. *Is left ventricular hypertrabeculation/ noncompaction a cardiac manifes-tation of Fabry's disease?* Z Kardiol. 2003; **92**(11): 966–969.

[430] Van Der Starre P, et al. *Late profound muscle weakness following heart transplantation due to Danon disease.* Muscle Nerve. 2013; **47**(1): 135–137.

[431] Waldmuller S, et al. *Targeted 46-gene and clinical exome sequencing for mutations causing cardiomyopathies.* Mol Cell Probes. 2015; **29**(5): 308–314.

[432] Girolami F, et al. *Novel alpha-actinin 2 variant associated with familial hypertrophic car-diomyopathy and juvenile atrial arrhythmias: a massively parallel sequencing study.* Circ Cardiovasc Genet. 2014; **7**(6): 741–750.

[433] Bagnall RD, et al. *Exome sequencing identifies a mutation in the ACTN2 gene in a family with idiopathic ventricular fibrillation, left ventricular noncompaction, and sudden death.* BMC Med Genet. 2014; **15**: 99.

[434] Egan KR, et al. *Just sinus bradycardia or something more serious?* Case Rep Pediatr. 2013; 736164.

[435] Finsterer J, et al. *Acquired left ventricular hypertrabeculation/noncompaction in myotonic dystrophy type 1.* Int J Cardiol. 2009; **137**(3): 310–313.

[436] Vatta M, et al. *Mutations in Cypher/ZASP in patients with dilated cardiomyopathy and left ventricular non-compaction.* J Am Coll Cardiol. 2003; **42**(11): 2014–2027.

[437] Milano A, et al. *HCN4 mutations in multiple families with bradycardia and left ventricular noncompaction cardiomyopathy.* J Am Coll Cardiol. 2014; **64**(8): 745–756.

[438] Liu Z, et al. *A novel lamin A/C gene missense mutation (445 V >E) in immunoglobulin-like fold associated with left ventricular non-compaction.* Europace. 2016; **18**(4): 617–622.

[439] Probst S, et al. *Sarcomere gene mutations in isolated left ventricular noncompaction cardio-myopathy do not predict clinical phenotype.* Circ Cardiovasc Genet. 2011; **4**(4): 367–374.

[440] Rankin J, et al. *Extreme phenotypic diversity and nonpenetrance in families with the LMNA gene mutation R644C.* Am J Med Genet A. 2008; **146A**(12): 1530–1542.

[441] Luxan G, et al. *Mutations in the NOTCH pathway regulator MIB1 cause left ventricular noncom-paction cardiomyopathy.* Nat Med. 2013; **19**(2): 193–201.

[442] Schaefer E, et al. *Next-generation sequencing (NGS) as a fast molecular diagnosis tool for left ventricular noncompaction in an infant with compound mutations in the MYBPC3 gene.* Eur J Med Genet. 2014; **57**(4): 129–132.

[443] Dellefave LM, et al. *Sarcomere mutations in cardiomyopathy with left ventricular hypertrabe-culation.* Circ Cardiovasc Genet. 2009; **2**(5): 442–449.

[444] Budde BS, et al. *Noncompaction of the ventricular myocardium is associated with a de novo mutation in the beta-myosin heavy chain gene.* PLoS One. 2007; **2**(12): e1362.

[445] Hoedemaekers YM, et al. *Cardiac beta-myosin heavy chain defects in two families with non-compaction cardiomyopathy: linking non-compaction to hypertrophic, restrictive, and dilated cardiomyopathies.* Eur Heart J. 2007; **28**(22): 2732–2737.

[446] Muhammad E, et al. *PLEKHM2 mutation leads to abnormal localization of lysosomes, impai-red autophagy flux and associates with recessive dilated cardiomyopathy and left ventricular noncompaction.* Hum Mol Genet. 2015; **24**(25): 7227–7240.

[447] Ramond F, et al. *Homozygous PKP2 deletion associated with neonatal Left Ventricule Non Compaction.* Clin Genet. 2016.

[448] Arndt AK, et al. *Fine mapping of the 1p36 deletion syndrome identifies mutation of PRDM16 as a cause of cardiomyopathy.* Am J Hum Genet. 2013; **93**(1): 67–77.

[449] Campbell MJ, et al. *Exon 3 deletion of ryanodine receptor causes left ventricular noncompac-tion, worsening catecholaminergic polymorphic ventricular tachycardia, and sudden cardiac arrest.* Am J Med Genet A. 2015; **167A**(9): 2197–2200.

[450] Ohno S, et al. *Exon 3 deletion of RYR2 encoding cardiac ryanodine receptor is associated with left ventricular non-compaction.* Europace. 2014; **16**(11): 1646–1654.

[451] Shan L, et al. *SCN5A variants in Japanese patients with left ventricular noncompaction and arrhythmia.* Mol Genet Metab. 2008; **93**(4): 468–474.

[452] Luedde M, et al. *Severe familial left ventricular non-compaction cardiomyopathy due to a novel troponin T (TNNT2) mutation.* Cardiovasc Res. 2010; **86**(3): 452–460.

[453] Chang B, et al. *Identification of a novel TPM1 mutation in a family with left ventricular non-compaction and sudden death.* Mol Genet Metab. 2011; **102**(2): 200–206.

[454] Yilmaz S, et al. *The expanding phenotypic spectrum of ARFGEF2 gene mutation: Cardiomyopa-thy and movement disorder.* Brain Dev. 2016; **38**(1): 124–127.

[455] Davey KM, et al. *Mutation of DNAJC19, a human homologue of yeast inner mitochondrial membrane co-chaperones, causes DCMA syndrome, a novel autosomal recessive Barth syndrome-like condition.* J Med Genet. 2006; **43**(5): 385–393.

[456] Prada CE, et al. *Malonyl coenzyme A decarboxylase deficiency: early dietary restriction and time course of cardiomyopathy.* Pediatrics. 2012; **130**(2): e456–460.

[457] Profitlich LE, et al. *High prevalence of structural heart disease in children with cblC-type methylmalonic aciduria and homocystinuria.* Mol Genet Metab. 2009; **98**(4): 344–348.

[458] Martinez HR, et al. *Left ventricular noncompaction in Sotos syndrome.* Am J Med Genet A. 2011; **155A**(5): 1115–1118.

[459] Bainbridge MN, et al. *Loss of Function Mutations in NNT Are Associated With Left Ventricular Noncompaction.* Circ Cardiovasc Genet. 2015; **8**(4): 544–552.

[460] Tang S, et al. *Left ventricular noncompaction is associated with mutations in the mitochondrial genome.* Mitochondrion. 2010; **10**(4): 350–357.

[461] Facher JJ. et al. *Cardiomyopathy in Coffin-Lowry syndrome.* Am J Med Genet A. 2004; **128A**(2): 176–178.

[462] Chang B, et al. *14-3-3epsilon gene variants in a Japanese patient with left ventricular noncompaction and hypoplasia of the corpus callosum.* Gene. 2013; **515**(1): 173–1780.

[463] Opdal SH, et al. *Possible role of mtDNA mutations in sudden infant death.* Pediatr Neurol. 2002; **27**(1): 23–29.

[464] Zarrouk Mahjoub S, et al. *Transition m.3308T>C in the ND1 gene is associated with left ventricular hypertrabeculation/noncompaction.* Cardiology. 2011; **118**(3): 153–158.

[465] Liu S, et al. *Do mitochondria contribute to left ventricular non-compaction cardiomyopathy? New findings from myocardium of patients with left ventricular non-compaction cardiomyopathy.* Mol Genet Metab. 2013; **109**(1): 100–106.

[466] Hastings R, et al. *Combination of Whole Genome Sequencing, Linkage and Functional Studies Implicates a Missense Mutation in Titin as a Cause of Autosomal Dominant Cardiomyopathy with Features of Left Ventricular Non-Compaction.* Circ Cardiovasc Genet. 2016.

[467] Schweizer PA, et al. *The Symptom Complex of Familial Sinus Node Dysfunction and Myocardial Noncompaction Is Associated With Mutations in the HCN4 Channel.* J Am Coll Cardiol. 2014; **64**(8): 757–767.

[468] Postma AV, et al. *Mutations in the sarcomere gene MYH7 in Ebstein anomaly.* Circ Cardiovasc Genet. 2011; **4**(1): 43–50.

[469] Ouyan, P, et al. *A de novo mutation in NKX2.5 associated with atrial septal defects, ventricular noncompaction, syncope and sudden death.* Clin Chim Acta. 2011; **412**(1–2): 170–175.

[470] Digilio MC, et al. *Syndromic non-compaction of the left ventricle: associated chromosomal anomalies.* Clin Genet. 2013; **84**(4): 362–367.

[471] Gati S, et al. *Increased left ventricular trabeculation in highly trained athletes: do we need more stringent criteria for the diagnosis of left ventricular non-compaction in athletes?* Heart. 2013; **99**(6): 401–408.

[472] Ramineni R, Merla R, Chernobelsky A. *Noncompaction of ventricular myocardium associated with hypertrophic cardiomyopathy and polycystic kidney disease.* Am J Med Sci. 2010; **339**(4): 383–386.

[473] Ichida F, et al. *Clinical features of isolated noncompaction of the ventricular myocardium: long-term clinical course, hemodynamic properties, and genetic background.* J Am Coll Cardiol. 1999; **34**(1): 233–240.

[474] Sasse-Klaassen S, et al. *Isolated noncompaction of the left ventricular myocardium in the adult is an autosomal dominant disorder in the majority of patients.* Am J Med Genet A. 2003; **119A**(2): 162–167.

[475] Scaglia F, et al. *Clinical spectrum, morbidity, and mortality in 113 pediatric patients with mitochondrial disease.* Pediatrics. 2004; **114**(4): 925–931.

[476] Towbin JA. *Left ventricular noncompaction: a new form of heart failure.* Heart Fail Clin. 2010; **6**(4): 453–469, viii.

[477] Cosson L, et al. *Barth syndrome in a female patient.* Mol Genet Metab. 2012; **106**(1): 115–120.

[478] Finsterer J, Stollberger C. *Primary myopathies and the heart.* Scand Cardiovasc J. 2008; **42**(1): 9–24.

[479] Charron P, et al. *Genetic counselling and testing in cardiomyopathies: a position statement of the European Society of Cardiology Working Group on Myocardial and Pericardial Diseases.* Eur Heart J. 2010; **31**(22): 2715–2726.

[480] *Guidelines for genetic testing of healthy children – addendum: A joint statement with the Canadian College of Medical Geneticists.* Paediatr Child Health. 2008; **13**(4): 311–312.

[481] Chen R, et al. *Mutation analysis of the G4.5 gene in patients with isolated left ventricular noncompaction.* Mol Genet Metab. 2002; **77**(4): 319–325.

[482] Demand J, et al. *Cooperation of a ubiquitin domain protein and an E3 ubiquitin ligase during chaperone/proteasome coupling.* Curr Biol. 2001; **11**(20): 1569–1577.

[483] Maron BJ, Towbin JA, Thiene G, Antzelevitch C, Corrado D, Arnett D, et al. Contemporary definitions and classification of the cardiomyopathies: an American Heart Association Scientific Statement from the Council on Clinical Cardiology, Heart Failure and Transplantation Committee; Quality of Care and Outcomes Research and Functional Genomics and Translational Biology Interdisciplinary Working Groups; and Council on Epidemiology and Prevention. Circulation. 2006; **113**(14): 1807–1816.

[484] Nava A, Bauce B, Basso C, Muriago M, Rampazzo A, Villanova C, et al. Clinical profile and long-term follow-up of 37 families with arrhythmogenic right ventricular cardiomyopathy. J Am Coll Cardiol. 2000; **36**(7): 2226–2233.

[485] Peters S, Trummel M, Meyners W. Prevalence of right ventricular dysplasia-cardiomyopathy in a non-referral hospital. Int J Cardiol. 2004; **97**(3):499–501.

[486] Asimaki A, Kleber AG, Saffitz JE. Pathogenesis of Arrhythmogenic Cardiomyopathy. Can J Cardiol. 2015; **31**(11): 1313–1324.

[487] Pilichou K, Thiene G, Bauce B, Rigato I, Lazzarini E, Migliore F, et al. Arrhythmogenic cardiomyopathy. Orphanet J Rare Dis. 2016; **11**: 33-016-0407-1.

[488] Corrado D, Basso C, Pavei A, Michieli P, Schiavon M, Thiene G. Trends in sudden cardiovascular death in young competitive athletes after implementation of a preparticipation screening program. JAMA. 2006; **296**(13): 1593–1601.

[489] Groeneweg JA, Bhonsale A, James CA, te Riele AS, Dooijes D, Tichnell C, et al. Clinical Presentation, Long-Term Follow-Up, and Outcomes of 1001 Arrhythmogenic Right Ventricular Dysplasia/Cardiomyopathy Patients and Family Members. Circ Cardiovasc Genet. 2015; **8**(3): 437–446.

[490] Marcus FI, Fontaine GH, Guiraudon G, Frank R, Laurenceau JL, Malergue C, et al. Right ventricular dysplasia: a report of 24 adult cases. Circulation.1982; **65**(2): 384–398.

[491] Basso C, Corrado D, Marcus FI, Nava A, Thiene G. Arrhythmogenic right ventricular cardiomyopathy. Lancet. 2009; **373**(9671): 1289–1300.

[492] Basso C, Thiene G, Corrado D, Angelini A, Nava A, Valente M. Arrhythmogenic right ventricular cardiomyopathy. Dysplasia, dystrophy, or myocarditis? Circulation. 1996; **94**(5): 983–991.

[493] Basso C, Bauce B, Corrado D, Thiene G. Pathophysiology of arrhythmogenic cardiomyopathy. Nat Rev Cardiol. 2011; **9**(4): 223–233.

[494] Sen-Chowdhry S, Syrris P, Prasad SK, Hughes SE, Merrifield R, Ward D, et al. Left-dominant arrhythmogenic cardiomyopathy: an under-recognized clinical entity. J Am Coll Cardiol. 2008; **52**(25): 2175–2187.

[495] Bauce B, Basso C, Rampazzo A, Beffagna G, Daliento L, Frigo G, et al. Clinical profile of four families with arrhythmogenic right ventricular cardiomyopathy caused by dominant desmoplakin mutations. Eur Heart J. 2005; **26**(16): 1666–1675.

[496] Sen-Chowdhry S, Syrris P, Ward D, Asimaki A, Sevdalis E, McKenna WJ. Clinical and genetic characterization of families with arrhythmogenic right ventricular dysplasia/cardiomyopathy provides novel insights into patterns of disease expression. Circulation. 2007; **115**(13): 1710–1720.

[497] Thiene G, Corrado D, Basso C. Arrhythmogenic right ventricular cardiomyopathy/dysplasia. Orphanet J Rare Dis. 2007; **2**: 45.

[498] Daliento L, Turrini P, Nava A, Rizzoli G, Angelini A, Buja G, et al. Arrhythmogenic right ventricular cardiomyopathy in young versus adult patients: similarities and differences. J Am Coll Cardiol. 1995; **25**(3): 655–664.

[499] Bauce B, Frigo G, Marcus FI, Basso C, Rampazzo A, Maddalena F, et al. Comparison of clinical features of arrhythmogenic right ventricular cardiomyopathy in men versus women. Am J Cardiol. 2008; **102**(9): 1252–1257.

[500] Marcus FI, McKenna WJ, Sherrill D, Basso C, Bauce B, Bluemke DA, et al. Diagnosis of arrhythmogenic right ventricular cardiomyopathy/dysplasia: proposed modification of the Task Force Criteria. Eur Heart J. 2010; **31**(7): 806–814.

[501] Philips B, Cheng A. 2015 Update on the Diagnosis and Management of Arrhythmogenic Right Ventricular Cardiomyopathy. Curr Opin Cardiol. 2016; **31**(1): 46–56.

[502] Haugaa KH, Haland TF, Leren IS, Saberniak J, Edvardsen T. Arrhythmogenic right ventricular cardiomyopathy, clinical manifestations, and diagnosis. Europace. 2016; **18**(7): 965–972.

[503] Sawant AC, Te Riele AS, Tichnell C, Murray B, Bhonsale A, Tandri H, et al. Safety of American Heart Association-recommended minimum exercise for desmosomal mutation carriers. Heart Rhythm. 2016; **13**(1): 199–207.

[504] Maron BJ, Udelson JE, Bonow RO, Nishimura RA, Ackerman MJ, Estes NA,3rd, et al. Eligibility and Disqualification Recommendations for Competitive Athletes With Cardiovascular Abnormalities: Task Force 3: Hypertrophic Cardiomyopathy, Arrhythmogenic Right Ventricular Cardiomyopathy and Other Cardiomyopathies, and Myocarditis: A Scientific Statement From the American Heart Association and American College of Cardiology. Circulation. 2015; **132**(22): e273–280.

[505] Kataoka S, Serizawa N, Kitamura K, Suzuki A, Suzuki T, Shiga T, et al. An overlap of Brugada syndrome and arrhythmogenic right ventricular cardiomyopathy/dysplasia. J Arrhythm. 2016; **32**(1): 70–73.

[506] van Tintelen JP, Van Gelder IC, Asimaki A, Suurmeijer AJ, Wiesfeld AC, Jongbloed JD, et al. Severe cardiac phenotype with right ventricular predominance in a large cohort of patients with a single missense mutation in the DES gene. Heart Rhythm. 2009; **6**(11): 1574–1583.

[507] Norgett EE, Hatsell SJ, Carvajal-Huerta L, Cabezas JC, Common J, Purkis PE, et al. Recessive mutation in desmoplakin disrupts desmoplakin-intermediate filament interactions and causes dilated cardiomyopathy, woolly hair and keratoderma. Hum Mol Genet. 2000; **9**(18): 2761–2766.

[508] McKoy G, Protonotarios N, Crosby A, Tsatsopoulou A, Anastasakis A, Coonar A, et al. Identification of a deletion in plakoglobin in arrhythmogenic right ventricular cardiomyopathy with palmoplantar keratoderma and woolly hair (Naxos disease). Lancet. 2000; **355**(9221): 2119–2124.

[509] McKenna WJ, Thiene G, Nava A, Fontaliran F, Blomstrom-Lundqvist C, Fontaine G, et al. Diagnosis of arrhythmogenic right ventricular dysplasia/cardiomyopathy. Task Force of the Working Group Myocardial and Pericardial Disease of the European Society of Cardiology and of the Scientific Council on Cardiomyopathies of the International Society and Federation of Cardiology. Br Heart J. 1994; **71**(3): 215–218.

[510] Orgeron GM, Calkins H. Advances in the Diagnosis and Management of Arrhythmogenic Right Ventricular Dysplasia/Cardiomyopathy. Curr Cardiol Rep. 2016; **18**(6): 53-016-0732-y.

[511] Calkins H. Arrhythmogenic right ventricular dysplasia/cardiomyopathy-three decades of progress. Circ J. 2015; **79**(5): 901–913.

[512] Berte B, Denis A, Amraoui S, Yamashita S, Komatsu Y, Pillois X, et al. Characterization of the Left-Sided Substrate in Arrhythmogenic Right Ventricular Cardiomyopathy. Circ Arrhythm Electrophysiol. 2015; **8**(6): 1403–1412.

[513] Castanos Gutierrez SL, Kamel IR, Zimmerman SL. Current Concepts on Diagnosis and Prognosis of Arrhythmogenic Right Ventricular Cardiomyopathy/Dysplasia. J Thorac Imaging. 2015.

[514] Quarta G, Muir A, Pantazis A, Syrris P, Gehmlich K, Garcia-Pavia P, et al. Familial evaluation in arrhythmogenic right ventricular cardiomyopathy: impact of genetics and revised task force criteria. Circulation. 2011; **123**(23): 2701–2709.

[515] Te Riele AS, Hauer RN. Arrhythmogenic right ventricular dysplasia/cardiomyopathy: clinical challenges in a changing disease spectrum. Trends Cardiovasc Med. 2015; **25**(3): 191–198.

[516] Pinamonti B, Brun F, Mestroni L, Sinagra G. Arrhythmogenic right ventricular cardiomyopathy: From genetics to diagnostic and therapeutic challenges. World J Cardiol. 2014; **6**(12): 1234–1244.

[517] Guazzi M, Adams V, Conraads V, Halle M, Mezzani A, Vanhees L, et al. EACPR/AHA Scientific Statement. Clinical recommendations for cardiopulmonary exercise testing data assessment in specific patient populations. Circulation. 2012; **126**(18): 2261–2274.

[518] Yalin K, Golcuk E, Aksu T, Tiryakioglu SK, Bilge AK, Adalet K. Distinguishing Right Ventricular Cardiomyopathy From Idiopathic Right Ventricular Outflow Tract Tachycardia with T-wave Alternans. Am J Med Sci. 2015; **350**(6): 463–466.

[519] Perrin MJ, Angaran P, Laksman Z, Zhang H, Porepa LF, Rutberg J, et al. Exercise testing in asymptomatic gene carriers exposes a latent electrical substrate of arrhythmogenic right ventricular cardiomyopathy. J Am Coll Cardiol. 2013; **62**(19): 1772–1779.

[520] Sequeira IB, Kirsh JA, Hamilton RM, Russell JL, Gross GJ. Utility of exercise testing in children and teenagers with arrhythmogenic right ventricular cardiomyopathy. Am J Cardiol. 2009; **104**(3): 411–413.

[521] Corrado D, Basso C, Leoni L, Tokajuk B, Bauce B, Frigo G, et al. Three-dimensional electroanatomic voltage mapping increases accuracy of diagnosing arrhythmogenic right ventricular cardiomyopathy/dysplasia. Circulation.; **111**(23): 3042–3050.

[522] Saguner AM, Medeiros-Domingo A, Schwyzer MA, On CJ, Haegeli LM, Wolber T, et al. Usefulness of inducible ventricular tachycardia to predict long-term adverse outcomes in arrhythmogenic right ventricular cardiomyopathy. Am J Cardiol. 201; **111**(2): 250–257.

[523] Gerull B, Kirchner F, Chong JX, Tagoe J, Chandrasekharan K, Strohm O, et al. Homozygous founder mutation in desmocollin-2 (DSC2) causes arrhythmogenic cardiomyopathy in the Hutterite population. Circ Cardiovasc Genet. 2013; **6**(4): 327–336.

[524] Norman M, Simpson M, Mogensen J, Shaw A, Hughes S, Syrris P, et al. Novel mutation in desmoplakin causes arrhythmogenic left ventricular cardiomyopathy. Circulation. 2005; **112**(5): 636–642.

[525] Perazzolo Marra M, Rizzo S, Bauce B, De Lazzari M, Pilichou K, Corrado D, et al. Arrhythmogenic right ventricular cardiomyopathy. Contribution of cardiac magnetic resonance imaging to the diagnosis. Herz. 2015; **40**(4): 600–606.

[526] Kapplinger JD, Landstrom AP, Salisbury BA, Callis TE, Pollevick GD, Tester DJ, et al. Distinguishing arrhythmogenic right ventricular cardiomyopathy/dysplasia-associated mutations from background genetic noise. J Am Coll Cardiol. 2011; **57**(23): 2317–2327.

[527] Taylor M, Graw S, Sinagra G, Barnes C, Slavov D, Brun F, et al. Genetic variation in titin in arrhythmogenic right ventricular cardiomyopathy-overlap syndromes. Circulation. 2011; **124**(8): 876–885.

[528] Quarta G, Syrris P, Ashworth M, Jenkins S, Zuborne Alapi K, Morgan J, et al. Mutations in the Lamin A/C gene mimic arrhythmogenic right ventricular cardiomyopathy. Eur Heart J. 2012; **33**(9): 1128–1136.

[529] van der Zwaag PA, van Rijsingen IA, Asimaki A, Jongbloed JD, van Veldhuisen DJ, Wiesfeld AC, et al. Phospholamban R14del mutation in patients diagnosed with dilated cardiomyopathy or arrhythmogenic right ventricular cardiomyopathy: evidence supporting the concept of arrhythmogenic cardiomyopathy. Eur J Heart Fail. 2012; **14**(11): 1199–1207.

[530] Yalin K, Golcuk E, Aksu T, Tiryakioglu SK, Bilge AK, Adalet K. Distinguishing Right Ventricular Cardiomyopathy From Idiopathic Right Ventricular Outflow Tract Tachycardia with T-wave Alternans. Am J Med Sci. 2015; **350**(6): 463–466.

[531] UHL HS. A previously undescribed congenital malformation of the heart: almost total absence of the myocardium of the right ventricle. Bull Johns Hopkins Hosp. 1952; **91**(3): 197–209.

[532] Dechering DG, Kochhauser S, Wasmer K, Zellerhoff S, Pott C, Kobe J, et al. Electrophysiological characteristics of ventricular tachyarrhythmias in cardiac sarcoidosis versus arrhythmogenic right ventricular cardiomyopathy. Heart Rhythm. 2013; **10**(2): 158–164.

[533] Asimaki A, Tandri H, Duffy ER, Winterfield JR, Mackey-Bojack S, Picken MM, et al. Altered desmosomal proteins in granulomatous myocarditis and potential pathogenic links to arrhythmogenic right ventricular cardiomyopathy. Circ Arrhythm Electrophysiol. 2011; **4**(5): 743–752.

[534] La Gerche A, Claessen G, Dymarkowski S, Voigt JU, De Buck F, Vanhees L, et al. Exercise-induced right ventricular dysfunction is associated with ventricular arrhythmias in endurance athletes. Eur Heart J. 2015; **36**(30): 1998–2010.

[535] Claessen G, Brosnan M, La Gerche A, Heidbuchel H. Signs of RV overload on the athlete's ECG. J Electrocardiol. 2015; **48**(3): 399–406.

[536] La Gerche A, Roberts T, Claessen G. The response of the pulmonary circulation and right ventricle to exercise: exercise-induced right ventricular dysfunction and structural remodeling in endurance athletes (2013 Grover Conference series). Pulm Circ. 2014; **4**(3): 407–416.

[537] Caselli S, Montesanti D, Autore C, Di Paolo FM, Pisicchio C, Squeo MR, et al. Patterns of left ventricular longitudinal strain and strain rate in Olympic athletes. J Am Soc Echocardiogr. 2015; **28**(2): 245–253.

[538] Silvano M, Mastella G, Zorzi A, Migliore F, Pilichou K, Bauce B, et al. Management of arrhythmogenic right ventricular cardiomyopathy. Minerva Med. 2016; **107**(4): 194–216.

[539] Rigato I, Corrado D, Basso C, Zorzi A, Pilichou K, Bauce B, et al. Pharmacotherapy and other therapeutic modalities for managing Arrhythmogenic Right Ventricular Cardiomyopathy. Cardiovasc Drugs Ther. 2015; **29**(2): 171–177.

[540] Wichter T, Paul TM, Eckardt L, Gerdes P, Kirchhof P, Bocker D, et al. Arrhythmogenic right ventricular cardiomyopathy. Antiarrhythmic drugs, catheter ablation, or ICD? Herz. 2005; **30**(2): 91–101.

[541] te Riele AS, James CA, Groeneweg JA, Sawant AC, Kammers K, Murray B, et al. Approach to family screening in arrhythmogenic right ventricular dysplasia/cardiomyopathy. Eur Heart J. 2016; **37**(9): 755–763.

[542] Otten E, Birnie E, Ranchor AV, van Tintelen JP, van Langen IM. A group approach to genetic counselling of cardiomyopathy patients: satisfaction and psychological outcomes sufficient for further implementation. Eur J Hum Genet. 2015; **23**(11): 1462–1467.

[543] Corrado D, Wichter T, Link MS, Hauer R, Marchlinski F, Anastasakis A, et al. Treatment of arrhythmogenic right ventricular cardiomyopathy/dysplasia: an international task force consensus statement. Eur Heart J. 2015; **36**(46): 3227–3237.

[544] Ruwald AC, Marcus F, Estes NA,3rd, Link M, McNitt S, Polonsky B, et al. Association of competitive and recreational sport participation with cardiac events in patients with arrhythmogenic

right ventricular cardiomyopathy: results from the North American multidisciplinary study of arrhythmogenic right ventricular cardiomyopathy. Eur Heart J. 2015; **36**(27): 1735–1743.

[545] James CA, Bhonsale A, Tichnell C, Murray B, Russell SD, Tandri H, et al. Exercise increases age-related penetrance and arrhythmic risk in arrhythmogenic right ventricular dysplasia/cardiomyopathy-associated desmosomal mutation carriers. J Am Coll Cardiol. 2013; **62**(14): 1290–1297.

[546] Corrado D, Wichter T, Link MS, Hauer RN, Marchlinski FE, Anastasakis A, et al. Treatment of Arrhythmogenic Right Ventricular Cardiomyopathy/Dysplasia: An International Task Force Consensus Statement. Circulation. 2015; **132**(5): 441–453.

[547] Yancy CW, Jessup M, Bozkurt B, Butler J, Casey DE,Jr, Colvin MM, et al. 2016 ACC/AHA/HFSA Focused Update on New Pharmacological Therapy for Heart Failure: An Update of the 2013 ACCF/AHA Guideline for the Management of Heart Failure: A Report of the American College of Cardiology/American Heart Association Task Force on Clinical Practice Guidelines and the Heart Failure Society of America. J Am Coll Cardiol. 2016; **68**(13): 1476–1488.

[548] Priori SG, Blomstrom-Lundqvist C, Mazzanti A, Blom N, Borggrefe M, Camm J, et al. 2015 ESC Guidelines for the management of patients with ventricular arrhythmias and the prevention of sudden cardiac death: The Task Force for the Management of Patients with Ventricular Arrhythmias and the Prevention of Sudden Cardiac Death of the European Society of Cardiology (ESC). Endorsed by: Association for European Paediatric and Congenital Cardiology (AEPC). Eur Heart J. 2015; **36**(41): 2793–2867.

[549] Philips B, te Riele AS, Sawant A, Kareddy V, James CA, Murray B, et al. Outcomes and ventricular tachycardia recurrence characteristics after epicardial ablation of ventricular tachycardia in arrhythmogenic right ventricular dysplasia/cardiomyopathy. Heart Rhythm. 2015; **12**(4): 716–725.

[550] Bhonsale A, James CA, Tichnell C, Murray B, Gagarin D, Philips B, et al. Incidence and predictors of implantable cardioverter-defibrillator therapy in patients with arrhythmogenic right ventricular dysplasia/cardiomyopathy undergoing implantable cardioverter-defibrillator implantation for primary prevention. J Am Coll Cardiol. 2011; **58**(14): 1485–1496.

[551] Boriani G, Artale P, Biffi M, Martignani C, Frabetti L, Valzania C, et al. Outcome of cardioverter-defibrillator implant in patients with arrhythmogenic right ventricular cardiomyopathy. Heart Vessels. 2007; **22**(3): 184–192.

[552] Hodgkinson KA, Parfrey PS, Bassett AS, Kupprion C, Drenckhahn J, Norman MW, et al. The impact of implantable cardioverter-defibrillator therapy on survival in autosomal-dominant arrhythmogenic right ventricular cardiomyopathy (ARVD5). J Am Coll Cardiol. 2005; **45**(3): 400–408.

[553] Link MS, Wang PJ, Haugh CJ, Homoud MK, Foote CB, Costeas XB, et al. Arrhythmogenic right ventricular dysplasia: clinical results with implantable cardioverter defibrillators. J Interv Card Electrophysiol. 1997; **1**(1): 41–48.

[554] Roguin A, Bomma CS, Nasir K, Tandri H, Tichnell C, James C, et al. Implantable cardioverter-defibrillators in patients with arrhythmogenic right ventricular dysplasia/cardiomyopathy. J Am Coll Cardiol. 2004; **43**(10): 1843–1852.

[555] Schinkel AF. Implantable cardioverter defibrillators in arrhythmogenic right ventricular dysplasia/cardiomyopathy: patient outcomes, incidence of appropriate and inappropriate interventions, and complications. Circ Arrhythm Electrophysiol. 2013; **6**(3): 562–568.

[556] Li J. Alterations in cell adhesion proteins and cardiomyopathy. World J Cardiol. 2014; **6**(5): 304–313.

[557] Patel DM, Green KJ. Desmosomes in the heart: a review of clinical and mechanistic analyses. Cell Commun Adhes. 2014; **21**(3): 109–128.

[558] Pieperhoff S, Schumacher H, Franke WW. The area composita of adhering junctions connecting heart muscle cells of vertebrates. V. The importance of plakophilin-2 demonstrated by small interference RNA-mediated knockdown in cultured rat cardiomyocytes. Eur J Cell Biol. 2008; **87**(7): 399–411.

[559] Calore M, Lorenzon A, De Bortoli M, Poloni G, Rampazzo A. Arrhythmogenic cardiomyopathy: a disease of intercalated discs. Cell Tissue Res. 2015; **360**(3): 491–500.

[560] Gerull B, Heuser A, Wichter T, Paul M, Basson CT, McDermott DA, et al. Mutations in the desmosomal protein plakophilin-2 are common in arrhythmogenic right ventricular cardiomyopathy. Nat Genet. 2004; **36**(11): 1162–1164.

[561] Heuser A, Plovie ER, Ellinor PT, Grossmann KS, Shin JT, Wichter T, et al. Mutant desmocollin-2 causes arrhythmogenic right ventricular cardiomyopathy. Am J Hum Genet. 2006; **79**(6): 1081–1088.

[562] Pilichou K, Nava A, Basso C, Beffagna G, Bauce B, Lorenzon A, et al. Mutations in desmoglein-2 gene are associated with arrhythmogenic right ventricular cardiomyopathy. Circulation. 2006; **113**(9): 1171–1179.

[563] Rampazzo A, Nava A, Malacrida S, Beffagna G, Bauce B, Rossi V, et al. Mutation in human desmoplakin domain binding to plakoglobin causes a dominant form of arrhythmogenic right ventricular cardiomyopathy. Am J Hum Genet. 2002; **71**(5): 1200–1206.

[564] Syrris P, Ward D, Asimaki A, Evans A, Sen-Chowdhry S, Hughes SE, et al. Desmoglein-2 mutations in arrhythmogenic right ventricular cardiomyopathy: a genotype-phenotype characterization of familial disease. Eur Heart J. 2007; **28**(5): 581–588.

[565] Rigato I, Bauce B, Rampazzo A, Zorzi A, Pilichou K, Mazzotti E, et al. Compound and digenic heterozygosity predicts lifetime arrhythmic outcome and sudden cardiac death in desmosomal gene-related arrhythmogenic right ventricular cardiomyopathy. Circ Cardiovasc Genet. 2013; **6**(6): 533–542.

[566] Xu T, Yang Z, Vatta M, Rampazzo A, Beffagna G, Pilichou K, et al. Compound and digenic heterozygosity contributes to arrhythmogenic right ventricular cardiomyopathy. J Am Coll Cardiol. 2010; **55**(6): 587–597.

[567] Richards S, Aziz N, Bale S, Bick D, Das S, Gastier-Foster J, et al. Standards and guidelines for the interpretation of sequence variants: a joint consensus recommendation of the American College of Medical Genetics and Genomics and the Association for Molecular Pathology. Genet Med. 2015; **17**(5): 405–423.

[568] Lazzarini E, Jongbloed JD, Pilichou K, Thiene G, Basso C, Bikker H, et al. The ARVD/C genetic variants database: 2014 update. Hum Mutat. 2015; **36**(4): 403–410.

[569] Lek M, Karczewski KJ, Minikel EV, Samocha KE, Banks E, Fennell T, et al. Analysis of protein-coding genetic variation in 60,706 humans. Nature. 2016; **536**(7616): 285–291.

[570] Ohno S, Nagaoka I, Fukuyama M, Kimura H, Itoh H, Makiyama T, et al. Age-dependent clinical and genetic characteristics in Japanese patients with arrhythmogenic right ventricular cardiomyopathy/dysplasia. Circ J. 2013; **77**(6): 1534–1542.

[571] Cox MG, van der Zwaag PA, van der Werf C, van der Smagt JJ, Noorman M, Bhuiyan ZA, et al. Arrhythmogenic right ventricular dysplasia/cardiomyopathy: pathogenic desmosome mutations in index-patients predict outcome of family screening: Dutch arrhythmogenic right ventricular dysplasia/cardiomyopathy genotype-phenotype follow-up study. Circulation. 2011; **123**(23): 2690–2700.

[572] Klauke B, Kossmann S, Gaertner A, Brand K, Stork I, Brodehl A, et al. De novo desmin-mutation N116S is associated with arrhythmogenic right ventricular cardiomyopathy. Hum Mol Genet. 2010; **19**(23): 4595–4607.

[573] Lazzarini E, Jongbloed JD, Pilichou K, Thiene G, Basso C, Bikker H, et al. The ARVD/C genetic variants database: 2014 update. Hum Mutat. 2015; **36**(4): 403–410.

[574] Te Riele AS, James CA, Philips B, Rastegar N, Bhonsale A, Groeneweg JA, et al. Mutation-positive arrhythmogenic right ventricular dysplasia/cardiomyopathy: the triangle of dysplasia displaced. J Cardiovasc Electrophysiol. 2013; 24(12): 1311–1320.

[575] Bhonsale A, James CA, Tichnell C, Murray B, Madhavan S, Philips B, et al. Risk stratification in arrhythmogenic right ventricular dysplasia/cardiomyopathy-associated desmosomal mutation carriers. Circ Arrhythm Electrophysiol. 2013; 6(3): 569–578.

[576] Ruwald AC, et al. *Association of competitive and recreational sport participation with cardiac events in patients with arrhythmogenic right ventricular cardiomyopathy: results from the North American multidisciplinary study of arrhythmogenic right ventricular cardiomyopathy.* Eur Heart J. 2015; 36(27): 1735–1743.

[577] Maron BJ, Udelson JE, Bonow RO, Nishimura RA, Ackerman MJ, Estes NA,3rd, et al. Eligibility and Disqualification Recommendations for Competitive Athletes With Cardiovascular Abnormalities: Task Force 3: Hypertrophic Cardiomyopathy, Arrhythmogenic Right Ventricular Cardiomyopathy and Other Cardiomyopathies, and Myocarditis: A Scientific Statement From the American Heart Association and American College of Cardiology. Circulation. 2015; 132(22): e273–280.

[578] Hammond-Haley M, Patel RS, Providencia R, Lambiase PD. Exercise restrictions for patients with inherited cardiac conditions: Current guidelines, challenges and limitations. Int J Cardiol. 2016; 209: 234–241.

[579] Ackerman MJ, Zipes DP, Kovacs RJ, Maron BJ, American Heart Association Electrocardiography and Arrhythmias Committee of Council on Clinical Cardiology, Council on Cardiovascular Disease in Young, Council on Cardiovascular and Stroke Nursing, Council on Functional Genomics and Translational Biology, and American College of Cardiology. Eligibility and Disqualification Recommendations for Competitive Athletes With Cardiovascular Abnormalities: Task Force 10: The Cardiac Channelopathies: A Scientific Statement From the American Heart Association and American College of Cardiology. Circulation. 2015; 132(22): e326-9.

[580] Gerull B, Kirchner F, Chong JX, Tagoe J, Chandrasekharan K, Strohm O, et al. Homozygous founder mutation in desmocollin-2 (DSC2) causes arrhythmogenic cardiomyopathy in the Hutterite population. Circ Cardiovasc Genet. 2013; 6(4): 327–336.

[581] Wong JA, Duff HJ, Yuen T, Kolman L, Exner DV, Weeks SG, et al. Phenotypic analysis of arrhythmogenic cardiomyopathy in the hutterite population: role of electrocardiogram in identifying high-risk desmocollin-2 carriers. J Am Heart Assoc. 2014; 3(6): e001407.

[582] Merner ND, Hodgkinson KA, Haywood AF, Connors S, French VM, Drenckhahn JD, et al. Arrhythmogenic right ventricular cardiomyopathy type 5 is a fully penetrant, lethal arrhythmic disorder caused by a missense mutation in the TMEM43 gene. Am J Hum Genet. 2008; 82(4): 809–821.

[583] Schulze-Bahr E, Klaassen S, Abdul-Khaliq H, Schunkert H. Molecular diagnosis for cardiovascular diseases. Dtsch Med Wochenschr. 2015; 140(20): 1538-0C41-106132.

[584] Ackerman MJ, Priori SG, Willems S, Berul C, Brugada R, Calkins H, et al. HRS/EHRA expert consensus statement on the state of genetic testing for the channelopathies and cardiomyopathies this document was developed as a partnership between the Heart Rhythm Society (HRS) and the European Heart Rhythm Association (EHRA). Heart Rhythm. 2011; 8(8): 1308–1339.

[585] S2-Leitlinie Humangenetische Diagnostik. medgen. 2011; 23: 281-323.

[586] Hershberger RE, Lindenfeld J, Mestroni L, Seidman CE, Taylor MR, Towbin JA, et al. Genetic evaluation of cardiomyopathy – a Heart Failure Society of America practice guideline. J Card Fail. 2009; 15(2): 83–97.

[587] Semsarian C, Ingles J, Wilde AA. Sudden cardiac death in the young: the molecular autopsy and a practical approach to surviving relatives. Eur Heart J. 2015; 36(21): 1290–1296.

[588] Sato T, Nishio H, Suzuki K. Identification of arrhythmogenic right ventricular cardiomyopathy-causing gene mutations in young sudden unexpected death autopsy cases. J Forensic Sci. 2015; **60**(2):457–461.

[589] Schulze-Bahr E, Haverkamp W, Funke H. *The long-QT syndrome.* N Engl J Med. 1995; **333**(26): 1783–1784.

[590] Stallmeyer B, et al. *A Mutation in the G-Protein Gene GNB2 Causes Familial Sinus Node and Atrioventricular Conduction Dysfunction.* Circ Res. 2017.

[591] Priori SG, et al. *HRS/EHRA/APHRS expert consensus statement on the diagnosis and management of patients with inherited primary arrhythmia syndromes: document endorsed by HRS, EHRA, and APHRS in May 2013 and by ACCF, AHA, PACES, and AEPC in June 2013.* Heart Rhythm. 2013; **10**(12): 1932–1963.

[592] Schwartz PJ, Crotti L. *QTc behavior during exercise and genetic testing for the long-QT syndrome.* Circulation. 2011; **124**(20): 2181–2184.

[593] Maron BJ, et al. *Recommendations for physical activity and recreational sports participation for young patients with genetic cardiovascular diseases.* Circulation. 2004; **109**(22): 2807–2816.

[594] Ackerman MJ, et al. *Eligibility and Disqualification Recommendations for Competitive Athletes With Cardiovascular Abnormalities: Task Force 10: The Cardiac Channelopathies: A Scientific Statement From the American Heart Association and American College of Cardiology.* J Am Coll Cardiol. 2015; **66**(21): 2424–2428.

[595] Sauer AJ, et al. *Long QT syndrome in adults.* J Am Coll Cardiol. 2007; **49**(3): 329–337.

[596] Chockalingam P, et al. *Not all beta-blockers are equal in the management of long QT syndrome types 1 and 2: higher recurrence of events under metoprolol.* J Am Coll Cardiol. 2012; **60**(20): 2092–2099.

[597] Makita N, et al. *The E1784K mutation in SCN5A is associated with mixed clinical phenotype of type 3 long QT syndrome.* J Clin Invest. 2008; **118**(6): 2219–2229.

[598] Schwartz PJ, et al. *Who are the long-QT syndrome patients who receive an implantable cardioverter-defibrillator and what happens to them?: data from the European Long-QT Syndrome Implantable Cardioverter-Defibrillator (LQTS ICD) Registry.* Circulation. 2010; **122**(13): 1272–1282.

[599] Veldkamp MW, et al. *Contribution of sodium channel mutations to bradycardia and sinus node dysfunction in LQT3 families.* Circ Res. 2003; **92**(9): 976–983.

[600] Dorostkar PC, et al. *Long-term follow-up of patients with long-QT syndrome treated with beta-blockers and continuous pacing.* Circulation. 1999; **100**(24): 2431–2436.

[601] Haissaguerre M, et al. *Mapping and ablation of ventricular fibrillation associated with long-QT and Brugada syndromes.* Circulation. 2003; **108**(8): 925–928.

[602] Hayashi M, et al. *Incidence and risk factors of arrhythmic events in catecholaminergic polymorphic ventricular tachycardia.* Circulation. 2009; **119**(18): 2426–2434.

[603] Watanabe H, et al. *Flecainide prevents catecholaminergic polymorphic ventricular tachycardia in mice and humans.* Nat Med. 2009; **15**(4): 380–383.

[604] van der Werf C, et al. *Flecainide therapy reduces exercise-induced ventricular arrhythmias in patients with catecholaminergic polymorphic ventricular tachycardia.* J Am Coll Cardiol. 2011; **57**(22): 2244–2254.

[605] De Ferrari, et al. *Clinical Management of Catecholaminergic Polymorphic Ventricular Tachycardia: The Role of Left Cardiac Sympathetic Denervation.* Circulation. 2015; **131**(25): 2185–2193.

[606] van der Werf C, et al. *Familial evaluation in catecholaminergic polymorphic ventricular tachycardia: disease penetrance and expression in cardiac ryanodine receptor mutation-carrying relatives.* Circ Arrhythm Electrophysiol. 2012; **5**(4): 748–756.

[607] Hayashi M, Shimizu W, Albert CM. *The spectrum of epidemiology underlying sudden cardiac death*. Circ Res. 2015; **116**(12): 1887–1906.

[608] Gehi AK, et al. *Risk stratification of individuals with the Brugada electrocardiogram: a meta-analysis*. J Cardiovasc Electrophysiol. 2006; **17**(6): 577–583.

[609] Casado-Arroyo R, et al. *Long-Term Trends in Newly Diagnosed Brugada Syndrome: Implications for Risk Stratification*. J Am Coll Cardiol. 2016; **68**(6): 614–623.

[610] Benito B, et al. *Gender differences in clinical manifestations of Brugada syndrome*. J Am Coll Cardiol. 2008; **52**(19): 1567–1573.

[611] Sieira J, et al. *Clinical characterisation and long-term prognosis of women with Brugada syndrome*. Heart. 2016; **102**(6): 452–458.

[612] Antzelevitch C, et al. *J-Wave syndromes expert consensus conference report: Emerging concepts and gaps in knowledge*. Heart Rhythm. 2016; **13**(10): e295–324.

[613] Bayes de Luna A, et al. *Current electrocardiographic criteria for diagnosis of Brugada pattern: a consensus report*. J Electrocardiol. 2012; **45**(5): 433–442.

[614] Richter S, et al. *Number of electrocardiogram leads displaying the diagnostic coved-type pattern in Brugada syndrome: a diagnostic consensus criterion to be revised*. Eur Heart J. 2010; **31**(11): 1357–1364.

[615] Sacher F, et al. *Outcome after implantation of a cardioverter-defibrillator in patients with Brugada syndrome: a multicenter study*. Circulation. 2006; **114**(22): 2317–2324.

[616] Kyriazis K. et al. *Electrical storm in Brugada syndrome successfully treated with orciprenaline; effect of low-dose quinidine on the electrocardiogram*. Europace. 2009; **11**(5): 665–666.

[617] Schweizer PA, et al. *Successful acute and long-term management of electrical storm in Brugada syndrome using orciprenaline and quinine/quinidine*. Clin Res Cardiol. 2010; **99**(7): 467–470.

[618] Sumi S, et al. *High efficacy of disopyramide in the management of ventricular fibrillation storms in a patient with Brugada syndrome*. Pacing Clin Electrophysiol. 2010; **33**(6): e53–56.

[619] Sacher F, et al. *Epicardial ventricular tachycardia ablation a multicenter safety study*. J Am Coll Cardiol. 2010; **55**(21): 2366–2372.

[620] Nademanee K, et al. *Prevention of ventricular fibrillation episodes in Brugada syndrome by catheter ablation over the anterior right ventricular outflow tract epicardium*. Circulation. 2011; **123**(12): 1270–1279.

[621] Brugada J, et al. *Brugada Syndrome Phenotype Elimination by Epicardial Substrate Ablation*. Circ Arrhythm Electrophysiol. 2015; **8**(6): 1373–1381.

[622] Crotti L, et al. *Spectrum and prevalence of mutations involving BrS1- through BrS12-susceptibility genes in a cohort of unrelated patients referred for Brugada syndrome genetic testing: implications for genetic testing*. J Am Coll Cardiol. 2012; **60**(15): 1410–1418.

[623] Kapplinger JD, et al. *An international compendium of mutations in the SCN5A-encoded cardiac sodium channel in patients referred for Brugada syndrome genetic testing*. Heart Rhythm. 2010; **7**(1): 33–46.

[624] Le Scouarnec S, et al. *Testing the burden of rare variation in arrhythmia-susceptibility genes provides new insights into molecular diagnosis for Brugada syndrome*. Hum Mol Genet. 2015; **24**(10): 2757–2763.

[625] Antzelevitch C, Yan GX. *J-wave syndromes: Brugada and early repolarization syndromes*. Heart Rhythm. 2015; **12**(8): 1852–1866.

[626] Rosmini S et al. Long-term prognosis according to different aetiologies in an adult population of patients with hypertrophic cardiomyopathy. European Heart Journal. 2015; 36.

[627] Rolfs, A, et al. *Prevalence of Fabry disease in patients with cryptogenic stroke: a prospective study*. Lancet. 2005; **366**(9499): 1794–1796.

[628] Sims K, et al. *Stroke in Fabry disease frequently occurs before diagnosis and in the absence of other clinical events: natural history data from the Fabry Registry.* Stroke. 2009; **40**(3): 788–794.

[629] Kalkum G. et al. *Paediatric Fabry disease: prognostic significance of ocular changes for disease severity.* BMC Ophthalmol. 2016; **16**(1): 202.

[630] Wasielica-Poslednik J, et al. *Influence of Corneal Opacity on Intraocular Pressure Assessment in Patients with Lysosomal Storage Diseases.* PLoS One. 2017; **12**(1): e0168698.

[631] Laney DA, et al. *Fabry disease in infancy and early childhood: a systematic literature review.* Genet Med. 2015; **17**(5): 323–330.

[632] Branton MH, et al. *Natural history of Fabry renal disease: influence of alpha-galactosidase A activity and genetic mutations on clinical course.* Medicine (Baltimore). 2002; **81**(2): 122–138.

[633] Mehta A, et al. *Fabry disease defined: baseline clinical manifestations of 366 patients in the Fabry Outcome Survey.* Eur J Clin Invest. 2004; **34**(3): 236–242.

[634] Kampmann C, et al. *The right ventricle in Fabry disease.* Acta Paediatr Suppl. 2005; **94**(447): 15-8; discussion 9–10.

[635] Niemann M, et al. *The right ventricle in Fabry disease: natural history and impact of enzyme replacement therapy.* Heart. 2010; **96**(23): 1915–1919.

[636] Bannwart F. *[Fabry's disease. Light and electron microscopic cardiac findings 12 years after successful kidney transplantation].* Schweiz Med Wochenschr. 1982; **112**(48): 1742–1747.

[637] Putko BN, et al. *Anderson-Fabry cardiomyopathy: prevalence, pathophysiology, diagnosis and treatment.* Heart Fail Rev. 2015; **20**(2): 179–191.

[638] Namdar M. *Electrocardiographic Changes and Arrhythmia in Fabry Disease.* Front Cardiovasc Med. 2016; **3**: 7.

[639] Linhart A, et al. *Cardiac manifestations of Anderson-Fabry disease: results from the international Fabry outcome survey.* Eur Heart J. 2007; **28**(10): 1228–1235.

[640] Desnick RJ, et al. *Cardiac valvular anomalies in Fabry disease. Clinical, morphologic, and biochemical studies.* Circulation. 1976; **54**(5): 818–825.

[641] Schiffmann R, Ries M. *Fabry Disease: A Disorder of Childhood Onset.* Pediatr Neurol. 2016.

[642] Strotmann J, et al. *Morbus Fabry of the heart. Why should cardiologists care?* Z Kardiol. 2005; **94**(9): 557–563.

[643] Monserrat L, et al. *Prevalence of fabry disease in a cohort of 508 unrelated patients with hypertrophic cardiomyopathy.* J Am Coll Cardiol. 2007; **50**(25): 2399–2403.

[644] Linthorst GE, Poorthuis BJ, Hollak CE. *Enzyme activity for determination of presence of Fabry disease in women results in 40 % false-negative results.* J Am Coll Cardiol. 2008; **51**(21): 2082; author reply 2082–2083.

[645] Eng CM, et al. *Safety and efficacy of recombinant human alpha-galactosidase A–replacement therapy in Fabry's disease.* N Engl J Med. 2001; **345**(1): 9–16.

[646] Schiffmann R, et al. *Enzyme replacement therapy in Fabry disease: a randomized controlled trial.* Jama. 2001; **285**(21): 2743–2749.

[647] Siklar Z, Berberoglu M. *Syndromic disorders with short stature.* J Clin Res Pediatr Endocrinol. 2014; **6**(1): 1–8.

[648] Roberts AE, et al. *Noonan syndrome.* Lancet. 2013; **381**(9863): 333–342.

[649] Shaw AC, et al. *The natural history of Noonan syndrome: a long-term follow-up study.* Arch Dis Child. 2007; **92**(2): 128–132.

[650] Sanchez-Cascos A. *The Noonan syndrome.* Eur Heart J. 1983; **4**(4): 223–229.

[651] Kratz CP, et al. *The mutational spectrum of PTPN11 in juvenile myelomonocytic leukemia and Noonan syndrome/myeloproliferative disease.* Blood. 2005; **106**(6): 2183–2185.

[652] Cremers CW, van der Burgt CJ. *Hearing loss in Noonan syndrome.* Int J Pediatr Otorhinolaryngol. 1992; **23**(1): 81–84.

[653] Croonen EA, et al. *Electrocardiography in Noonan syndrome PTPN11 gene mutation–phenotype characterization.* Am J Med Genet A. 2008; **146A**(3): 350–353.

[654] Tartaglia M, et al. *Mutations in PTPN11, encoding the protein tyrosine phosphatase SHP-2, cause Noonan syndrome.* Nat Genet. 2001; **29**(4): 465–468.

[655] Tartaglia M, Gelb BD. *Noonan syndrome and related disorders: genetics and pathogenesis.* Annu Rev Genomics Hum Genet. 2005; **6**: 45-68.

[656] Rohrer T. *Noonan syndrome: introduction and basic clinical features.* Horm Res. 2009; **72**(2): 3–7.

[657] Tartaglia M, et al. *PTPN11 mutations in Noonan syndrome: molecular spectrum, genotype-phenotype correlation, and phenotypic heterogeneity.* Am J Hum Genet. 2002; **70**(6): 1555–1563.

[658] Zenker M, et al. *Genotype-phenotype correlations in Noonan syndrome.* J Pediatr. 2004; **144**(3): 368–374.

[659] Romano AA, et al. *Noonan syndrome: clinical features, diagnosis, and management guidelines.* Pediatrics. 2010; **126**(4): 746–759.

[660] Choi JH, et al. *Response to growth hormone therapy in children with Noonan syndrome: correlation with or without PTPN11 gene mutation.* Horm Res Paediatr. 2012; **77**(6): 388–393.

[661] Jeong I, et al. *Long-term efficacy of recombinant human growth hormone therapy in short-statured patients with Noonan syndrome.* Ann Pediatr Endocrinol Metab. 2016; **21**(1): 26–30.

[662] Martinez-Quintana E, Rodriguez-Gonzalez F. *LEOPARD Syndrome: Clinical Features and Gene Mutations.* Mol Syndromol. 2012; **3**(4): 145–157.

[663] Limongelli G, et al. *Prevalence and clinical significance of cardiovascular abnormalities in patients with the LEOPARD syndrome.* Am J Cardiol. 2007; **100**(4): 736–741.

[664] Sarkozy A, Digilio MC, Dallapiccola B. *Leopard syndrome.* Orphanet J Rare Dis. 2008; **3**: 13.

[665] Digilio MC, et al. *LEOPARD syndrome: clinical diagnosis in the first year of life.* Am J Med Genet A. 2006; **140**(7): 740–746.

[666] Fayssoil A. *Cardiomyopathy in Pompe's disease.* Eur J Intern Med. 2008; **19**(1): 57–59.

[667] Lim JA, Li L, Raben N. *Pompe disease: from pathophysiology to therapy and back again.* Front Aging Neurosci. 2014; **6**: 177.

[668] Wicks EC, Elliott PM. *Genetics and metabolic cardiomyopathies.* Herz. 2012; **37**(6): 598–610.

[669] Bergsma AJ, et al. *Identification and characterization of aberrant GAA pre-mRNA splicing in pompe disease using a generic approach.* Hum Mutat. 2015; **36**(1): 57–68.

[670] Turaca LT. et al. *Novel GAA mutations in patients with Pompe disease.* Gene. 2015; **561**(1): 124–131.

[671] Pompe Disease Diagnostic Working Group, et al. *Methods for a prompt and reliable laboratory diagnosis of Pompe disease: report from an international consensus meeting.* Mol Genet Metab. 2008; **93**(3): 275–281.

[672] Manwaring, V, et al. *Urine analysis of glucose tetrasaccharide by HPLC; a useful marker for the investigation of patients with Pompe and other glycogen storage diseases.* J Inherit Metab Dis. 2012; **35**(2): 311–316.

[673] Lai CJ. et al. *Cognitive Development in Infantile-Onset Pompe Disease Under Very Early Enzyme Replacement Therapy.* J Child Neurol. 2016.

[674] Stepien KM, et al. *Observational clinical study of 22 adult-onset Pompe disease patients undergoing enzyme replacement therapy over 5years.* Mol Genet Metab. 2016; **117**(4): 413–418.

[675] Hagemans ML, et al. *Course of disability and respiratory function in untreated late-onset Pompe disease.* Neurology. 2006; **66**(4): 581–583.

[676] Todd AG, et al. *Correcting Neuromuscular Deficits With Gene Therapy in Pompe Disease.* Ann Neurol. 2015; **78**(2): 222–234.

[677] Danon MJ, et al. *Lysosomal glycogen storage disease with normal acid maltase.* Neurology. 1981; **31**(1): 51–57.

[678] Rowland TJ, et al. *Danon disease – dysregulation of autophagy in a multisystem disorder with cardiomyopathy.* J Cell Sci. 2016; **129**(11): 2135–2143.

[679] Thiadens AA, et al. *Cone-rod dystrophy can be a manifestation of Danon disease.* Graefes Arch Clin Exp Ophthalmol. 2012; **250**(5): 769–774.

[680] Boucek D, Jirikowic J, Taylor M. *Natural history of Danon disease.* Genet Med. 2011; **13**(6): 563–568.

[681] Kim J, et al. *Asymptomatic young man with Danon disease.* Tex Heart Inst J. 2014; **41**(3): 332–334.

[682] Charron P, et al. *Danon's disease as a cause of hypertrophic cardiomyopathy: a systematic survey.* Heart. 2004; **90**(8): 842–846.

[683] Endo Y, Furuta A, Nishino I. *Danon disease: a phenotypic expression of LAMP-2 deficiency.* Acta Neuropathol. 2015; **129**(3): 391–398.

[684] Dworzak F, et al. *Lysosomal glycogen storage with normal acid maltase: a familial study with successful heart transplant.* Neuromuscul Disord. 1994; **4**(3): 243–247.

[685] Maron BJ, et al. *Clinical outcome and phenotypic expression in LAMP2 cardiomyopathy.* JAMA. 2009; **301**(12): 1253–1259.

[686] Eskedal LT, et al. *A population-based study relevant to seasonal variations in causes of death in children undergoing surgery for congenital cardiac malformations.* Cardiol Young. 2007; **17**(4): 423–431.

[687] Gajecka M, Mackay KL, Shaffer LG. *Monosomy 1p36 deletion syndrome.* Am J Med Genet C Semin Med Genet. 2007; **145C**(4): 346–356.

[688] Cremer K, et al. *Left-ventricular non-compaction (LVNC): a clinical feature more often observed in terminal deletion 1p36 than previously expected.* Eur J Med Genet. 2008; **51**(6): 685–688.

[689] Shaffer LG, Heilstedt HA. *Terminal deletion of 1p36.* Lancet. 2001; **358 Suppl**: S9.

[690] Hain D, et al. *The ascertainment and implications of an unbalanced translocation in the neonate. Familial 1:15 translocation.* Aust Paediatr J. 1980; **16**(3): 196–200.

[691] Battaglia A, et al. *Further delineation of deletion 1p36 syndrome in 60 patients: a recognizable phenotype and common cause of developmental delay and mental retardation.* Pediatrics. 2008; **121**(2): 404–410.

[692] Shapira SK, et al. *Chromosome 1p36 deletions: the clinical phenotype and molecular characterization of a common newly delineated syndrome.* Am J Hum Genet. 1997; **61**(3): 642–650.

[693] Battaglia A. *1p36 Deletion Syndrome, in GeneReviews(R)*, Pagon RA, et al. Editors. 1993; Seattle (WA).

[694] Jordan VK, Zaveri HP, Scott DA. *1p36 deletion syndrome: an update.* Appl Clin Genet. 2015; **8**: 189–200.

[695] Redon,R, et al. *Tiling path resolution mapping of constitutional 1p36 deletions by array-CGH: contiguous gene deletion or „deletion with positional effect" syndrome?* J Med Genet. 2005; **42**(2): 166–171.

[696] Heilstedt HA, et al. *Population data suggest that deletions of 1p36 are a relatively common chromosome abnormality.* Clin Genet. 2003; **64**(4): 310–316.

[697] Zagalo A, et al. *Morbid obesity in a child with monosomy 1p36 syndrome.* BMJ Case Rep. 2012. **2012**.

[698] Meyers DE, Basha HI, Koenig MK. *Mitochondrial cardiomyopathy: pathophysiology, diagnosis, and management.* Tex Heart Inst J. 2013; **40**(4): 385–394.

[699] Jaksch-Angerer M, Hofmann S, Bauer MF, Gempel K, Obermaier-Kusser B, Paetzke I, Gerbitz KD. Mitochondriale Erkrankungen: Biochemisch-molekularbiologische Diagnostik von Defekten der Atmungskette. Dt Ärztebl. 1999; 96: A-2972–2981.

[700] Brunel-Guitton C, Levtova A, Sasarman F. *Mitochondrial Diseases and Cardiomyopathies.* Can J Cardiol. 2015; **31**(11): 1360–1376.

[701] Prokisch H, Oexle K, Meitinger T. Exomdiagnostik verändert die Sicht auf Mitochondriopathien. medgen. 2012; 24: 183–186.

[702] Seidman JG, Seidman C. *The genetic basis for cardiomyopathy: from mutation identification to mechanistic paradigms.* Cell. 2001; **104**(4): 557–567.

[703] Goerss JB, et al. *Frequency of familial dilated cardiomyopathy.* Eur Heart J. 1995; **16**(O): 2–4.

[704] Sherry ST, et al. *dbSNP: the NCBI database of genetic variation.* Nucleic Acids Res. 2001; **29**(1): 308–311.

[705] Slatkin M. *Linkage disequilibrium–understanding the evolutionary past and mapping the medical future.* Nat Rev Genet. 2008.;**9**(6): 477–485.

[706] Daly MJ, et al. *High-resolution haplotype structure in the human genome.* Nat Genet. 2001; **29**(2): 229–232.

[707] Gabriel SB, et al. *The structure of haplotype blocks in the human genome.* Science. 2002; **296**(5576): 2225–2229.

[708] International HapMap Project. *The International HapMap Project.* Nature. 2003; **426**(6968): 789–796.

[709] International HapMap, C., *A haplotype map of the human genome.* Nature. 2005; **437**(7063): 1299–1320.

[710] International HapMap Project, et al. *A second generation human haplotype map of over 3.1 million SNPs.* Nature. 2007; **449**(7164): 851–861.

[711] Musunuru K, Kathiresan S. *HapMap and mapping genes for cardiovascular disease.* Circ Cardiovasc Genet. 2008; **1**(1): 66–71.

[712] Manolio TA, Collins FS. *The HapMap and genome-wide association studies in diagnosis and therapy.* Annu Rev Med. 2009; **60**: 443–456.

[713] Myers S, et al. *A fine-scale map of recombination rates and hotspots across the human genome.* Science. 2005; **310**(5746): 321–324.

[714] McCarroll SA, et al. *Common deletion polymorphisms in the human genome.* Nat Genet. 2006; **38**(1): 86–92.

[715] Conrad DF, et al. *A high-resolution survey of deletion polymorphism in the human genome.* Nat Genet. 2006; **38**(1): 75–81.

[716] Durbin RM, et al. *A map of human genome variation from population-scale sequencing.* Nature. 2010; **467**(7319): 1061–1073.

[717] Genomes Project Consortium, et al. *An integrated map of genetic variation from 1,092 human genomes.* Nature. 2012; **491**(7422): 56–65.

[718] Genomes Project Consortium, et al. *A global reference for human genetic variation.* Nature. 2015; **526**(7571): 68–74.

[719] Gudbjartsson DF, et al. *Large-scale whole-genome sequencing of the Icelandic population.* Nat Genet. 2015; **47**(5): 435–444.

[720] Consortium UK, et al. *The UK10K project identifies rare variants in health and disease.* Nature. 2015; **526**(7571): 82–90.

[721] Sidore C, et al. *Genome sequencing elucidates Sardinian genetic architecture and augments association analyses for lipid and blood inflammatory markers.* Nat Genet. 2015; **47**(11): 1272–1281.

[722] Burton PR,. Tobin MD, Hopper JL. *Key concepts in genetic epidemiology.* Lancet. 2005; **366**(9489): 941–951.

[723] Ott J, Kamatani Y, Lathrop M. *Family-based designs for genome-wide association studies.* Nat Rev Genet. 2011; **12**(7): 465–474.

[724] Spielman RS, Ewens WJ. *The TDT and other family-based tests for linkage disequilibrium and association.* Am J Hum Genet. 1996; **59**(5): 983–989.

[725] Hopper JL, Bishop DT, Easton DF. *Population-based family studies in genetic epidemiology.* Lancet. 2005; **366**(9494): 1397–1406.

[726] Balding DJ. *A tutorial on statistical methods for population association studies.* Nat Rev Genet. 2006; **7**(10): 781–791.

[727] Clarke GM, et al. *Basic statistical analysis in genetic case-control studies.* Nat Protoc. 2011; **6**(2): 121–133.

[728] Little J. et al. *Strengthening the reporting of genetic association studies (STREGA): an extension of the STROBE Statement.* Hum Genet. 2009; **125**(2): 131–151.

[729] von Elm E, et al. *Reporting genetic association studies: the STREGA statement.* Lancet. 2009; **374**(9684): 98–100.

[730] Cordell HJ, Clayton DG. *Genetic association studies.* Lancet. 2005; **366**(9491): 1121–1131.

[731] Bacanu SA, Devlin B, Roeder K. *The power of genomic control.* Am J Hum Genet. 2000; **66**(6): 1933–1944.

[732] Devlin B, Roeder K. *Genomic control for association studies.* Biometrics. 1999; **55**(4): 997–1004.

[733] Bouaziz M, Ambroise C, Guedj M. *Accounting for population stratification in practice: a comparison of the main strategies dedicated to genome-wide association studies.* PLoS One. 2011; **6**(12): e28845.

[734] Price AL, et al. *Principal components analysis corrects for stratification in genome-wide association studies.* Nat Genet. 2006; **38**(8): 904–909.

[735] Pe'er I, et al. *Estimation of the multiple testing burden for genomewide association studies of nearly all common variants.* Genet Epidemiol. 2008; **32**(4): 381–385.

[736] Sedgwick P. *Multiple hypothesis testing and Bonferroni's correction.* BMJ. 2014; **349**: g6284.

[737] Benjamini Y, Hochberg Y. *Controlling the False Discovery Rate - a Practical and Powerful Approach to Multiple Testing.* Journal of the Royal Statistical Society Series B-Methodological. 1995; **57**(1): 289–300.

[738] Westfall PH, Young SS. *Resampling-Based Multiple Testing: Examples and Methods for p-Value Adjustment.* 1993; John Wiley & Sons.

[739] Meder,B, et al. *A genome-wide association study identifies 6p21 as novel risk locus for dilated cardiomyopathy.* Eur Heart J. 2014; **35**(16): 1069–1077.

[740] Wooten EC, et al. *Formin homology 2 domain containing 3 variants associated with hypertrophic cardiomyopathy.* Circ Cardiovasc Genet. 2013; **6**(1): 10–18.

[741] Villard E, et al. *A genome-wide association study identifies two loci associated with heart failure due to dilated cardiomyopathy.* Eur Heart J. 2011; **32**(9): 1065–1076.

[742] Horne BD, et al. *Genome-wide significance and replication of the chromosome 12p11.22 locus near the PTHLH gene for peripartum cardiomyopathy.* Clin Cardiovasc Genet. 2011; **4**(4): 359–366.

[743] Yates A, et al. *Ensembl 2016.* Nucleic Acids Res. 2016; **44**(D1): D710–716.

[744] Speir ML. et al. *The UCSC Genome Browser database: 2016 update.* Nucleic Acids Res. 2016; **44**(D1): D717–25.

[745] Karolchik D, Hinrichs AS, Kent WJ. *The UCSC Genome Browser.* Curr Protoc Bioinformatics. 2012; **Chapter 1**: Unit1 4.

[746] Ramos EM, et al. *Phenotype-Genotype Integrator (PheGenI): synthesizing genome-wide association study (GWAS) data with existing genomic resources.* Eur J Hum Genet. 2014; **22**(1): 144–147.

[747] McNally EM, Barefield DY, Puckelwartz MJ. *The genetic landscape of cardiomyopathy and its role in heart failure.* Cell Metab. 2015; **21**(2): 174–182.

[748] Satoh M, et al. *Structural analysis of the titin gene in hypertrophic cardiomyopathy: identification of a novel disease gene.* Biochem Biophys Res Commun. 1999; **262**(2): 411–417.

[749] Towbin JA, et al. *X-linked dilated cardiomyopathy. Molecular genetic evidence of linkage to the Duchenne muscular dystrophy (dystrophin) gene at the Xp21 locus.* Circulation. 1993; **87**(6): 1854–1865.

[750] Andreasen C, et al. *Mutations in genes encoding cardiac ion channels previously associated with sudden infant death syndrome (SIDS) are present with high frequency in new exome data.* Can J Cardiol. 2013; **29**(9): 1104–1109.

[751] McNally EM, Puckelwartz MJ. *Genetic Variation in Cardiomyopathy and Cardiovascular Disorders.* Circ J. 2015; **79**(7): 1409–1415.

[752] McClellan J, King MC. *Genetic heterogeneity in human disease.* Cell. 2010; **141**(2): 210–217.

[753] Moutsianas L, Morris AP. *Methodology for the analysis of rare genetic variation in genome-wide association and re-sequencing studies of complex human traits.* Brief Funct Genomics. 2014; **13**(5): 362–370.

[754] Bartel DP. *MicroRNAs: genomics, biogenesis, mechanism, and function.* Cell. 2004; **116**(2): 281–297.

[755] Skroblin P, Mayr M. *„Going long": long non-coding RNAs as biomarkers.* Circ Res. 2014; **115**(7): 607–609.

[756] Mercer TR, Dinger ME, Mattick JS. *Long non-coding RNAs: insights into functions.* Nat Rev Genet. 2009; **10**(3): 155–159.

[757] Song L, et al. *MiR-451 is decreased in hypertrophic cardiomyopathy and regulates autophagy by targeting TSC1.* J Cell Mol Med. 2014; **18**(11): 2266–2274.

[758] Roncarati R, et al. *Circulating miR-29a, among other up-regulated microRNAs, is the only biomarker for both hypertrophy and fibrosis in patients with hypertrophic cardiomyopathy.* J Am Coll Cardiol. 2014; **63**(9): 920–927.

[759] Ebert MS, Sharp PA. *Emerging roles for natural microRNA sponges.* Curr Biol. 2010; **20**(19): R858–61.

[760] Salari K, Watkins H, Ashley EA. *Personalized medicine: hope or hype?* Eur Heart J. 2012; **33**(13): 1564–1570.

[761] Biomarkers E.X.G.o. *Biomarkers in cardiology–part 1–in heart failure and specific cardiomyopathies.* Arq Bras Cardiol. 2014; **103**(6): 451–459.

[762] Mestroni L, et al. *Pharmacogenetics of heart failure.* Curr Opin Cardiol. 2014; **29**(3): 227–234.

[763] Simon R, Roychowdhury S. *Implementing personalized cancer genomics in clinical trials.* Nat Rev Drug Discov. 2013; **12**(5): 358–369.

[764] Taylor MR, et al. *Pharmacogenetic effect of an endothelin-1 haplotype on response to bucindolol therapy in chronic heart failure.* Pharmacogenet Genomics. 2009; **19**(1): 35–43.

[765] Magnusson Y, et al. *Ser49Gly of beta1-adrenergic receptor is associated with effective beta-blocker dose in dilated cardiomyopathy.* Clin Pharmacol Ther. 2005; **78**(3): 221–231.

[766] Kaye DM. et al. *Beta-adrenoceptor genotype influences the response to carvedilol in patients with congestive heart failure.* Pharmacogenetics. 2003; **13**(7): 379–382.

[767] Lobmeyer MT, et al. *Synergistic polymorphisms of beta1 and alpha2C-adrenergic receptors and the influence on left ventricular ejection fraction response to beta-blocker therapy in heart failure.* Pharmacogenet Genomics. 2007; **17**(4): 277–282.

[768] McNamara,DM, et al. *Pharmacogenetic interactions between angiotensin-converting enzyme inhibitor therapy and the angiotensin-converting enzyme deletion polymorphism in patients with congestive heart failure.* J Am Coll Cardiol. 2004; **44**(10): 2019–2026.

[769] Jaenisch R, Bird A. *Epigenetic regulation of gene expression: how the genome integrates intrinsic and environmental signals.* Nat Genet. 2003; **33 Suppl**: 245–254.

[770] Kucharski R. et al. *Nutritional control of reproductive status in honeybees via DNA methylation.* Science. 2008; **319**(5871): 1827–1830.

[771] Whitelaw E, Martin DI. *Retrotransposons as epigenetic mediators of phenotypic variation in mammals.* Nat Genet. 2001; **27**(4): 361–365.

[772] Goll MG, Bestor TH. *Eukaryotic cytosine methyltransferases.* Annu Rev Biochem. 2005; **74**: 481–514.

[773] Jin B, Li Y, Robertson KD. *DNA methylation: superior or subordinate in the epigenetic hierarchy?* Genes Cancer. 2011; **2**(6): 607–617.

[774] Li,E,. Bestor TH, Jaenisch R. *Targeted mutation of the DNA methyltransferase gene results in embryonic lethality.* Cell. 1992; **69**(6): 915–926.

[775] Okano M, et al. *DNA methyltransferases Dnmt3a and Dnmt3b are essential for de novo methylation and mammalian development.* Cell. 1999; **99**(3): 247–257.

[776] Li E, Beard C, Jaenisch R. *Role for DNA methylation in genomic imprinting.* Nature. 1993; **366**(6453): 362–365.

[777] Luger K, et al. *Crystal structure of the nucleosome core particle at 2.8 A resolution.* Nature. 1997; **389**(6648): 251–260.

[778] Strahl BD, Allis CD. *The language of covalent histone modifications.* Nature. 2000; **403**(6765): 41–45.

[779] Reinke H, Horz W. *Histones are first hyperacetylated and then lose contact with the activated PHO5 promoter.* Mol Cell. 2003; **11**(6): 1599–1607.

[780] Zhao Y, et al. *Histone acetylation regulates both transcription initiation and elongation of hsp22 gene in Drosophila.* Biochem Biophys Res Commun. 2005; **326**(4): 811–816.

[781] Chandy M, et al. *SWI/SNF displaces SAGA-acetylated nucleosomes.* Eukaryot Cell. 2006; **5**(10): 1738–1747.

[782] Hassan YI, Zempleni J. *Epigenetic regulation of chromatin structure and gene function by biotin.* J Nutr. 2006; **136**(7): 1763–1765.

[783] Ito K, Barnes PJ, Adcock IM. *Histone acetylation and deacetylation.* Methods Mol Med. 2000; **44**: 309–319.

[784] Seet BT, et al. *Reading protein modifications with interaction domains.* Nat Rev Mol Cell Biol. 2006; **7**(7): 473–483.

[785] McKinsey TA, Olson EN. *Dual roles of histone deacetylases in the control of cardiac growth.* Novartis Found Symp. 2004; **259**: 132–141; discussion 141–145, 163–169.

[786] Backs J, Olson EN. *Control of cardiac growth by histone acetylation/deacetylation.* Circ Res. 2006; **98**(1): 15–24.

[787] Haberland M, Montgomery RL, Olson EN. *The many roles of histone deacetylases in development and physiology: implications for disease and therapy.* Nat Rev Genet. 2009; **10**(1): 32–42.

[788] Chen HP, Zhao YT, Zhao TC. *Histone deacetylases and mechanisms of regulation of gene expression.* Crit Rev Oncog. 2015; **20**(1–2): 35–47.

[789] Landry J, Slama JT, Sternglanz R. *Role of NAD(+) in the deacetylase activity of the SIR2-like proteins.* Biochem Biophys Res Commun. 2000; **278**(3): 685–690.

[790] Gut P, Verdin E. *The nexus of chromatin regulation and intermediary metabolism.* Nature. 2013; **502**(7472): 489–498.

[791] Lehmann LH, et al. *Histone deacetylase signaling in cardioprotection.* Cell Mol Life Sci. 2014; **71**(9): 1673–1690.

[792] McKinsey TA. *The biology and therapeutic implications of HDACs in the heart.* Handb Exp Pharmacol. 2011; **206**: 57–78.

[793] Weeks KL, Avkiran M. *Roles and post-translational regulation of cardiac class IIa histone deacetylase isoforms.* J Physiol. 2015; **593**(8): 1785–1797.

[794] Consortium EP. *An integrated encyclopedia of DNA elements in the human genome.* Nature. 2012; **489**(7414): 57–74.

[795] Consortium F, et al. *A promoter-level mammalian expression atlas.* Nature. 2014; **507**(7493): 462–470.

[796] Peschansky VJ, Wahlestedt C. *Non-coding RNAs as direct and indirect modulators of epigenetic regulation.* Epigenetics. 2014; **9**(1): 3–12.

[797] Collins LJ, Chen XS. *Ancestral RNA: the RNA biology of the eukaryotic ancestor.* RNA Biol. 2009; **6**(5): 495–502.

[798] Collins LJ, Penny D. *The RNA infrastructure: dark matter of the eukaryotic cell?* Trends Genet. 2009; **25**(3): 120–128.

[799] Amaral PP, et al. *The eukaryotic genome as an RNA machine.* Science. 2008; **319**(5871): 1787–1789.

[800] Rinn, JL, et al. *Functional demarcation of active and silent chromatin domains in human HOX loci by noncoding RNAs.* Cell. 2007; **129**(7): 1311–1323.

[801] Kulcheski FR, Christoff AP, Margis R. *Circular RNAs are miRNA sponges and can be used as a new class of biomarker.* J Biotechnol. 2016; **238**: 42–51.

[802] Li Z. et al. *Exon-intron circular RNAs regulate transcription in the nucleus.* Nat Struct Mol Biol. 2015; **22**(3): 256–264.

[803] Elliott P. *Cardiomyopathy. Diagnosis and management of dilated cardiomyopathy.* Heart. 2000; **84**(1): 106–112.

[804] Haas J. et al. *Alterations in cardiac DNA methylation in human dilated cardiomyopathy.* EMBO Mol Med. 2013; **5**(3): 413–429.

[805] Horvath S. *DNA methylation age of human tissues and cell types.* Genome Biol. 2013; **14**(10): R115.

[806] Movassagh M, et al. *Distinct epigenomic features in end-stage failing human hearts.* Circulation. 2011; **124**(22): 2411–2422.

[807] Berger SL. *Histone modifications in transcriptional regulation.* Curr Opin Genet Dev. 2002; **12**(2): 142–148.

[808] Miyamoto S, et al. *Histone acetyltransferase activity of p300 is required for the promotion of left ventricular remodeling after myocardial infarction in adult mice in vivo.* Circulation. 2006; **113**(5): 679–690.

[809] Chang CP, Bruneau BG. *Epigenetics and cardiovascular development.* Annu Rev Physiol. 2012; **74**: 41–68.

[810] Yang XJ, Seto E. *HATs and HDACs: from structure, function and regulation to novel strategies for therapy and prevention.* Oncogene. 2007; **26**(37): 5310–5318.

[811] Chang S, et al. *Histone deacetylases 5 and 9 govern responsiveness of the heart to a subset of stress signals and play redundant roles in heart development.* Mol Cell Biol. 2004; **24**(19): 8467–8476.

[812] Zhang CL, et al. *Class II histone deacetylases act as signal-responsive repressors of cardiac hypertrophy.* Cell. 2002; **110**(4): 479–488.

[813] Backs J, et al. *CaM kinase II selectively signals to histone deacetylase 4 during cardiomyocyte hypertrophy.* J Clin Invest, 2006; **116**(7): 1853–1864.

[814] Backs J, et al. *Selective repression of MEF2 activity by PKA-dependent proteolysis of HDAC4.* J Cell Biol, 2011; **195**(3): 403–415.

[815] Consortium EP. *The ENCODE (ENCyclopedia Of DNA Elements) Project.* Science, 2004; **306**(5696): 636–640.

[816] Vogel B, et al. *Multivariate miRNA signatures as biomarkers for non-ischaemic systolic heart failure.* Eur Heart J, 2013; **34**(36): 2812–2822.

[817] Thum T, et al. *MicroRNA-21 contributes to myocardial disease by stimulating MAP kinase signalling in fibroblasts*. Nature, 2008; **456**(7224): 980–984.

[818] Yang KC, et al. *Deep RNA sequencing reveals dynamic regulation of myocardial noncoding RNAs in failing human heart and remodeling with mechanical circulatory support*. Circulation, 2014; **129**(9): 1009–1021.

[819] Devaux Y, et al. *Long noncoding RNAs in cardiac development and ageing*. Nat Rev Cardiol, 2015; **12**(7): 415–425.

[820] Han P, et al. *A long noncoding RNA protects the heart from pathological hypertrophy*. Nature, 2014; **514**(7520): 102–106.

[821] Voelter-Mahlknecht, S., *Epigenetic associations in relation to cardiovascular prevention and therapeutics*. Clin Epigenetics, 2016; **8**: 4.

[822] Heerboth S, et al. *Use of epigenetic drugs in disease: an overview*. Genet Epigenet, 2014; **6**: 9–19.

[823] Nebbioso A, et al. *Trials with 'epigenetic' drugs: an update*. Mol Oncol, 2012; **6**(6): 657–682.

[824] Antman EM, Loscalzo J. *Precision medicine in cardiology*. Nat Rev Cardiol, 2016; **13**(10): 591–602.

[825] Hauptman PJ, Gong TA, Vidic A. *Variations on a Precision Medicine Theme: One Size Fits Some*. Circ Heart Fail, 2016; **9**(8).

[826] Temple R, NL. Stockbridge, *BiDil for heart failure in black patients: The U.S. Food and Drug Administration perspective*. Ann Intern Med, 2007; **146**(1): 57–62.

[827] Huggett B. *BiDil flops*. Nat Biotechnol, 2008; **26**(3): 252.

[828] Liggett SB, et al. *A polymorphism within a conserved beta(1)-adrenergic receptor motif alters cardiac function and beta-blocker response in human heart failure*. Proc Natl Acad Sci USA, 2006; **103**(30): 11288–11293.

[829] Olivott, I, Ashley EA. *INHERIT (INHibition of the renin angiotensin system in hypertrophic cardiomyopathy and the Effect on hypertrophy-a Randomised Intervention Trial with losartan)*. Glob Cardiol Sci Pract, 2015; 7.

[830] Rieder MJ, et al. *Effect of VKORC1 haplotypes on transcriptional regulation and warfarin dose*. N Engl J Med, 2005; **352**(22): 2285–2293.

[831] MacRae CA, Vasan RS. *The Future of Genetics and Genomics: Closing the Phenotype Gap in Precision Medicine*. Circulation, 2016; **133**(25): 2634–2639.

[832] Blaus A, et al. *Personalized Cardiovascular Medicine Today: A Food and Drug Administration/Center for Drug Evaluation and Research Perspective*. Circulation, 2015; **132**(15): 1425–1432.

[833] Hayward C, et al. *The Current and Future Landscape of SERCA Gene Therapy for Heart Failure: A Clinical Perspective*. Hum Gene Ther, 2015; **26**(5): 293–304.

[834] Mearini G, et al. *Mybpc3 gene therapy for neonatal cardiomyopathy enables long-term disease prevention in mice*. Nat Commun, 2014; **5**: 5515.

[835] Ramos J, Chamberlain JS. *Gene Therapy for Duchenne muscular dystrophy*. Expert Opin Orphan Drugs, 2015; **3**(11): 1255-1266.

[836] Urnov FD, et al. *Genome editing with engineered zinc finger nucleases*. Nat Rev Genet, 2010; **11**(9): 636–646.

[837] Bogdanove AJ, Voytas DF. *TAL effectors: customizable proteins for DNA targeting*. Science, 2011; **333**(6051): 1843–1846.

[838] Jinek,M, et al. *A programmable dual-RNA-guided DNA endonuclease in adaptive bacterial immunity*. Science, 2012; **337**(6096): 816–821.

[839] Strong A, Musunuru K. *Genome editing in cardiovascular diseases*. Nat Rev Cardiol, 2016.

[840] Hsu PD, Lander ES, Zhang F. *Development and applications of CRISPR-Cas9 for genome engineering*. Cell, 2014; **157**(6): 1262–1278.

[841] Carroll KJ, et al. *A mouse model for adult cardiac-specific gene deletion with CRISPR/Cas9.* Proc Natl Acad Sci USA, 2016; **113**(2): 338–343.

[842] Stillitano F, et al. *Genomic correction of familial cardiomyopathy in human engineered cardiac tissues.* Eur Heart J, 2016.

[843] Long C, et al. *Postnatal genome editing partially restores dystrophin expression in a mouse model of muscular dystrophy.* Science, 2016; **351**(6271): 400–403.

Stichwortverzeichnis

https://doi.org/10.1515/9783110474428-008

www.ingramcontent.com/pod-product-compliance
Lightning Source LLC
Chambersburg PA
CBHW081509190326
41458CB00015B/5329